ANJA STERN | MARIE KUON

HALLO HEBAMME

Liebevoller und ehrlicher Rat für
Wochenbett und Babyzeit

INHALT

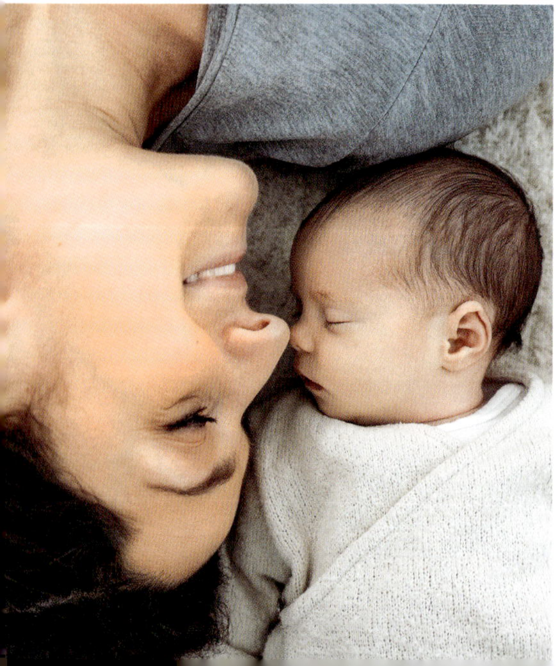

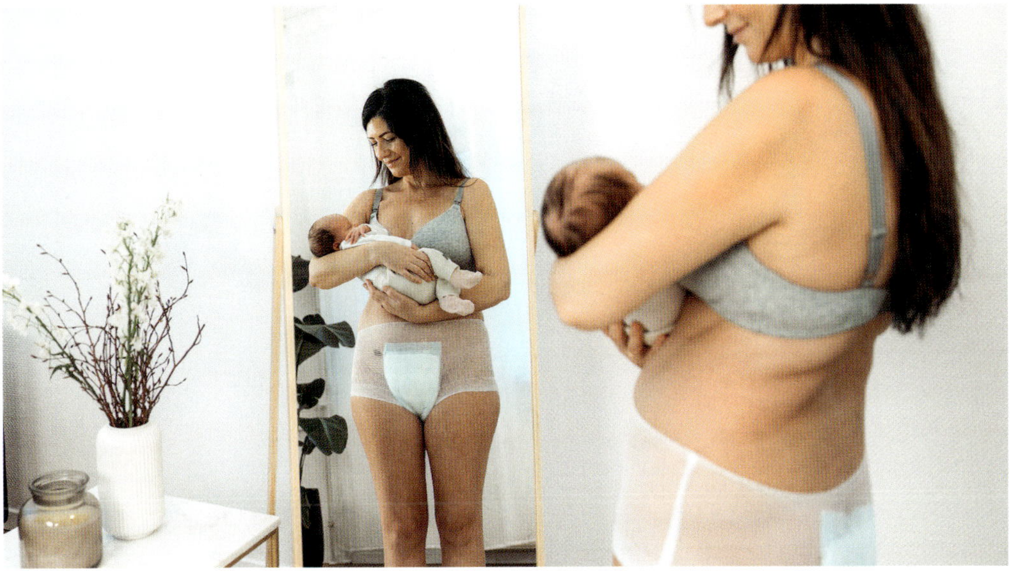

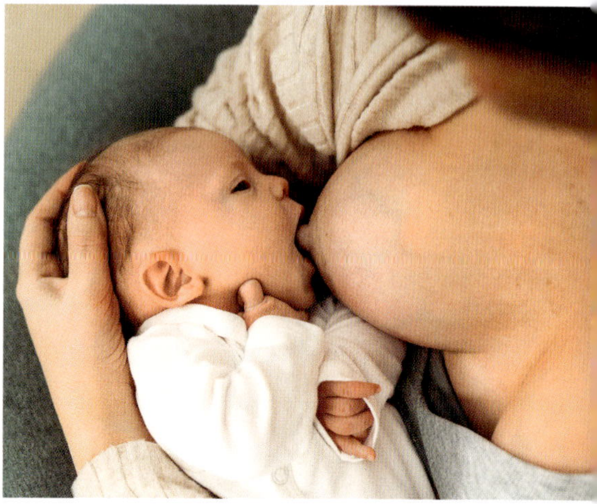

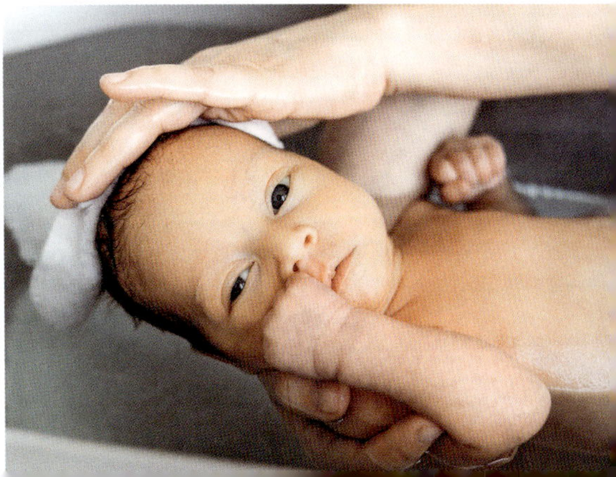

VORWORT

Hallo und herzlich willkommen! Wir nehmen dich auf den kommenden Seiten mit auf eine Reise durch die einzigartige Zeit des Ankommens. Denn wenn du dieses Buch in den Händen hältst, stehst du vermutlich vor einer ganz neuen Phase deines Lebens: Du bekommst ein Baby. Dazu gratulieren wir dir von ganzem Herzen und wünschen dir bereits jetzt eine schöne Kuschel- und Kennenlernzeit mit deinem Kind.

Wir sind Anja und Marie und wir sind keine gewöhnlichen Autorinnen. Wir sind zwei Hebammen aus Leidenschaft, leben in Heidelberg und sind die Gesichter hinter »hallohebamme«. Als Mütter von jeweils einer Tochter kennen und verstehen wir die Herausforderungen des Wochenbetts aus erster Hand. Wir kennen die wirbelnden Emotionen und die vielen Fragen, die in dieser Zeit auftauchen können. Gepaart mit unserer langjährigen Erfahrung als Hebammen, die zahlreiche Familien während der Schwangerschaft, Geburt und im Wochenbett begleitet haben, können wir dir in diesem Buch unser Wissen und unsere geballten Erkenntnisse weitergeben. Wir möchten dich außerdem ein Stück weit auf deiner Reise durch das Wochenbett begleiten, dir Antworten auf deine Fragen geben, deine Unsicherheiten nehmen und vor allem Mut schenken. Es ist uns ein Herzensanliegen, dir ein realistisches Bild des Wochenbetts zu vermitteln und dabei gleichzeitig wertvolle Tipps und Tricks mit auf den Weg zu geben, die in den unterschiedlichsten Situationen hilfreich sein und dich bestärken können.

Die Ankunft eines Babys kann mit verschiedenen Herausforderungen verbunden sein und unterscheidet sich von Familie zu Familie. Wir möchten deswegen vorab betonen, wie wichtig es ist, auf dich und deine Wünsche zu hören, ohne dich zu sehr mit anderen Familien zu vergleichen. Vertraue auf dein Bauchgefühl und deine Intuition – oft sind sie der Schlüssel zu dem für dich passenden Weg, und das ist es, was am meisten zählt. In diesem Buch verwenden wir zur besseren Lesbarkeit hauptsächlich die weibliche oder männliche Form der Ansprache. Doch jeder, unabhängig vom Geschlecht, soll sich von uns angesprochen und verstanden fühlen.

Dieses Buch richtet sich vorwiegend an Familien mit Einlingen, aber an entscheidenden Stellen findest du auch Hinweise, Informationen, Tipps und Tricks, wenn du Zwillinge erwartest. Auch den besonderen Herausforderungen, die das Wochenbett mit einem Frühgeborenen bereithält, widmen wir einen eigenen Abschnitt. Wir wissen, dass es zu diesem Thema noch so viel mehr zu sagen gibt, als auf diesen Seiten Platz findet. Dennoch hoffen wir, dich mit unserem Beitrag zumindest ein wenig zu unterstützen und dir einige hilfreiche Informationen und Empfehlungen mit auf deinen Weg geben zu können.

Wir wünschen dir eine wunderschöne Lesezeit und ein gutes Ankommen als Familie!

Anja & Marie

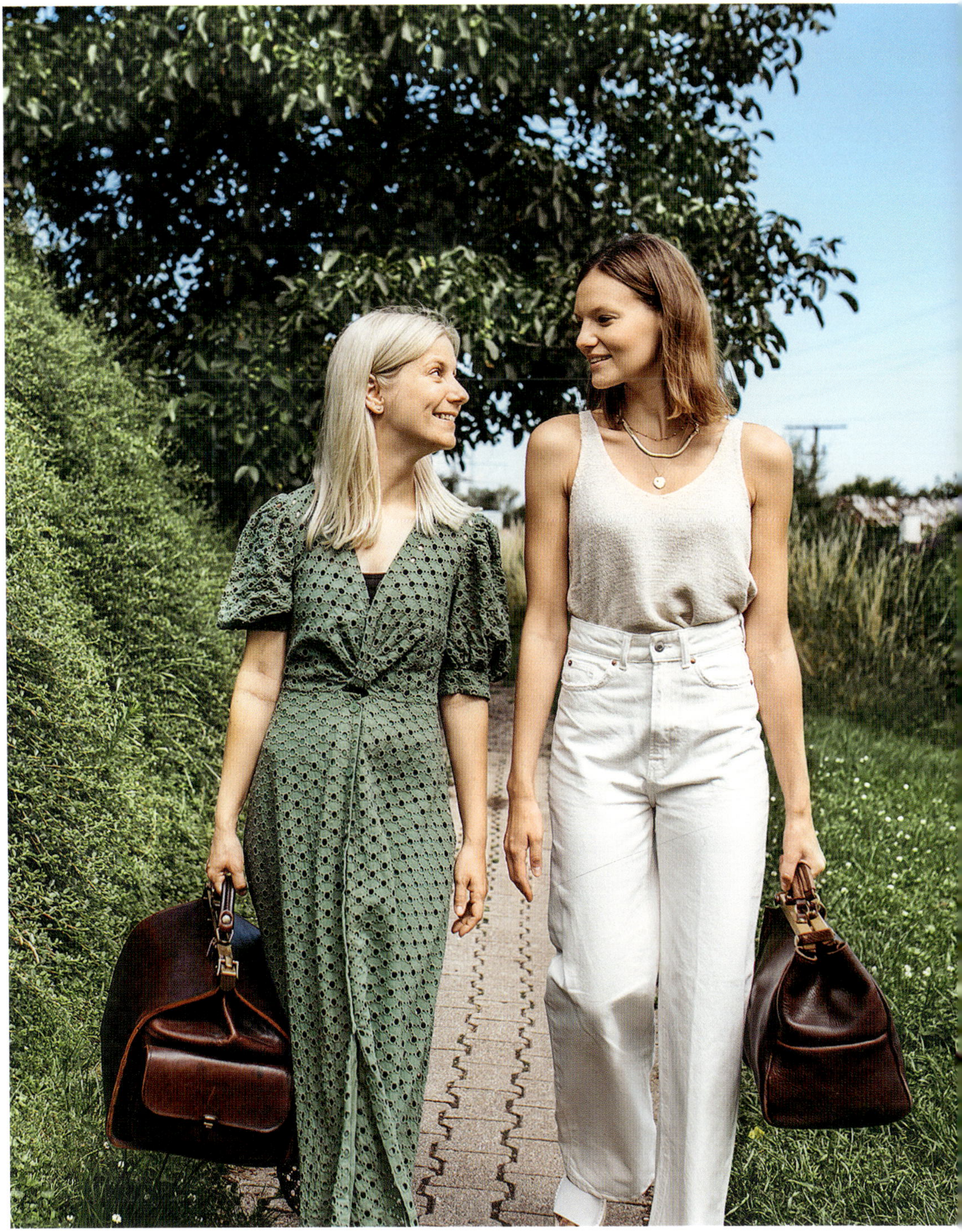

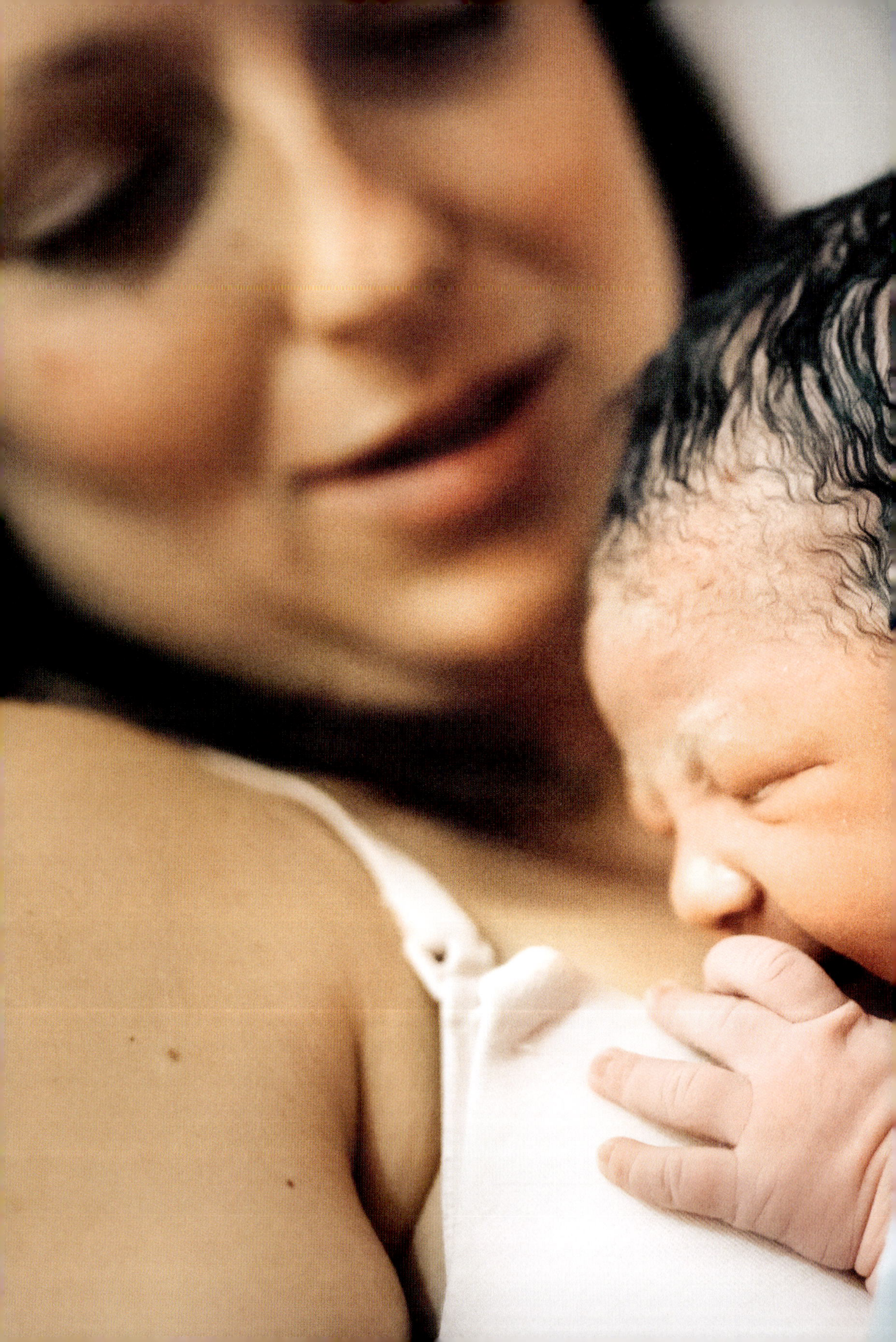

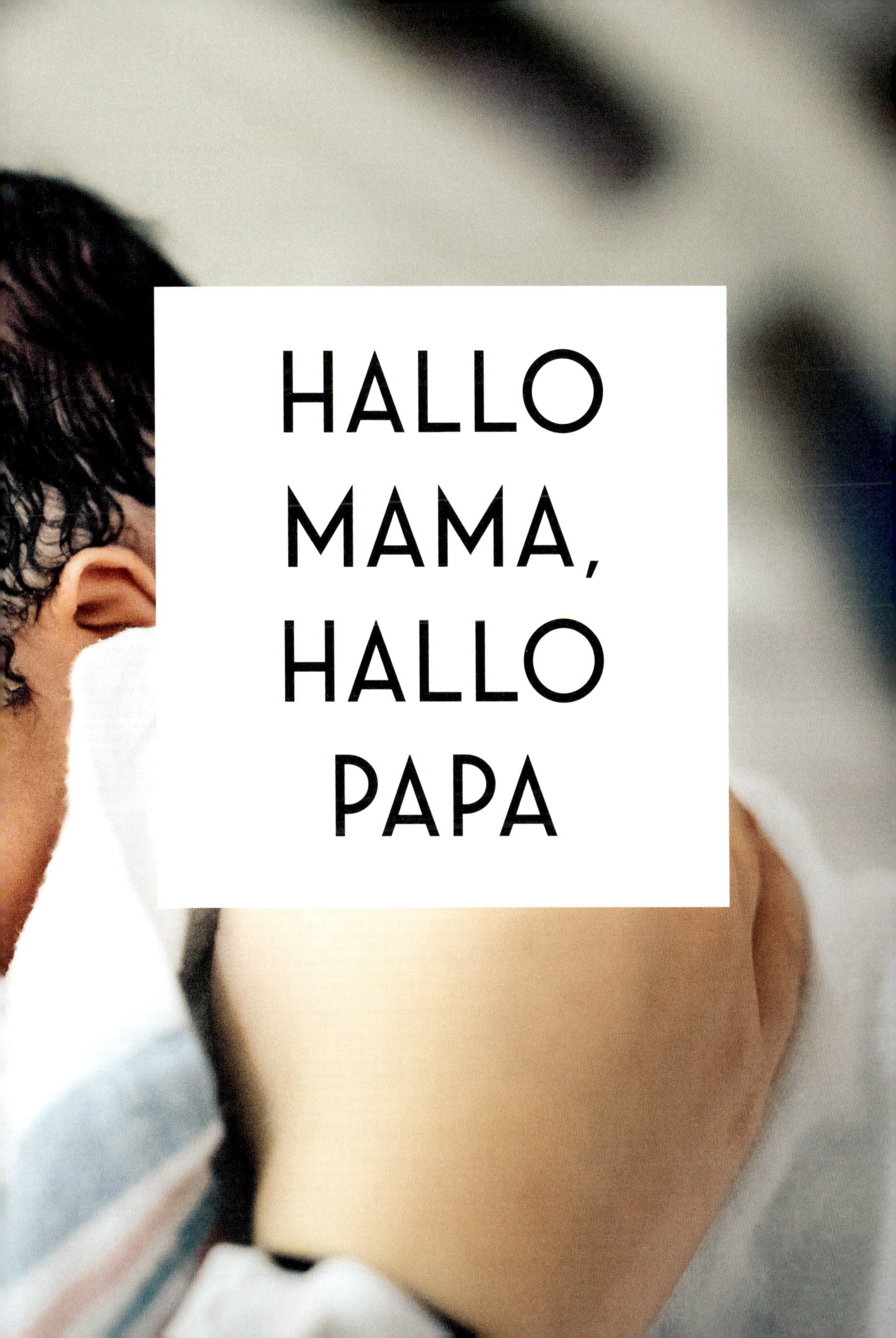

HALLO MAMA, HALLO PAPA

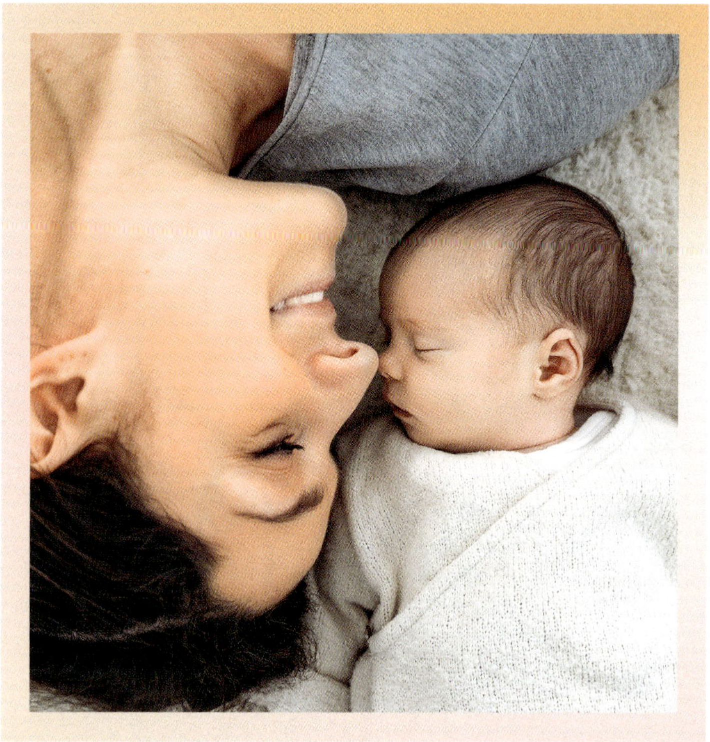

DAS WOCHEN-BETT

Das Wochenbett beschreibt die Phase, die unmittelbar nach der Geburt der Plazenta beginnt und insgesamt sechs bis acht Wochen dauert. Jede Frau und Familie ist einzigartig und so kann auch das Wochenbett ganz unterschiedlich gestaltet werden. Während es sich für einige Frauen richtig anfühlt, die komplette Zeit im, auf und um das Bett herum zu verbringen, so, wie es noch häufig von Ärztinnen und Hebammen empfohlen wird, kann es für andere Frauen gar nicht schnell genug gehen, in den (neuen) Alltag zurückzukehren. Vielleicht auch nicht nur, weil sie es wollen, sondern sogar müssen. Viele assoziieren auch heute noch mit dem Begriff Wochenbett, dass es ausschließlich darum geht, die Zeit im Bett zu verbringen, denn darin hat der Begriff seinen Ursprung. Heute weiß man, dass es förderlich ist, sich im Wochenbett auch zu bewegen und nicht ausschließlich zu liegen, um Thrombosen vorzubeugen und den Kreislauf in Schwung zu bringen.

Die erste Zeit nach der Geburt

Dass es um das Ausruhen geht, ist aber nach wie vor richtig. Der Körper benötigt nach der Schwangerschaft und der Geburt einfach einige Zeit, um zu regenerieren und wieder vollständig zu Kräften zu kommen. Aber das Wochenbett ist so viel mehr, als sich »nur« auszuruhen. Es geht darum, seinen neuen Alltag und seine neue Rolle als Mutter und Vater, aber vor allem auch als Elternpaar zu finden. Diese Phase sollte deswegen als Übergang in einen neuen Lebensabschnitt gesehen und angenommen werden.

Ein neuer Lebensabschnitt beginnt

Der Anfang des Wochenbetts markiert auch einen »Neuanfang« für euch als Familie. Nehmt euch die Zeit, die ihr benötigt, um anzukommen, das neue Wunder willkommen zu heißen und euch in eurer Rolle als Mutter und Vater neu zu definieren. In unserer Kultur ist und wird das Wochenbett sowie die damit verbundene Ruhezeit oft vernachlässigt. Nur die wenigsten Familien ziehen sich zurück und verbringen die ersten Tag im engsten Familienkreis.

Ein geschützter Raum

Doch sollte das Wochenbett ein geschützter Raum sein, in dem alle Familienmitglieder ankommen und sich wohlfühlen können. Ein Raum, in dem sämtliche Gefühle Platz haben – sei es das Fließen von Tränen oder fröhliches Gelächter. Als Familie entscheidet ihr, wer wann euren Raum betritt und, vor allem, was euch guttut. Einige Familien ziehen es vor, sich zurückzuziehen und das Wunder, das ein Neugeborenes mit sich bringt, zunächst für sich allein zu erleben. Andere wiederum möchten gern mehr Menschen um sich haben und ihr Glück teilen. Beide Wege sind richtig, solange sie sich für alle gut anfühlen.

Doch das Wochenbett umfasst noch viel mehr. Vor allem für die Mutter erfüllt das Wochenbett eine bedeutende Funktion. Die körperliche Rückbildung setzt ein, die Milchproduktion beginnt, und der Körper benötigt Zeit, um Kräfte zu sammeln, anzukommen und zu regenerieren.

Das Körpergefühl

Rechne damit, dass du dich erst einmal wieder an deinen Körper gewöhnen musst. In den letzten neun Monaten hat er sich ständig verändert. Du hast euer Baby in dir gespürt, gesehen, wie dein Bauch sich rundet, und dich daran gewöhnt, dass deine Beweglichkeit und Leichtfüßigkeit abgenommen haben. Jetzt fühlst du dich vielleicht erst mal leicht und leer, wie ein Luftballon, aus dem die Luft gelassen wurde.

Der Beckenboden

Das erste Aufstehen kann sich also sehr ungewohnt anfühlen. Anfangs kann der Bauch leer wirken, da keine Bewegungen mehr spürbar sind und die Organe nun wieder mehr Raum haben. Einige Frauen empfinden zusätzlich einen starken Druck nach unten, der sich noch in den kommenden Tagen fortsetzen kann. Aufgrund der Belastung in der Schwangerschaft auf den Beckenboden sind diese Muskeln geschwächt. So haben einige Frauen das Gefühl, als würde »alles aus ihnen herausfallen«. Vor allem nach einer vaginalen Geburt ist dieses Gefühl normal und wird sich in den nächsten Tagen allmählich verbessern. Unterstützen kannst du diesen Prozess mit sanften Rückbildungsübungen, die du dir von deiner Hebamme zeigen lassen kannst.

Die Bauchmuskeln

Auch der Bauch kehrt nicht sofort wieder in den Zustand vor der Schwangerschaft zurück, sondern behält in der ersten Zeit etwa die

Größe des sechsten Schwangerschaftsmonats bei. Das liegt daran, dass die Bauchdecke noch relativ weich und gedehnt ist, die großen Bauchmuskeln noch zur Seite verschoben sind (man nennt das Rektusdiastase) und die inneren Organe, wie zum Beispiel der Darm, ihren ursprünglichen Platz wieder einnehmen müssen. Dieser Zustand wird sich mit der Zeit von selbst bessern. Mit den richtigen Übungen kannst du die Rückbildung aktiv unterstützen.

Urin und Stuhlgang

Nach der Geburt ist es wichtig, alle zwei bis drei Stunden die Harnblase zu entleeren. Das liegt zum einen daran, dass man zu Beginn noch nicht richtig einschätzen kann, wann die Harnblase voll ist und wann nicht. Der Intimbereich fühlt sich vielleicht taub und geschwollen an, sodass du dich gar nicht richtig traust, auf die Toilette zu gehen. Deswegen ist es für dich wichtig zu wissen, dass eine regelmäßige Entleerung der Blase dazu beiträgt, dass die Rückbildung der umliegenden Organe, vor allem der Gebärmutter, gut ablaufen kann. Eine volle Blase ist da nur im Weg! Auch der Stuhlgang sollte langsam, aber sicher wieder in Gang kommen. So ist es wichtig, dass du auf eine gute Ernährung achtest und vor allem genug Flüssigkeit zu dir nimmst. Möchtest du noch mehr über die Ausscheidungen erfahren, dann schau gern ab Seite 65.

Geburtsverletzungen

Entstandene Geburtsverletzungen benötigen Zeit abzuheilen. Wie lange das dauert, hängt von der Art und der Ausprägung der entstanden Verletzungen ab. Dies schließt auch die Narbe durch eine Bauchgeburt (Kaiserschnitt) ein. Die benötigte Regenerationszeit variiert, da der Wundheilungsprozess bei jeder Frau unterschiedlich ist. Es ist jedoch wichtig, die Geburtsverletzungen sorgfältig zu pflegen und auf eine ausreichende Hygiene im Wochenbett zu achten. Wenn du mehr über die Hygiene im Wochenbett und generell über die Pflege von Geburtsverletzungen erfahren möchtest, dann schau ab Seite 50 nach.

Das unwillkürliche Abgehen von Winden

Verdauungsprobleme, Verstopfungen und Blähungen können zu Beginn der Wochenbettzeit auftreten und für einige Unannehmlichkeiten sorgen. Aufgrund der Schwächung des Beckenbodens, besonders nach einer vaginalen Geburt, können die Körperöffnungen noch nicht zu jeder Zeit optimal kontrolliert werden. Dadurch kann es vorkommen, dass Winde unkontrolliert entweichen. Vielen Frauen ist das sehr unangenehm. Bitte schäm dich nicht, falls du betroffen bist! Es handelt sich um ganz normale physiologische Prozesse, die niemandem peinlich zu sein brauchen. Und darüber hinaus auch nicht von Dauer sind: Durch die natürliche Rückbildung wird das Gefühl für die Körperöffnungen zurückkehren und die benötigte Muskulatur gestärkt. Dadurch werden sich diese Probleme mit der Zeit von selbst auflösen. Unterstützen kannst du deinen Körper, wenn du schon im frühen Wochenbett mit Rückbildungsübungen beginnst und ab circa sechs bis acht Wochen nach der vaginalen Geburt und circa zehn bis zwölf Wochen nach einer Bauchgeburt einen Kurs für Rückbildungsgymnastik besuchst.

Milcheinschuss

Solltest du dich für das Stillen entschieden haben, beginnst du noch im Kreißsaal damit, dein Baby regelmäßig an die Brust zu legen. Die initiale Brustdrüsenschwellung, umgangssprachlich als Milcheinschuss bezeichnet, kann nach 24 Stunden oder auch erst nach fünf Tagen eintreten. Alles in diesem Zeitraum ist normal. Es ist wichtig, dass du dein Baby regelmäßig an die Brust legst, um die Milchproduktion in den ersten Tagen richtig zu stimulieren und anzuregen. Die initiale Brustdrüsenschwellung, auch als Milcheinschuss

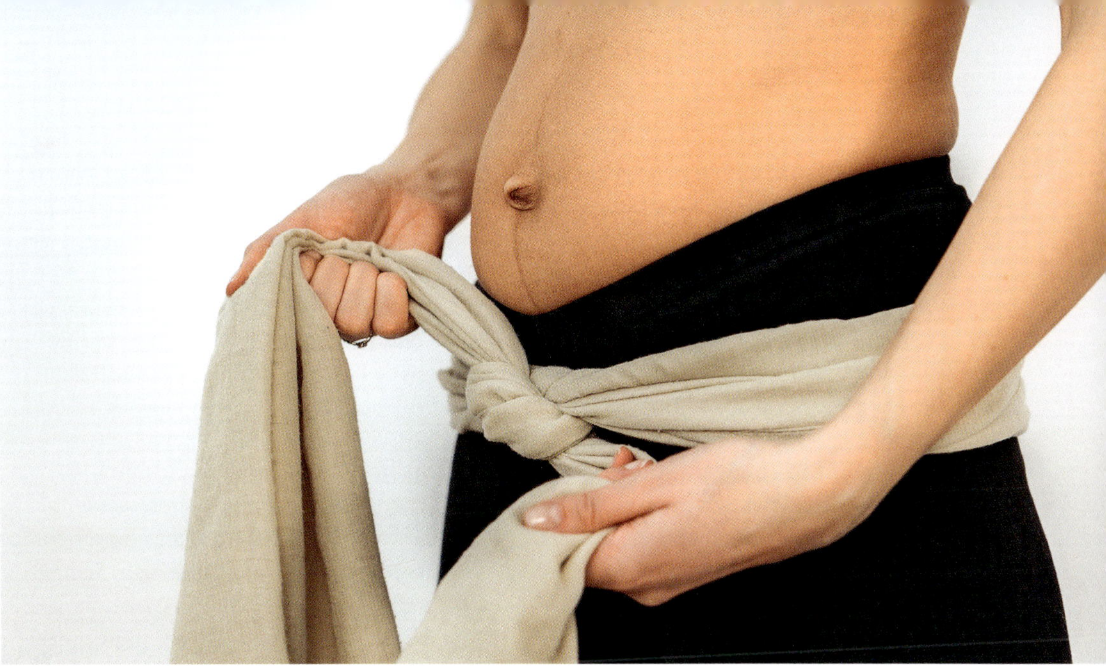

Ein fest um die Hüfte gebundener Schal sorgt für Stabilität im Becken.

bekannt, wird von Frauen unterschiedlich empfunden. Einige Frauen spüren dies sehr deutlich, weil die Brust förmlich zu explodieren scheint, während andere eher kleine Veränderungen bemerken. Weitere Informationen zum Milcheinschuss und mehr findest du auf Seite 134.

Das Becken

Während der Schwangerschaft tragen verschiedene Hormone dazu bei, dass das Becken sowie die damit verbundenen Sehnen, Bänder, Muskeln und Knorpel sich lockern, um die Geburt zu ermöglichen. Gegen Ende der Schwangerschaft ist diese Veränderung auch am leicht watschelnden Gang erkennbar. Nach der Geburt kann das Becken weiterhin instabil und »locker« erscheinen. Im Wochenbett führt die Hormonumstellung dazu, dass sich Sehnen, Bänder, Muskeln und Knorpel wieder festigen und das Becken stabilisiert wird. Unterstützen kannst du diese Abläufe mit Rückbildungsübungen. Sie helfen dir dabei, zu einem gesunden Körpergefühl zurückzukehren.

HEBAMMEN WISSEN

Sollte sich das Becken beim Laufen sehr unangenehm bemerkbar machen oder sogar Schmerzen verursachen, kann ein Schal Abhilfe schaffen. Diesen fest um die Hüften wickeln und verknoten. Dadurch stabilisierst du das Becken von außen, was für ein gutes Gefühl sorgen kann.

Der Kreislauf

Die ersten Tage nach der Geburt sind von zahlreichen Umstellungsprozessen geprägt. Diese betreffen auch den Kreislauf und können zu unangenehmen Beschwerden führen. In dieser Phase nach der Geburt kann es sein, dass der Kreislauf als instabil empfunden wird. Typische Beschwerden sind Schwindel, zum Beispiel nach dem Aufstehen, sowie ein allgemeines Gefühl der Erschöpfung. Es gibt mehrere Gründe dafür. Zum einen spielt der Blutverlust während und nach der Geburt eine Rolle, da er zu einer Reduzierung des Blutvolumens führt. Zum anderen ändert sich nach der Geburt der Spannungszustand der Blutgefäße. Während der Schwangerschaft sind die Gefäße geweitet, aber nach der Geburt müssen sie sich wieder verengen, insbesondere im Beckenbereich. Ein weiterer Faktor ist eine gewisse Verdünnung des Blutes, da die Flüssigkeit, die sich während der Schwangerschaft im Gewebe angesammelt hat, abtransportiert und ausgeschieden werden muss. Um diesen Kreislaufproblemen entgegenzuwirken, ist es äußerst wichtig, dass du ausreichend Flüssigkeit zu dir nimmst: Zwei bis drei Liter pro Tag dürfen es schon sein. Am besten Wasser und ungesüßte Früchtetees (Vorsicht mit manchen Teesorten, wie zum Beispiel Schwarztee – die Inhaltsstoffe können sich auf das Baby auswirken). Auch Bewegung hilft, den Kreislauf in Schwung zu bringen. Du kannst zum Beispiel schon vor dem Aufstehen im Bett die Beine bewegen und deinen Körper so sanft aktivieren. Die Übungen aus dem Frühwochenbett können hier hilfreich sein (siehe Seite 110). Zusätzlich kann es unterstützend sein, die Beine von unten nach oben mit kalt-warmen Wechselduschen abzuduschen.

Wochenbettwehen

Wehen sind nicht nur für die Geburt des Kindes essenziell, sondern spielen auch direkt nach der Geburt und im Wochenbett eine herausragende Rolle. Die Rückbildung der Gebärmutter ist ein faszinierender Prozess eines einzigartigen Organs, das sich in kürzester Zeit in Größe und Funktion nach der Geburt wieder anpassen muss. Der Uterus ist vor einer Schwangerschaft ungefähr so groß wie eine Faust und wiegt circa 50 bis 60 Gramm. In einer Schwangerschaft mit Geburt am Entbindungstermin vergrößert sich der Uterus um das etwa 20-Fache und wiegt dann circa 1000 bis 1500 Gramm. Direkt nach Geburt der Plazenta ist eine Art Dauerkontraktion mit konstanter Anspannung der Muskulatur zu beobachten. Diese ist unerlässlich, um eine Blutstillung an der Wundfläche, welche aus der Anhaftungsstelle der Plazenta resultiert, zu bewirken. Auch führen diese ersten starken Wehen nach der Geburt zu einer ersten dramatischen Verkleinerung der Gebärmutter, sodass auch Blutgefäße, welche durch die Muskulatur ziehen, komprimiert werden. Mutter Natur hat das wunderbar eingerichtet: All diese Prozesse laufen zu deinem Schutz ab, da ein übermäßiger Blutverlust erhebliche Risiken für die Gesundheit bedeuten würde. Meist lässt diese Dauerkontraktion nach etwa vier bis fünf Tagen etwas nach. Die weitere Rückbildung der Gebärmutter vollzieht sich dann über mehrere Wochen, maßgeblich beeinflusst durch Wehen im Wochenbett und die Umstellung der Hormone. Neben der genannten Dauerkontraktion lassen sich im Wochenbett zwei weitere Wehenarten unterscheiden.

Nachwehen

Sie setzen typischerweise in den ersten Stunden nach der Geburt ein und kommen dann in unregelmäßigen Abständen, welche nach und nach länger werden. In den ersten Tagen treten die Nachwehen zusätzlich zur Dauerkontraktion auf. Sie nehmen eine wichtige Funktion in der Rückbildung der Gebärmutter ein, da sie eine Verkürzung der Muskelfasern bewirken. Sie unterstützen zudem ein erfolgreiches Abfließen der Lochien (Wochenfluss), was sehr wichtig ist.

Reizwehen

Die Reizwehen werden wie der Name schon sagt, durch besondere Reize ausgelöst. Reizwehen werden auch Stillwehen genannt, da sie in den meisten Fällen durch das Saugen des Kindes an der Brust verursacht werden.

Durch das Stillen wird das Hormon Oxytocin freigesetzt. Das ist sehr wichtig, damit die Gebärmutter sich gut zurückbilden kann. Einige Frauen nehmen ein Ziehen während des Stillens wahr, dass oft etwas unangenehm sein kann, aber von elementarer Bedeutung ist. Für dich ist es wichtig zu wissen, dass das nicht während der gesamten Stillzeit so bleibt, sondern nur bis die Rückbildung der Gebärmutter vollständig abgeschlossen ist.

Schmerzlinderung

Diese Wehenarten können zu Beginn unangenehm sein. Das kannst du dagegen tun:

- **Bauchlage**: Durch die Bauchlage förderst du die Rückbildung der Gebärmutter und regst den Darm an. Leg dich dafür einfach fünf bis zehn Minuten am Tag oder auch mehrmals täglich auf den Bauch. Du kannst als Unterstützung ein Kissen auf den Unterbauch legen. Wenn deine Brust spannt, kannst du dir ebenfalls ein Kissen unter die Brust legen, damit ist es etwas bequemer.
- **Harnblase regelmäßig entleeren**: Die Harnblase sollte immer regelmäßig entleert werden, damit die Gebärmutter genug Platz hat, um sich zurückzuziehen. Sollte die Blase voll sein, erschwert und verzögert dies die Rückbildung.
- **Wärme**: Vor allem bei den Wehen kann ein warmes Kirschkernkissen oder eine Wärmflasche am Kreuzbein Wunder wirken. Viele Frauen empfinden das als sehr angenehm und wohltuend.
- **Schmerzmittel**: Natürlich helfen auch bestimmte Schmerzmittel, um mit den Wehen fertigzuwerden. Dazu fragst du bitte deine Hebamme, Ärztin oder in der Apotheke nach, welches Mittel das richtige für dich ist.
- **Atemübungen**: Diese können nicht nur während einer Geburt helfen, sondern auch im Wochenbett. Versuch, die Wehen in Ruhe wegzuatmen. Atme dafür über die Nase ein und durch den Mund wieder aus.
- **Ruhe**: Auch wenn die Umsetzung oft schwerfällt, ist der Schlüssel Ruhe und Zeit. Der Körper benötigt eine gewisse Zeitspanne, um sich zurückzubilden und zu regenerieren. Sollten die Nachwehen verstärkt auftreten, darfst du dir etwas mehr Ruhe gönnen.

Generell ist noch zu erwähnen, dass diese Wehen von Frau zu Frau ganz unterschiedlich wahrgenommen werden. Manche spüren sie fast gar nicht und bei anderen sind sie sehr präsent. Auch mit jedem weiteren Kind, das geboren wird, können diese Wehen deutlicher und unangenehmer empfunden werden. Doch ist dies sehr individuell. Aus unserer Erfahrung als Hebammen wissen wir, dass diese Zeit schnell vorüber ist und nicht lang anhält. Sollten dich diese Wehen im Alltag belasten, halte durch und bleib stark. Sie zeigen, dass dein Körper gut funktioniert und die Rückbildung gut vorangeht.

Körper und Seele

In den ersten Tagen nach der Geburt finden viele körperliche Veränderungen statt. Einerseits benötigt der Körper Zeit, um auszuruhen, Kraft zu sammeln und sich zu erholen. Andererseits setzen einige Prozesse ein, wie zum Beispiel der Milcheinschuss. Aber auch auf emotionaler Ebene geschieht viel. Die Hormone spielen verrückt und die Annahme der neuen Rolle als Mutter oder Vater kann eine große Herausforderung sein.

In den ersten Tagen nach der Geburt findet bei den Frauen oftmals eine wahre Achterbahn der Gefühle statt. In einem Moment fühlen sich sie sich wunderbar, sind fröhlich und glücklich, und in der anderen Sekunde bricht eine Welt zusammen und die ersten Tränen fangen an zu fließen. Diese Zeit hat einen bestimmten Namen: der Babyblues. Niedergeschlagenheit, leichte Schlafstörungen, Sorgen um das Baby und Konzentrations-

probleme sind weitere Symptome, die bei einem Babyblues auftreten können. Meistens tritt ein Babyblues kurze Zeit nach der Geburt auf und geht nicht länger als zwei Wochen. Sollten diese Symptome länger anhalten, sich verschlimmern oder zusätzlich weitere dazukommen, kann es sein, dass sich eine Wochenbettdepression, auch Postpartale Depression genannt, entwickelt hat.
Wenn du mehr zu den Themen Babyblues und Postpartale Depression erfahren möchtest, schau doch gern mal auf Seite 96 nach. Hier findest du einen tollen Expertenbeitrag. Um auch den Themen wie Geburtsverletzungen (siehe ab Seite 50) oder auch dem Milcheinschuss (siehe Seite 134) ausreichend Aufmerksamkeit zu schenken, findest du hierfür eigene Abschnitte.

In unserer Gesellschaft müssen Frauen sich nach einem Kaiserschnitt häufiger anhören, dass sie den leichteren Weg gewählt haben. Das wird den Frauen nicht gerecht, denn auch ein Kaiserschnitt ist eine Geburt. Eine Bauchgeburt. Es gibt viele Gründe, warum Frauen sich dafür entscheiden oder diese durchgeführt werden muss, zum Beispiel, weil er medizinisch notwendig ist (siehe ab Seite 56).

Wie lange dauert der Klinikaufenthalt?

Wann du nach der Geburt nach Hause gehst, hängt maßgeblich mit dem Geburtsmodus zusammen. Nach einer vaginalen Geburt bleiben die Frauen in der Regel noch zwischen sechs Stunden bis hin zu drei Tagen zur Überwa-

Es lebe die Vielfalt! So unterschiedlich können Bäuche nach der Geburt aussehen.

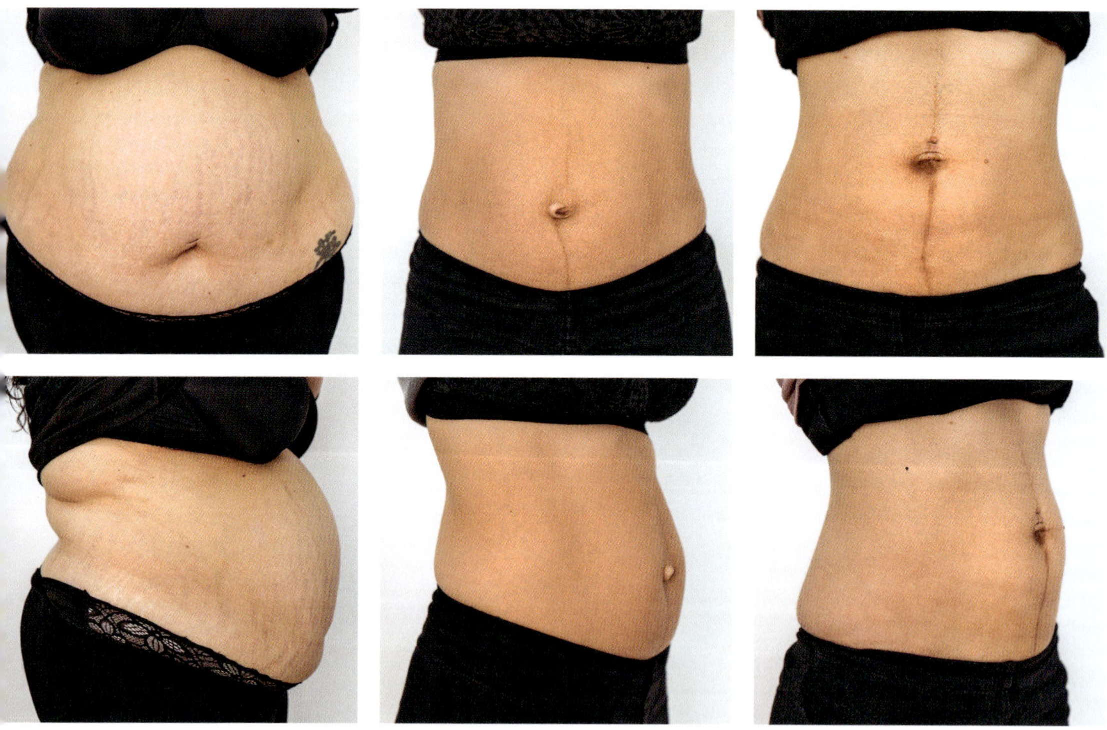

chung im Krankenhaus. Nach einer Bauchgeburt (Kaiserschnitt) dauert der Aufenthalt meist zwischen zwei und fünf Tagen.

Der stationäre Aufenthalt

Das bedeutet, dass man nach der Geburt einige Zeit zur Überwachung in der Klinik bleibt. Sie gehört inzwischen zu den am häufigsten gewählten Formen nach einer Geburt. Das hängt unter anderem damit zusammen, dass viele Frauen gar nicht wissen, dass die Möglichkeit besteht, bereits kurze Zeit nach der Geburt nach Hause zu gehen. Es wird außerdem auch kaum mehr hinterfragt, weil es viele Frauen so machen und eben nur wenige anders. Viele denken auch, dass die kindlichen Untersuchungen wie das erweiterte Neugeborenen-Screening und die U2 immer in der Klinik vor einer Entlassung stattfinden müssen. Gerade für Frauen, die ihr erstes Kind bekommen, ist der Sicherheitsaspekt ein wichtiges Argument dafür, noch in der Klinik zu bleiben. Viele fühlen sich im klinischen Setting einfach etwas wohler, denn hier steht rund um die Uhr ein Ansprechpartner bei Fragen, Problemen oder Beschwerden zur Verfügung. Ob man bei einem stationären Aufenthalt die Verweildauer bis zum Ende ausschöpft und bis zur U2 in der Klinik bleibt oder doch bereits früher nach Hause geht, kann vom eigenen Wohlbefinden und den eigenen häuslichen Umständen abhängig gemacht und in Rücksprache mit der Geburtsklinik entschieden werden.

Die ambulante Geburt

Bei einer ambulanten Geburt gehst du in der Regel vier bis sechs Stunden nach der Geburt mit deinem Baby nach Hause. Natürlich nur, wenn alles in Ordnung ist. Ausschlaggebend ist ein komplikationsloser Geburtsverlauf ohne größeren Blutverlust oder schwerwiegende Geburtsverletzungen, die medizinisch versorgt werden müssen und dich im Alltag zu Hause einschränken würden. Vor der Entlassung werden zusätzlich Kreislauf, Rückbildung, Wochenfluss sowie der Hb-Wert kontrolliert. Hat das spontane Wasserlassen geklappt? Gut. Auch das Baby wird angeschaut: Hat es sich nach der Geburt gut angepasst, ist es rosig und vital? Funktioniert die Atmung zuverlässig? Dann könnt ihr beruhigt nach Hause gehen und in eurem heimischen Nest das Wochenbett genießen.

GUT ZU WISSEN

Sowohl das erweiterte Neugeborenen-Screening als auch die U2-Vorsorgeuntersuchung können ambulant in deiner Kinderarztpraxis durchgeführt werden. Während das Blut für das Screening zwischen der 36. und 72. Lebensstunde entnommen werden muss, kann die U2 zwischen dem dritten und zehnten Lebenstag stattfinden. Manche Kinderärzte bieten sogar den Service an, diese Untersuchungen bei dir zu Hause durchzuführen. Aus diesem Grund lohnt es sich, schon in der Schwangerschaft in der Kinderarztpraxis deiner Wahl nachzufragen. Vor allem, wenn du eine ambulante Geburt planst.

Stationär oder ambulant?

In dieser Frage gibt es kein besser oder schlechter. Einzig und allein die Umstände der Geburt und die eigenen individuellen Bedürfnisse sollten die Entscheidung beeinflussen. Wichtig ist es allerdings, sich bereits in der Schwangerschaft Gedanken darüber zu machen, welche Variante infrage kommt und mit welcher man sich prinzipiell wohler fühlt.

Ambulant gebären

Der Vorteil einer ambulanten Geburt ist, dass man zu Hause sein eigenes häusliches Umfeld, das bedeutet sein eigenes Bett, Bad und seine eigene Toilette hat. Auch das Zusammenwachsen als Familie kann im gewohnten Umfeld stattfinden. Wenn man allerdings bereits ein oder mehrere Kinder zu Hause versorgen muss, schafft man es vielleicht in der Klinik besser, sich in den ersten Tagen dort von der Geburt zu erholen. Bei einer ambulanten Geburt hat man zu Hause mit seiner eigenen Hebamme eine Ansprechpartnerin, um Dinge individuell besprechen zu können. Vor allem, was das Stillen angeht, kann es hilfreich sein, einen gemeinsamen Fahrplan festzulegen und nicht viele verschiedene Meinungen zu hören, was leider in der Klinik häufiger der Fall ist.

Klinikgeburt

Wenn man keine Hebamme für die Wochenbettbetreuung gefunden hat, ist es nicht ratsam, ambulant nach der Geburt nach Hause zu gehen, sondern die ersten Tage im Krankenhaus zu bleiben. Gleiches gilt auch, wenn kein Kinderarzt, keine Kinderärztin zur Verfügung steht, um die notwendigen kindlichen Untersuchungen in den ersten Lebenstagen nach Geburt durchführen zu lassen, zum Beispiel weil diese im Urlaub oder einige Fahrtzeit entfernt sind. Auch unter diesen Umständen kann es sinnvoll sein, diese in der Klinik durchführen zu lassen, bevor man nach Hause geht.

Das frühe Wochenbett

Das frühe Wochenbett dauert von der Geburt bis zum zehnten Lebenstag. Körperlich passiert in diesen ersten Tagen ganz schön viel.

Der Wochenfluss setzt ein

Der Wochenfluss setzt unmittelbar nach der Geburt der Plazenta (Mutterkuchen) ein und ist ein Spiegel der Wundheilung. Nach dem Ablösen des Mutterkuchens entsteht eine Wundfläche in der Gebärmutter, die etwa handtellergroß ist und blutet. Deswegen ist es wichtig, dass die Gebärmutter sich in dieser Phase auf ihre ursprüngliche Größe von vor der Schwangerschaft zurückbildet. Außerdem heilen die bei der Geburt eventuell aufgetretenen Verletzungen nach und nach ab.

HEBAMMEN WISSEN

Was viele nicht wissen, ist, dass ihnen im Frühwochenbett, das bedeutet bis zum zehnten Tag nach der Geburt, zwei Kontaktaufnahmen am Tag durch die Hebamme zustehen und von der Krankenkasse übernommen werden. Das bedeutet, dass diese entweder zwei Mal zum Hausbesuch vorbeikommen kann oder alternativ auch zusätzlich zu einem Hausbesuch ein weiteres Mal telefonisch kontaktiert werden kann. Vor allem nach einer ambulanten Geburt ist dies eine tolle Möglichkeit, um bei aufkommenden Fragen und/oder Problemen Unterstützung zu erhalten.

Das Blutvolumen nimmt ab

Das Blutvolumen hat sich in der Schwangerschaft auf sechs bis sieben Liter erhöht. Nach der Geburt reduziert es sich auf die normale Menge von vier bis fünf Litern, da das zusätzliche Volumen für die Versorgung des Kindes nicht mehr benötigt wird. Auch die eventuell aufgetretenen Wassereinlagerungen (Ödeme) werden ausgeschwemmt. Dadurch kann es zu häufigem Wasserlassen, einer sogenannten Harnflut, kommen.

Der Hormonspiegel verändert sich

Die Schwangerschaftshormone verschwinden nach der Geburt nicht unmittelbar aus dem Blutkreislauf, sondern es dauert einige Zeit, bis sie vollständig abgebaut sind. Zeitgleich kommen aber die Stillhormone dazu. Das bedeutet, das frühe Wochenbett ist nicht nur eine sehr emotionale, sondern vor allem auch eine ganz schön hormongeladene Zeit, was einige Symptome hervorrufen kann, auf die wir noch genauer eingehen werden.

AUFGABEN IM WOCHENBETT

- Aufbau einer stabilen Mutter-Kind-Bindung
- Regeneration und Heilung von Geburtsverletzungen
- Laktation (der Milchfluss soll in Gang kommen)

Der Aufbau einer guten Mutter-Kind-Bindung steht im frühen Wochenbett im Vordergrund.

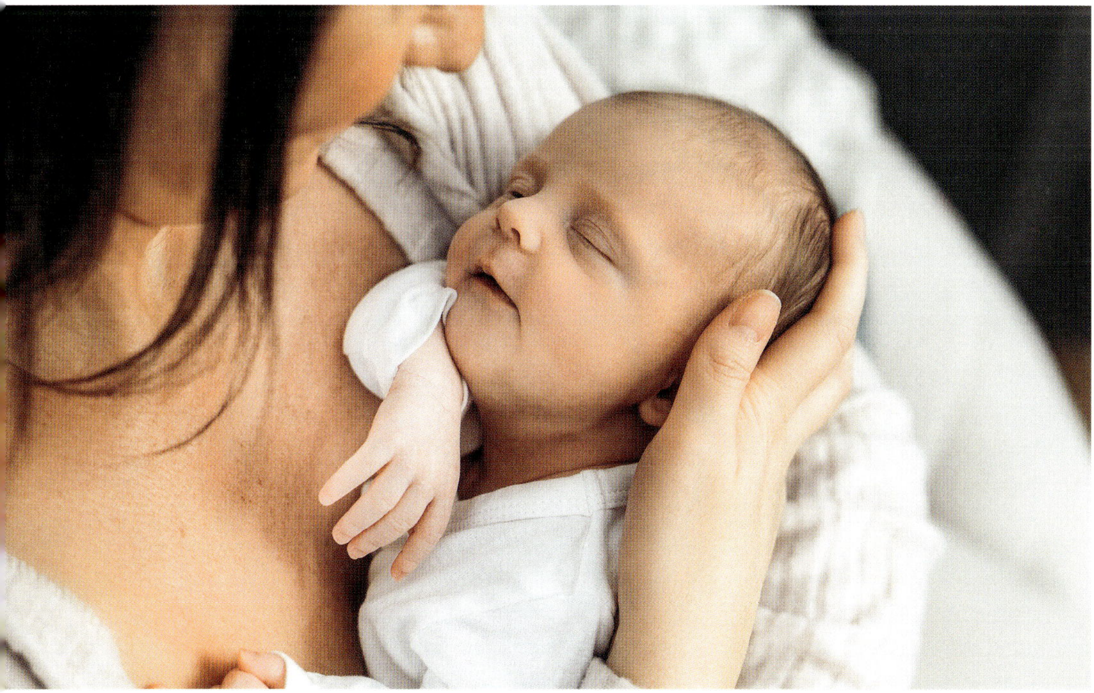

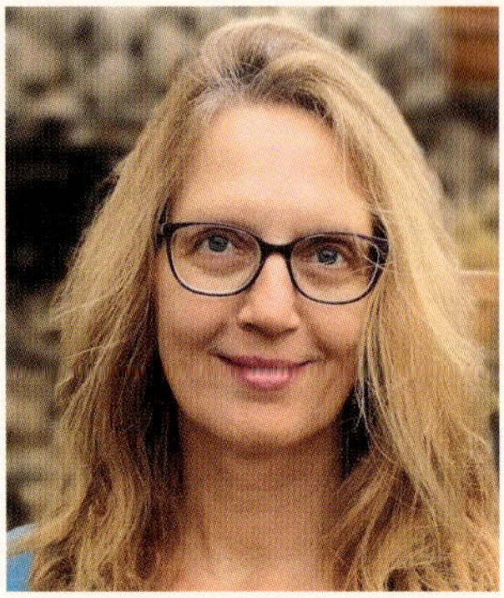

von Anette Schurr-Einsiedel, Dipl. Sozialpädagogin und Systemische Therapeutin von profamilia Mannheim

FORMALITÄTEN NACH DER GEBURT

Wie schön es ist, endlich das eigene Kind in den Händen zu halten! Eigentlich möchte man nichts anderes machen, als es stundenlang anzuschauen und zu staunen, was für ein Wunder da vor einem liegt. Wie rosig es ausschaut, wie gut es riecht! Nur dies scheint im Moment wichtig zu sein.
Wäre da nicht der leidige Behördenkram, der nun ebenfalls ansteht. Ich möchte euch ein wenig durch den Antragsdschungel führen und die wichtigsten Formalitäten nach der Geburt eines Kindes erklären. Einiges lässt sich schon gut vor der Entbindung vorbereiten, sodass ihr im Wochenbett nur fehlende Daten ergänzen müsst.
So solltet ihr euch auf jeden Fall schon im Lauf der Schwangerschaft die Formulare für den Elterngeld- und Kindergeldantrag herunterladen und diese so weit wie möglich ausfüllen. Wenn ihr nicht verheiratet seid, könnt ihr schon in der Schwangerschaft eine Vaterschaftsanerkennung und eine Sorgeerklärung beim zuständigen Jugendamt abgeben. Alle anderen Behördengänge findet ihr hier im Überblick:

Anmeldung des Kindes

Die amtliche Registrierung des Kindes ist für alle verpflichtend. Sie erfolgt unmittelbar nach der Geburt beim zuständigen Standesamt. In der Regel übernehmen die Geburtskliniken diese Aufgabe für die frisch gebackenen Eltern. Dafür müsst ihr allerdings die dafür wichtigen Unterlagen mit in die Klinik nehmen.
Wenn ihr nicht verheiratet seid:

- Die eigene Geburtsurkunde und die Geburtsurkunde des Vaters
- Falls schon vorhandene die Vaterschaftsanerkennung und die gemeinsame Sorgeerklärung
- Personalausweise

Wenn ihr verheiratet seid:

- Geburtsurkunden beider Eltern und Heiratsurkunde
- Personalausweis

Elternzeit

Mütter und Väter, die zum Zeitpunkt der Geburt in einem Arbeitsverhältnis stehen, können bis zu drei Jahre Elternzeit nehmen. Diese muss schriftlich spätestens sieben Wochen vor Beginn beim Arbeitgeber angemeldet werden. Beim Erstantrag muss man sich verbindlich für die ersten zwei Lebensjahre des Kindes festlegen. Dabei können bis zu 24 Monate Elternzeit bis zum achten Geburtstag des Kindes verschoben werden. Während der Elternzeit kann man in Teilzeit arbeiten, zur Zeit bis zu 32 Wochenstunden. Nach Ende der Elternzeit besteht der Anspruch auf eine Rückkehr zu einem gleichwertigen Arbeitsplatz (bezüglich Einkommen und Stundenumfang).

Elterngeld

Elterngeld bekommen Mütter und Väter nach der Geburt ihres Kindes. Wenn ihr vor der Geburt gearbeitet habt, erhaltet ihr es in Form einer Ersatzleistung für entgangenen Lohn. Wart ihr zuvor nicht berufstätig, könnt ihr Elterngeld in Höhe eines Sockelbetrags erwarten. Voraussetzung ist, dass ihr mit eurem Kind in einem gemeinsamen Haushalt lebt und höchstens 32 Stunden pro Woche arbeitet.
Elterngeld gibt es in zwei verschiedenen Modellen: als Basiselterngeld (mindestens 300, höchstens 1800 €) in den ersten zwölf Lebensmonaten des Kindes (bei Alleinerziehenden 14 Lebensmonaten) oder als Elterngeld plus (halbes Elterngeld über den doppelten Zeitraum). Auf dem Familienportal der Bundesregierung gibt es einen Elterngeldrechner, mit dessen Hilfe man sein Elterngeld ungefähr ausrechnen kann.

Kindergeld

Kindergeld ist eine finanzielle Unterstützung, die allen Eltern zusteht, die ihren gewöhnlichen Aufenthalt in Deutschland haben. Den Antrag können Mutter oder Vater stellen. Kindergeld wird gezahlt bis zur Volljährigkeit bzw. bis zum Abschluss der Erstausbildung (maximal bis zum 25. Geburtstag). Die Höhe des Kindergeldes beträgt zur Zeit 250 € pro Kind. Der Kindergeldantrag besteht aus zwei Formularen: Antrag auf Kindergeld und Anlage Kind zum Antrag auf Kindergeld. Beide Formulare können im Internet heruntergeladen werden.

Kinderzuschlag

Familien mit einem geringen Einkommen, die Kindergeld beziehen und keinen Anspruch auf Bürgergeld haben, können zur finanziellen Unterstützung Kinderzuschlag beantragen. Man kann seine Anspruchsberechtigung mit Hilfe des KIZ-Lotsen im Internet prüfen. Zuständig für den Antrag ist die Kindergeldkasse. KIZ beträgt bis zu 250 € pro Monat.

Wohngeld

Familien mit einem geringen Einkommen können auch Anspruch auf Wohngeld in Form eines Mietzuschusses haben. Zuständig für die Antragstellung ist die örtliche Wohngeldstelle. Wenn man Kinderzuschlag oder Wohngeld bekommt, ist die Kinderbetreuung kostenlos. Solltet ihr weitere Fragen zu den oben genannten Themen haben, könnt ihr euch gern an jede staatlich anerkannte Schwangerschaftsberatungsstelle wenden. Die Beratungen dort sind kostenlos und individuell.

Das späte Wochenbett

Das späte Wochenbett beginnt am elften Tag und endet sechs bis acht Wochen nach der Geburt. Hier laufen die restlichen körperlichen Rückbildungsprozesse ab.

Sich auf die neue Situation einlassen

Zu den wichtigsten Aufgaben im späten Wochenbett zählt das Ankommen in der neuen Situation sowie das Finden neuer Routinen. Aus 1+1 (Paar) wird nicht 2, sondern 3, 4 oder 5 ... Dadurch ergibt sich ein völlig neuer Alltag, den du gemeinsam mit deinem Baby und deinem Partner, deiner Partnerin finden darfst. Dazu gehört, dass ihr euch bewusst auf die veränderte Situation einlasst. Das gilt nicht nur für das erste Kind, obwohl da die Umstellung wahrscheinlich am größten ist. Auch wenn man bereits ein oder mehrere Kinder hat, dauert es ein bisschen, bis jedes Familienmitglied seine neue Rolle gefunden hat. Das braucht Zeit, Geduld und kann auch Kraft kosten. Auch dafür ist das Wochenbett da.

Rückbildung braucht Zeit

Vielleicht habt ihr schon mal diesen Spruch gehört: Neun Monate kommt eine Schwangerschaft, neun Monate dauert es, bis sie wieder geht. Das ist nicht nur eine Binsenweisheit, sondern es ist tatsächlich etwas dran. Während viele Rückbildungsvorgänge im Wochenbett bereits abgeschlossen sind, benötigen andere Dinge wie die Rückkehr zum gewohnten Körpergewicht, die Rückbildung der gedehnten Haut und des Beckengürtels bei einigen Frauen durchaus etwas mehr Zeit oder bleiben manchmal auch dauerhaft bestehen.
Die Wochenbettzeit ist eine ganz besondere Zeit, im positiven, aber manchmal eben auch im herausfordernden Sinn. Viele Frauen bekommen durch die Medien und Social Media vermittelt, dass alles rosarot, kuschlig und schön sein soll. Dass es durchaus normal sein kann, dass man sich zeitweise unwohl, überfordert und hilflos fühlt, darüber sprechen die wenigsten. Nicht alle Frauen haben positive Erinnerungen an ihr Wochenbett, und das ist okay. Genauso ist es okay, wenn man die Zeit als wunderschön und einmalig empfindet. Jedes Gefühl hat seine Berechtigung.
Nimm dir die Zeit, die du brauchst, um in deinem neuen Alltag anzukommen und dich in der neuen Rolle zurechtzufinden. Vor allem bei mehrgebärenden Frauen beobachten wir, dass das Wochenbett nebenherläuft, weil viele andere Dinge Priorität haben. Das ist schade, denn diese erste Zeit gibt es nur einmal.

GUT ZU WISSEN

Viele Frauen berichten nach der Geburt, dass sie zwar ihr ursprüngliches Gewicht schnell wieder erreicht haben, ihre Hosen aber trotzdem eine Nummer größer als vor der Schwangerschaft tragen. Das liegt daran, dass während der Schwangerschaft der Beckengürtel für die Geburt aufgelockert wurde, um genügend Raum für das Durchtreten des Babys zu schaffen. Der dadurch entstandene vergrößerte Umfang bildet sich nach der Geburt häufig nicht mehr vollständig zurück.

CHRISTINA:

Ich hatte zunächst eigentlich das Gefühl, gut vorbereitet zu sein, und war auch entschlossen, keinen Besuch zuzulassen. Am Ende waren die Nachwehen stärker als gedacht und der Besuch doch schneller und länger da als gewollt. Da hätte ich mich mehr durchsetzen müssen.

HENRIKE:

[Ich hätte gern vorher gewusst,...] dass die Hormone einen so einnehmen können. Dass man erst im Wochenbett begreift, wie sich das Leben jetzt ändert. Die Hormone und die Umstellung haben mich wirklich fertiggemacht. Nach vier Wochen ging es bergauf und mit acht Wochen hatten wir allmählich eine Routine.

JANINA:

Ich lege jeder Frau, die es kann, ans Herz, die Zeit wirklich in Ruhe zu genießen und sich kennenzulernen. Aber auch Ausruhen und viel Kuscheln ist wichtig. Leider konnten wir das nicht tun, da wir direkt, am dritten Tag nach Geburt mit einer lang andauernden orthopädischen Behandlung am Baby beginnen mussten, dafür mussten wir alle vier Tage in die Kinderklinik, und das über zwölf Wochen. Beim nächsten Kind erhoffe ich mir, dass wir mehr Zeit für uns alle haben!

SABRINA:

Ich würde mir viel mehr Ruhe gönnen. Würde Dankeskarten Dankeskarten sein lassen, würde Besuch, der sich selbst einlädt und nichts hilft, aktiv ausladen und meine Bedürfnisse klarer kommunizieren.

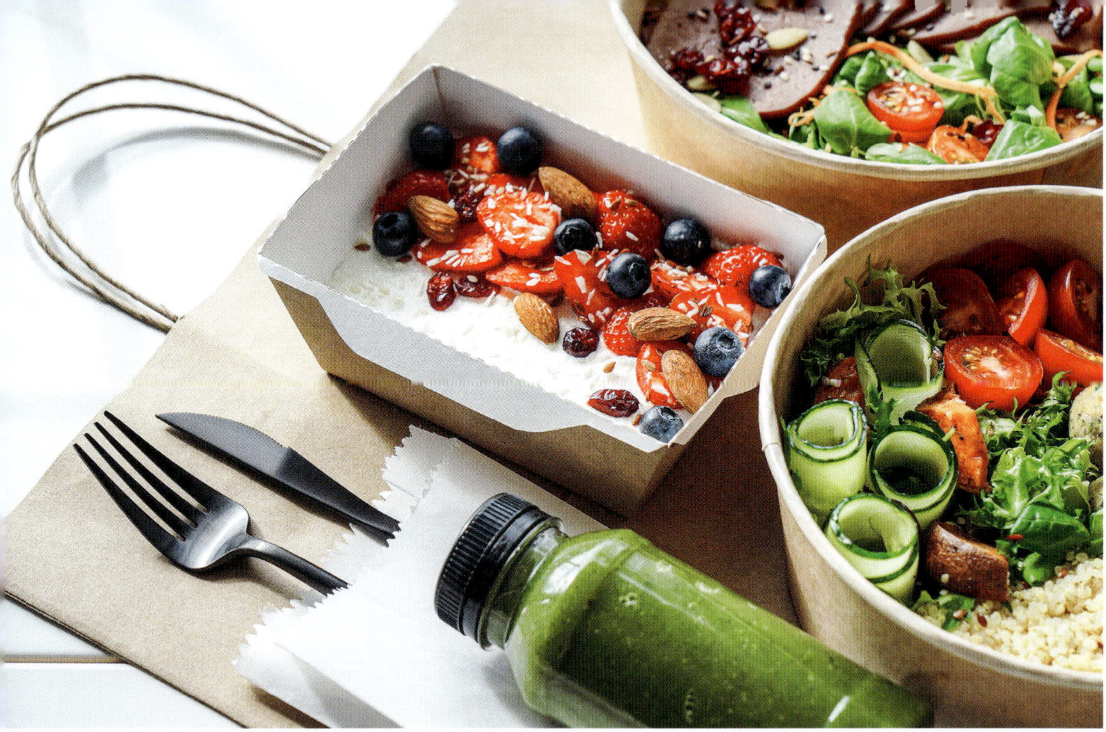

Viele Restaurants mit gesundem, ausgewogenem Angebot bieten auch einen Lieferservice an.

Besuch regeln

Besuch ist in vielen Familien ein großes Thema und führt häufig zu Unstimmigkeiten und Diskussionen. Vor allem die engsten Familienmitglieder zeigen mitunter wenig Verständnis, wenn sie das Neugeborene nicht unmittelbar begrüßen dürfen. Aber es gibt viele gute Gründe dafür, in den ersten Tagen die eigenen Bedürfnisse zu priorisieren.

Unser Tipp: Besprecht euch als Paar bereits in der Schwangerschaft, welche Wünsche und Vorstellungen ihr für die erste Zeit nach der Geburt eures Kindes habt. Wollt ihr in Ruhe ankommen und erst mal gar niemanden um euch herumhaben? Ist es euch im Gegenteil sogar sehr willkommen, wenn zeitnah jemand zur Unterstützung bei alltäglichen Aufgaben an eurer Seite ist? Wenn ihr die grobe Richtung festgelegt habt, ist es wichtig, bereits in der Schwangerschaft eure »Regeln« klar an alle zu kommunizieren. Dies beugt Frust und Unverständnis vor.

Natürlich ist es nachvollziehbar, dass alle euer Baby schnellstmöglich nach der Geburt kennenlernen wollen. Wenn ihr noch Probleme dabei habt, Argumente zu finden, warum ihr weder wollt, dass in den ersten Tagen Besuch kommt, noch dass jemand anderes euer Kind hält, findet ihr hier ein paar Vorschläge:

- Stellt eure Klingel ab und schaltet euer Handy aus.
- Nehmt euer Kind ins Tragetuch, dann kann niemand außer euch selbst es halten.
- Zieht euch ins Schlafzimmer zurück und lasst ausrichten, dass ihr gerade schlaft.
- Hängt einen netten Hinweis an die Tür, zum Beispiel »Wir sind im Wochenbett«
- Sollte dennoch ungebetener Besuch »spontan« vorbeischauen, bleibt bei eurem Standpunkt und schickt ihn weg. Es ist euer Wochenbett, also gelten eure Regeln!

Da das Wochenbett eine Phase ist, in der die Frau, aber auch das Baby ausreichend Zeit und Ruhe benötigen, um sich zum einen von der Geburt erholen zu können, zum anderen aber auch, um eine gute Bindung und Stillbeziehung aufbauen zu können, ist es wichtig, Besuchern klare Grenzen zu setzen. Sinnvoll können hier Absprachen sein, wann und wie lange Besuch erlaubt ist.

- **Hygienemaßnahmen**, wie Hände waschen, bevor man das Neugeborene anfasst oder hochnimmt, sollten selbstverständlich sein.
- Auch dass man nicht zu Besuch kommen sollte, wenn man sich krank fühlt, krank ist oder **ansteckende Krankheiten** hat (wie zum Beispiel Herpes). Bittet außerdem euren Besuch, auf Parfüm und stark riechende Pflegeprodukte zu verzichten, da Neugeborene noch sehr geruchsempfindlich sind.
- **Mut zur Offenheit:** Nicht alles im Leben ist planbar und manchmal kommt es anders, als man denkt. Vielleicht fühlt ihr euch an einem Tag danach, Besuch zu empfangen, und am anderen plötzlich wieder nicht. Springt in diesem Fall nicht über euren Schatten, sondern setzt euch und euer Neugeborenes als Priorität.

Essen organisieren

Um im Wochenbett Zeit für die wichtigen Dinge zu haben, könnt ihr schon während der Schwangerschaft beginnen, gesunde Mahlzeiten vorzukochen. Auch Freunde und Familie freuen sich häufig, wenn sie euch mit selbst gekochten Mahlzeiten unter die Arme greifen können. Sprecht das Thema am besten schon in der Schwangerschaft an. Alternativ könnt ihr Adressen von Lieferdiensten bereitlegen oder ein Abo für Kochboxen organisieren.

Eine gerechte Arbeitsteilung

Definiert eure Aufgabenverteilung neu. Da zum Beispiel das Stillen ausschließlich von der Mutter übernommen werden kann, macht es Sinn, die bisherige Arbeitsteilung bereits in der Schwangerschaft zu überdenken und vielleicht neu zu definieren.

Wer kümmert sich um die Wäsche? Wer macht den Abwasch und räumt den Geschirrspüler ein und aus, wer räumt auf, wer putzt das Bad, wer die Küche, wer kauft ein? Durch gemeinsame Absprachen kann in diesem Bereich frühzeitig Konfliktpotenzial aus dem Weg geräumt werden, wenn ihr merkt, dass ihr euch mit der aktuellen Aufgabenverteilung nicht wohlfühlt. In der Schwangerschaft ist noch genügend Zeit, um sich nach Alternativen umzusehen und zum Beispiel eine Putzhilfe zu organisieren.

GUT ZU WISSEN

Kaum ist das Kind auf der Welt, gibt es allerlei Papierkram zu erledigen. Das Kind beim Standesamt anmelden, die Krankenkasse über die Geburt informieren und das Kinder- und Elterngeld beantragen, das benötigt alles Zeit und Kapazität. Bereitet deswegen am besten bereits in der Schwangerschaft alle Formalitäten, die nach der Geburt erledigt werden müssen, so gut es geht vor. Sucht alle Unterlagen zusammen, die dafür benötigt werden, und fertigt auch schon die notwendigen Kopien an. Was ihr dazu alles benötigt, erklärt euch Expertin Annette Schurr-Einsiedel ab Seite 22.

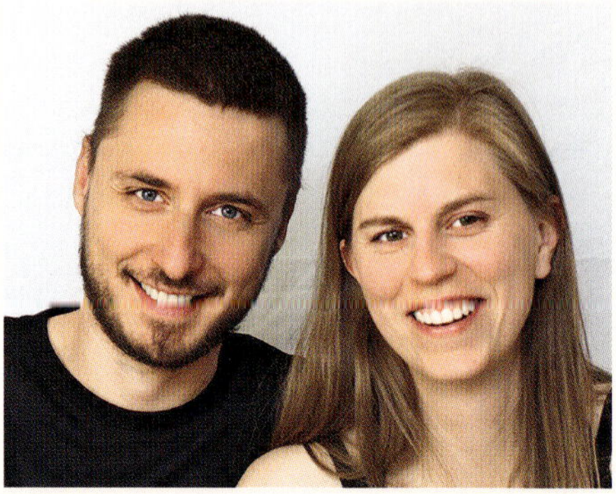

*von Marielle Schäfer (Betriebswirtin, Business Coachin) und Mike Schäfer (Psychologe) – Ehepaar, Eltern und Gründer*innen der Beziehungsinvestor*innen*

FINANZEN FÜR ELTERN

Checkliste für das Wochenbett

Als sei man beim Elternwerden nicht schon genug mit sich selbst, als Paar und den medizinischen Terminen beschäftigt, kommt auch noch die Bürokratie hinzu. Einiges davon lässt sich gut vorbereiten, sodass ihr im Wochenbett nur noch wenige Ergänzungen hinzuzufügen braucht. Anderes setzt persönliche Daten eures Kindes voraus, sodass ihr sie erst nach der Geburt angehen (und zügig umsetzen) könnt. Damit ihr nichts vergesst und dadurch Zeit und bares Geld verliert, findet ihr hier eine Übersicht über die wichtigsten finanziellen Erledigungen. Diese Punkte könnt ihr gut vorbereiten und im Wochenbett abschließen:

1. Elterngeldantrag ausfüllen und versandbereit machen
2. Kindergeldantrag ausfüllen und versandbereit machen
3. Bei Bedarf: Anträge für Wohngeld, Bürgergeld und/oder Kinderzuschlag bereits vorbereiten und ggf. mit den passenden Stellen vorbesprechen.

Diese Punkte stehen im Wochenbett an

1. **Elterngeldantrag** mit Geburtsdatum und letzten Infos zum Kind fertigstellen und versenden: Kümmert euch hierum so zeitnah wie möglich, denn das Elterngeld wird nur drei Monate rückwirkend ausgezahlt. Wollt ihr ab der Geburt Geld beziehen und verschickt den Antrag erst im vierten Monat, verschenkt ihr die Förderung für einen ganzen Monat. Zudem dauert die Bearbeitung bei vielen Elterngeldstellen sehr lange, teilweise mehrere Monate. Die erste Zahlung erfolgt allerdings erst nach vollständiger Prüfung eures Antrages, weshalb Ersparnisse für die ersten Monate vorteilhaft sind. Schickt also den Antrag sofort

los, selbst wenn noch Dokumente fehlen sollten. Dadurch seid ihr bereits mit Fallnummer der Sachbearbeitung im System aufgenommen.

2. **Kindergeldantrag** mit persönlichen Daten des Kindes fertigstellen und versenden: Hier beträgt die Frist sechs Monate. Beantragt ihr das Kindergeld nach dieser Frist, erhaltet ihr rückwirkend maximal für sechs Monate Zahlungen. Nach sieben Monaten verschenkt ihr jeden Monat 250 Euro!
3. **Haushaltsbuch** führen, um ein Missverhältnis zwischen verändertem Ausgabeverhalten und eventuell geringeren Einnahmen frühzeitig zu erkennen: Startet am besten schon drei Monate vor der Geburt mit dieser Routine, dann braucht ihr monatlich nicht länger als 30 Minuten, die sich mittelfristig meist vielfach lohnen. Denn eure Finanzen mit Baby werden sich verändern. Diese Änderungen so früh wie möglich zu erkennen und einplanen zu können wird euch ungemein beruhigen und finanzielle Sorgen ersparen.

Diese Punkte könnt ihr (zeitnah!) auf danach verschieben

1. **Ein eigenes Konto und/oder Depot** fürs Kind eröffnen, um die finanzielle Vorsorge zu starten: Damit euer Kind ein eigenes Startkapital fürs Erwachsenenleben hat und größere Wünsche (Führerschein oder Auslandsaufenthalt) finanzierbar sind.
2. **Aufsetzen eines Testaments,** Vorsorgevollmachten und eventuell Ergänzung eures Partnerschafts- oder Ehevertrages: Lieber für den Notfall vorsorgen und vorbereitet sein, ohne es zu brauchen, als im Ernstfall nichts zu haben.
3. Das Kind in **bestehende Verträge** aufnehmen: Als Begünstigter bei einer Unfall- oder Lebensversicherung, die Anmeldung bei der Riester-Rente für die Zuschläge oder die Information an eure Vermieter oder Hausverwaltung über eine zusätzliche Person in der Wohnung für die entsprechenden Abrechnungen. Dieses to do wird einfacher, wenn ihr vor der Geburt bereits geprüft habt, was alles zu erledigen ist.

Wir wissen: Das ist ganz schön viel für eine Person! Und genau deshalb stehen wir für gleichberechtigte Elternschaft – damit ihr euch sowohl die Care- und Erwerbsarbeit als auch den Mental Load, der mit dieser ganzen Bürokratie einhergeht, fair und auf euren Stärken basierend aufteilt.

Finanzielle Notlagen

In finanziell besonders herausfordernden Situationen gibt es in Deutschland neben Elterngeld und Kindergeld weitere Unterstützung. Ob ihr berechtigt seid, Wohngeld oder Kinderzuschlag zu erhalten, hängt davon ab, wo ihr lebt und wie die Lebenshaltungskosten dort bemessen sind. Außerdem werden eure Einkünfte als Familie und euer vorhandenes Vermögen betrachtet. Diese Überprüfung findet nach der erstmaligen Genehmigung regelmäßig alle sechs Monate statt und ermöglicht euch so, Lebenssituationen, in denen nicht so viel Einkommen vorhanden ist, zu überbrücken.

Schon während der Schwangerschaft unterstützt das Jobcenter schwangere Frauen, die arbeitssuchend sind, mit Gutscheinen oder Geldleistungen beispielsweise für die Erstausstattung. Ganz wichtig: Ab 2025 soll die Kindergrundsicherung eingeführt werden, worin zukünftig alle finanziellen Leistungen für Kinder zusammengefasst und aktiv an bedürftige Eltern gezahlt werden. Bis dahin ist es wichtig, dass ihr selbstständig prüft, ob ihr einen Anspruch auf zusätzliche Sozialleistungen habt und sie an der passenden Stelle zum richtigen Zeitpunkt beantragt.

Hebammenbegleitung im Wochenbett

Wir Hebammen betreuen Frauen und Familien von dem Zeitpunkt des positiven Schwangerschaftstests bis zum Ende der Stillzeit. Unsere Berufsgruppe ist in den Bereichen Schwangerschaft, Geburt, Wochenbett und Stillzeit speziell ausgebildet – eine Expertise, die keine andere Berufsgruppe in dieser Intensität bietet. Jede Frau hat während dieser besonderen Lebensphase einen gesetzlichen Anspruch auf Hebammenbetreuung. Du benötigst hierfür keine ärztliche Überweisung. Aufgrund des gegenwärtigen Hebammenmangels ist es jedoch ratsam, möglichst frühzeitig (tatsächlich sobald der Schwangerschaftstest positiv ist) Kontakt zu Hebammen aufzunehmen und eine Betreuung zu suchen. Keine Sorge, selbst wenn die ersten zwölf Wochen noch nicht vorüber sind, es ist nie zu früh, sich um eine Hebamme zu bemühen.

Wie arbeitet eine Hebamme?

Hebammen haben verschiedene Möglichkeiten, ihren Beruf auszuüben. Der Beruf ist also sehr vielfältig. Wichtig ist jedoch zu wissen, dass nicht alle Hebammen immer die gleichen Leistungen anbieten. Vereinfacht gibt es drei Möglichkeiten:

- **Als angestellte Hebamme** arbeiten wir meistens in einer Klinik in den verschiedenen geburtshilflichen Abteilungen wie zum Beispiel im Kreißsaal, auf der Station oder in der Ambulanz. Es gibt aber auch die Möglichkeit, sich in Praxen von Gynäkologinnen und Gynäkologen oder auch Kinderärztinnen und Kinderärzten anstellen zu lassen. Auch sind manche Hebammen in von Hebammen geleiteten Praxen angestellt.
- **Als freiberufliche Hebamme** arbeiten wir selbstständig im Bereich der Geburtshilfe (Hausgeburten, Geburtshausgeburten oder auch Belegsysteme). Zusätzlich sind wir im Bereich der Vorsorge in der Schwangerschaft, der Betreuung im Wochenbett und in der Stillzeit tätig und bieten Kurse zu unterschiedlichen Themen an. Manche Hebammen erwerben in ihrer Laufbahn verschiedene Zusatzausbildungen, deren Inhalte sie ebenfalls anbieten können.
- Wir Hebammen haben auch die Möglichkeit, in einem **Angestelltenverhältnis** tätig zu sein **und zusätzlich als freiberufliche** Hebamme zu arbeiten.

Was macht eine Hebamme bei einem Hausbesuch?

Wir können in der Schwangerschaft und im Wochenbett die Frauen und Familien zu Hause besuchen. Diese Besuche werden von der Krankenkasse übernommen und müssen nicht von den Familien selbst getragen werden. Manche Hebammen haben jedoch zusätzliche Weiterbildungen oder Ausbildungen und bieten verschiedene Leistungen an, wie zum Beispiel Akupunktur. Diese werden nicht alle von der Krankenkasse übernommen und sollten vorab besprochen werden.

Betreuung im Wochenbett

Der Betreuungszeitraum, in dem die Hebamme eine Familie begleitet, kann unterschiedlich ausfallen. Allgemein ist die Hebamme ab der Geburt bis zum Ende der Stillzeit dein Ansprechpartner bei Problemen. Von der Krankenkasse werden folgende Termine übernommen:

- **Ab dem ersten Lebenstag** des Kindes bis zum zehnten Tag kannst du die Hilfe deiner Hebamme bis zu zweimal täglich in Form von Hausbesuchen oder Telefonaten in Anspruch nehmen.
- **Ab dem elften Lebenstag** bis zur vollendeten zwölften Lebenswoche sind insgesamt 16 Besuche vorgesehen.

- **Ab der 13. Lebenswoche** sind bis zum Ende der Stillzeit bei Still- und Ernährungsproblemen weitere acht Hausbesuche möglich.

Sollte die Anzahl der vorgesehenen Besuche nicht ausreichen, kann deine Hebamme bei weiterem Bedarf zusätzliche Hausbesuche bei der Krankenkasse abrechnen. Voraussetzung dafür ist ein ärztlich verordnetes Rezept. Das gilt auch, wenn die Geburt länger als zwölf Wochen zurückliegt und weiterer Betreuungsbedarf unabhängig von Still- oder Ernährungsproblemen besteht. Aktuell sind insgesamt 20 Minuten für einen Hausbesuch vorgesehen und werden so von der Krankenkasse übernommen. Sollten Besuche länger als 20 Minuten dauern, findet dies in der Freizeit der Hebamme statt.

Was macht die Hebamme bei einem Besuch im Wochenbett?

Die Aufgaben einer Hebamme im Wochenbett sind äußerst vielfältig. Es werden sowohl bei der Mutter als auch beim Kind körperliche Untersuchungen durchgeführt. Bei der Mutter überwacht die Hebamme beispielsweise die Vitalwerte, den Fortschritt der Gebärmutterrückbildung, den Wochenfluss, Geburtsverletzungen und den Zustand der Brust. Auch das Neugeborene wird körperlich untersucht. Dabei wird zunächst das Gewicht überprüft, die Haut begutachtet, die Ausscheidung besprochen und der Bauchnabel inspiziert. Die Ernährung des Neugeborenen nimmt in der Beratung einen wichtigen Platz ein, unabhängig davon, ob das Baby gestillt oder mit der Flasche gefüttert wird.

Darüber hinaus werden offene Fragen geklärt und Unsicherheiten, Ängste oder Sorgen ausgeräumt. Viele Herausforderungen warten zu Beginn auf die Eltern und diese bringen auch das ein oder andere Tränchen mit, das durch ein Gespräch mit der Hebamme trocknet.

Wie finde ich eine Hebamme?

Es gibt verschiedene Möglichkeiten, eine Hebamme zu kontaktieren. Du kannst Folgendes probieren:

- **Freunde und Familie:** Hör dich am besten in deinem unmittelbaren Umfeld um. Vielleicht hast du eine Freundin oder eine Schwester, die schon ein Baby bekommen hat und dir den Kontakt von ihrer Hebamme weiterleitet.
- **Suchmaschine/Hebammensuchportale**: Nutz das Internet, um eine Hebamme zu finden. Viele Hebammen wirst du über diese Suche erreichen können.
- **Kliniken und Geburtshäuser**: Krankenhäuser, Geburtshäuser und -kliniken vor Ort führen meist Listen von Hebammen, die Betreuungen anbieten. Auch manche Frauenarztpraxen arbeiten mit Hebammen zusammen. Es lohnt sich, hier nachzufragen.
- **Krankenkasse**: Auch Krankenkassen können bei der Suche nach einer Hebamme unterstützen.

Was tun, wenn du keine Hebamme gefunden hast?

Durch den aktuellen Hebammenmangel in Deutschland kann es dazu kommen, dass sich weder für die Betreuung in der Schwangerschaft noch für die erste Zeit nach der Geburt eine Hebamme findet. Dann heißt es erst mal tief durchatmen, Ohren steif halten und sich kopfüber ins Abenteuer Wochenbett stürzen. Du wirst diese Zeit bestimmt super meistern! Unser Ziel ist es jedenfalls, dir mit diesem Buch viele Informationen, Tipps und Tricks an die Hand zu geben, damit du alle aufkommenden kleinen und großen Herausforderungen bestehst. Solltest du hier nicht alle Antworten auf deine Fragen finden, schau gern auf unseren anderen Plattformen – Instagram, YouTube, TikTok, dem Blog oder unserem Podcast – vorbei. Vielleicht haben wir hier deine Frage beantwortet.

Dennoch möchten wir dir noch andere Möglichkeiten aufzeigen, wie du dein Wochenbett gut bestreiten kannst, wenn du Hilfe benötigst:

Online-Blog

Aktuell gibt es einige gute Online-Blogs, auf denen viele Informationen zu finden sind. Dennoch ist es wichtig, darauf zu achten, wer diese Artikel verfasst hat und woher die Informationen stammen, damit dich alle wichtigen und vor allem richtigen Informationen erreichen.

Online-Sprechstunden

Es gibt verschiedene Anbieter, die Online-Sprechstunden mit Hebammen anbieten. Hier können viele Fragen und Probleme direkt beantwortet und besprochen werden. Diese sind jedoch in manchen Fällen kostenpflichtig. Informiere dich deshalb vorab, welche Kosten auf euch zukommen.

Fachliteratur

Einige Hebammen und Ärzte haben tolle Bücher über Schwangerschaft, Geburt und das Wochenbett geschrieben. Dies kann ebenfalls eine Möglichkeit sein, sich zu informieren und Fragen zu klären.

Fachärzte

Da die Betreuung durch eine Hebamme zu Hause nicht stattfinden kann, sollten die verschiedenen Fachärzte miteinbezogen werden. Der Kinderarzt, die Kinderärztin sind somit eine Anlaufstelle, sollten Fragen oder Probleme bei dem Baby auftreten. Ebenso der Frauenarzt, die Frauenärztin, falls Probleme bei der Frau auftreten.

Stillsprechstunden

In einigen Städten gibt es in den Krankenhäusern Stillsprechstunden. Diese können aufgesucht werden, wenn Probleme beim Stillen auftreten. Auch Stillberaterinnen können eine Möglichkeit sein, um Stillprobleme zu lösen. Diese sind am besten über die verschiedenen Suchmaschinen im Internet zu finden.

HEBAMMEN WISSEN

Wenn du bis jetzt keine Hebamme gefunden hast, gibt es einen weiteren kleinen Hoffnungsschimmer: Kontaktiere kurz vor dem Entbindungstermin noch mal die Hebammen in deiner Umgebung. Manchmal kommt es vor, dass eine Familie umzieht oder ein Baby etwas früher auf die Welt kam. Aus diesen und anderen Gründen kann manchmal noch zusätzliche Kapazität frei sein. Frag also gern noch mal nach!
Uns bricht es das Herz, den Familien abzusagen, wenn wir keine Kapazitäten mehr frei haben. Aber wir hoffen, durch dieses Buch und auch unsere Arbeit auf den verschiedensten Plattformen genau diese Familien unterstützen zu können. Obwohl uns natürlich klar ist, dass das nicht dem Anspruch einer idealen Versorgung im Wochenbett entsprechen kann. Dennoch möchten wir dich ermutigen: Du wirst das alles schaffen und auch sehr gut machen! Und wenn du Rat und Hilfe brauchst: Hol dir Unterstützung! Du schaffst das!

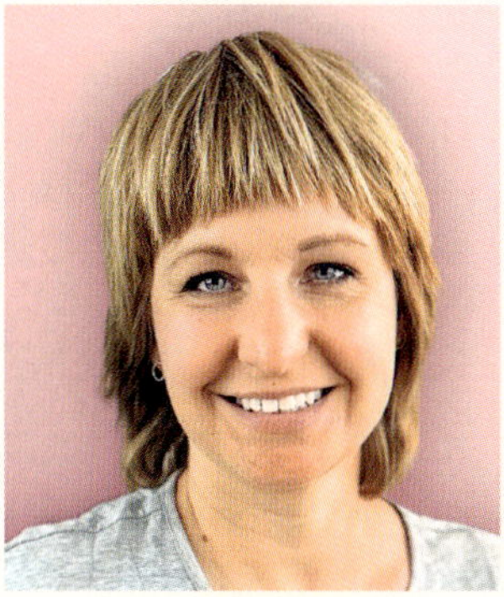

von Anna Stamm
Fachärztin für Gynäkologie und Geburtshilfe aus Berlin

SCHWANGERENNACHSORGE BEI DEINER FRAUENÄRZTIN

Sechs bis acht Wochen nach der Geburt, also zum Ende des Wochenbetts, ist die gynäkologische Schwangerennachsorge vorgesehen. Bei diesem Termin werden Blutdruck, Urin und oft auch der Hb-Wert kontrolliert, um eine Blutarmut auszuschließen. Wenn du in der Schwangerschaft Schilddrüsenhormone eingenommen hast, sollten auch diese Werte erneut überprüft werden. Häufig kann ein Schilddrüsenhormonpräparat nach der Geburt wieder abgesetzt werden, oder die notwendige Dosis verändert sich. Viele Frauen wünschen sich nach der Geburt eine andere Verhütungsmethode als zuvor. Du kannst dich hierzu bei diesem Termin beraten lassen.
Deine Ärztin wird dich auch nach dem Verlauf der Geburt und den ersten Wochen mit einem Baby befragen, um Zeichen einer möglichen Wochenbettdepression zu erkennen. Die Zeit nach der Geburt ist eine sehr sensible Phase für psychische Erkrankungen. Solltest du Unterstützung brauchen, kann deine Frauenärztin, ebenso wie deine Hebamme, helfen, eine passende Anbindung zu finden.
Bei der gynäkologischen Untersuchung werden die Geburtsverletzungen oder die Kaiserschnittnarbe kontrolliert und wir schauen nach dem Beckenboden, der Rückbildung, der Gebärmutter und einer möglichen Rektusdiastase. Mittels transvaginalen Ultraschalls kann kontrolliert werden, ob in der Gebärmutter noch Reste des Mutterkuchens vorhanden sind, die entfernt werden müssen.
Solltest du keinen ausreichenden Impfschutz gegen Röteln haben, kann diese Impfung nun nachgeholt werden, damit du im Falle einer erneuten Schwangerschaft geschützt bist. Auch eine Auffrischung der Keuchhustenimpfung kann erfolgen, wenn du diese im letzten Schwangerschaftsdrittel nicht erhalten hast.

Gynäkologische Untersuchungen im Wochenbett

In den Mutterschaftsrichtlinien ist auch für die erste Woche nach der Geburt eine gynäkologische Untersuchung vorgesehen. Allerdings findet meist am Tag der Entlassung in der Klink bereits eine ärztliche Untersuchung statt, und auch der Hb-Wert wird im Krankenhaus noch einmal kontrolliert, bevor du nach Hause gehst. Daher ist es in der Regel im frühen Wochenbett weder notwendig noch sinnvoll, dein Bett zu verlassen, um in einem vollen Wartezimmer zu sitzen.

Wenn du eine betreuende Hebamme hast, kommt sie in der Zeit des Wochenbetts regelmäßig zu dir nach Hause und wird die Rückbildung und die Heilung von Geburtsverletzungen kontrollieren und den Stillbeginn begleiten. Sollten sich Auffälligkeiten ergeben, die ärztlich abgeklärt oder behandelt werden sollten, wird deine Hebamme dich aber natürlich an deine Frauenärztin oder deinen Frauenarzt verweisen.

Auch wenn du keine Hebammenbetreuung hast, ist es nicht zwingend notwendig, in den ersten Wochen nach der Geburt eine Routinekontrolle bei deiner Frauenärztin oder deinem Frauenarzt durchführen zu lassen. In folgenden Fällen solltest du jedoch unbedingt deine Praxis kontaktieren:

- Du hast Fieber.
- Deine Brustwarzen sind stark entzündet.
- Du hast einen Milchstau oder eine Brustentzündung.
- Du hast starke Unterbauchschmerzen.
- Dein Wochenfluss beginnt sehr unangenehm zu riechen.
- Der Wochenfluss setzt aus.
- Deine Kaiserschnittwunde beginnt zu nässen oder ist entzündet.
- Deine Geburtsverletzungen scheinen nicht gut zu heilen.

Verhütung nach der Geburt

Solltest du nicht stillen, setzt dein Zyklus meist recht bald nach dem Wochenbett wieder ein. Bei stillenden Frauen ist dies dagegen sehr unterschiedlich. Das milchbildende Hormon Prolaktin unterdrückt den Zyklus. Solange du dein Baby voll stillst, es also neben der Muttermilch keine andere Nahrung bekommt, bleibt die Menstruation daher oft aus. Bei Frauen, die schon Beikost füttern oder nicht ausschließlich stillen, kann der Zyklus wieder beginnen. Es kann aber ebenso gut sein, dass du erst einige Wochen nach dem vollständigen Abstillen wieder blutest. Da der erste Eisprung vor der ersten Regelblutung liegt, ist es wichtig, auch bei ausbleibender Regel nach der Geburt sicher zu verhüten – wenn du nicht riskieren willst, schnell wieder schwanger zu werden.

Kondom

Viele Paare nutzen im ersten Jahr nach der Geburt Kondome zur Verhütung. Sie bieten sich an, da sie quasi keine Nebenwirkungen haben und der Geschlechtsverkehr in der ersten Zeit nach der Geburt meist nicht so häufig stattfindet.

Pille

In der Stillzeit kann mit einer rein gelbkörperhormonhaltigen Pille verhütet werden. Auch das Verhütungsstäbchen (Hormonimplantat) und die Dreimonatsspritze enthalten Gelbkörperhormon und dürfen in der Stillzeit verwendet werden. Die meisten Pillen enthalten jedoch eine Kombination aus Östrogen und Gelbkörperhormon und sollten in der Stillzeit nicht verwendet werden, da sie die Milchmenge reduzieren können. Wenn du nicht stillst oder abgestillt hast, kannst du grundsätzlich natürlich jede Pille und auch den Vaginalring oder das Verhütungspflaster verwenden.

Spirale
Eine Spirale kann nach Abschluss des Wochenbetts in die Gebärmutter eingesetzt werden und verhütet dort für drei bis zehn Jahre. Natürlich kann sie jederzeit wieder gezogen werden, sollte ein weiteres Kind gewünscht sein. Kupferspiralen und die Kupferkette verhüten hormonfrei durch die Abgabe von Kupferionen, welche die Spermien schädigen. Hormonspiralen geben geringe Dosen Gelbkörperhormon ab. Dieses macht den Schleim im Gebärmutterhals sehr fest und für Spermien schwer durchdringbar. Da die Kosten für eine Spirale und ihre Einlage in die Gebärmutter recht hoch sind, lohnt sie sich eher dann, wenn du so bald keine weitere Schwangerschaft planst.

Diaphragma/Portiokappe
Wenn du schon vor der Geburt ein Diaphragma oder eine Portiokappe für die Verhütung genutzt hast, solltest du überprüfen (lassen), ob diese weiterhin gut passen. Es kann sein, dass du eine neue Größe oder ein anderes Modell benötigst.

Natürliche Familienplanung (NFP)
Die natürliche Familienplanung fasst verschiedene Methoden zur Bestimmung der fruchtbaren Tage, wie zum Beispiel die Messung der Basaltemperatur, Beobachtung von Zervixschleim und Konsistenz des Gebärmutterhalses zusammen. Auch in der Stillzeit kann mit den Methoden der natürlichen Familienplanung verhütet werden. Da es ohne Zyklus zunächst jedoch stark auf die Beobachtung des Zervixschleims ankommt, empfehle ich dies nur, wenn du schon Vorerfahrungen mit der Methode hast. Solltest du dennoch in der Stillzeit neu mit NFP starten wollen, solltest du dich zuvor persönlich beraten lassen.

Sterilisation
Bei einer Sterilisation werden die Eileiter durchtrennt, es kann somit keine Befruchtung der Eizellen mehr stattfinden. Der Eingriff ist nur schwer rückgängig zu machen, sollte also nur bei abgeschlossener Familienplanung erfolgen. Die Operation erfolgt in Vollnarkose mittels einer minimalinvasiven Bauchspiegelung. Sie kann auch im Rahmen eines geplanten Kaiserschnitts erfolgen. Wenn du dies wünschst, sprich es bei der Planung des Kaiserschnitts mit den Geburtshelfern an.

Vasektomie
Bei der Vasektomie werden die Samenleiter des Mannes durchtrennt. Diese verlaufen auf dem Weg vom Hoden unter der Haut zum Penis und können hier unter einer örtlichen Betäubung durchtrennt werden. Der Eingriff ist daher kostengünstiger und risikoärmer als die Sterilisation bei der Frau. Die Fähigkeit zur Erektion und Ejakulation wird durch die Vasektomie nicht beeinträchtigt.

Das Wochenbett mit einem Frühchen

»Mein Baby ist zu früh geboren!« Die Geburt und das erste Kennenlernen hast du dir wahrscheinlich anderes vorgestellt. Ein inniges Wochenbett in den eigenen vier Wänden, so wie man es in vielen Büchern liest, auf den verschiedensten Social-Media-Kanälen sieht und im Freundes- und Familienkreis mitbekommt, gibt es in dieser Konstellation oftmals nicht. Es bricht vor allem für die Mamas oft erst mal eine kleine heile Welt zusammen.

Was bedeutet Frühgeburt?

Ein Baby ist zu früh geboren, wenn es vor der 37+0 Schwangerschaftswoche geboren wurde. Darüber hinaus gibt es noch mal folgende Unterscheidung:

- **Extreme Preterm** – vor der 28+0 Schwangerschaftswoche
- **Very Preterm** – 28+0 bis 31+6 Schwangerschaftswoche
- **Moderate or late Preterm** – 32+0-36+6 Schwangerschaftswoche

Je nachdem, wann ein Baby das Licht der Welt erblickt hat, muss es eine Weile im Krankenhaus bleiben, um sicher versorgt zu werden. Somit beginnt das Leben nicht zu Hause, sondern in den Räumen einer Klinik. Die meisten Neugeborenen liegen zu Beginn in Wärmebettchen oder Inkubatoren und sind mit verschiedensten Kabeln und Elektroden verbunden, um eine Überwachung des Gesundheitszustandes zu gewährleisten. Dies zu sehen, ist für die frisch gebackenen Eltern oftmals nicht einfach.
Viele Eltern haben »Berührungsängste« und trauen sich am Anfang gar nicht, ihr Baby anzufassen. Doch der nahe körperliche Kontakt ist wichtig für das Baby und auch für die Eltern, um eine starke Eltern-Kind-Bindung aufzubauen.

Welche Probleme können auftreten?

Medizinische Probleme für das Baby können Atemprobleme, Unreife der Organe, Infektionen und ernährungsbedingte Schwierigkeiten sein. Je nachdem in welcher Schwangerschaftswoche dein Baby zur Welt kam, können auch langfristige gesundheitliche Probleme und daraus resultierende Herausforderungen im Leben auftreten. Frühgeborene benötigen eine spezielle Pflege und Aufmerksamkeit, aber mit der richtigen Unterstützung können viele der Probleme überwunden werden, und ihr als Eltern könnt eine starke Bindung zu eurem Kind aufbauen.

Eltern-Kind-Kontakt fördern

Die Förderung des Eltern-Kind-Kontakts ist von entscheidender Bedeutung für die gesunde Entwicklung des Kindes sowie für das emotionale Wohlbefinden von Mutter und Vater. Es gibt verschiedene Ansätze, um diese Verbindung zu stärken:

- **Aufenthalt:** Je nachdem, auf welcher Station das Baby liegt, ist es möglich, dass ein Elternteil beim Kind übernachten kann. Auf einer Intensivstation ist dies aber häufig leider nicht möglich. Hier sollte man mit dem Personal vor Ort in den Austausch kommen, welche Möglichkeiten es in der eigenen Situation gibt. Sollte der Aufenthalt bei dem Baby nicht möglich sein, kann es sinnvoll sein, eine Unterkunft in der Nähe (wenn man nicht in der Nähe wohnt) zu suchen. Zudem sollte man auch die Kräfte und den körperlichen Zustand von dir als Mutter nicht vergessen. Der Körper ist von der Geburt, egal wie du entbunden hast, geschwächt. So ist die Unterstützung des Partners oder der Partnerin und auch des Klinikpersonals wichtig, damit die Mama ihr Baby sehen und kennenlernen kann.
- **Fotos und Videos:** Ein guter Weg, den Kontakt zum Kind zu fördern, sind Fotos und Videos. Diese Aufnahmen ermöglichen

es der frischgebackenen Mama, sich mit dem Gesicht des Kindes vertraut zu machen, und schaffen so eine emotionale Verbindung, selbst wenn Mutter und Kind anfangs getrennt sind. Durch das Anschauen der Bilder und Videos kannst du als Mama positive Gefühle entwickeln und eine Bindung zum Kind aufbauen. Ebenso kann dies beim Abpumpen von Muttermilch helfen.

- **Känguru-Methode:** Wenn das Baby noch im Krankenhaus liegt, gibt es trotzdem die Möglichkeit, einen Haut-zu-Haut-Kontakt herzustellen, nämlich mit der sogenannten Känguru-Methode. Dabei wird das Baby auf die nackte Brust von Mama oder Papa gelegt. Dieser enge Hautkontakt fördert das Gefühl von Sicherheit und Geborgenheit und ist für viele Eltern ein ganz toller Moment, um das Baby zu spüren.

Hebammenbetreuung

Wir Hebammen spielen eine wesentliche Rolle bei der Betreuung von Eltern, auch wenn das Kind nicht vor Ort versorgt wird. Es ist wichtig, dass die Mutter von uns in dieser Zeit medizinisch und bis zu einem gewissen Punkt auch psychisch mit betreut wird.
Ebenso können wir die Eltern auf verschiedene Programme, wie zum Beispiel Entwicklungsförderungen für Frühgeborene, und auch Unterstützungsmöglichkeiten aufmerksam machen, die sie in dieser Zeit gut gebrauchen könnten. Auch in der Zeit, wenn das Baby nach Hause kommt, können wir helfen, im Familienalltag anzukommen und sich zurechtzufinden.

Der Alltag zu Hause

Der Übergang von der intensiven Überwachung, wie sie während des Klinikaufenthalts stattfindet, zurück zum »normalen« Leben kann für manche Eltern eine Herausforderung sein. So froh man auch ist, endlich all das hinter sich zu lassen, beginnt nun auch der Prozess auf die Natur zu vertrauen. Je nachdem mit welchen Geräten (wie einem Monitor) man nach Hause entlassen wird, ist nur noch eine bedingte Überwachung möglich. Hier ist es auch unsere Aufgabe als Hebamme, die Eltern zu begleiten und einen neuen Alltag zu etablieren. Viele Eltern fragen uns, was sie tun können, um die verpasste Zeit nachzuholen und das Bonding zu fördern. Wir haben euch hier ein paar Ideen aufgeschrieben, wie das gelingen kann:

- **Nachholen der Bonding-Phase:** In Situationen, in denen die Zeit des Bondings möglicherweise nicht oder nur bedingt stattfinden konnte, ist es wichtig, diese Phase nachzuholen. Die Momente können von euch nun ganz bewusst mit Ruhe und Zeit genossen werden. Die Nähe eures Babys zu fühlen, in Kontakt mit ihm zu treten ist sehr wertvoll, sowohl emotional als auch körperlich.
- **Rebonding-Bad:** Das Rebonding-Bad kann eine Möglichkeit sein, das Erlebte gemeinsam zu verarbeiten und zu heilen. Was genau ein Rebonding-Bad ist, erfährst du auf Seite 93.
- **Stillen:** Das Stillen ist viel mehr als reine Nahrungsaufnahme. Hier kann eine tiefe emotionale Bindung entstehen. Das Stillen ermöglicht eine enge Interaktion zwischen Mutter und Kind und fördert die Bindung durch den Hautkontakt zusätzlich. Dennoch kann das Stillen mit einem Frühchen eine Herausforderung sein. Hier ist eine professionelle Hilfestellung durch eine Hebamme oder eine Stillberaterin sehr wichtig. Zum einen um die Mutter und das Baby an das Stillen heranzuführen, aber gleichzeitig auch, um das gesunde Wachstum und die Entwicklung des Babys gut im Blick zu haben. Manchmal ist es auch nicht möglich zu stillen oder auch nur teilweise zu stillen. Macht euch hier bitte keinen Druck. Geht den Weg, der für euch der Richtige ist und sich vor allem gut anfühlt.

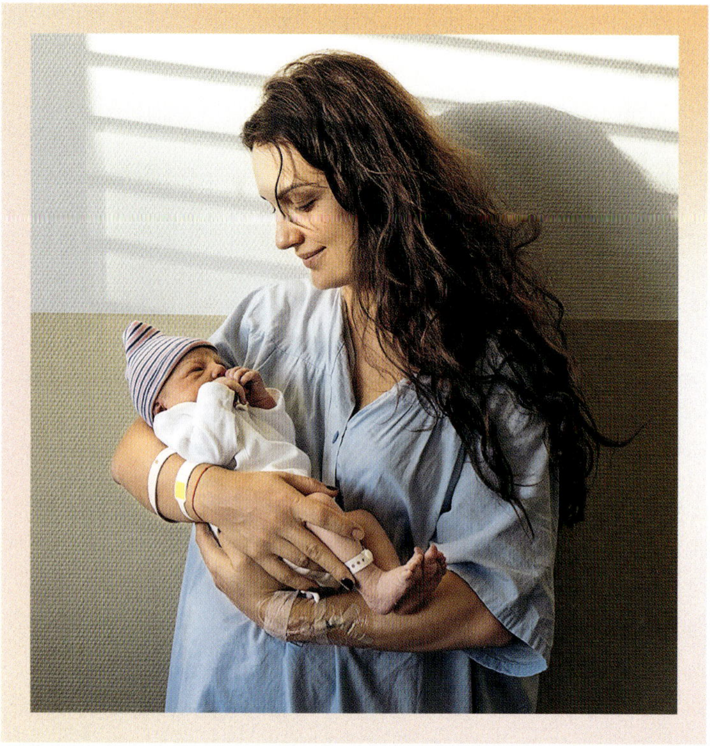

DER WOCHENFLUSS

Der Wochenfluss ist bis heute ein großes Tabuthema. Das ist schade, denn jede Frau hat ihn nach der Geburt. Dabei ist es völlig egal, ob das Kind vaginal oder per Bauchgeburt (Kaiserschnitt) geboren wurde. Er setzt unmittelbar nach der Geburt der Plazenta (Mutterkuchen) ein und dauert in der Regel drei bis sechs Wochen.

Die Blutung wird ausgelöst von einer etwa handtellergroßen Wundfläche, die in der Gebärmutter an der Plazentahaftstelle entsteht. Anfangs kann sie sehr stark sein und erreicht nach kurzer Zeit etwa die Stärke einer Periodenblutung. Was wenige wissen: Der Wochenfluss hat einen wichtigen Nutzen. Stärke, Farbe und Verlauf spiegeln die Wundheilung innerhalb der Gebärmutter wider. Wir Hebammen (aber auch Gynäkologen) können am Wochenfluss erkennen und beurteilen, ob nach der Geburt alles regelgerecht abheilt oder ob Abweichungen eingetreten sind, die einer Kontrolle bedürfen.

JESSICA:

Ein Hoch auf die Surfbrett-Einlagen 🙈🤭 Ich habe insgesamt etwa sechs Wochen lang Blutungen gehabt. Drei davon recht stark, die anderen drei Wochen waren irgendwie »Reste« aus allem. Ich habe mich in der Zeit sehr unwohl gefühlt und war froh, als ich durch war.

SUSAN:

Wenn ich stille oder mich am Wickeltisch über meinen Schatz beuge, spüre ich, wie sich die Gebärmutter zusammenzieht und Wochenfluss austritt. Ich finde es erstaunlich, was der menschliche Körper für eine »Maschine« ist. Alles läuft ineinander getaktet.

EVELIN:

Bei mir hörte er nach ein paar Tagen auf. Hat mich natürlich sehr gefreut, sollte ja nach einer Bauchgeburt weder so stark sein noch so lange dauern wie bei einer vaginalen Geburt. Die Hebammen im Krankenhaus starrten mich nur entsetzt an. War auch richtig so! ... Noch am gleichen Tag kuschelte ich seeehr intensiv mit meiner Kleinen 🐭 und nicht nur normalisierte sich mein Blutdruck ganz drastisch (ein Grund, warum wir noch im Krankenhaus waren), sondern mein Wochenfluss setzte auch wieder ein ... Bonding!!! Manche denken, es ist wie ein »Mythos«, aber mein Körper hat in jeder Faser darauf reagiert ... und auch meinen Wochenfluss wieder normalisiert. ❤️

CHRISTIANE:

War für mich nach der Geburt ein richtiger Schock! Finde eure Aufklärung superwichtig und ich spreche seitdem auch mit Freundinnen, die neu schwanger sind, mehr über die sogenannten Tabus. Ich wünschte, mit mir hätte jemand ganz offen gesprochen!

Die vier Phasen des Wochenflusses

Der Wochenfluss verläuft in insgesamt vier Phasen und verändert sich dabei permanent. Es ist wichtig, dass die einzelnen Phasen sich nicht nur in der Menge, sondern auch in Farbe und Konsistenz deutlich voneinander unterscheiden. Nach der Geburt zieht die Gebärmutter sich mithilfe der Nachwehen, die durch das Hormon Oxytocin ausgelöst werden, nach und nach zusammen. Je mehr das Organ die ursprüngliche Größe erreicht, desto kleiner wird auch die Wundfläche innerhalb der Gebärmutter, die für die Blutung verantwortlich ist. Obwohl der Wochenfluss vor allem am Anfang eine recht blutige Angelegenheit ist, besteht er nicht ausschließlich aus Blut. Es sind auch Gebärmutterschleimhaut, Schleim, Lymphflüssigkeit und zum Teil Bakterien darin enthalten.
So individuell wie das Wochenbett jeder Frau abläuft, so einzigartig ist auch der Wochenfluss. Während er bei einigen wie nach Lehrbuch verläuft, ist er bei anderen Frauen deutlich kürzer oder länger, vielleicht blutiger oder weniger blutig. Bei manchen Frauen lassen sich die einzelnen Phasen genau voneinander unterscheiden, bei anderen gehen sie eher ineinander über oder vermischen sich ganz. Nach einer Bauchgeburt verläuft er häufig etwas schwächer und kürzer. Auch bei stillenden Frauen ist dies häufiger der Fall, da das Hormon Oxytocin, welches eine wichtige Rolle bei der Rückbildung der Gebärmutter spielt, bei jeder Stillmahlzeit ausgeschüttet wird und so den Prozess bestmöglich unterstützt.

1. Phase = Lochia rubra

Diese rot-blutige Phase setzt unmittelbar nach der Geburt ein und dauert in der Regel ein bis eineinhalb Wochen. Der Wochenfluss hat in dieser Zeit eine dünnflüssige Konsistenz und erinnert an eine sehr starke Periode. In den ersten Stunden und Tagen kann die Blutung stärker als eine normale Regelblutung sein.

Nicht erschrecken – Koagel

Durch längeres Liegen kann es ab und zu passieren, dass das Blut als sogenannter Koagel abgeht. Dabei handelt es sich um geronnenes, verklumptes Blut, welches sich über einige Zeit in der Gebärmutter angesammelt hat und dann ausgeschieden wird. Wenn dies hin und wieder der Fall ist, ist das kein Grund zur Sorge. Sollte es allerdings gehäuft auftreten, macht es Sinn, dies einmal ärztlich/durch die Hebamme abklären zu lassen.

2. Phase = Lochia fusca

Diese nächste Phase, welche sich direkt anschließt, dauert in der Regel ein bis zwei Wochen. Die Blutung ist schon deutlich schwächer. Während die Konsistenz weiterhin flüssig ist, ändert sich die Farbe des Wochenflusses ins Bräunliche. Viele Frauen erinnert der Wochenfluss in dieser Zeit an eine (stärkere) Schmierblutung. Wichtig zu wissen: Menge und Dauer können variieren. Es kann vorkommen, dass es noch mal zu einer stärkeren rötlichen Blutung kommt, obwohl die Blutung schon einige Tage weniger und bräunlich war. Dies ist kein Grund zur Sorge.

3. Lochia flava

In der dritten Phase ist der Wochenfluss dunkelgelb und viskos. Sie setzt etwa nach drei bis vier Wochen ein und dauert ein bis eineinhalb Wochen. Die Menge ist ab diesem Zeitpunkt nur noch sehr wenig.

4. Lochia alba

Die letzte Phase wird von vielen Frauen gar nicht mehr wirklich als Wochenfluss, sondern eher als schwacher, weißlicher Ausfluss wahrgenommen. Er hat eine sehr wässrige Konsistenz.

Besonderheiten

Geruch

Der Geruch des Wochenflusses ist ein wichtiger Indikator dafür, ob die Wundfläche in der Gebärmutter gut abheilt. Der Wochenfluss hat einen ganz spezifischen und typischen Eigengeruch, der sich am ehesten als süßlich und metallisch beschreiben lässt. Ein unangenehmer, beißender oder fischiger Geruch ist ein Alarmsignal, bei dem umgehend die Hebamme oder Frauenärztin kontaktiert werden sollte. Außerhalb der Sprechzeiten ist die Notaufnahme die richtige Anlaufstelle.

Starke Blutung

Dass gewisse Schwankungen in der Menge normal sind, konntest du bereits der Beschreibung der einzelnen Phasen entnehmen. Wenn der Wochenfluss allerdings urplötzlich (wieder) übermäßig stark zu laufen beginnt, sollte dies sicherheitshalber einmal abgeklärt werden.

Lochialstau

Wenn der Wochenfluss in den ersten Tagen nach der Geburt von einem Moment auf den anderen für 24 Stunden oder mehr komplett versiegt oder nur noch in geringem Ausmaß stattfindet, ist dies ein ernst zu nehmendes Symptom im Wochenbett. Die Ursache kann ein sogenannter Lochialstau sein, bei dem sich Wundsekret in der Gebärmutterhöhle ansammelt, ohne abfließen zu können. Verantwortlich dafür kann zum Beispiel eine mangelhafte Rückbildung sein, die dazu führt, dass sich größere Mengen Lochien in der Gebärmutter stauen und zu einem übermäßig großen Koagel gerinnen. Wenn dieser ungünstig vor dem Gebärmutterhals liegt, erschwert oder verhindert dies, dass der Wochenfluss abfließen kann. Aber auch ungeborene Reste von Eihäuten oder Plazenta können den Gebärmutterhals blockieren und das Abfließen der

Lochien verhindern. Nach einer Bauchgeburt kann es sein, dass der Gebärmutterhals nicht ausreichend aufgedehnt wurde.

Was, wenn der Wochenfluss stark abnimmt oder ganz versiegt?

1. **Zeitpunkt überprüfen.** Befindest du dich noch in der ersten Phase, das heißt kurz nach der Geburt, oder kann es sein, dass dein Wochenfluss schon weniger wird, da einige Zeit vergangen ist und der Wochenfluss sich schon verändert haben darf?
2. **Bauchlage.** Idealerweise legst du dich auf den Bauch, das regt das Zusammenziehen der Gebärmutter an.
3. **Leere Blase:** Achte konsequent darauf, deine Harnblase regelmäßig (alle zwei bis drei Stunden) zu leeren. Eine volle Harnblase kann die Gebärmutter daran hindern, sich zusammenzuziehen und sich ordnungsgemäß zurückzubilden. Durch den regelmäßigen Toilettengang hast du außerdem deine Vorlagen genau im Blick und kannst überprüfen, ob die Menge deines Wochenflusses sich wieder verändert. Ein voller Darm kann die Rückbildung der Gebärmutter ebenfalls hemmen. Das liegt daran, dass sich dadurch die Darmbewegung verringert, die für die Rückbildung der Gebärmutter ebenfalls eine wichtige Rolle spielt.
4. **Sorge für warme Füße.** Sollte dies durch Socken allein nicht gelingen, nutze eine zusätzliche Wärmequelle wie zum Beispiel ein Kirschkernkissen.
5. **Bauchmassage.** Sie regt nicht nur die Rückbildung an, sondern hilft auch dabei, Emotionen loszulassen. Unterdrückte Gefühle und Stress sind ein nicht zu unterschätzender Faktor bei der Entstehung eines Lochialstaus. Wie diese genau funktioniert, zeigen und erklären wir dir auf Seite 43.
6. **Gönn dir Ruhe.** Stress zu reduzieren hilft dabei, den Wochenfluss wieder in Gang zu bringen.

Fußbad mit Senfmehl

Ein Fußbad mit Senfmehl bewirkt eine lang anhaltende Erwärmung der Füße. Aber nicht

WICHTIG

Sollten grippeähnliche Krankheitssymptome wie Abgeschlagenheit, Gliederschmerzen und Fieber hinzukommen, ist eine zeitnahe medizinische Abklärung erforderlich. Das Gleiche gilt, wenn plötzlich Schmerzen im Unterbauch auftreten. Ein nicht behandelter Lochialstau kann zu einer Entzündung der Gebärmutter mit weitreichenden, schwerwiegenden Folgen führen. Er sollte deswegen nie auf die leichte Schulter genommen werden. Auch wenn wir Hebammen einige Tipps parat haben und unzählige Kniffe kennen, um den Wochenfluss wieder zum Laufen zu bringen, so stoßen auch wir immer wieder an unsere therapeutischen Grenzen. Es ist deswegen wichtig, bei auftretenden Krankheitssymptomen eng mit Gynäkologen und Gynäkologinnen zusammenzuarbeiten.

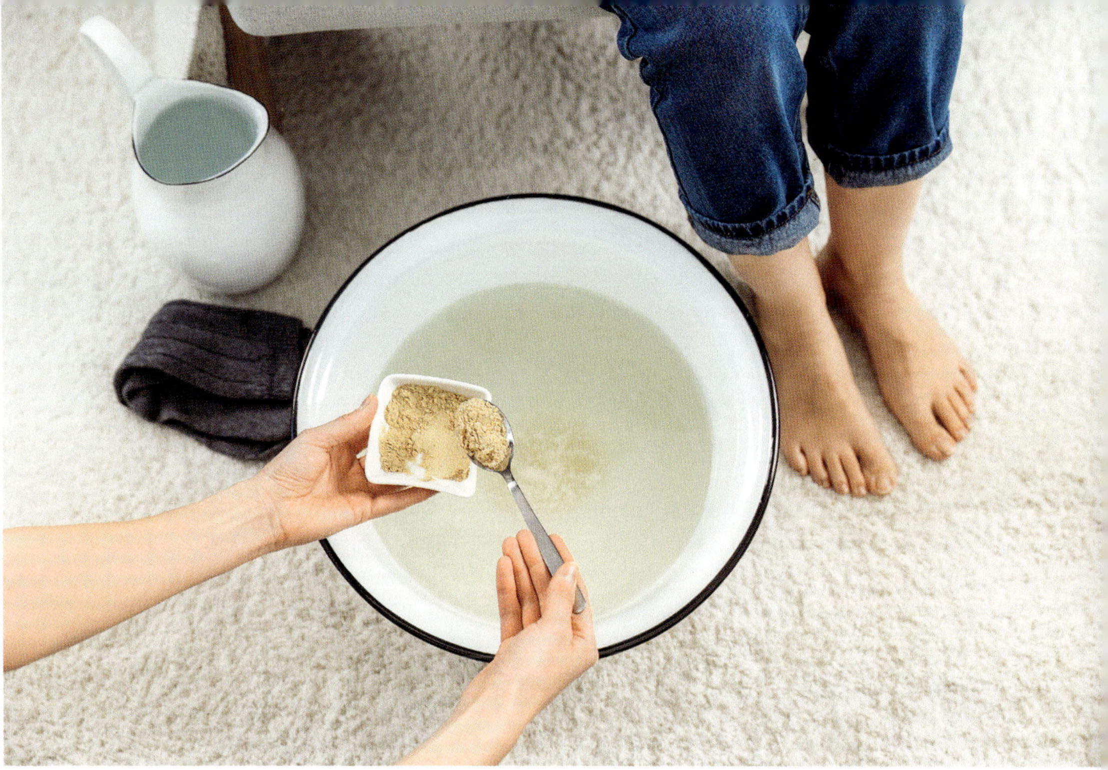

Ein Fußbad mit Senfmehl regt die Durchblutung an und sorgt für warme Füße.

nur das. Senf enthält auch ätherische Öle, die die Durchblutung und den Kreislauf anregen. Er ist deswegen ein echter Geheimtipp für das Wochenbett.

Was wird benötigt?

- Wanne oder große Schüssel/Topf
- Gelbe Senfkörner (Supermarkt oder Online-Shop; die du selbst in einer elektrischen Mühle oder im Blitzhacker zerkleinerst) oder gelbes Senfmehl (Supermarkt, Reformhaus oder Online-Shop)
- 5 bis 6 Liter ca. 40 °C warmes Wasser
- Handtuch
- warme (Woll-)Socken

Durchführung (1x pro Tag)

- Alles bereitlegen
- Wanne mit Wasser füllen (ca. 40 °C)
- 2 Esslöffel Senfmehl im erwärmten Wasser auflösen. Wichtig: Senfmehl hat ab 50 °C keine Wirkung mehr, diese Temperatur sollte also nicht überschritten werden
- Beide Füße für etwa zehn Minuten im Fußbad platzieren
- Im Anschluss Füße und Unterschenkel mit warmem klarem Wasser gründlich abspülen, gründlich trocken rubbeln und sofort in warme Socken schlüpfen

Kontraindikationen

- Bei offenen Stellen an Füßen oder Waden verzichtest du besser auf das Fußbad.
- Bei bekannten Herz-Kreislauf-Problemen vor der Durchführung zunächst Rücksprache mit Hebamme und/oder Ärztin halten
- Wenn Hautreizungen während der Durchführung auftreten, sollte das Fußbad abgebrochen werden. Beachte: Ein leichtes Kribbeln während der Durchführung kann normal sein, es sollte allerdings nicht als unangenehm empfunden werden.

Bauchmassage nach Ulrike Harder

Die Bauchmassage ist eine tolle Möglichkeit, die durch die Schwangerschaft entstandenen körperlichen Veränderungen und den leeren Bauch nach der Geburt wieder anzunehmen. Sie hilft außerdem dabei, die Rückbildungsvorgänge zu unterstützen. Auch unterdrückte Gefühle und Emotionen können gelöst werden.
Die Durchführung ist bereits im Frühwochenbett möglich, aber natürlich auch zu jedem späteren Zeitpunkt. Nach einer Bauchgeburt sollte die Narbe abgeheilt und der Unterbauch nicht mehr berührungsempfindlich sein. Für die Durchführung braucht man eine zweite Person, zum Beispiel die Hebamme, eine vertraute Freundin oder den Partner. In diesem Fall schenkt sie nicht nur Zweisamkeit und gemeinsame Zeit, sie kann auch die Beziehung stärken.

Vorbereitung

Die Wöchnerin liegt auf dem Rücken, eventuell mit einem länglichen Kissen oder einem gerollten Handtuch unter den Knien, sodass der ganze Rücken auf der Unterlage aufliegt und kein Hohlkreuz entsteht. Die Arme liegen bequem seitlich neben dem Körper. Die massierende Person sollte zur Durchführung immer auf der rechten Seite sitzen. Die Massagebewegungen werden im Uhrzeigersinn durchgeführt, dies entspricht dem Darmverlauf.

Dauer

Mindestens 10 Minuten, maximal 30 Minuten. Optimal sind 15 Minuten.

Durchführung

Die Bauchmassage besteht aus insgesamt sechs Handgriffen und wird immer mit gut eingeölten Händen durchgeführt. Dafür kann zum Beispiel Mandelöl, aber auch ein spezielles Hautpflegeöl verwendet werden. Auch Restbestände aus der Schwangerschaft eignen sich. Das Öl wird zunächst in den Händen verteilt. Wenn man die Hände kurz aneinander reibt, werden sie schön warm und fühlen sich angenehm auf der Haut an. Wenn es während der Massage zur Reibung kommt, kann noch mal nachgeölt werden. Wichtig: Eventuell störende Ringe oder Uhren vor der Massage abnehmen.

Körperpflege und Hygiene

Die Körperpflege ist im Wochenbett besonders wichtig – übrigens auch für den frisch gebackenen Vater. Die tägliche Pflegeroutine ist nicht nur für das körperliche Wohlbefinden elementar, sondern kann auch eine kleine, aber bedeutende Auszeit vom stressigen Elternalltag sein.
Achtet aber darauf, dass verwendete Produkte unparfümiert und frei von Duftstoffen sind. Euer Kind soll schließlich euren eigenen Geruch kennenlernen. Darüber hinaus ist Babyhaut noch sehr empfindlich und kann auf mögliche Inhaltsstoffe von Pflegeprodukten mit einer unerwünschten Hautreaktion oder einer Allergie reagieren.

Binden

Es ist ratsam, dass die Binden für das Wochenbett bereits in der Schwangerschaft besorgt werden, da diese unmittelbar nach der Geburt benötigt werden. In den Kliniken ist für Binden und Netzhöschen gesorgt, anders ist es in Geburtshäusern und bei Hausgeburten. Hier sollte man selbst für genügend Binden sorgen, damit diese direkt nach der Geburt zur Verfügung stehen. Wichtig ist es, darauf zu achten, dass die Binden atmungsaktiv sind und idealerweise keine Plastikanteile beinhalten. So können entstandene Geburtsverletzungen gut abheilen. Empfehlenswert ist es, die Binden bei jedem Toilettengang zu wechseln. Welche Größe benötigt wird, richtet sich nach der aktuellen Phase des Wochenflusses.

Zu Beginn benötigt man die großen dicken »Surfbretter« und nach wenigen Tagen kann man schon auf eine kleinere Größe umsteigen. Der Zeitpunkt dafür ist aber immer individuell und von Frau zu Frau unterschiedlich.

Waschbare Binden und Periodenunterwäsche

Beides kann während des Wochenbetts verwendet werden. Wir empfehlen aber, diese Hilfsmittel erst dann einzusetzen, wenn der Wochenfluss etwas nachgelassen hat. Dies ist für die meisten Frauen praktikabler. Wer sie dennoch von Anfang an verwenden möchte, braucht eine ausreichende Menge, um gut ausgerüstet durch den Tag zu kommen und nicht jeden Tag waschen zu müssen. Denn auch hier sollte in den ersten Tagen nach jedem Toilettengang die Binde oder das Höschen gewechselt werden. Achtet darauf, dass die Periodenunterwäsche hell ist, damit der Wochenfluss gut beurteilt werden kann.

Tampons und Menstruationstassen

In den ersten Wochen nach der Geburt sollten keine Tampons oder Menstruationstassen verwendet werden. Es ist wichtig, dass der Wochenfluss »abfließen« kann, damit keine Entzündung in der Gebärmutter entsteht. Damit das nicht passiert, greif bevorzugt auf Binden zurück.

Baumwollunterwäsche und Netzhöschen

Netzhöschen oder auch Baumwollunterwäsche sind in der ersten Zeit des Wochenbetts empfehlenswert. Die Höschen sind zum einen atmungsaktiv, sodass die Wärme sich nicht staut und eventuell aufgetretene Geburtsverletzungen gut abheilen können. Zum anderen passen Binden in verschiedensten Größen hinein. Am besten kauft man Baumwollhöschen etwas größer als gewohnt, damit diese im Wochenbett bequem sitzen und nicht einschneiden.

Toilettenpapier

Zuallererst gilt es, auf die Wischrichtung zu achten: nämlich von vorne nach hinten. Da der Intimbereich nach der Geburt sehr empfindlich und auch gereizt ist, kann es sehr angenehm sein, weiches, mehrlagiges Toilettenpapier zu verwenden. Aber bitte kein feuchtes Toilettenpapier! Es kann entstandene Geburtsverletzungen reizen und die Wundheilung verzögern.

Handtücher und Waschlappen

Wechsle Handtücher und Waschlappen am besten alle zwei bis drei Tage, damit sich keine Keime und Bakterien vermehren können. Wasch in dieser Zeit die Handtücher bei 60 Grad.

Abspülen

In den ersten Tagen nach der Geburt ist es empfehlenswert, den Intimbereich nach jedem Toilettengang mit etwas lauwarmem Wasser abzuspülen. Dafür kann eine Intimdusche oder auch schlicht ein Messbecher

HEBAMMEN WISSEN

Pack eine Rolle weiches Toilettenpapier mit in die Kliniktasche. In vielen Krankenhäusern gibt es nur einlagiges, das nach der Geburt sehr hart und unangenehm sein kann, vor allem, wenn Geburtsverletzungen aufgetreten sind oder sich dein Intimbereich wund und gereizt anfühlt.

BAUCHMASSAGE

nach Ulrike Harder

1 | Kontakt aufnehmen

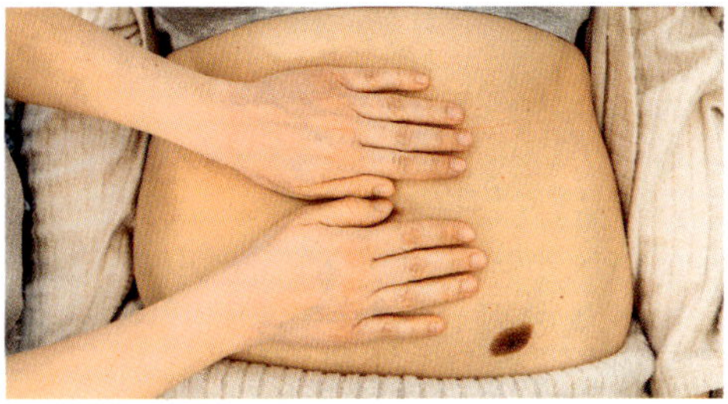

Beide Hände kurz oder etwas länger flach auf den Bauch legen und der Atmung nachspüren. Dieser erste Handgriff darf so viel Zeit in Anspruch nehmen, wie die Frau braucht, um sich an den Körperkontakt zu gewöhnen.

2 | Sonne und Mond

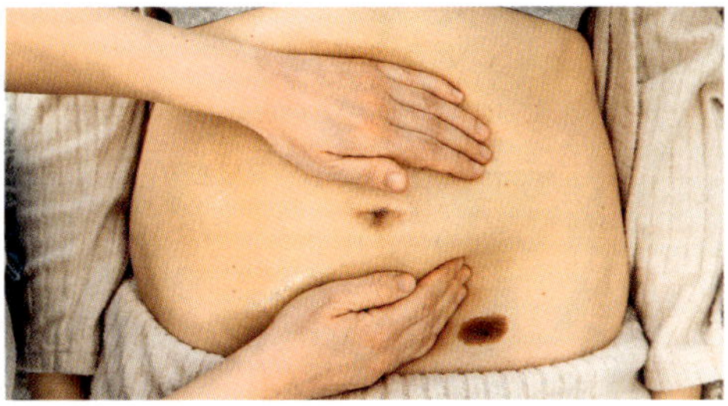

Mit beiden Händen im Uhrzeigersinn harmonisch um den Nabel kreisen. Die linke Hand ist die Sonne, die sich um den Nabel herumbewegt. Die rechte Hand führt unterhalb des Nabels Halbkreise aus und symbolisiert so den Halbmond. Dieser Griff wird nach jedem anderen Griff einige Male 30 Sekunden wiederholt.

3 | Teig kneten

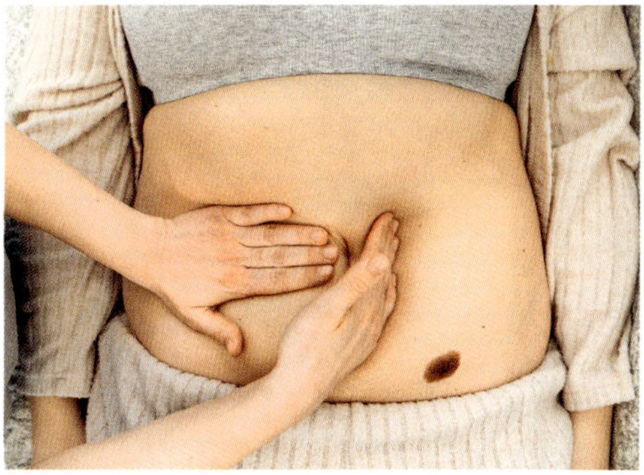

Die Bauchdecke durch gegenläufige, quer über den Bauch ausgeführte Bewegungen beider Hände hin- und herschieben. Während die linke Hand mit dem Handballen zur linken Körperseite herüberschiebt, zieht die rechte Hand zur rechten Körperseite. Dadurch faltet sich die Bauchdecke im Nabelbereich wie ein »Brotteig«. Dann schiebt die rechte Hand nach links hinüber und die linke Hand nach rechts über den Bauch.

4 | Aufgehende Sonne, untergehende Sonne

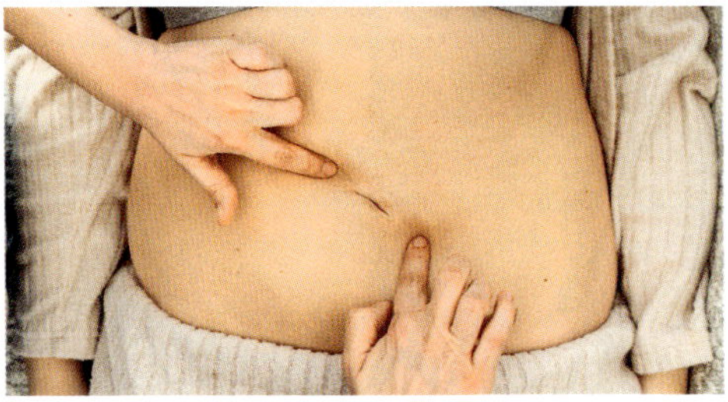

Mit den Zeigefingern beider Hände werden gleichzeitig Sonnenstrahlen vom Nabel nach außen gezogen. Dabei kann sich der Bauchraum weiten. Anschließend wird der Griff als untergehende Sonne wiederholt: Die gegenüberliegenden Zeigefinger werden von außen nach innen zum Nabel gestrichen. Diese Bewegung hilft der Frau dabei, sich zu zentrieren.

5 | Bauch schwappen

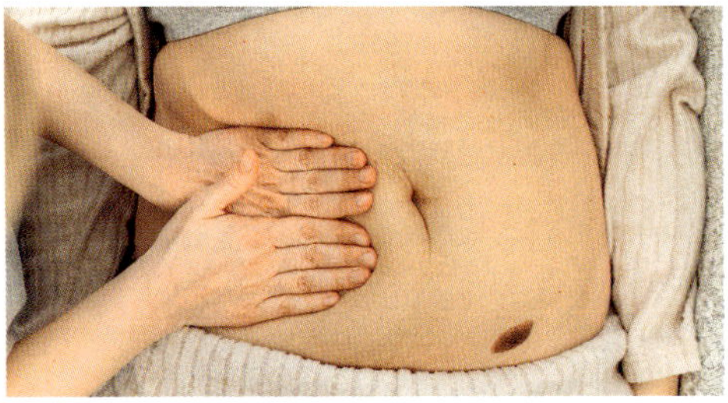

Für diesen Massagegriff beide Hände nebeneinander an die linke Seite der Bauchdecke legen und diese zur Mittellinie des Körpers ziehen. Dann beide Hände kurz abheben, sodass der Bauch sprichwörtlich zurückschwappen kann. Dann sofort beide Hände auf der rechten Seite der Bauchdecke platzieren und den Vorgang wiederholen.

6 | Regentropfen

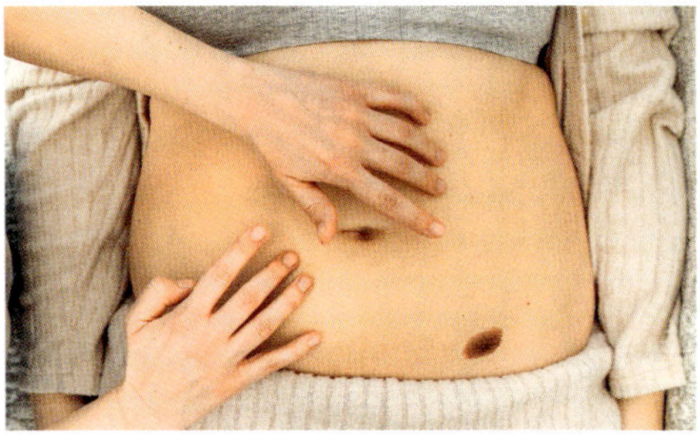

Beide Hände über den gesamten Bauchbereich führen und dabei mit den Fingerspitzen wie bei leichtem Regen die Bauchdecke berühren.

7 | Atmen

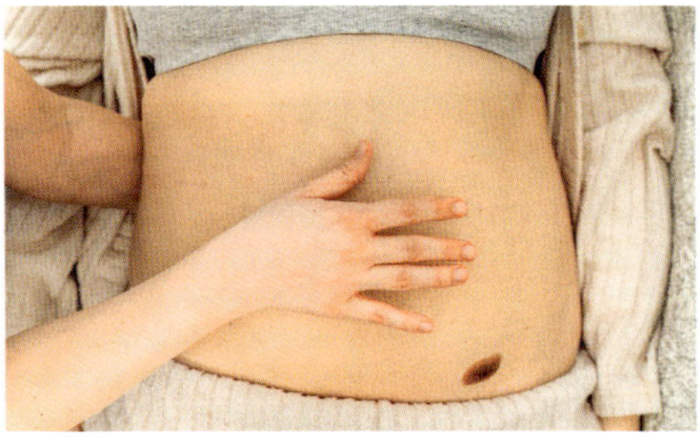

Zum Abschluss die linke Hand unter den Rücken auf Höhe des Kreuzbeins schieben und die rechte Hand auf dem Bauch in Höhe des Bauchnabels platzieren. Dadurch kann die Atmung völlig zur Ruhe kommen und das gesamte Gewicht in die untere Hand sinken. Dann die Hand bei jeder Ausatmung ein Stückchen weiter vom Bauch abheben.

verwendet werden. So fühlt man sich anschließend sauber und gleich viel frischer. Zusätzlich können Zusätze wie Calendula oder Arnika in das Wasser gegeben werden, um die Wundheilung zu fördern. Besprich mit deiner Hebamme und/oder Frauenärztin, welche Zusätze für dich geeignet sind.

Baden und Duschen

Gegen das Duschen ist im Wochenbett nichts einzuwenden. Lange Zeit haben Hebammen und Ärzte den Frauen aber geraten, im Wochenbett auf Vollbäder zu verzichten, da der Wochenfluss als hochinfektiös galt.
In den letzten Jahren haben die Empfehlungen sich diesbezüglich aber geändert, weil die Forschung herausgefunden hat, dass der Wochenfluss nicht infektiöser ist als andere Wundsekrete auch. Deshalb spricht nichts gegen ein kurzes Bad. Doch es gibt hier drei Dinge zu beachten:

- Verwende keine Badezusätze, damit vorhandene Geburtsverletzungen nicht gereizt werden und dein Baby deinen Körpergeruch erkennen kann.
- Wenn du stillst, sollten die Brustwarze und der Brustwarzenvorhof nicht mit dem Wasser in Kontakt kommen, damit durch den Wochenfluss keine Entzündungen entstehen.
- Halte das Bad recht kurz, damit vorhandene Geburtsverletzungen nicht aufweichen.

Nach der Geburt sind Netzhöschen und dicke Binden als Unterwäsche praktisch.

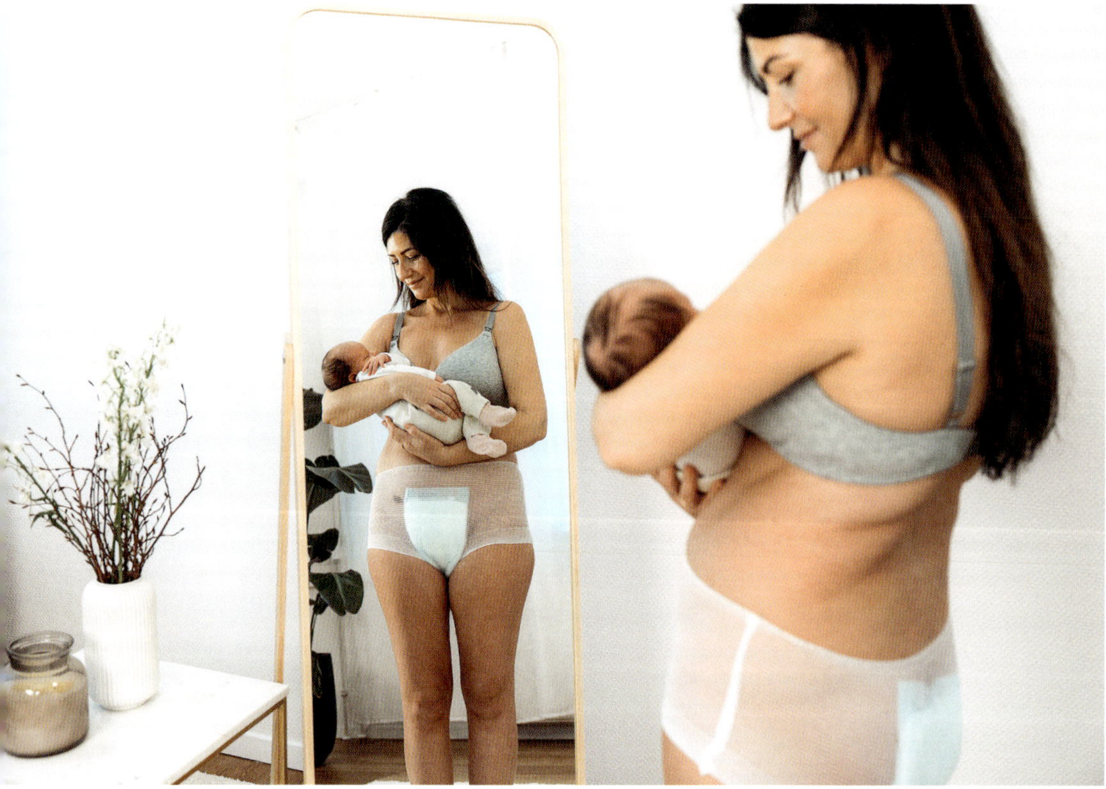

Welche Seife benutze ich am besten?

Zu Beginn ist es am besten, mit klarem Wasser zu duschen oder bei Bedarf geeignete Produkte für den Körper und Intimbereich zu benutzen. Wenn man Seife verwenden möchte, sollte darauf geachtet werden, dass diese pH-neutral und parfümfrei ist sowie keine Duftstoffe und Alkohol enthält. Dies ist wichtig, damit die Duftstoffe nicht an die Brust gelangen und so das Neugeborene beim Stillen irritieren. Wer gern eine Seife für den Intimbereich verwenden möchte, sollte sich dafür eine Intimwaschlotion besorgen. Dies ist wichtig, damit Geburtsverletzungen nicht gereizt werden. Es spricht nichts dagegen, zum Haarewaschen das gewohnte Shampoo zu verwenden.

Deodorant, Parfum, Aftershave

In der täglichen Routine greifen viele Frauen auf ein Deodorant zurück. Wichtig ist es, im Wochenbett darauf zu achten, dass nur Produkte verwenden werden, die frei von Duftstoffen und Aluminium sind. Auf Parfüm sollte in den ersten vier Wochen gänzlich verzichtet werden. Dies gilt gleichermaßen für die Väter. Denn auch hier kommen die Babys beim Tragen und Kuscheln mit der Haut in Kontakt. Deshalb sollte auf Parfüm und Aftershave verzichtet oder ein neutrales, duftstofffreies Produkt verwendet werden.

Periode nach der Geburt

In der Zeit des Wochenbetts verändert sich der Hormonhaushalt erneut. Hormone, die in einer hohen Konzentration in der Schwangerschaft vorhanden waren, fallen ab und andere steigen wieder an. So zum Beispiel die Hormone FSH (Follikelstimulierendes Hormon) und LH (luteinisierendes Hormon). Durch den Anstieg beginnen die Follikel in den Eierstöcken zu reifen und legen somit einen Grundstein, damit eine erneute Schwangerschaft eintreten kann. Aber nicht nur die zwei Hormone sind wichtig, damit die Periode wieder einsetzt, sondern auch die Rückbildung im Körper und die restlichen Hormone.

Zunächst ist es wichtig, dass der Körper sich gut erholt und die Rückbildung abgeschlossen ist. Viele denken beim Thema Rückbildung nur an den Beckenboden und die umliegenden Muskelgruppen, aber es gibt noch viel mehr. Zum Beispiel muss der Hormonhaushalt erneut in Einklang kommen, alle Organe müssen ihren ursprünglichen Platz finden und auch das Blutvolumen geht wieder zurück. Das sind nur einige Beispiele dafür, was der Körper in der Zeit der Rückbildung alles bewerkstelligen muss.

Doch wann die Periode nach der Geburt wieder einsetzt, hängt von einem weiteren entscheidenden Faktor ab: dem Stillen. Das Stillhormon Prolaktin sorgt dafür, dass die Periode ausbleibt. Prolaktin ist dafür verantwortlich, dass die Brust kurze Zeit nach der Geburt beginnt, Milch zu produzieren. Sobald Östrogen im Körper abfällt, wird es vermehrt im Gehirn gebildet, regelmäßiges Anlegen an die Brust stimuliert die Ausschüttung zusätzlich. Durch den erhöhten Spiegel im Blut kann ein Eisprung verhindert werden und somit auch die Periode ausfallen. Bei Frauen, die nicht stillen, normalisiert sich der Prolaktinspiegel in den ersten Wochen und die Periode kann kurze Zeit, aber frühestens sechs bis acht Wochen nach der Geburt wieder einsetzen.

Wann setzt die Periode wieder ein?

Dies hängt davon ab, wie häufig die Frau stillt. Wenn man voll stillt, ist das Hormon Prolaktin in hohem Maß im Blut vorhanden und hemmt den Eisprung sowie die Periode. In den meisten Fällen normalisiert sich der Zyklus erst nach dem Abstillen wieder. Allerdings gibt es auch Ausnahmen: Einige Frauen, die voll stillen, können nach einigen Monaten ihre Periode zurückbekommen. Der weibliche Körper ist unterschiedlich, daher ist es wichtig, auf die eigenen Körpersignale zu achten.

Ist es bereits meine Periode oder handelt es sich noch um den Wochenfluss?

Ob die Periode den Wochenfluss relativ schnell ablöst, hängt davon ab, ob eine Frau stillt oder nicht. In dieser Situation sind einige Frauen unsicher, ob die Blutung bereits die erste Periode ist oder immer noch der Wochenfluss anhält. Der Wochenfluss durchläuft vier aufeinanderfolgende Phasen (weitere Informationen dazu Seite 38). Die letzte Phase, Lochia alba, ist ausflussartig weißlich. Wenn du diese Phase bereits bei dir bemerkt hast und nach ein paar Tagen erneut eine rote, frische Blutung auftritt, deutet dies darauf hin, dass es sich um die Periode handelt. Wenn du dir jedoch unsicher bist, kannst du auch die Frauenärztin aufsuchen, die mittels Ultraschall nachschauen kann.

Darf ich nun wieder Tampons oder Menstruationstassen benutzen?

Die Verwendung hängt davon ab, wann die Periode wieder einsetzt. Falls die Periode bereits sechs bis acht Wochen nach einer vaginalen Geburt beginnt, ist es ratsam, vorerst Binden zu verwenden, damit eventuell entstandene Verletzungen gut abheilen können. Du kannst dies auch mit deiner Frauenärztin bei der Nachuntersuchung besprechen, um sicherzustellen, dass alles gut verheilt ist und du diese wieder verwenden kannst. Frauen, die vaginal entbunden haben, benötigen möglicherweise bei Tampons oder Menstruationstassen eine neue Größe, da sich die Vagina durch die Geburt verändern kann. Nach einer Bauchgeburt können diese bei der ersten Periode direkt wiederverwendet werden.

Ist die Periode genauso wie zuvor?

Die Stärke der Blutung kann variieren. Es ist möglich, dass die erste Periode nach der Geburt deutlich stärker ist als zuvor, und auch die Dauer kann unterschiedlich sein. Die Zyklen können bis zu sechs Monate benötigen, um sich wieder einzupendeln und regelmäßig zu verlaufen. Auch das Schmerzempfinden kann sich ändern: Einige Frauen, die vor der Geburt keine Schmerzen empfunden haben, können nun Krämpfe oder Ähnliches wahrnehmen, während andere Frauen, die dies zuvor hatten, möglicherweise eine veränderte oder geringere Schmerzempfindung haben.

GUT ZU WISSEN

Obwohl die Periode noch nicht wieder eingesetzt hat, kann es dennoch zu einem Eisprung kommen. Das bedeutet, dass du auch ohne Einsetzen der Periode erneut schwanger werden kannst. Wenn du also nicht sofort die nächste Schwangerschaft planst, ist Verhütung ab jetzt ein wichtiges Thema.

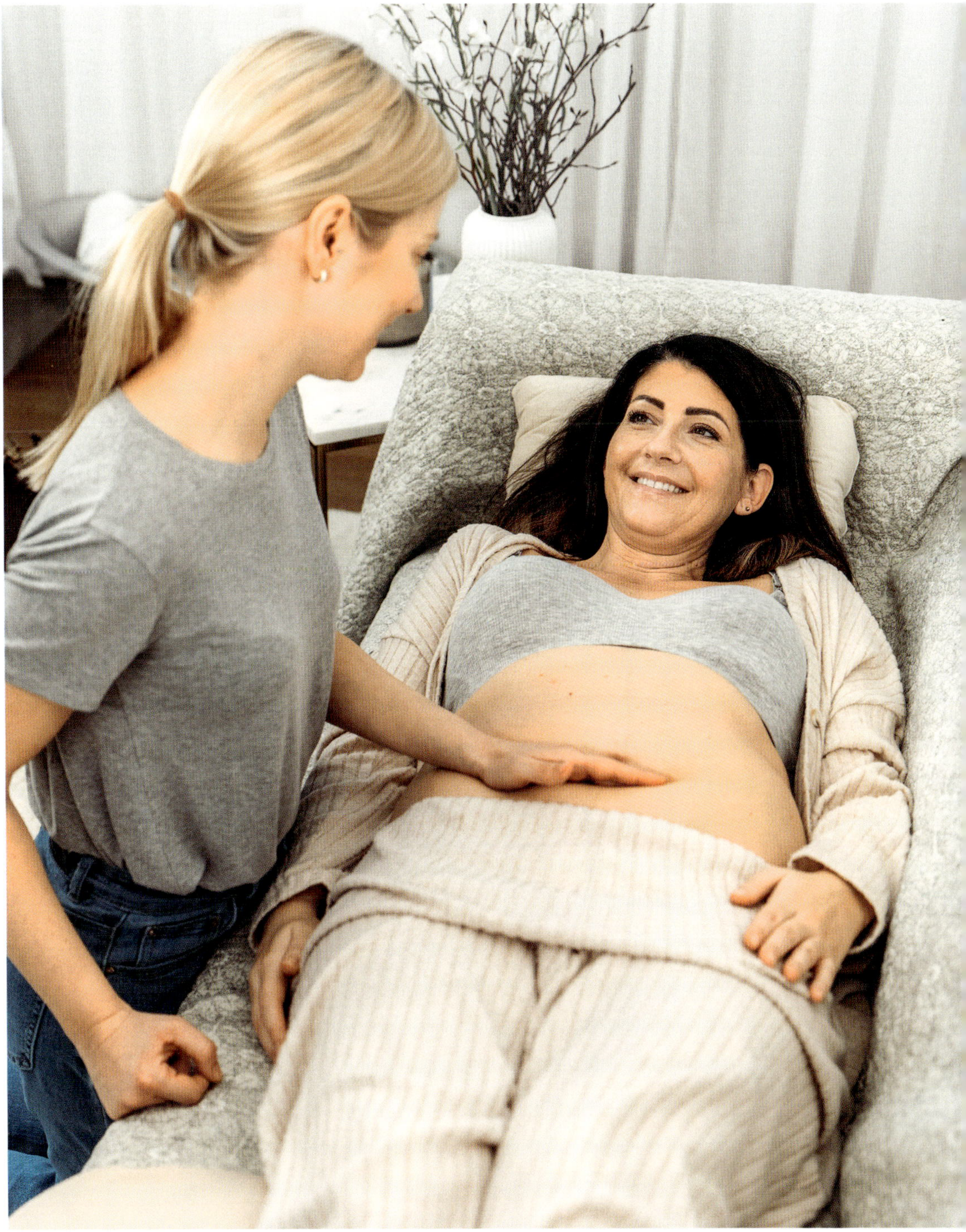

Bei den Hausbesuchen kontrolliert deine Hebamme auch die Gebärmutterrückbildung.

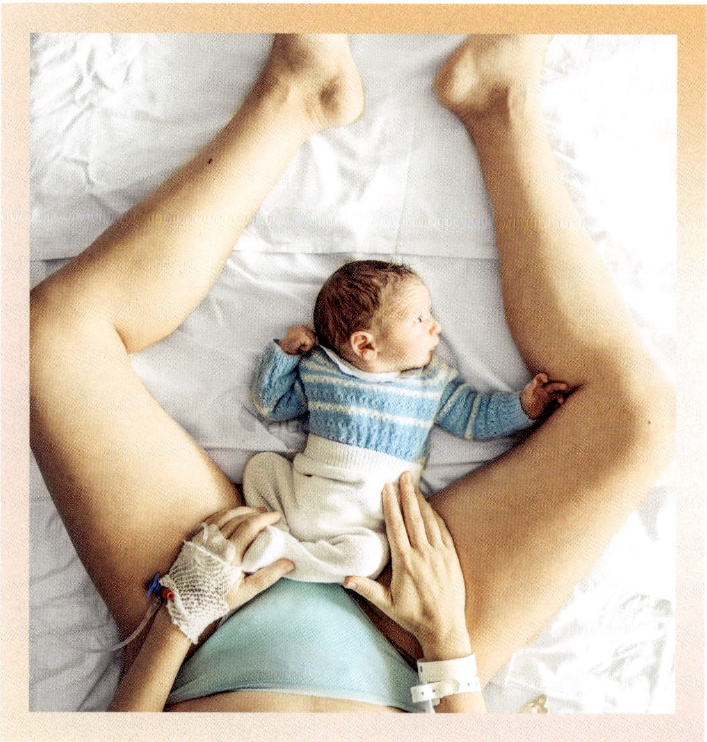

GEBURTS-VERLETZUNGEN

Geburtsverletzungen sind ein sehr sensibles Thema, das mit viel Angst und Unsicherheiten verbunden ist. Gerade in der ersten Schwangerschaft ist die Sorge vor eventuell auftretenden Verletzungen im Intimbereich groß. Hier ist es wichtig, zu betonen, dass nicht bei jeder Geburt automatisch eine Verletzung auftritt. Geburtsverletzungen entstehen in der letzten Phase der Geburt durch den Druck des vorangehenden Teils, also entweder durch das kindliche Köpfchen oder den Steiß. Auch Faktoren wie die Anzahl der vaginalen Geburten, das kindliche Gewicht und der Kopfumfang können eine Rolle spielen. Viele Frauen stellen uns Hebammen unmittelbar nach der Geburt ihres Kindes die Frage, ob es zu einer Verletzung gekommen sei. Das können wir in diesem Moment häufig noch gar nicht beantworten, denn dafür ist eine genaue Inspektion des Geburtsweges notwendig. Diese wird in aller Regel aber erst durchgeführt, wenn die Plazenta (der Mutterkuchen) geboren ist. Häufig übernimmt die betreuende Hebamme oder die Gynäkologin, die bei der Geburt mit anwesend war, diese Untersuchung.

Was kann passieren?

Verletzungen im Intimbereich werden generell anhand ihrer Lokalisation unterschieden. So können diese an den Vulvalippen (Labien), der Klitoris, in der Vagina und am Damm auftreten. Beim Dammriss wird der Grad der Verletzung zusätzlich je nach Ausprägung genauer definiert. Der Dammschnitt (Episiotomie) darf nach aktuellen geburtshilflichen Vorgaben nur noch nach einer strengen Indikationsstellung und nicht mehr standardmäßig durchgeführt werden. Die folgenden Geburtsverletzungen können einzeln, aber auch kombiniert auftreten.

Labienriss

Kann an den großen, aber häufiger an den kleinen Vulvalippen auftreten. Dieser kann sowohl links als auch rechts, und unter Umständen auch beidseitig auftreten.

Scheidenriss

Hier ist die Verletzung im Inneren der Vagina aufgetreten. Je nach Ausprägung und Tiefe wird zusätzlich zwischen einem hohen und einem tiefen Scheidenriss unterschieden.

Dammriss

Dabei reißt das Gewebe zwischen Vulva und After infolge der starken Dehnung bei der Geburt ein. Je nach Ausprägung unterscheidet man folgende Schweregrade:

- **Dammriss Grad I:** Es kommt zu einer oberflächlichen Verletzung der Haut im Dammbereich, die tiefer liegende Muskulatur ist nicht betroffen.
- **Dammriss Grad II:** Haut und Muskulatur des Dammbereiches sind betroffen. Der Schließmuskel ist intakt.
- **Dammriss Grad III:** Zusätzlich zur Verletzung der Haut und Muskulatur im Dammbereich ist eine Verletzung des After-Schließmuskels aufgetreten. Diese kann teilweise (a) oder vollständig (b) auftreten.
- **Dammriss Grad IV**: Hier liegt zusätzlich zur Verletzung der Haut, der Muskulatur und des Schließmuskels eine Verletzung des Enddarmes vor. Eine schwere Geburtsverletzung, die zum Glück nicht häufig vorkommt.

Dammschnitt (Episiotomie)

Dieser kann median, das bedeutet mittig des Dammes, in Richtung After gesetzt werden. Die häufigste Form ist jedoch die mediolaterale Episiotomie. Hier wird die Erweiterung des Geburtskanales im Winkel von 45 Grad nach links oder rechts vom Mittelpunkt des Dammes gesetzt.

GUT ZU WISSEN

Wenn das Kind den Geburtskanal passiert, kann es dabei zu kleinen Abschürfungen und feinen Rissen kommen, die nicht immer durch eine Naht versorgt werden müssen. Auch Blutergüsse sind innerlich und äußerlich möglich, brauchen aber keine Behandlung, sondern heilen von allein.

Zervixriss

Sehr selten kann es zu einer Verletzung direkt am Muttermund kommen, dem sogenannten Zervixriss. Dies kann zum Beispiel die Folge eines frühzeitigen Pressdrangs oder aber einer zu schnellen Eröffnung des Muttermundes sowie eines dadurch bedingten raschen Tiefertretens des vorangehenden Teiles sein.

Wundversorgung

Bei allen weiterreichenden oder größeren Verletzungen wird in der Regel eine Naht notwendig. Auch einem übermäßigen unerwünschten Blutverlust soll und kann so entgegengewirkt werden. Die Naht wird unter lokaler Betäubung direkt im Anschluss an die Geburt gemacht. Vor dem Nähen wird die Stelle zunächst mit einem lokalen Anästhetikum betäubt. Dies kannst du dir in etwa wie die Betäubung vorstellen, die du vom Zahnarzt kennst. Sobald sie wirkt, wird mit der Naht der Geburtsverletzung begonnen. Dafür wird üblicherweise selbst auflösendes Nahtmaterial verwendet. Manchmal wird die Hebamme im Wochenbettverlauf dir dennoch dazu raten, einige Knoten der Naht zu lösen und einzelne Fäden zu ziehen. Dies kann zum Beispiel der Fall sein, wenn das Nahtmaterial sehr lange benötigt, um sich aufzulösen, oder aber du das Gefühl hast, es spannt, zwickt oder pikst bei Bewegungen.

Geburtsverletzungen heilen in der Regel gut und schnell. Solltest du nach einiger Zeit das Gefühl haben, dass dies bei dir nicht der Fall ist, dass du Probleme hast oder dass dich das Ergebnis, wie deine Geburtsverletzung versorgt wurde, nicht überzeugt, dann finde dich damit nicht einfach ab. Such in diesem Fall das Gespräch mit deiner Gynäkologin oder melde dich direkt bei deiner Geburtsklinik.

Weitere Geburten

Bei mehrgebärenden Frauen, das bedeutet, dass sie bereits ein oder sogar mehrere Kinder geboren haben, treten Geburtsverletzungen tendenziell weniger häufig auf als bei Erstgebärenden. Das liegt daran, dass der Geburtskanal bei einer vorausgegangenen vaginalen Geburt bereits mindestens einmal geweitet und gedehnt wurde. Das hat zur Folge, dass das Gewebe elastischer ist. Es ist jedoch wichtig zu betonen, dass jede Geburt und jede Frau einzigartig sind. Das bedeutet, dass dennoch kleinere und in selteneren Fällen größere Geburtsverletzungen erneut auftreten können. Dies ist vor allen Dingen immer dann der Fall, wenn das Baby deutlich größer ist oder aber die Geburt sehr schnell geht. Die gute Nachricht ist, dass das Gewebe sich meistens dann an derselben Stelle Platz schafft und nachgibt wie bei der ersten Geburt. Die nächste gute Nachricht lautet, dass es bei einer weiteren Geburt nicht automatisch wieder zu einer

GUT ZU WISSEN

Du solltest beim Nähen der Geburtsverletzung keine Schmerzen, sondern höchstens einen Druck oder ein leicht unangenehmes Gefühl verspüren. Wenn das Nähen wehtut, sprich es offen an. In diesem Fall kann Betäubungsmittel nachgespritzt oder ein zusätzliches Schmerzmittel eingesetzt werden.

Verletzung kommen muss oder diese sogar noch ausgeprägter ausfällt, wenn man bei der vorhergehenden Geburt eine Verletzung davongetragen hat. Aufgetretene höhergradige Geburtsverletzungen haben aber dahingehend eine Relevanz, dass es in diesem Fall unbedingt empfohlen ist, in der folgenden Schwangerschaft ein Geburtsplanungsgespräch am gewählten Geburtsort zu vereinbaren.
Dort kann die individuelle Situation beurteilt und auch der Heilungsprozess nach der letzten Geburt noch mal im Detail nachvollzogen werden. Mit dieser Grundlage können geeignete Maßnahmen besprochen und für die folgende Geburt festgelegt werden. Ziel ist es, ein erneutes Auftreten von schweren Geburtsverletzungen zu verhindern. Deswegen ist es in diesem Fall wichtig, immer auch auf die individuellen Bedürfnisse zu schauen und auf die persönlichen Wünsche der Frau einzugehen.

Tipps zur Pflege von Geburtsverletzungen

Das kannst du tun, um den Heilungsprozess von eventuell aufgetretenen Geburtsverletzungen optimal zu unterstützen

Ruhe

Gönn dir ausreichend Ruhe. Versuch vor allem in den ersten Tagen nach der Geburt mehr zu liegen als zu sitzen, stehen und zu gehen. Dies entlastet nicht nur den verletzten Intimbereich, sondern auch deinen Beckenboden.

Luft

Luft kann den Heilungsprozess von Geburtsverletzungen unterstützen. Lass dafür die Vorlagen und deine Unterhose doch für einige Zeit am Tag mal komplett weg und mach es dir in deinem Bett oder auf der Couch bequem. Nicht vergessen, ein dickes Handtuch und/oder Vlies unterzulegen, damit du dir keine Gedanken über den auslaufenden Wochenfluss machen musst.

Abspülen

Für das eigene Wohlbefinden und damit es beim Wasserlassen nicht zu einem unangenehmen Brennen kommt, hilft es, bei jedem Toilettengang während und/oder nach dem Wasserlassen deinen Intimbereich abzuspülen. Dafür kannst du klares Wasser in Körpertemperatur verwenden. Wenn es dir etwas kühler/wärmer angenehmer ist, dann ist auch das möglich. Ganz unkompliziert geht das mit einem Messbecher, einer Gießkanne oder mit handlichen Po-Duschen für unterwegs, welche es inzwischen in jedem Drogeriemarkt oder Online erhältlich gibt. Zur Unterstützung der Wundheilung, kannst du dem Wasser spezielle Zusätze, die antibakteriell und abschwellend wirken (wie zum Beispiel Calendulaessenz), hinzugeben.

Tupfen ist besser als reiben

Nach dem Toilettengang solltest du dich nur vorsichtig trocken tupfen und es vermeiden, dich mit Klopapier sauber zu wischen und zu reiben. Dies ist nicht nur unangenehm, sondern reizt auch deinen Intimbereich unnötig. Achte außerdem immer darauf, die Wischrichtung einzuhalten und dich von vorne nach hinten abzutupfen. Das ist wichtig, damit keine unerwünschten Keime in deinen Intimbereich bzw. deine Geburtsverletzung gelangen. Gönne dir weiches Klopapier für das Wochenbett und nimm dieses bereits mit in deine Geburtsklinik. Nichts ist unangenehmer nach der Geburt, als dass der empfindliche Bereich mit rauem, hartem Klopapier in Kontakt kommt.

Kein Schneidersitz

Versuche, deine Beine möglichst geschlossen zu halten und in den ersten Tagen und Wochen nach der Geburt Schneidersitz sowie große Ausfallschritte zu vermeiden. Diese Bewegungen könnten zu einer unerwünschten Belastung der Naht und des Beckenbodens führen, die du jetzt vermeiden solltest.

Verwende keinen Sitzring

Während früher häufig dazu geraten wurde, dieses Hilfsmittel nach der Geburt zu benutzen, weiß man heute, dass sie eher schaden als nutzen. Bei deren Verwendung kann es zu einer unerwünschten Schwellung der Vulvalippen, aber auch des gesamten Dammbereichs kommen, die den Druck auf den Beckenboden und die Geburtsverletzungen verstärkt und die Heilung dadurch erschwert.

Eisbinden

Die regelmäßige Anwendung von Eisbinden bei Geburtsverletzungen kann in den ersten Tagen nach der Geburt das Wohlbefinden steigern und dabei helfen, Schwellungen und Schmerzen im Intimbereich zu lindern. Gleichzeitig können sie durch die Verwendung von Zusätzen entzündungshemmend wirken. Eisbinden können bereits einige Zeit vor der Geburt vorbereitet werden. Solltest du sie im Wochenbett nicht brauchen, kannst du sie ganz einfach später zur Kühlung von Stößen und Beulen verwenden, die sich dein Kind im Laufe seines Lebens zuziehen wird. Vor der Benutzung ist es wichtig, Rücksprache mit der Hebamme oder Gynäkologin zu halten. Außerdem sollte man die Eisbinden vor Gebrauch so lange antauen lassen, dass sie sich nicht starr wie ein Brett, sondern beweglich anfühlen. Dies ist nach zwei bis drei Minuten der Fall. Vorher dürfen die Binden nicht im Intimbereich angewendet werden, da es sonst zu einer Kälteverbrennung kommen kann. Die Dauer der Anwendung richtet sich nach dem Wohlbefinden, sollte aber nicht länger als 10 bis 15 Minuten betragen, um Verkühlungen zu vermeiden. Die Benutzung kann mehrmals täglich wiederholt werden. Jedoch nicht häufiger als drei- bis viermal pro Tag. Wie du sie herstellst, erfährst du auf Seite 53.

Sitzbäder

Sitzbäder mit speziellen Zusätzen werden schon seit jeher von Hebammen empfohlen, vor allem bei problematisch abheilenden Geburtsverletzungen. Die Durchführung kann nach Rücksprache mit der Hebamme oder Gynäkologin mit einer speziellen Sitzwanne oder alternativ mit einer eng über die Toilettenbrille gezogenen Plastik(müll)tüte erfolgen. Als pflegende und die Heilung unterstützende Zusätze eignen sich Kamille, Schwarztee, Calendula-Essenz oder Eichenrinde. Die Anwendung kann einmal täglich bei 35 Grad warmem Wasser für etwa zehn Minuten erfolgen. Achte bei der Dosierung von Zusätzen immer auf den Beipackzettel beziehungsweise frage deine Hebamme, Gynäkologin und/oder deinen Apotheker um Rat.

HEBAMMEN WISSEN

Diese Dinge sind wirklich ein Must-have im Wochenbett und jede Frau kann sie gut gebrauchen.

1. **Plastikfreie Binden** – für genug Luft im Intimbereich.
2. **Podusche** – zum leichten Abspülen auf der Toilette.
3. **Weiches Toilettenpapier** – für das gute Gefühl.
4. **Baumwollunterwäsche** – damit nichts drückt und sich keine Wärme staut.
5. **Intimwaschlotion** – damit der Intimbereich auch nach Geburt gut regenerieren kann.

HERSTELLUNG VON EISBINDEN

Das brauchst du:
4 bis 6 plastikfreie Binden
Gefäß oder Messbecher
250 ml Wasser (abgekocht und abgekühlt)
Teelöffel
Zusätze, wie zum Beispiel Calendula- oder Arnikaessenz
Küchenrolle
(Plastik-)Tüte
Gefrierschrank

1 | Stell alle benötigten Materialien bereit. Bevor du mit der Herstellung der Eisbinden beginnst, ist es wichtig, dass du dir die Hände gründlich mit Wasser und Seife wäschst.

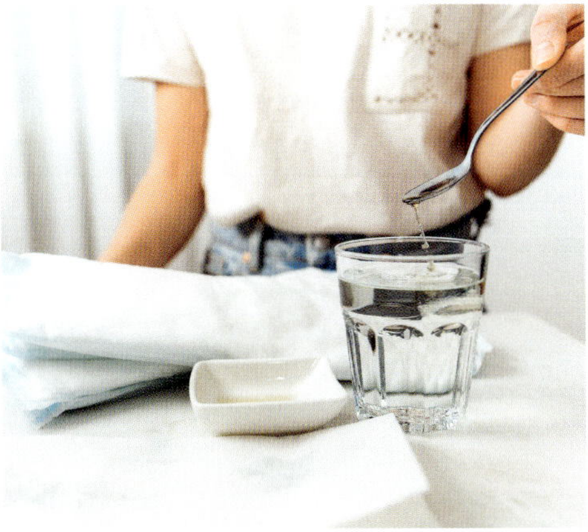

2 | Gib dem abgekochten und abgekühlten Wasser ein bis zwei Teelöffel der gewählten Essenz hinzu und rühr alles einmal gut um.

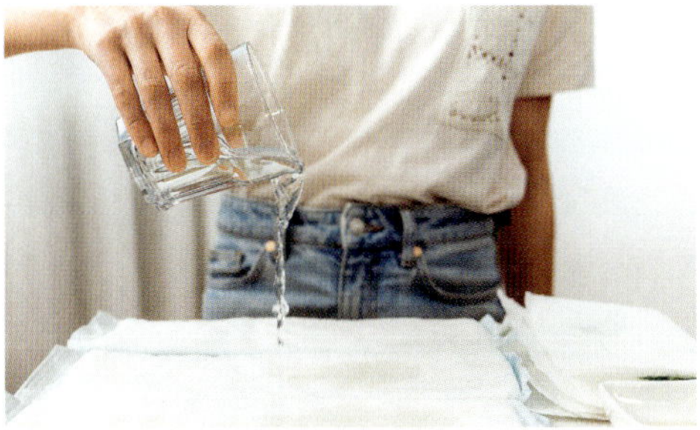

3 | Verteil nun einen Teil der zubereiteten Flüssigkeit mittig auf der Gesamtlänge der Binde. Verwende so viel, dass die Binde in diesem Bereich gut durchtränkt ist.

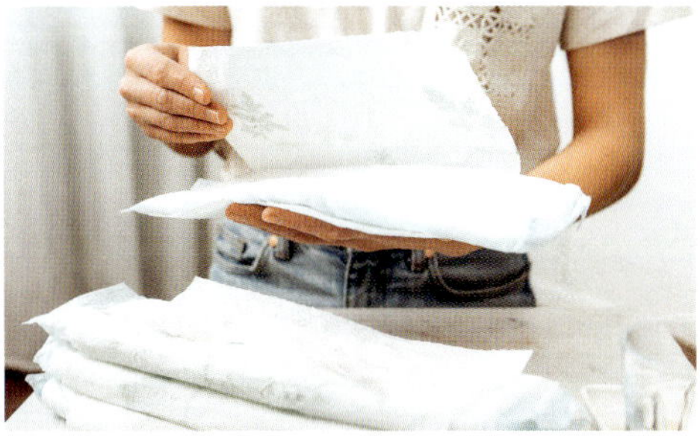

4 | Schlage die Vorlage in ein Blatt Küchenrolle ein, damit sie beim Gefrieren nicht aneinander haften bleibt.

5 | Wenn du mit der Vorbereitung aller Binden fertig bist und die Flüssigkeit aufgebraucht ist, kannst du die Vorlagen für eine hygienische Aufbewahrung noch in eine Tüte geben, bevor du sie in den Gefrierschrank legst. Die Eisbinden benötigen bei -18 Grad drei bis vier Stunden, bis sie einsatzbereit sind.

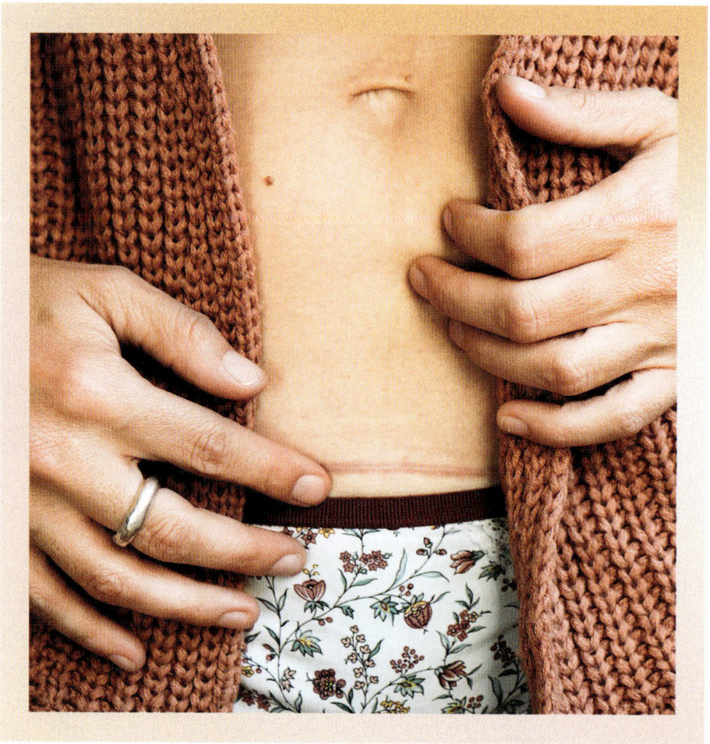

KAISER-SCHNITT

Der Begriff »Kaiserschnitt« leitet sich vom Lateinischen »sectio caesarea« ab. Die Bezeichnung geht auf die Legende zurück, dass Julius Cäsar im 1. Jahrhundert vor Christus aus dem Bauch seiner Mutter Aurelia herausgeschnitten wurde. Es ist zweifelhaft, ob die Geschichte stimmt: Denn in der Antike wurden Schnittentbindungen nur an Toten durchgeführt und Cäsars Mutter lebte danach noch 50 Jahre. Nichtsdestotrotz hat diese Legende der operativen Schnittentbindung ihren Namen verliehen und wird bis heute für diese Art der Geburt verwendet. Wir benutzen auch gern den Begriff »Bauchgeburt«, um zu betonen, dass auch Frauen, die mithilfe eines Kaiserschnitts entbinden, gebären.

Der Kaiserschnitt ist heute ein sicherer standardisierter Eingriff, der medizinisch notwendig sein kann, um das Leben von Mutter und Kind zu schützen und zu retten. Die Geburtshelfer machen dafür einen Schnitt in die Bauchdecke und die darunter liegenden

Gewebe- und Muskelschichten, eröffnen die Gebärmutter und bringen so das Kind zur Welt. Ursprünglich führte man diese Operation hauptsächlich bei einem erhöhten Risiko für Mutter oder Kind durch.

Gründe für eine Bauchgeburt

Primärer Kaiserschnitt

Der primäre und auch sekundäre Kaiserschnitt wird in der Regel mit einer sogenannten Spinalanästhesie durchgeführt. Das bedeutet, dass die Frau während der Operation wach ist, aber keine Schmerzen im Bereich der durchgeführten Operation empfindet. So kann die Frau die Geburt des Babys über den gesamten Zeitraum miterleben. Beim primären Kaiserschnitt (geplanter Kaiserschnitt) unterscheidet man zwischen einer absoluten und relativen Indikation sowie dem Wunschkaiserschnitt.

Absolute Indikation

Eine absolute Indikation liegt zum Beispiel bei einer Querlage, einer Plazenta praevia, einem drohenden Riss der Gebärmutter (Ruptur) oder einer schweren Schwangerschaftserkrankung vor. Hier wird der Kaiserschnitt durchgeführt, um die Gesundheit von Mutter und Kind zu schützen.

Relative Indikation

Bei einer relativen Indikation ist der Kaiserschnitt nicht zwingend notwendig, aber sozusagen die sichere Wahl. Man kann also darüber nachdenken und mit den Ärzten besprechen, ob ein Kaiserschnitt sinnvoll ist, wenn das Baby ein Gewicht über 4500 Gramm hat, eine Mehrlingsschwangerschaft vorliegt, das Kind in Beckenendlage liegt oder bei der vorherigen Geburt ein Kaiserschnitt stattgefunden hat.

Wunschkaiserschnitt

Bei einem Wunschkaiserschnitt liegt keine medizinische Indikation vor. Wir stellen fest, dass diese Option aus den verschiedensten Gründen immer häufiger angefragt wird. Wichtig ist es, sich gut vorab zu informieren. Neueste Studien zeigen, dass eine vaginale Geburt gesundheitliche Vorteile für das Baby bringt.

Sekundärer Kaiserschnitt

Der sekundäre Kaiserschnitt (ungeplanter Kaiserschnitt) wird durchgeführt, wenn die Geburt schon begonnen hat, mit Wehentätig-

GUT ZU WISSEN

MUSS ICH ALLEIN IN DEN OPERATIONSSAAL?

Nein, denn auch ein Kaiserschnitt ist eine Geburt und deshalb darf dich eine Person in den Operationssaal begleiten. Deine Geburtsbegleitung nimmt neben deinem Kopf Platz und steht dir unterstützend zur Seite. Voraussetzung ist allerdings meist eine spinale Anästhesie. Bei einer Vollnarkose ist eine Begleitung in den meisten Fällen nicht möglich.

keit oder einem Blasensprung, aber es nicht möglich ist, das Baby vaginal zu gebären. Das kann verschiedene Gründe haben, wie zum Beispiel einen Geburtsstillstand. Die Entscheidung für einen sekundären Kaiserschnitt fällt immer kurzfristig und wird aus der Bewertung der individuellen Situation heraus getroffen.

Notfallkaiserschnitt

Ein Notfallkaiserschnitt wird dann durchgeführt, wenn das Leben von Mutter und/oder Kind gefährdet ist. Der Kaiserschnitt erfolgt sehr rasch und das Baby wird innerhalb der nächsten 20 Minuten geboren. Der Notfallkaiserschnitt wird immer in Vollnarkose durchgeführt.

Was gibt es zu beachten?

Viele Frauen unterschätzen die Auswirkungen eines Kaiserschnitts während der Wochenbettzeit und vergessen schnell, dass es sich hierbei um eine Operation am Bauch handelt. Die Heilung benötigt Zeit und Geduld, da die verschiedenen Schichten wie Muskeln und Gewebe Zeit brauchen, um zu heilen und sich zu regenerieren. Nimm den Bauchschnitt also nicht zu leicht und gib deinem Körper die Zeit und Ruhe, die er zum Heilen braucht. Das heißt aber nicht, dass du strikte Bettruhe einhalten musst. Im Gegenteil: Bewegung ist ratsam, um die Mobilität schrittweise zu steigern und einer Thrombose vorzubeugen. Hör dabei auf dein Körpergefühl, das dir sagen wird, wie viel du in den ersten Tagen und Wochen tun kannst. Um zusätzlich bei Kräften zu bleiben, ist es wichtig, ausreichend zu trinken und zu essen. Gönn dir täglich zwei bis drei Liter Flüssigkeit sowie drei volle, ausgewogene Mahlzeiten und zwei Zwischenmahlzeiten, um genug Energie für den Tag und den Körper zu haben.

Wochenfluss

Jede Frau, egal auf welchem Wege sie ihr Kind geboren hat, hat einen Wochenfluss. Er kann sich dennoch in Stärke und Dauer unterscheiden. Frauen nach einem Kaiserschnitt haben häufig einen leichteren Wochenfluss, der in der Regel nach drei bis vier Wochen versiegt.

Das erste Mal aufstehen nach der Operation

Sobald du wieder ausreichend Gefühl in Beinen und Po hast und dein Kreislauf es erlaubt, ist es Zeit aufzustehen. Meist ist das etwa sechs bis acht Stunden nach der Operation der Fall. Das kann sich erst mal wie eine große Herausforderung anfühlen, und wir sehen viele Frauen, die uns mit großen Augen

GUT ZU WISSEN

Damit der Wochenfluss auch nach einer Bauchgeburt ausreichend abfließen kann, muss der Gebärmutterhals mechanisch etwas aufgedehnt werden. Diese Aufgabe übernimmt das ärztliche Team während der Geburt und zwar mithilfe von kleinen Stäben, die vorsichtig in den Gebärmutterhals eingeführt werden. Keine Sorgen, das tut nicht weh. Da die Anästhesie noch wirkt, wirst du davon gar nichts mitbekommen.

anschauen, als wollten sie fragen: »Echt jetzt? Nicht euer Ernst!« Es ist aber sehr wichtig, früh mit dem Bewegen und Mobilisieren zu beginnen, um einer möglichen Komplikation wie einer Thrombose vorzubeugen. Das Risiko ist hierfür im Wochenbett deutlich erhöht. Gleichzeitig ist es wichtig, damit du dein Kind gut versorgen kannst. Bei den ersten paar Malen kann das Aufstehen schmerzhaft sein. Hier kann es sinnvoll sein, vorher ein stillverträgliches Schmerzmittel einzunehmen, um das Aufstehen zu erleichtern. Eine Hebamme oder Krankenschwester wird dir hier zur Seite stehen. Und denk dran: Jedes Mal, wenn du aufstehst, wird es dir etwas leichter fallen, und du wirst es von Mal zu Mal besser hinbekommen.

Die ersten Tage nach der Operation

Nach dem Kaiserschnitt wird die Naht zusätzlich durch ein großes Pflaster geschützt und beklebt. Dieses Pflaster kann spätestens nach drei bis vier Tagen entfernt werden, am besten nach dem Duschen, weil es sich dann leichter lösen lässt. In den meisten Fällen ist die Naht noch mit Klammerpflastern und/oder Heftpflastern, bedeckt. Diese sind flexibler als herkömmliche Pflaster und können zusammen mit dem großen Pflaster entfernt werden.
Nun kannst du erstmals deine Naht und spätere Narbe begutachten. In den meisten Fällen kann die Narbe noch etwas bläulich oder rötlich verfärbt sein. Das ist normal und sollte dich nicht beunruhigen. Diese Verfärbungen benötigen etwas Zeit, um zu verblassen. Außerdem können sich um die Naht herum Hämatome bilden, die jedoch in der Regel unbedenklich sind und innerhalb weniger Tage von selbst verschwinden.
Im Arztbrief steht, welches Fadenmaterial für die Naht verwendet wurde. Meist handelt es sich um selbst auflösendes Nahtmaterial, bei dem ein einfaches Abschneiden der Nahtenden beziehungsweise Knoten ausreichen kann. Andernfalls werden die Fäden ganz gezogen. Der Zeitpunkt, wann dies geschieht, kann zwischen drei und zwölf Tagen variieren. Beides kann von deiner Hebamme oder deiner Gynäkologin durchgeführt werden.

Die Gefühlswelt nach einem Kaiserschnitt und das erste Bonding

Die Geburt ist ein einschneidendes Erlebnis. Es ist wichtig, zu verstehen, dass das Ankommen körperlich und auch emotional nach einem Kaiserschnitt Zeit brauchen kann. Frauen könnten gemischte Gefühle von Freude, Erschöpfung, Glück und möglicherweise Enttäuschung empfinden, wenn die Geburt vielleicht nicht wie geplant verlief. (Mehr

HEBAMMEN WISSEN

Zu Beginn ist die Mobilität eingeschränkt. Durch die Bauchoperation ist es wichtig, dass Frauen in den ersten sechs bis acht Wochen möglichst nicht schwer heben, damit die Wunde gut verheilen kann. Das heißt, dass du nichts tragen sollst, das schwerer als dein Baby ist. Also auch nicht die Autoschale mit deinem Baby darin! Nach einer Bauchgeburt benötigen Frauen etwas mehr Zeit, um sich wieder gut bewegen zu können. Die Einnahme von Schmerzmitteln kann helfen, den Alltag gut meistern zu können. Besprich aber unbedingt mit deiner Hebamme oder deiner Ärztin, welches Schmerzmittel geeignet ist, wenn du dein Baby stillst.

dazu im Kapitel »Die Geburt verarbeiten«, siehe ab Seite 88.) Vor allem Frauen, die einen sekundären Kaiserschnitt hatten, benötigen oft mehr Zeit, um das Erlebte anzunehmen und zu verarbeiten. In vielen Fällen können die Neugeborenen schon im Operationssaal auf die Brust der Mutter gelegt werden, sodass ein erstes Bonding möglich ist. Leider ist das aber nicht immer der Fall, wenn medizinische Ursachen dagegensprechen. Wenn es dem Neugeborenen gut geht, kann die Geburtsbegleitung das Bonding übernehmen. So spürt es schon Wärme, Liebe und Geborgenheit. Dann kann es eine Möglichkeit sein, dass die Geburtsbegleitung mit dem Neugeborenen bondet. So lernt das Neugeborene schon den zweiten Elternteil kennen und spürt die Wärme, Nähe, Liebe und Geborgenheit. Nachdem die Frau zurück aus dem Operationssaal kommt, ist es wichtig, Körperkontakt zum Neugeborenen aufzubauen. Dies fördert den Stillbeginn und legt den Grundstein für eine starke Bindung.

Stillen

Nach einem Kaiserschnitt kann der Milcheinschuss etwas länger auf sich warten lassen. So kann es bis zu fünf Tagen dauern, bis die Milchbildung richtig in Gang kommt. Der Grund dafür sind mal wieder die Hormone. Nach einem Kaiserschnitt ist die Hormonlage im Körper eine andere als nach einer vaginalen Geburt. Hinzu kommt, dass der Körper vom Eingriff geschwächt sein kann. Zum Glück kannst du selbst viel dazu beitragen, dass eure Stillbeziehung sich nach und nach einspielt. Wichtig ist, dass du für viel Körperkontakt Haut an Haut sorgst. Wenn medizi-

So vielfältig kann die Wundheilung nach einer Bauchgeburt aussehen.

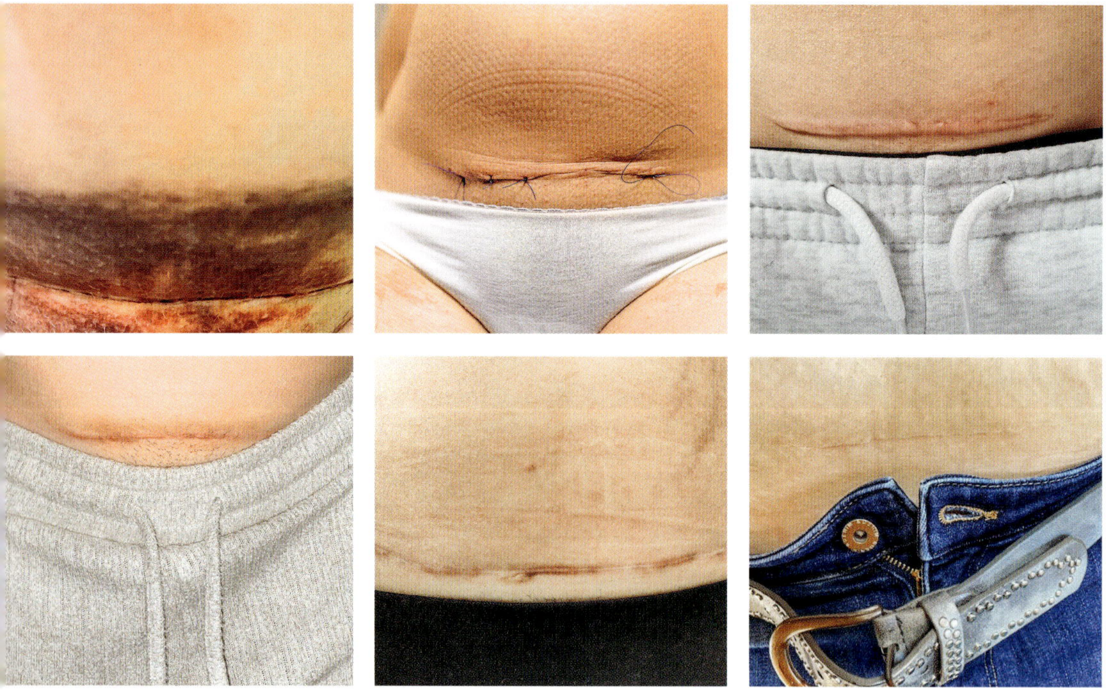

nisch nichts dagegenspricht, lass dein Baby auf deinem Bauch schlafen und behalte es die meiste Zeit ganz nah bei dir. Damit die Milchproduktion in Gang kommt, ist es wichtig, dass du dein Baby regelmäßig an die Brust legst – auch wenn du das Gefühl hast, dass es nur wenige Tropfen bekommt. Acht- bis zwölfmal in 24 Stunden ist ein guter Richtwert.

Wie sieht eine Kaiserschnittnarbe aus?

Eine Kaiserschnittnarbe misst ungefähr 12 cm und befindet sich im Bereich der Bikinizone. Heutzutage wird hauptsächlich eine intrakutane Naht angewendet, bei der die eigentliche Naht oberflächlich nicht sichtbar ist, sondern nur die Enden der Naht (rechts und links) zu sehen sind. Dennoch gibt es andere Methoden, wie eine Naht verschlossen werden kann. In seltenen Fällen kann eine Naht geklammert, geklebt oder mit Einzelknopfnähten verschlossen werden.
Das Aussehen der Narbe unterscheidet sich stark von Frau zu Frau. Auch die Wundheilung spielt hier eine große Rolle. Es gibt Frauen, die eine gute Wundheilung haben, sodass Narben generell schnell und gut verheilen. Andere haben mehr damit zu kämpfen und neigen zu einer größeren Narbenbildung und Einziehungen. Wir zeigen hier mal sechs verschiedene Narben, die sehr unterschiedlich aussehen und verheilt sind.

HEBAMMEN WISSEN

Sollte die Narbe stark brennen, gerötet, überwärmt oder entzündet sein und/oder Blut, Eiter oder Gewebeflüssigkeit austreten, solltest du dich zur Abklärung an deine Ärztin wenden. Ebenso ist es ratsam, ärztlichen Rat zu suchen, wenn du ein allgemeines Krankheitsgefühl, Fieber und/oder Schüttelfrost verspürst.

Die Narbe fühlt sich taub an

In den ersten sechs Monaten kann sich der Bereich um die Narbe sehr taub und pelzig anfühlen. Dies liegt daran, dass bei der Operation Nervenbahnen in der Haut durchtrennt wurden. Die Narbe kann auch in den ersten Tagen wulstig, geschwollen und hart oder sogar »knubbelig« erscheinen, was auf die Ansammlung von seröser Wundflüssigkeit unter der Haut zurückzuführen ist. Diese Flüssigkeit wird jedoch im Laufe der Zeit vom umgebenden Gewebe aufgenommen (resorbiert) und bald nicht mehr fühlbar sein. Manche Frauen berichten auch von Juckreiz im Narbenbereich, was oft ein positives Zeichen dafür ist, dass die Wunde heilt. Nach einigen Monaten kann das Gefühl im Narbenbereich zurückkehren, wenn die Hautnerven wieder zueinander finden, manchmal bleibt der Bereich aber auch taub.

Pflege der Narbe

Wir werden oft gefragt, wie man die Narbe nach einem Kaiserschnitt pflegt und sauber hält. Besonders kurz nach dem Eingriff können sich die Narbe und der umliegende Bereich taub und seltsam anfühlen. Einige Frauen beschreiben es sogar so, als ob dieser Teil nicht zu ihnen gehören würde. Unser Rat: Versuch, dich mit der Narbe und dem umliegenden Bereich auseinanderzusetzen. Durch Pflege und Massagen kannst du eine Verbindung aufbauen. Auch wenn der Kaiserschnitt vielleicht nicht geplant war, zeigt dir die Narbe jeden Tag, was für ein Wunder du geschaffen hast. Sei stolz auf dich, weil du neues Leben in die Welt gebracht und damit etwas ganz Wertvolles und Wundervolles geschaffen hast.

Duschen

Zunächst einmal ist zu sagen, dass du nach einem Kaiserschnitt ganz normal duschen darfst. Es ist nicht schlimm, wenn die Naht nass wird. In den ersten Tagen nach der Operation solltest du in diesem Bereich jedoch nur klares Wasser verwenden und später auf eine pH-neutrale Seife zurückgreifen, damit dieser Bereich nicht gereizt wird. Anschließend tupfst du die Narbe mit einem weichen Handtuch sanft trocken. Lass grundsätzlich viel Luft an die Haut und halte sie trocken.

Narbenpflaster und Narbencreme

Es gibt spezielle Narbenpflaster und auch Narbencremes, die verwendet werden können, um die Heilung zu unterstützen und die Narbe zu pflegen. Wichtig ist, diese erst anzuwenden, wenn die Narbe gut abgeheilt ist. Die Produkte erhältst du im Drogeriemarkt oder in der Apotheke.

HEBAMMEN WISSEN

Zu Beginn ist es bequemer, weite Kleidung zu tragen. Oberteile und Hosen sollten möglichst nicht an der Narbe reiben, um diese nicht zu reizen. Platziere eine dickere Binde auf der Naht und zieh dann deine Hose darüber. So schützt du die Narbe vor Reibung und fühlst dich dadurch etwas sicherer. Achte darauf, dass die Wunde trocken bleibt und ausreichend Luft drankommt. Auch Ruhe ist wichtig, um eine gute Heilung der verschiedenen Gewebeschichten zu ermöglichen.

Massage

Wenn nach einer Bauchgeburt die Wundheilung nach etwa drei Wochen abgeschlossen ist, kannst du damit beginnen, die Narbe zweimal täglich für fünf bis zehn Minuten sanft zu massieren, damit das Gewebe wieder weicher wird und auch das Gefühl zurückkommt. Eine Narbenmassage sollte wohltuend sein und keine Schmerzen verursachen. Sie kann die Durchblutung fördern und Verhärtungen lösen. Die Narbenmassage verbindet dich wieder mit diesem Bereich deines Körpers, vor allem, wenn du diesen aktuell nicht gut spüren kannst. Für die Massage kannst du entweder neutrales Öl oder eine spezielle Narbencreme beziehungsweise eine Gel aus der Apotheke oder dem Drogeriemarkt nehmen. Eine genaue Anleitung mit Bildern findest du auf Seite 63.

Komplikationen: Verwachsungen, Entzündungen und Schmerzen

Bei einer Kaiserschnittnarbe können generell Wundheilungsstörungen, Verwachsungen und Entzündungen auftreten. Der Verlauf der Wundheilung ist bei jeder Frau unterschiedlich und individuell. Jede Narbe heilt anders und sieht auch anders aus. Solltest du Schmerzen haben oder eine Entzündung bemerken, ist es wichtig, dass du mit deiner Hebamme und/oder Ärztin besprichst, wie die Entzündung gestoppt werden kann.

Es kann vorkommen, dass du mit der Narbe unzufrieden bist und dadurch psychische Belastungen entstehen. Sollte dies auf dich zutreffen, lautet unser Rat, die Naht ärztlich begutachten zu lassen, damit sie nötigenfalls korrigiert werden kann.

Für uns ist es wichtig zu betonen, dass auch ein Kaiserschnitt eine Geburt ist, egal, ob er nun geplant oder ungeplant war. Du hast Großartiges geleistet, nimm dir jetzt die Zeit, die du brauchst, um dich von der OP und der Schwangerschaft zu erholen.

NARBENMASSAGE

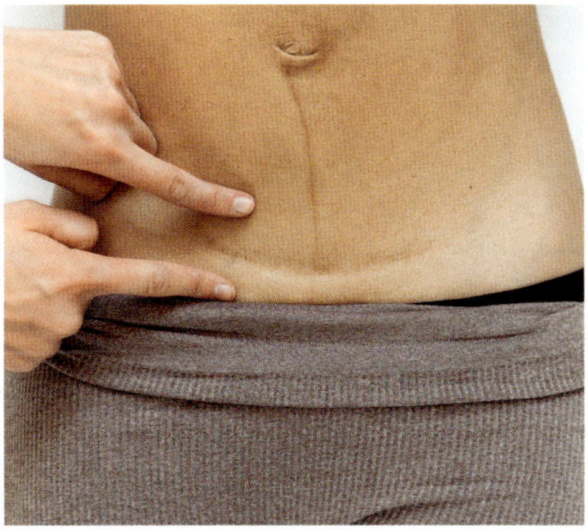

1 | Bewege deinen Zeigefinger von rechts nach links an der Narbe entlang. Du kannst dabei leichten Druck ausüben.

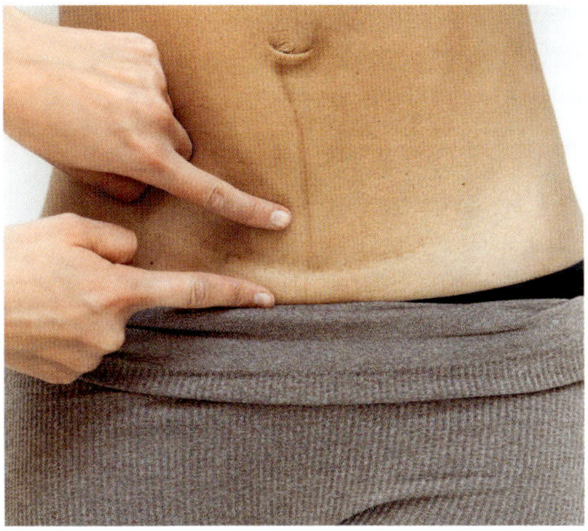

2 | Streich mit dem Zeigefinger von außen nach innen zur Narbe hin.

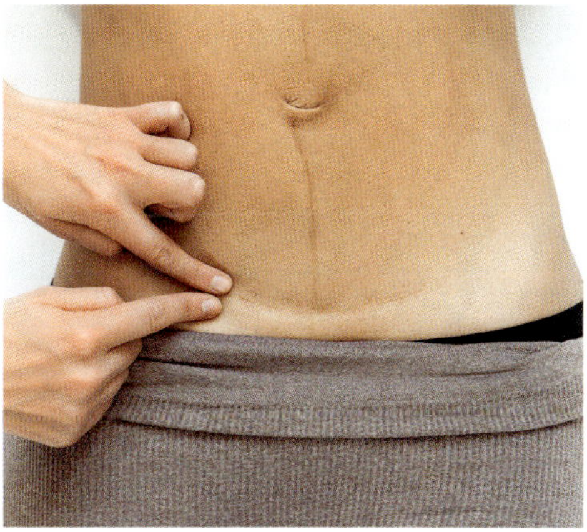

3 | Bewege beide Zeigefinger in einem leichten Bogen von außen nach innen zur Narbe hin.

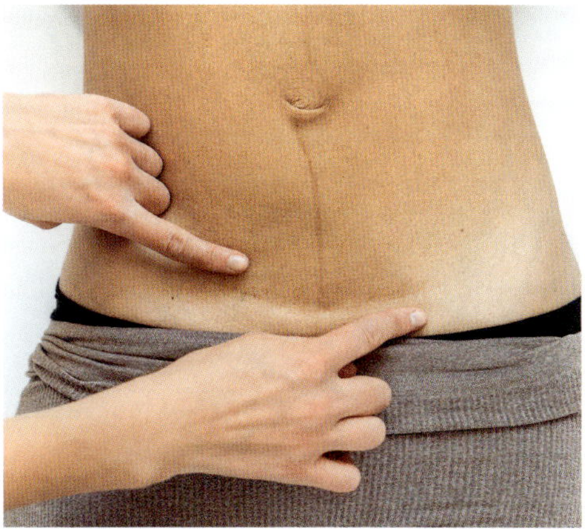

4 | Streiche nun abwechselnd von oben und unten, von rechts nach links an der Narbe entlang.

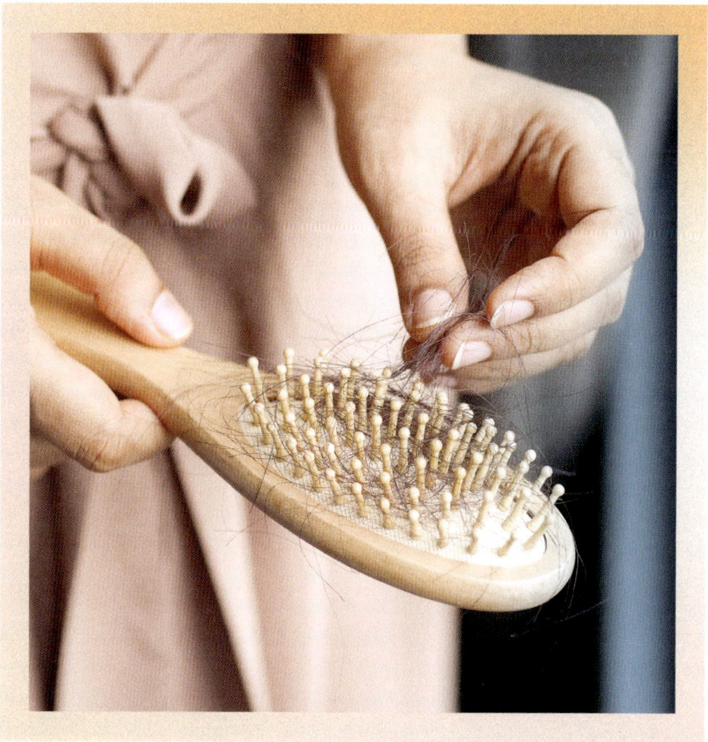

KÖRPERLICHE VERÄNDERUNGEN

Nach der Geburt stehen zunächst die Freude über das Neugeborene und die Herausforderungen der Mutterschaft im Mittelpunkt des täglichen Lebens. Es ist aber ebenso wichtig, die allgemeinen körperlichen Veränderungen und die natürlichen Ausscheidungsvorgänge des Körpers im Blick zu behalten. Normalen Körperfunktionen wie dem Absetzen von Urin und Stuhlgang wird dabei häufig wenig Aufmerksamkeit geschenkt. Das liegt daran, dass diese Vorgänge in unserer Gesellschaft häufig tabuisiert werden und deswegen die wenigsten Erwachsenen offen und ehrlich darüber sprechen. Dabei sind diese körperlichen Ausscheidungen nicht nur essenziell für unsere Gesundheit, sondern auch von großer Bedeutung für das eigene Wohlbefinden und die Rückbildungsvorgänge im Wochenbett. Nur mit dem Wissen darüber was normal ist, können mögliche Abweichungen frühzeitig erkannt und im Bedarfsfall geeignete Maßnahmen ergriffen werden.

Urin

Als Faustregel kannst du dir merken, dass du spätestens vier bis sechs Stunden nach der Geburt erstmals Wasserlassen solltest. Viele Frauen empfinden das als unangenehm oder haben Angst vor Schmerzen. Tatsächlich kann es in der ersten Zeit nach einer vaginalen Geburt beim Wasser lassen zu einem leichten oder stärkeren Brennen kommen, da der Intimbereich sich empfindlich und gereizt anfühlt. Das führt nicht selten dazu, dass der Urin zurückgehalten oder die Harnblase nur unvollständig entleert wird, was zu Problemen wie einer Blasenentzündung führen kann.

Harnflut

Einige Tage nach der Geburt kann es zu einer vermehrten Harnausscheidung kommen. Verantwortlich dafür ist das rasche Absinken der Östrogenkonzentration im Blut nach der Geburt der Plazenta. In den letzten Schwangerschaftswochen spielt Östrogen eine Rolle bei der Einlagerung von Wasser im Gewebe. Durch das Sinken des Hormonspiegels wird das Wasser, das sich im Gewebe angesammelt hat, nun vermehrt ausgeschieden. Das kann zur Folge haben, dass innerhalb von 24 Stunden drei bis vier Liter Urin anfallen. Auch wenn sich das viel anhört: Mach dir keine Sorgen, es ist ein ganz physiologischer Vorgang.

HEBAMMEN WISSEN

Wenn es während der Geburt zu Verletzungen im Intimbereich gekommen ist, kann dir das gleichzeitige Abspülen mit klarem Wasser während des Urinierens dabei helfen, dass unangenehme Brennen zu lindern.

TIPP

WENN DAS WASSERLASSEN NICHT ODER NUR SCHWER KLAPPT

- Achte darauf, dass du **warme Füße** hast und tauch deine Hände für einige Minuten in lauwarmes Wasser, bevor du auf die Toilette gehst.
- Schau darauf, dass deine persönliche **Intimsphäre** während des Toilettengangs gewahrt ist. Wenn du dich unwohl fühlst, fällt es dir schwerer Wasser zu lassen.
- Dreh den Wasserhahn auf und l**ass das Wasser laufen**, während du versucht zu urinieren. Dies hilft dabei, zu entspannen und die Harnblase zu entleeren.
- **Klopf sanft** auf den Bereich im Unterbauch, wo sich deine Harnblase befindet. Ähnlich wie bei einem schnellen Klavierspiel.
- **Streich mehrmals sanft** quer oberhalb deines Kreuzbeins entlang.
- Und als letzter Tipp: **Pfeifen!** Ja genau, richtig gelesen. Pfeif ein kurzes Lied, denn dies kann dabei helfen, die Harnblase zu entleeren.

Stuhlgang

Der erste Stuhlgang sollte innerhalb der ersten zwei bis drei Tage nach der Geburt ausgeschieden werden. Vor allem nach einer vaginalen Geburt kann sich die Entleerung einige Zeit etwas ungewohnt oder komisch anfühlen. Während einige Frauen gar keine Probleme mit der Verdauung haben, berichten andere, dass die Darmfunktion einige Zeit beeinträchtigt ist. Das liegt unter anderem daran, dass der Darm erst nach ein bis zwei Wochen seine ursprüngliche Lage im Bauchraum wieder eingenommen hat. Außerdem verspüren viele Frauen unmittelbar nach der Geburt wenig Appetit oder vergessen aufgrund der veränderten Lebensumstände, ausreichend zu essen und zu trinken.
Allgemein ist es wichtig, den Stuhlgang weich zu halten. Dies kann durch eine ausreichende Trinkmenge, aber auch eine ballaststoffreiche und ausgewogene Ernährung erreicht werden. Denn je härter der Stuhlgang wird, desto unangenehmer und schmerzhafter kann die Ausscheidung sein.

HEBAMMEN WISSEN

Vielleicht kannst du mit der Angst, dass durch das Pressen beim Absetzen von Stuhlgang eine Verletzung oder Naht im Dammbereich wieder aufgeht, besser umgehen, wenn du währenddessen mit der flachen Hand und etwas Toilettenpapier leichten Druck von vorne gegen deine Vulva und Naht ausübst. Wenn du eine Bauchgeburt hattest, kann ebenfalls ein leichter Druck gegen die Naht hilfreich sein.

TIPP

TOILETTENGANG NACH DER GEBURT

- Vor und nach dem Toilettengang **Hände waschen.**
- **Kurze Verweildauer**, das heißt Smartphone, Zeitungen, Zeitschriften oder Bücher sind tabu. Der Toilettengang sollte so kurz wie möglich gehalten werden, um den geschwächten Beckenboden nach der Geburt nicht zusätzlich zu belasten.
- **Leg eine Hand ans Steißbein**, um die Richtung der Ausscheidungen zu spüren.
- **Kein Powerpressen** – weder Urin noch Stuhlgang sollten durch Pressen entleert werden. Dies ist nicht nur schlecht für den Beckenboden, sondern begünstigt auch die Entstehung von Hämorrhoiden.

Was viele Frauen, die eine Geburtsverletzung davongetragen haben, vereint, ist die Angst, dass durch das Ausscheiden von Stuhl die Naht der Geburtsverletzung aufgehen könnte. Diese Sorge ist unbegründet, führt aber häufig dazu, dass der Stuhlgang zurückgehalten wird. Bei starker Verstopfung, oder aber wenn Stuhlgang aus anderen Gründen nicht möglich ist, muss unbedingt Rücksprache mit einem Arzt oder der Hebamme gehalten werden. In diesem Fall kann durch Hilfsmittel wie Zäpfchen oder durch kleine Einläufe die Darmtätigkeit wieder in Schwung gebracht werden.

Verstopfung

Obstipation, auch unter dem Begriff Verstopfung bekannt, betrifft sehr viele Frauen im Wochenbett. Es gibt viele verschiedene Gründe, warum die Darmaktivität in dieser Zeit herabgesetzt ist. Trotzdem ist es immer noch ein großes Tabuthema, über das Frauen im Wochenbett nicht gern sprechen, denn es ist vielen unangenehm. In den ersten Tagen nach der Geburt ist Stuhlgang zu lassen für viele eine Herausforderung und Überwindung zugleich. Doch ist es wichtig zu wissen, dass es vielen Frauen so geht und man mit diesem Thema nicht allein ist. Vor allem wenn Geburtsverletzungen aufgetreten sind, können diese in den ersten Tagen noch schmerzhaft sein. Auch die Angst, dass die Naht sich wieder öffnen könnte, hindert viele Frauen daran, Stuhlgang zu lassen. Nimm dir deshalb Zeit auf der Toilette und versuche immer, starkes Pressen zu vermeiden.

Körperliche Veränderung

Im Wochenbett finden im Körper der Frau viele Veränderungen statt. Die Gebärmutter bildet sich zurück, die Brust verändert sich und auch die Organe wandern wieder an ihren ursprünglichen Platz, dazu gehört auch der Darm. Dies benötigt Zeit und Geduld. Zusätzlich tragen eine geringere Aktivität und weniger Bewegung auch dazu bei, dass der Darm etwas träger arbeitet als gewöhnlich. Und auch die Hormone spielen eine Rolle.

Flüssigkeitsmangel

Durch die Geburt, das vermehrte Schwitzen im Wochenbett, aber auch durch das Stillen kann es zu einem Flüssigkeitsmangel kommen, der zusätzlich das Auftreten von Verstopfungen begünstigt. Aus diesem Grund ist es sehr wichtig, darauf zu achten, genug Flüssigkeit, das heißt zwei bis drei Liter am Tag, zu sich zu nehmen.

Hämorrhoiden

Bei einer vaginalen Geburt können die Presswehen Hämorrhoiden verursachen, die im Wochenbett für Schmerzen sorgen. Vielleicht sind Hämorrhoiden auch schon vor der Geburt ein Thema und erschweren den Stuhlgang. Meist bilden sich die Hämorrhoiden jedoch im Wochenbett spontan zurück und die Ausscheidung wird wieder leichter.

Veränderte Lebensumstände

Die Umstellung der Lebensumstände, die ein Neugeborenes automatisch mit sich bringt, kann sich auch auf den Darm und den Stuhlgang auswirken. Der Tagesablauf ändert sich von heute auf morgen und die eigenen Bedürfnisse werden in dieser Zeit häufig hintangestellt. Durch diese Veränderung und auch den Stress, den das alles mit sich bringt, unterdrückt man unbewusst den Stuhlgang.

Behandlung

Es ist ganz normal, dass es nach Geburt zwei bis drei Tage dauern kann, bis der erste Stuhlgang abgesetzt ist. Doch wenn es auch nach dieser Zeit noch nicht funktioniert, kann und sollte man die Verdauung unterstützen.

- **Trinken ist das A und O.** Nicht nur für den Stuhlgang, sondern auch für die Milchproduktion, den Kreislauf und generell für deine Gesundheit ist es wichtig, genug zu trinken. Vor allem im Wochenbett sollte man darauf achten, zwei bis drei Liter pro Tag zu sich zu nehmen. Um die Verdauung noch etwas mehr zu unterstützen, kann ein lauwarmes Glas Wasser am Morgen getrunken werden.
- **Regelmäßige Bewegung** tut dem Körper, aber auch dem Darm sehr gut. Durch die Bewegung wird die Darmaktivität gesteigert und somit kann der Darm effektiver arbeiten und der Stuhlgang leichter abgesetzt werden. Kleine Spaziergänge, die nicht weit und lang sein müssen, oder auch Becken-

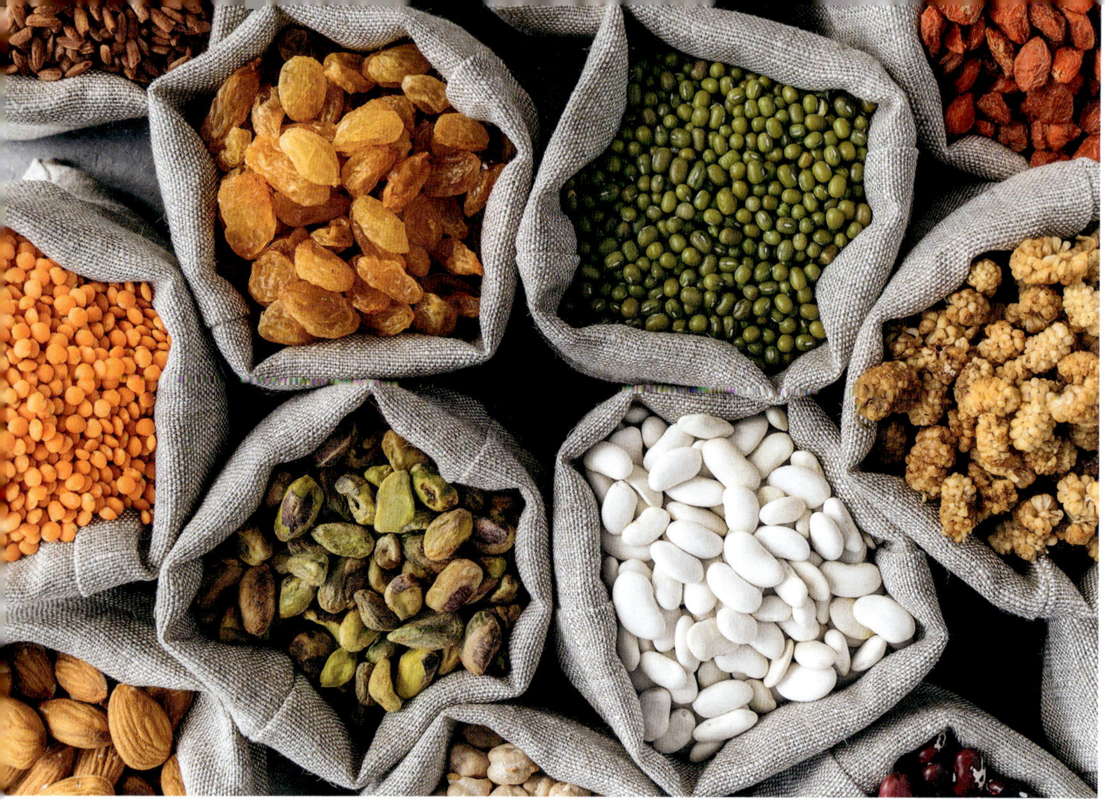

Viele Ballaststoffe, Trockenfrüchte und Quellmittel helfen gegen Verstopfung.

bodenübungen für das Frühwochenbett, können dir jetzt helfen. Behalte aber im Hinterkopf, dass das Wochenbett zur Regeneration und Heilung da ist. Im frühen Wochenbett solltest du es mit Bewegung daher nicht übertreiben. Beginne langsam und hör auf dich und deinen Körper! Er sendet dir Signale, auf die du achten solltest.

- **Eine ballaststoffreiche Ernährung** kann hilfreich sein, um die Verdauung anzuregen. Vollkornprodukte wie Vollkornbrot oder Vollkornnudeln, Hülsenfrüchte wie Bohnen oder Linsen oder auch Nüsse und Samen können den Vorgang unterstützen.
- **Trockenfrüchte** als Snack zwischendurch haben eine abführende Wirkung, die von den wasserlöslichen Pflanzenstoffen Pektin und Zellulose herrührt. Vor allem Pflaumen, Aprikosen, Datteln oder Äpfel gelten als verdauungsfördernd.
- Zu den natürlichen Quellmitteln gehören **Leinsamen, Weizenkleie und Flohsamen**. Diese saugen die Flüssigkeit im Darm auf und der Stuhl wird dadurch voluminöser und weicher. Wichtig ist jedoch, dass man genug Flüssigkeit zu sich nimmt, sonst kann es einen gegenteiligen Effekt auslösen.
- **Eine anregende Bauchmassage** kann die Darmaktivität fördern. Dazu massiert man den Darm mit etwas Druck im Uhrzeigersinn. Gern kann dazu auch ein Öl verwendet werden, damit die Massage nicht nur zweckmäßig, sondern darüber hinaus auch noch angenehm ist.
- Auch verschiedene **Akupunkturpunkte** am Körper können die Verdauung anregen und somit das Abführen des Stuhlgangs positiv beeinflussen. Informiere dich dazu gern bei dir vor Ort oder frag deine Hebamme, ob es ein solches Angebot gibt.

Hämorrhoiden

Das Thema Hämorrhoiden gehört zu denen, über die kein Mensch wirklich gern spricht. Fakt ist aber, jeder Mensch hat Hämorrhoiden, man bemerkt diese im Alltag nur nicht, solange sie keine Probleme machen. Das ist während der Schwangerschaft und im Wochenbett häufig anders, denn viele Frauen sind in dieser Zeit von unterschiedlichen Schweregraden und somit auch Problemen, die damit einhergehen, betroffen.

Aber noch mal einen Schritt zurück: Was sind Hämorrhoiden eigentlich genau?

Bei Hämorrhoiden handelt es sich um mit Blut gefüllte Gefäßpolster. Sie sind ringförmig zwischen dem Übergang vom Mastdarm (Rektum) und dem letzten Abschnitt des Darmes, dem sogenannten Analkanal, angeordnet. Hämorrhoiden können je nach Ausprägung und Symptomen in vier unterschiedliche Schweregrade eingeteilt werden.

1. Grad

Die Hämorrhoiden sind nicht mit bloßem Auge zu erkennen und/oder ertastbar. Sie sind nicht schmerzhaft, sondern äußern sich durch permanenten und teilweise sehr starken Juckreiz. Eventuell kann auch eine leichte, helle Ablagerung von Blut auf dem Stuhlgang beziehungsweise auf dem Toilettenpapier beim Abwischen sichtbar werden. Dabei handelt es sich übrigens um die Form, die am häufigsten während einer Schwangerschaft vorkommt.

2. Grad

Die Hämorrhoiden können als einzelner Knoten oder mit mehreren größeren Knötchen während des Stuhlganges leicht nach außen treten. Sobald der Toilettengang beendet ist, ziehen sich diese aber wieder zurück. Bei diesem Schweregrad können die Hämorrhoiden leichte bis mäßige Schmerzen verursachen. Zudem können unangenehme Begleiterscheinungen wie Nässen und/oder Brennen hinzukommen. Aber auch andere Entzündungszeichen sind als Begleiterscheinung möglich.

3. Grad

Die Hämorrhoiden fallen, zum Beispiel während des Toilettengangs, durch den Anus nach außen. Dieser sogenannte Prolaps bildet sich auch danach nicht wieder selbstständig zurück. Dies ist verbunden mit zum Teil starken Schmerzen, vor allem während und nach dem Stuhlgang. Zudem können weitere Symptome wie Juckreiz und die Absonderung von Schleim hinzukommen. Auch weitere Entzündungszeichen sind möglich. Generell kann sich alles in diesem Bereich »irgendwie« geschwollen anfühlen, sodass auch das Sitzen unangenehm sein kann.

4. Grad

Die Hämorrhoiden sind auf den ersten Blick mit dem bloßen Auge sichtbar. Bei diesem Schweregrad charakteristisch ist, dass sich die Knoten nicht mehr zurückschieben lassen. Dieser permanente Prolaps kann dazu führen, dass das Gewebe zunehmend schlechter durchblutet wird und es sogar dazu kommen kann, dass es nach und nach abstirbt. Die Symptome reichen von starken Schmerzen, bis hin zu sehr starken Blutungen.

Warum haben so viele Frauen Probleme mit Hämorrhoiden?

Die Entstehung wird bereits in der Schwangerschaft durch die Hormone begünstigt, denn diese bewirken, dass die Gefäße sich erweitern. Auch die Verdauung spielt eine nicht unerhebliche Rolle. Viele Frauen berichten, dass sie vor allem in den letzten Wochen der Schwangerschaft Probleme mit Verstopfungen haben. Dies kann unter anderem durch eine Supplementierung von Eisen, welche häufig

ebenfalls gegen Ende der Schwangerschaft notwendig wird, verstärkt werden. Auch das zusätzliche Gewicht und der Druck im Bauchraum, bedingt durch die Größe der Gebärmutter sowie des Kindes gegen Ende der Schwangerschaft, kann sich negativ auswirken. Aber auch durch das aktive Mitschieben während der letzten Phase der Geburt kann die Entstehung unterschiedlicher Schweregrade von Hämorrhoiden begünstigt werden.
So unangenehm die Symptome auch sind, die mit Hämorrhoiden nach der Geburt einhergehen, häufig verschwinden sie nach einigen Wochen oder Monaten wieder ganz von alleine. Der Gang zum Facharzt ist dadurch in der Regel im Wochenbett nicht notwendig, sondern nur Geduld. Wichtig ist es außerdem, in dieser Zeit einige allgemeine Hinweise konsequent zu beachten.

1. **Nicht kratzen!** Auch wenn es dir verständlicherweise in den Fingern juckt, kann dies deine Beschwerden sogar noch verschlimmern.
2. Vermeide es, den empfindlichen Bereich unnötig zu reizen. Verwende **weiches Toilettenpapier** und verzichte beim Abwischen nach dem Stuhlgang auf übermäßiges und unnötiges Reiben.
3. **Verwende zur Reinigung klares Wasser** anstelle von feuchtem Toilettenpapier. Die darin enthaltenen Konservierungs- und Geruchsstoffe können deine Schleimhaut zusätzlich reizen.
4. **Achte auf deine Ernährung.** Ballaststoffreiche Kost und ausreichend Flüssigkeitszufuhr hilft dir dabei, Verstopfungen vorzubeugen und deinen Stuhlgang weich zu halten.
5. **Verwende keine Sitzringe!** Auch wenn es noch so verlockend klingt, durch die Sitzringe kann es zu unerwünschten Wassereinlagerungen in deinem sowieso schon empfindlichen Intim- und Gesäßbereich nach der Geburt kommen. Auch die Wundheilung bei einer eventuell aufgetretenen Geburtsverletzung kann dadurch beeinträchtigt werden.
6. **Versuche mehr zu liegen als zu sitzen,** um den empfindlichen Bereich nach der Geburt zu schonen.

Zusätzlich gibt es einige Hausmittel, welche die Begleiterscheinungen etwas lindern und deinen Alltag erträglicher machen können.

Kühlen

Um den Juckreiz und das zum Teil unerträgliche Brennen zu lindern, kann es helfen, den entsprechenden Bereich zu kühlen. Dafür kann ganz unkompliziert ein Kondom oder alternativ ein Einmalhandschuh bis zur Hälfte mit Wasser gefüllt werden und im Anschluss im Tiefkühler durchgefroren werden. Die so entstandenen Eiszapfen können durch ihre Form optimal an der entsprechenden Stelle platziert werden. Aber bitte niemals direkt. Vor der Anwendung sollten diese immer in ein dünnes Tuch eingeschlagen werden, um Kälteverbrennungen zu vermeiden. Die Anwendung kann so lange erfolgen, wie es angenehm ist und beliebig oft wiederholt werden.

HEBAMMEN WISSEN

Auch bei Hämorrhoiden kann Quark mit seinen entzündungshemmenden, abschwellenden und kühlenden Eigenschaften tolle Hilfe leisten. Dafür etwas Quark direkt aus dem Kühlschrank auf ein Wattepad oder alternativ einen Waschlappen geben und auf die Hämorrhoiden auflegen. Nicht länger als 10 bis 15 Minuten liegen lassen.

Sitzbäder

Sitzbäder können durch die Hinzugabe von entsprechenden Wirkstoffen wie Eichenrinde oder Hamamelis (als Urtinktur oder Salbe) dabei helfen, dass nicht nur die Symptome nachlassen, sondern auch die Hämorrhoiden sich etwas zurückziehen und somit kleiner werden. Lass dich dazu von deiner Hebamme, Gynäkologin oder in der Apotheke beraten. Zum Beispiel kannst du eine Handvoll Eichenrinde (aus der Apotheke) in einem Topf mit ein bis zwei Litern Wasser für 10 bis 15 Minuten köcheln lassen. Den Sud im Anschluss auf Körpertemperatur abkühlen lassen und damit für maximal zehn Minuten ein Sitzbad durchführen.

Medikamente

Sollten diese Tipps und Hausmittel bei dir keine ausreichende Wirkung entfalten und die Hämorrhoiden hartnäckig bestehen bleiben, gibt es nach Rücksprache mit deiner Fachärztin die Möglichkeit, Zäpfchen oder Salben aus der Apotheke zur akuten Therapie zu verwenden. Wenn du stillst, ist es wichtig, dass ausschließlich stillverträgliche Produkte zum Einsatz kommen. Dies ist nicht immer der Fall und sollte deswegen unbedingt vor Therapiebeginn mit deiner Ärztin oder in der Apotheke abgeklärt werden.

Salben lassen sich ganz einfach selbst herstellen.

30 g Schafgarbenblüte
30 g Himbeerblätter
150–200 g Bienenwachs

Herstellung: Das Bienenwachs in einem Topf flüssig werden lassen und dann Schafgarbenblüten und Himbeerblätter dazugeben. Für etwa 30 Minuten köcheln lassen, bis alles schön weich ist. Im Anschluss durch ein feines Sieb oder Tuch in ein verschließbares Gefäß gießen. Abkühlen lassen. Kann auf die betroffenen Stellen mehrmals täglich dünn aufgetragen werden und hilft dabei, die Beschwerden für einige Zeit zu minimieren.

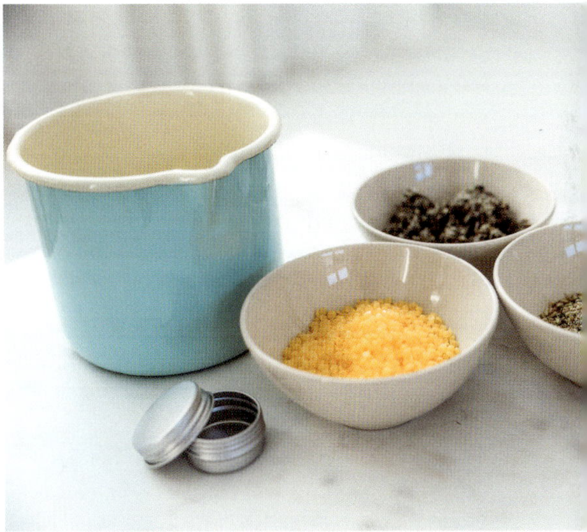

Varizen

Der Begriff Varize leitet sich von dem lateinischen Wort varis (Knoten) ab. Im Deutschen ist die Bezeichnung Krampfadern üblich. Varizen sind geschlängelte, erweiterte Venen, die oft bläulich oder violett unter der Haut sichtbar sind. Sie treten meistens an Beinen, Vulva oder Anus (Hämorrhoiden) hervor. Vor allem über Varizen an der Vulva sowie Hämorrhoiden wird wenig gesprochen, sie sind ein großes Tabuthema. Dabei sind wirklich einige Frauen in der Schwangerschaft davon betroffen. In der Schwangerschaft führen ausgeprägte hormonelle Veränderungen dazu, dass sich die Venen ausdehnen. Dies kann zu einem erhöhten Druck in den Adern führen, da sich der Blutrückfluss verlangsamt. Die oberflächlichen Venen werden unter der Haut sichtbar und erscheinen bläulich oder violett. Auch das zunehmende Blutvolumen belastet die Gefäße. Mit dem Wachstum des Babys vergrößert sich auch die Gebärmutter erheblich, was zu einem erhöhten Druck auf die Beckenvenen führt. Dies verringert den Blutfluss, verlangsamt den Rückfluss und führt dazu, dass sich das Blut in den vorherigen Gefäßen staut. Varizen können die Folge sein.

Auch das Bindegewebe spielt eine bedeutende Rolle bei der Entstehung von Varizen. Bei einer Bindegewebsschwäche können diese früher auftreten. Die Haut dehnt sich leichter und schneller aus, und die oberflächlichen Venen werden sichtbar. Eine Bindegewebsschwäche hat oft genetische Ursachen. In solchen Fällen sind präventive Maßnahmen wie ausreichende Bewegung von besonderer Bedeutung.

Varizen an den Beinen

Nach ihrem Erscheinungsbild unterscheidet man sechs verschiedene Varizentypen

- **Besenreiservarizen**, auch einfach nur Besenreiser genannt, sind kleine, sichtbare Venen, die in der Haut nahe der Oberfläche verlaufen. Sie sind oft bläulich oder rötlich und sehen ähnlich wie ein netzförmiges Geflecht aus. Diese Varizen treten in der Regel in Bereichen auf, in denen die Haut dünn ist, wie an den Oberschenkeln oder Waden.
- **Stammvarizen** sind größere, erweiterte Venen, die sich direkt unter der Hautoberfläche befinden. Sie können schmerzhaft sein und treten häufig an den Hauptvenen des Beins auf. Dieser Typ kommt häufig während einer Schwangerschaft vor.

TIPP

BEWEGUNG HILFT

Die meisten wissen, dass Bewegung während der Schwangerschaft wichtig ist, um gesund und kräftig zu bleiben. Sie regt das Herz-Kreislauf-System an und kann die Fließgeschwindigkeit in den Venen erhöhen. Was viele aber nicht wissen, ist, dass regelmäßige Bewegung als präventive Maßnahme gegen das Auftreten von Varizen sehr wichtig ist. Selbst wenn bereits Varizen vorhanden sind, kann Bewegung den Zustand verbessern und das Entstehen weiterer Varizen verhindern.

- **Seitenastvarizen** sind kleinere Venen, die von den Stammvarizen abzweigen. Sie sind oft in dichtem Netzwerk sichtbar und können Schmerzen oder Unzufriedenheit verursachen, insbesondere wenn sie entzündet oder erweitert sind.
- **Retikuläre Varizen** sind kleinere Venen, die tiefer in der Haut liegen. Sie sind oft bläulich oder grünlich und können ein feines Netzwerk in der Haut bilden. Diese Varizen verursachen in der Regel weniger Beschwerden als Stamm- oder Seitenastvarizen.
- **Perforansvarizen** sind Venen, die die Verbindung zwischen den oberflächlichen und tiefen Venen des Beins herstellen. Sie spielen eine wichtige Rolle im venösen Kreislauf. Wenn sie erweitert oder geschädigt sind, kann dies zu Problemen im Blutfluss führen und Symptome wie Schwellungen oder Schmerzen verursachen.

Begleiterscheinungen

Bei Frauen, die während der Schwangerschaft mit Krampfadern zu kämpfen haben, können verschiedene unangenehme Begleitsymptome auftreten. Dazu gehören das Gefühl von schweren Beinen, Empfindlichkeit gegenüber Druck im Bereich der Krampfadern, Spannungsgefühle in den Beinen, Schmerzen an den betroffenen Stellen, Wadenkrämpfe, Juckreiz der Haut und gelegentlich auch Taubheitsgefühle in den betroffenen Bereichen.
Es ist wichtig, zu beachten, dass bei starken Schmerzen und/oder Rötungen im Bereich der Varizen sowie bei übermäßiger Wärme im umliegenden Gewebe sofort ärztliche Hilfe in Anspruch genommen werden sollte. Zusätzlich ist es ratsam, Varizen bereits bei Vorsorgeuntersuchungen mit deinem Frauenarzt oder deiner Hebamme zu besprechen. Dies ermöglicht eine frühzeitige Erkennung und angemessene Maßnahmen zur Behandlung oder Prävention von Varizen während der Schwangerschaft.

Was kann man tun?

Es gibt verschiedene Maßnahmen, die bei akuten Beschwerden aber auch schon präventiv wirken können.

1. **Hochlegen der Beine**
   Das Anheben unterstützt den Rückfluss des Blutes aus den Beinen und kann helfen, die Belastung der Venen zu reduzieren.
2. **Regelmäßige Bewegung**
   Aktivitäten wie zügiges Spazierengehen, Radfahren und Schwimmen fördern die Durchblutung und tragen zur Gesundheit der Venen bei.
3. **Fuß- und Beingymnastik**
   Gezielte Übungen für die Füße und Beine können die Muskulatur stärken und die Venen unterstützen.
4. **Anwendung von Beinpflegeprodukten** mit verschiedenen Extrakten
   Das Einreiben der Beine mit speziellen Extrakten kann die Haut und die Venenpflege unterstützen.
5. **Verwendung von Kompressionsstrümpfen**
   Kompressionsstrümpfe bieten eine gezielte Druckunterstützung für die Venen und können dazu beitragen, den Blutfluss zu verbessern.
6. **Kalt-warme Wechselduschen**
   Abwechselnde kalte und warme Duschen für die Beine können die Durchblutung fördern und die Venenaktivität anregen.

Was passiert nach der Geburt?

Nach der Geburt können sich die Krampfadern, die während der Schwangerschaft aufgetreten sind, wieder zurückbilden. Dies geschieht, wenn der Druck auf die Beckenvenen nachlässt und sich der Blutfluss normalisiert. In den ersten Wochen nach der Geburt können Frauen jedoch immer noch Symptome wie Schwellungen und Schmerzen in den Beinen haben. Das Tragen von Kompressionsstrümpfen und das Hochlagern der Beine können auch während der Wochenbettzeit hilfreich sein, um Beschwerden zu lindern. Jedoch kann es sein, dass an den Beinen die Varizen sichtbar bleiben und nicht mehr ganz verschwinden. Vor allem bei Folgeschwangerschaften treten diese meisten wieder auf und/oder können sich verschlimmern.

Pelvine Varizen

Ähnlich wie bei Krampfadern an den Beinen können auch die Venen im Becken- und Genitalbereich auftreten. Varizen im Becken- und Genitalbereich betrifft Frauen im gebärfähigen Alter zwischen 18 und 50 Jahren. Interessanterweise haben einige Frauen Krampfadern in den Beckenvenen, die jedoch keine erkennbaren Symptome verursachen.

Vulvavarizen

Vulvavarizen sind erweiterte Venen im Bereich der Vulva und können während der Schwangerschaft auftreten. Um Vulvavarizen zu diagnostizieren, sollten diese am besten im Stehen begutachtet werden. Denn je nach Ausprägung sind die Varizen im Liegen weniger sichtbar.

In den meisten Fällen ist keine weiterführende Diagnostik notwendig, es sei denn, es besteht der Verdacht auf eine Oberflächenthrombose oder die Varizen treten in der ersten Schwangerschaft sehr früh auf. In solchen Situationen sollte eine Gefäßfehlbildung per Ultraschall ausgeschlossen werden.

Vulvavarizen können mit verschiedenen unangenehmen Symptomen einhergehen wie Schmerzen beim Fahrradfahren, Sitzen, Stehen und beim Geschlechtsverkehr. Zusätzlich

Krampfadern und Varizen können während der Schwangerschaft unterschiedlich stark auftreten.

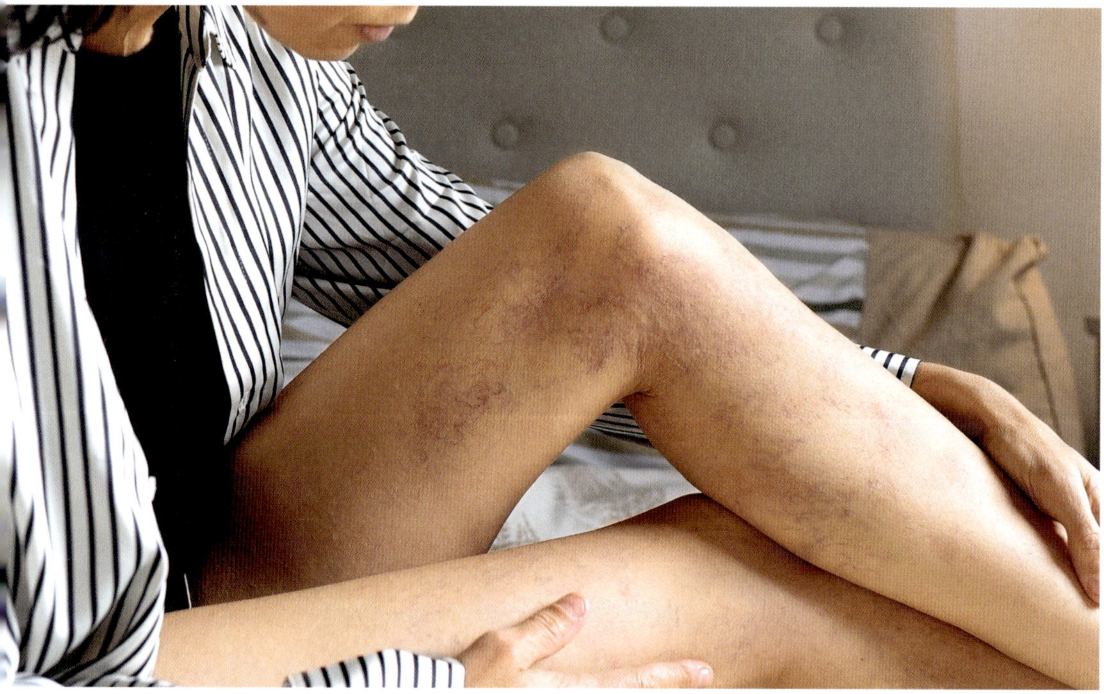

kann sich das Becken sehr schwer anfühlen und auch ein plötzlicher Harndrang kann häufiger vorkommen.
Vulvavarizen treten häufig zwischen der 18. und 24. Schwangerschaftswoche auf und bilden sich normalerweise im Wochenbett, oft im Zeitraum zwischen dem zweiten und achten Monat nach der Geburt zurück.
Nach der Geburt ist es deswegen wichtig, dem Körper Zeit zu geben. Falls dennoch Beschwerden auftreten oder bestehen bleiben, sollte man sich an eine Frauenärztin wenden, um weitere Behandlungsoptionen zu besprechen. Interventionelle oder operative Eingriffe sind eine Möglichkeit, sollten jedoch immer individuell je nach Ausprägung der Varizen und den Bedürfnissen der Frau entschieden werden. Die Wahl der Therapie hängt von der jeweiligen Situation und auch den Beschwerden ab.

SPRECHT ES AUS!

Selbst heute noch sind Vulvavarizen ein weitgehend tabuisiertes Thema, über das nur selten gesprochen wird. Viele Frauen empfinden Scham und zögern, darüber zu sprechen. Dennoch möchten wir dich ermutigen, offen damit umzugehen. Besonders dann, wenn starke Beschwerden auftreten, gibt es Möglichkeiten, diese zu lindern. Vulvavarizen sind keine schwerwiegende Problematik und betreffen einige Frauen. Hab den Mut, es anzusprechen. Denn nur durch offene Gespräche können wir dir helfen.

Schwitzen

Starkes Schwitzen gehört zu den eher unangenehmen Begleiterscheinungen im Wochenbett, aber leider irgendwie dazu. Durch die übermäßige Absonderung von Schweiß wird der Körper nämlich dabei unterstützt, die durch die Schwangerschaft entstandenen Wassereinlagerungen auszuscheiden. Das Unangenehme daran ist, dass das Schwitzen unabhängig von der Außentemperatur und zu jeder Tages- und Nachtzeit oder auch permanent auftreten kann. Man nimmt an, dass die hormonelle Umstellung nach der Geburt die Ursache ist. Während die Schwangerschaftshormone einige Zeit nach der Geburt benötigen, um vollständig aus dem Blutkreislauf abgebaut zu werden, sind die Stillhormone bereits voll im Einsatz.
Viele Frauen beschreiben, dass sie in dieser Zeit das Gefühl haben, aus all ihren Poren zu triefen und zu stinken. Auch nach dem Duschen fühlen sich viele nur wenige Momente wirklich frisch, bevor sie unmittelbar wieder das Gefühl haben, dass sie anfangen zu riechen. Die gute Nachricht lautet: Sobald die Hormonumstellung geschafft ist, wird das Schwitzen bei den meisten Frauen nach und nach wieder weniger und hört schließlich ganz auf. Während dies bei manchen Frauen bereits nach einigen Wochen der Fall ist, dauert es bei anderen dagegen mehrere Monate.

Tipps für mehr Wohlbefinden

- Damit du dich trotz der Umstände wohl in deinem Körper fühlst, empfehlen wir, dass du dir bereits in der Schwangerschaft **ein gutes Deoodorant** auf Vorrat zulegst. Achte beim Kauf aber unbedingt darauf, dass du im Wochenbett nur Produkte verwenden solltest, welche frei von Duftstoffen und Aluminium sind. Schließlich soll dein Kind deinen eigenen Geruch kennenlernen.

Außerdem ist die zarte Babyhaut noch sehr empfindlich und kann möglicherweise auf Inhaltsstoffe eines Anti-Transpirants mit einer unerwünschten Hautreaktion oder Allergie reagieren.

- **Trage atmungsaktive und idealerweise locker sitzende Kleidung.** Materialien, die sich hier eignen, sind vor allem Naturfasern wie zum Beispiel Leinen, Baumwolle, Seide und/oder Kaschmir. Vermeide unbedingt bei der Wahl deiner Kleidungsstücke Materialien aus Polyester, Acryl und auch Nylon. Diese können keine Flüssigkeit absorbieren, was dazu führt, dass der Schweiß nicht nach außen abgegeben werden kann und sich somit sammelt. Dadurch wird nicht nur dein Wohlbefinden stark beeinträchtigt, sondern auch die Entstehung von unangenehmen Gerüchen begünstigt.

GUT ZU WISSEN

Sollte das Schwitzen dich sehr stark beeinträchtigen, bzw. über einen für dich tolerablen Zeitraum hinaus weiter anhalten, macht es Sinn, deine Schilddrüsenfunktion einmal durch eine Blutentnahme bei deinem Hausarzt kontrollieren zu lassen. Ab und zu kann es nach der Geburt zu einer Überfunktion (Hyperthyreose) kommen, welche sich ebenfalls unter anderem durch übermäßiges Schwitzen bemerkbar machen kann.

„

KAROLINA:

Vom Nachtschweiß hat einem keiner was erzählt. 🙈

“

„

SIMONE:

Ich war so beruhigt, als meine Freundin, die vier Wochen vor mir ihr erstes Kind bekam, sagte, dass sie sich noch nie selbst gerochen hat bis jetzt, und schwitzt wie noch nie. 😂 Nicht nur, dass man so sehr schwitzt, man hat auch irgendwie einen anderen Körpergeruch. 🤷‍♀️

“

- **Trage Zwiebellook.** So kannst du auf Hitzewallungen und Schweißausbrüche schnell reagieren, indem du Kleidung schnell und unkompliziert ablegen, aber auch wieder anziehen kannst.
- **Leg dir Wechselkleidung parat.** Gerade in der Nacht kann es ganz schön unangenehm sein, schweißgebadet aufzuwachen und dann so zu versuchen, wieder in den Schlaf zu finden. Damit deine nächtliche Ruhe nicht zusätzlich zu den Stillunterbrechungen gestört wird, leg dir unbedingt ein Oberteil und eventuell einen BH zum Wechseln in Reichweite. Dies kann auch praktisch sein, wenn es mal zu einem Unfall mit Muttermilch kommt, zum Beispiel wenn diese vielleicht unkontrolliert aus deiner Brust ausgelaufen ist.
- **Erfrische dich regelmäßig.** Dies kannst du zu Beispiel durch eine lauwarme Dusche erreichen oder wenn dir dafür die Zeit fehlt, indem du deine Hände und Unterarme für einige Zeit unter einen kühlen Wasserstrahl hältst oder sie für einige Zeit darin badest. Wenn kein kühles Wasser in der Nähe ist, kann es auch bereits helfen, einige Zeit barfuß auf einem kühleren Untergrund zu laufen oder, wenn auch das nicht möglich ist, deine Handgelenke für einen kurzen Moment zum Beispiel an einem kühleren Gegenstand zu kühlen.
- **Trinkmenge nicht reduzieren.** Auch wenn die Idee dahinter nachvollziehbar ist, solltest du deine tägliche Trinkmenge auf keinen Fall reduzieren, um dadurch das Schwitzen zu verringern. Wasser ist nicht nur für unser Überleben notwendig, sondern auch für das Stillen elementar. Denn dein Körper benötigt ausreichend Flüssigkeit, um genügend Muttermilch produzieren zu können. Aber nicht nur dafür, die aufgenommene Flüssigkeit hilft dir auch dabei, deine Körpertemperatur zu regulieren.

GUT ZU WISSEN

Um Hautreaktionen und Allergien bei deinem Neugeborenen vorzubeugen, solltest du in den ersten vier Wochen ganz auf Parfüm verzichten. Aus unserer Erfahrung wissen wir, dass viele Frauen auch noch lange Zeit danach im Alltag kein Parfüm verwenden, um den Geruch ihres eigenen Kindes ungestört wahrnehmen zu können.
Wann der richtige Zeitpunkt für die Wiederverwendung von Parfüm ist, entscheidet jede Frau ganz individuell und wann es sich für sie richtig anfühlt. Dasselbe gilt übrigens auch für Männer. Während die Frauen nach der Geburt häufig keine Probleme damit haben, ihr Parfüm wegzulassen, erleben wir es häufig, dass die Männer ihr gewohntes Parfüm und ihr Aftershave unverändert weiter benutzen. Aber auch darin können Duftstoffe und weitere Inhaltsstoffe enthalten sein, für die natürlich dieselben Bedenken im Hinblick auf ein Neugeborenes gelten.

Hausmittel

Es gibt auch einige natürliche Mittel gegen das Schwitzen, die du ganz bedenkenlos während der Stillzeit verwenden kannst:

- **Zitrone:** Die Zitronensäure hilft ganz natürlich gegen Schweiß und den daraus resultierenden unangenehmen Körpergeruch. Dafür einfach eine frische Zitrone halbieren und die Achselhöhlen einmal täglich gründlich mit einer der Zitronenhälften abreiben. Nach 30 Minuten den Zitronensaft gründlich mit klarem Wasser abspülen. Die Anwendung täglich wiederholen.
- **Apfelessig:** Ein wahres Wundermittel, übrigens nicht nur bei einer übermäßigen Schweißproduktion. Er reguliert den pH-Wert und hilft außerdem dabei, die Bakterien, die für den Schweißgeruch verantwortlich sind, zu entfernen. Die Anwendung ist denkbar einfach. Einfach ein Wattepad oder alternativ ein Tuch, zum Beispiel einen Waschlappen, mit Apfelessig tränken und die Stellen, welche besonders stark schwitzen, damit abreiben. Die Anwendung sollte für einen optimalen Effekt am Abend erfolgen und täglich wiederholt werden.
- **Natron:** Hilft dabei, den Schweiß zu absorbieren und die Bakterien, die für den Schweißgeruch sorgen, zu entfernen. Dafür einfach einen Teelöffel Natron mit so viel klarem Wasser vermischen, dass eine sämige-breiige Paste entsteht. Diese Paste für 15 Minuten auf die Achselhöhlen auftragen und einwirken lassen. Wenn die Einwirkzeit beendet ist, mit lauwarmem klarem Wasser gründlich abwaschen. Auch hier gilt: Für ein optimales Ergebnis sollte die Anwendung einmal täglich erfolgen.

Zitronensaft, Natron und Apfelessig helfen ganz natürlich gegen Schweiß und Geruchsbildung.

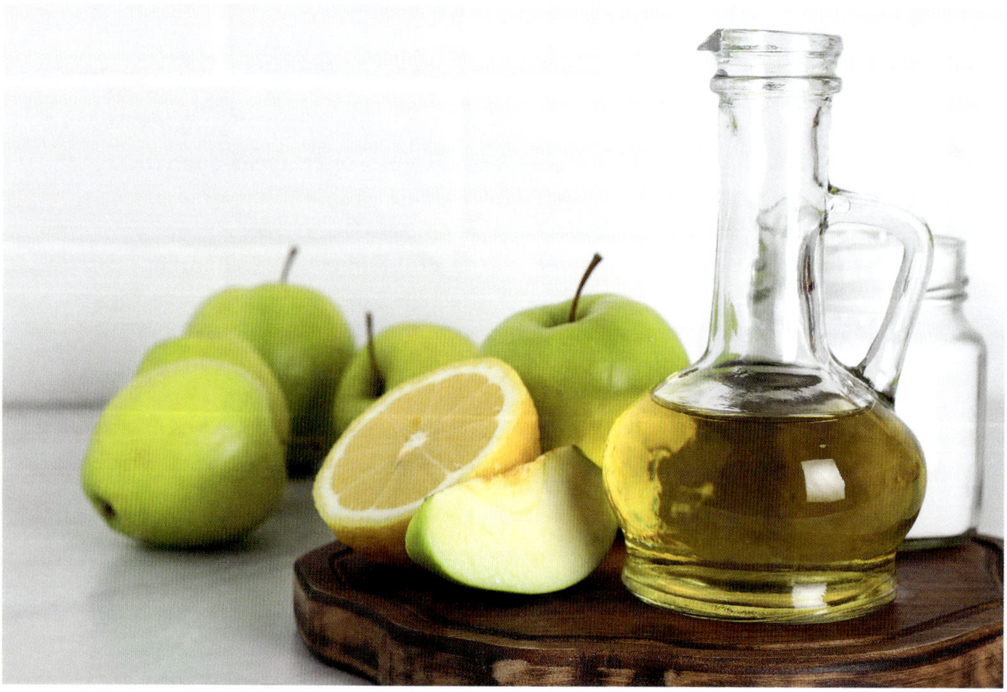

Haarausfall

Der Haarausfall im Wochenbett wird als postpartaler Effluvium (vermehrter Haarausfall im Wochenbett) bezeichnet und ist in den meisten Fällen völlig normal. Der Haarausfall ist auf das Hormon Östrogen zurückzuführen. In der Schwangerschaft ist es in einer höheren Konzentration im Körper vorhanden. Dadurch kann die Haut strahlender, die Nägel und auch das Haar kräftiger werden und voller. Das Östrogen sorgt nämlich dafür, dass die Haarfollikel in der Wachstumsphase länger auf dem Kopf bleiben und so freuen sich viele Frauen während der Schwangerschaft über dickeres und stärkeres Haar. Nach der Geburt hingegen sinkt auch das Östrogen im Körper wieder ab und kann dann das Gegenteil bewirken. Das heißt, nach der Geburt verkürzt sich diese Phase wieder bzw. normalisiert sich. Und so kommt es häufig zu großer Frustration, wenn oft wenige Wochen nach der Geburt die Haare ausfallen. Wir wissen, dass dies große Sorgen und Unsicherheiten auslösen und auch zu einigen Tränen führen kann.

Wie lange kann der Haarausfall anhalten?

Wie lange der Haarausfall anhält, ist sehr individuell, da der Hormonhaushalt jeder Frau sich nach Geburt ganz unterschiedlich wieder einpendelt. Auch die Ressourcen und Speicher für wichtige Nährstoffe und Elemente wie Eisen und Vitamin B müssen sich nach der Geburt erst wieder auffüllen. In den meisten Fällen normalisiert sich der Hormonhaushalt vier bis sechs Monate nach Geburt wieder. Somit kann der Haarausfall nach wenigen Tagen beginnen und bis zu sechs Monate nach der Geburt andauern.

Was kann man gegen Haarausfall tun?

Es gibt verschiedene Dinge, die du ausprobieren kannst:

- **Ausgewogene Ernährung:** In der Schwangerschaft und nach der Geburt hat dein Körper viel Energie verbraucht. Vor allem durch den Blutverlust bei der Geburt sinkt der Eisenspeicher. Im Wochenbett ist nun die Zeit gekommen, diese Speicher wieder aufzufüllen. Ein Weg kann durch die Ernährung sein. Vor allem Lebensmittel, die Eisen und Zink enthalten, geben dem Körper die nötige Energie zurück.
- **Bockshornkleekapseln:** Der Bockshornklee regt nicht nur die Milchbildung an, sondern sorgt auch dafür, dass sich der Haarausfall stabilisiert. Wenn du aber schon zu viel Milch produzierst, solltest du auf die Bockshornkleekapseln besser verzichten.
- **Blutwerte kontrollieren lassen:** Lass deine Blutwerte bei einem Facharzt kontrollieren.

HEBAMMEN WISSEN

Sucht dir einen guten Friseur! Maries Friseur Scott Conway sagte damals: »Wir schneiden deine Haare heute kurz ab, dadurch sieht es gleich viel gesünder und schöner aus und auch beim Nachwachsen sieht es besser aus. Das ist dann auch gut für dein Wohlbefinden!«
Und hier noch ein paar persönliche Worte von uns an dich: Liebe Mami, lass den Kopf nicht hängen, denn deine Haare werden ganz sicher wieder nachwachsen. Wir wissen, dass es sehr belastend sein kann, aber mit der Zeit wird sich alles wieder normalisieren. Doch eins noch: Wenn die Haare nachwachsen, entstehen die lustigsten Frisuren.

CARINA:
Ich hatte nach der ersten Geburt fürchterliche Geheimratsecken. Fast schlimmer als mein Mann. 😅 Nach der zweiten Geburt sind die Haare auch ausgefallen, aber lange nicht so schlimm. Dafür sind sie jetzt lockig geworden. 🤷

SARA-FAY:
Im Moment soooooo schlimm. Hatte nie schöneres Haar als in der Schwangerschaft. Nun bin ich immer dabei, Lücken im Haar zu verstecken (hab aber schon immer eher dünnes und wenig Haar). Trau mich auch nicht wirklich, die zu waschen, denn da ist der Ausfall am stärksten. Die rumfliegenden Haare nerven und ich schlaf immer mit Flechtzöpfen, damit die sich beim Baby nirgends rumwickeln. 😮❤️

SASKIA:
An sich ist es mir egal. Aber die Haare sind überall. 😩

ALEXANDRA:
Nach der Geburt hatte ich richtige Geheimratsecken. Da ich eh dünnes, feines Haar habe, war das richtig schlimm. Beim Duschen hatte ich richtig dicke Strähnen in den Händen und büschelweise Haare verloren. Geholfen hat da nur die Zeit.

So kann man sehen, ob ein Mangel an Nährstoffen vorliegt und diesen mit verschiedenen Präparaten ausgleichen.

- **Kieselerde:** Die Kieselerde kann in Form von Kapseln oder Tabletten nach Packungsbeilage eingenommen werden. Jedoch ist auch eine äußerliche Anwendung mit Kieselerdegel sinnvoll. Zusammen mit deinem Shampoo kann das Gel ins Haar einmassiert oder im Anschluss an die Haarwäsche wie eine Haarkur angewendet werden.

Hautverfärbungen

Einige Frauen stellen fest, dass sich im Verlauf der Schwangerschaft einige Körperstellen unregelmäßig und dunkler verfärben. Zunächst sind viele irritiert und erschrocken über dieses Phänomen, aber es ist völlig unbedenklich. Verantwortlich für die Verfärbungen an der Haut ist das sogenannte »Melanin«. Melanin bestimmt bei uns Menschen die Haar- und Hautfarbe sowie die Augenfarbe. Die Produktion von Melanin wird durch innere und äußere Faktoren beeinflusst. So spielen zum Beispiel die Genetik und auch die Sonneneinstrahlung eine wichtige Rolle.

In der Schwangerschaft sorgen körpereigene (endogene) Hormone dafür, dass die Melanozyten mehr Melanin produzieren und es somit zu einer Hyperpigmentierung an manchen Körperstellen kommen kann. Dies ist nicht weiter schlimm oder besorgniserregend und muss auch nicht behandelt werden.

Jede Frau ist individuell und so auch die Pigmentierung der Haut. Bei manchen Frauen verfärben sich einige Stellen deutlicher als bei anderen. Es kann auch von Schwangerschaft zu Schwangerschaft variieren und muss nicht immer gleich sein. Besonders häufig stellen Frauen eine Veränderung an den Achselhöhlen, im Intimbereich und auch an den Brustwarzen und am Brustwarzenvorhof fest. Zusätzlich kann sich in der Schwangerschaft die sogenannte Linea Alba verfärben. Diese wird dann als sogenannte »Linea Nigra« bezeichnet. Linea Nigra bedeutet auf Latein »schwarze Linie«. In der Schwangerschaft verfärbt sich die Linea Alba zu einer dunklen Linie, die senkrecht von der Brust über den Bauchnabel bis zur Symphyse verlaufen kann. Bei manchen Frauen ist diese Linie auch nur vom Bauchnabel bis zur Symphyse sichtbar. Die Linie ist unterschiedlich ausgeprägt und kann entweder nur wenige Millimeter oder bis zu einem Zentimeter dick sein. Die Linea Nigra kann ungefähr ab dem zweiten Trimester auftreten. Jedoch ist der Zeitpunkt immer individuell und kann so auch deutlich früher, später oder auch gar nicht erscheinen.

Kann ich die Verfärbungen der Haut verhindern?

Nein, ganz kann man diese nicht verhindern, da sie durch die hormonelle Umstellung im Körper von allein passiert. Dennoch ist es wichtig, darauf zu achten, dass alle Körperstellen, die der Sonne ausgesetzt sind, wie zum Beispiel das Gesicht, Hals und Hände, mit hohem Lichtschutzfaktor eingecremt werden. Die Sonneneinstrahlung verfärbt die Haut schneller und unregelmäßiger und kann somit an diesen Körperstellen die Pigmentierung noch verstärken. So kann es auch ratsam sein, eher einen Schattenplatz als ein Sonnenbad zu wählen.

Im Wochenbett verändert sich der Hormonhaushalt erneut und so verschwinden auch langsam die dunkel verfärbten Stellen auf der Haut. Dies kann allerdings bis zu einem Jahr dauern. Doch ist es auch hier unterschiedlich, denn bei manchen Frauen hellen sich alle betroffenen Hautstellen wieder auf und bei anderen bleiben manche Pigmentierungen erhalten. Eins ist jedoch wichtig zu wissen: Auch dieser Prozess benötigt wieder Zeit und Geduld. Nicht jede Hautpartie verändert sich gleich schnell.

Schwangerschaftsstreifen

Striae gravidarum sind vielen besser bekannt als Schwangerschaftsstreifen. Sie können durch die schnelle Dehnung der Haut, vor allem im zweiten und dritten Schwangerschaftsdrittel, und der damit einhergehenden Überdehnung des Bindegewebes an Bauch, Brüsten, Hüften und/oder Oberschenkeln entstehen.

Ob und in welcher Ausprägungen Schwangerschaftsstreifen auftreten, ist von Frau zu Frau sehr verschieden. Was aber immer gleich ist, dass die narbenähnlichen Dehnungsstreifen ein rein kosmetisches Problem darstellen und niemals ein gesundheitliches.

Bei ihrer Entstehung erscheinen sie während der Schwangerschaft meist violett-blau bis rötlich und verblassen nach der Geburt im Laufe der Zeit zu weißlich-silbernen Linien. Sie können sowohl einzeln als auch in parallel verlaufenden länglichen beziehungsweise wellenartigen Linien auftreten und nur wenige Millimeter bis mehrere Zentimeter lang sein. Die Haut kann sich an den betroffenen Stellen dünner und leicht erhaben anfühlen. Sie können aber auch etwas vertieft sein.

Obwohl eine Schwangerschaft ein absolutes Wunder ist, das der weibliche Körper vollbringt, fällt es vielen Frauen schwer, die häufig damit einhergehenden körperlichen Veränderungen und ihren »neuen« Körper nach der Geburt anzunehmen und zu akzeptieren. Vor allem, wenn sehr ausgeprägte Streifen während der Schwangerschaft ihre Spuren hinterlassen haben, kann dies Frauen nach der Geburt belasten. Hier sind einige Tipps von uns, um diese besser annehmen zu können:

- **Gib ihnen einen neuen Namen:** Ja, es sind Schwangerschaftsstreifen, aber wie wäre es denn, wenn du sie ab sofort als Tigerstreifen bezeichnest? Denn genau wie jede Frau eine individuelle Ausprägung und Anordnung der Schwangerschaftsstreifen an ihrem Körper hat, haben auch alle Tiger eine individuelle Zeichnung ihrer Streifen. Ziemlich cool, oder?
- **Einstellung überdenken:** Während andere sich ein Tattoo stechen lassen, um ihr Kind auf der Haut zu tragen, hat sich dein Kind mit diesen Schwangerschaftsstreifen direkt auf deinem Körper verewigt. Es hat sozusagen sein erstes eigenes Bild auf deinen Körper gemalt. Bei jedem einzelnen Blick darauf kannst du dich daran erinnern.
- **Pflegeroutine:** Nimm dir trotz deines Fulltime-Jobs als Mama auch mal Zeit für dich und baue eine regelmäßige Pflegeroutine in deinen Alltag ein. Idealerweise übernimmst du diese direkt mit aus deiner Schwanger-

GUT ZU WISSEN

Ob man Schwangerschaftsstreifen bekommt oder nicht, hängt vor allem von der genetischen Veranlagung ab. Denn ob die Haut zu Dehnungsstreifen neigt oder nicht, wird vererbt und kann deswegen nur bedingt von dir beeinflusst werden. Die Entstehung kann allerdings zusätzlich begünstigt werden, wenn eine Frau während der Schwangerschaft übermäßig viel und vor allem sprunghaft an Gewicht zunimmt.

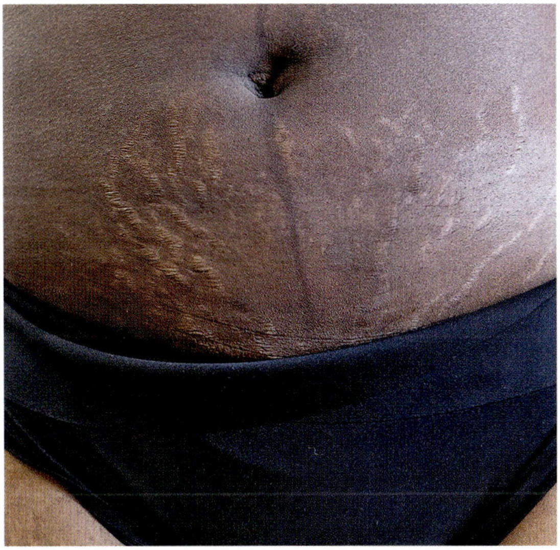
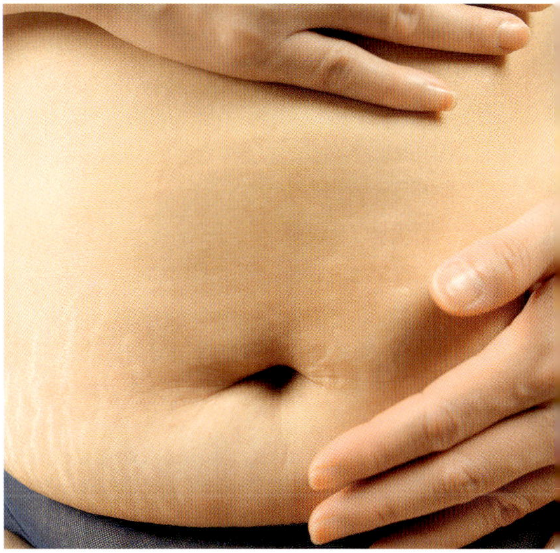

Schwangerschaftsstreifen sind eine Erinnerung an die Schwangerschaft, sei stolz auf sie.

schaft. Denn es ist wichtig, sich ausreichend Zeit zu nehmen, um den eigenen Körper nach einer Geburt neu kennenzulernen. Dabei kann zum Beispiel eine regelmäßige Massage mit einem Körperöl sehr hilfreich sein. Dadurch wird die Haut nicht nur gepflegt, sondern es kann auch dabei helfen, durch die regelmäßige Berührung deiner Streifen, diese besser annehmen zu lernen.

- **Kommt Zeit, kommt…:** Geduld und Zeit sind hier das Stichwort. Der Körper hat sich während der Schwangerschaft über viele Wochen und Monate verändert. Er braucht auch nach der Geburt wieder entsprechend Zeit, um sich zu regenerieren. Auch die Schwangerschaftsstreifen benötigen einige Zeit um sich zu verändern und vor allem zu verblassen.
- **Dermatologische Behandlung:** Du denkst dir, alles schön und nett, aber ich fand mich trotzdem einfach besser ohne Streifen? Dann solltest du dich nicht für immer damit quälen. Es gibt inzwischen einige Möglichkeiten das Aussehen von Dehnungsstreifen zu verbessern. Über mögliche Behandlungsmethoden und die entsprechenden Kosten kannst du dich am besten vor Ort bei einem Dermatologen/einer Dermatologin informieren.

Wir beide würden dir gerne noch ein paar persönliche Worte mit auf den Weg geben, falls du diesen Abschnitt gerade liest und mit deinen Dehnungsstreifen haderst. Deine Schwangerschaft hat dich mit den Spuren eines unglaublichen Wunders gezeichnet und diese erzählen für den Rest deines Lebens eine Geschichte. Denn sie sind ein Zeichen deiner Stärke und deiner Fähigkeit, Leben zu schenken. Du bist jetzt nicht nur gestreift, sondern du bist auch eine Mama. Du bist nicht nur gezeichnet, du bist auch stark. Also umarme deine Streifen, umarme deine Einzigartigkeit und erkenne die Schönheit in dem, was dich ausmacht. Denn egal, ob gestreift oder nicht, du bist vollkommen und du bist schön.

Ödeme im Wochenbett

Ödeme während der Schwangerschaft sind vielen Frauen bekannt, doch was passiert eigentlich nach der Geburt? Viele Schwangere gehen davon aus, dass sich die lästigen Einlagerungen von Wasser von allein auflösen, sobald das Baby geboren ist. Allerdings ist das nicht immer der Fall.
Einige Frauen haben Glück und bei ihnen verschwinden die Wassereinlagerungen direkt nach der Geburt, sobald der Körper beginnt, das überschüssige Wasser auszuscheiden. Frauen verspüren dann eine Erleichterung, da Spannungsgefühle an den betroffenen Stellen nachlassen. Doch es gibt auch Fälle, in denen die Ödeme weiterhin bestehen bleiben oder sogar noch zunehmen können. Besonders an den Füßen und Händen können sich nochmals zusätzliche Wassereinlagerungen bilden, die für Unbehagen und Einschränkungen im Alltag sorgen können..
Es ist wichtig, zu wissen, dass der Heilungs- und Umstellungsprozess nach der Geburt bei jeder Frau unterschiedlich verläuft. Du benötigt jetzt einfach etwas Geduld und ausreichend Zeit, damit der Körper sich erholen kann. Dennoch kann man sagen, dass die Symptome circa zwei Wochen nach der Geburt abklingen.

Wie entstehen Wassereinlagerungen?

Wassereinlagerungen treten auf, wenn sich überschüssige Flüssigkeit im Gewebe ansammelt. Während der Schwangerschaft befindet sich im Körper der Frau mehr Flüssigkeit, um den erhöhten Bedarf an Blut zu decken und Reserven zu haben. Durch die Hormonumstellung im Wochenbett können sich die Ödeme erneut verstärken, da vor allem bei stillenden Frauen der Prolaktinspiegel im Körper ansteigt. Dies führt dazu, dass sich Flüssigkeit in den Füßen, Knöcheln, Händen und im Gesicht ansammeln kann.

Die Wassereinlagerung im Wochenbett ist in den meisten Fällen ein normaler Vorgang und geht in der Regel von allein zurück. Dennoch kann sie für Frauen sehr unbequem und lästig sein. Es gibt jedoch einige Maßnahmen, die helfen können, die Beschwerden zu lindern:

- **Ausreichend Ruhe und Erholung:** Der Körper benötigt Zeit, um sich zu regenerieren. Besonders Ruhe ist wichtig, um den Heilungsprozess zu unterstützen.
- **Flüssigkeitsaufnahme:** Es mag komisch klingen, aber eine ausreichende Flüssigkeitszufuhr ist entscheidend, um den Körper dazu anzuregen, überschüssiges Wasser auszuscheiden. Wichtig ist es hier, genügend zu trinken und Getränke mit Koffeingehalt nur in geringen Mengen zu sich zu nehmen. Generell sollten stillende Frauen eine Menge von 200 bis 300 mg Koffein nicht überschreiten.
- **Beine hochlegen:** Wenn möglich, sollten die Beine hochgelagert werden, um den Rückfluss von Flüssigkeiten zum Herzen zu erleichtern.
- **Kompressionsstrümpfe:** Das Tragen von Kompressionsstrümpfen kann den Blutfluss verbessern und die Schwellung verringern.
- **Leichte Bewegung und gesunde Ernährung:** Sanfte Bewegung wie Spaziergänge können helfen, den Flüssigkeitsfluss im Körper anzuregen. Auch eine ausgewogene eiweißreiche Ernährung kann dazu beitragen, den Wasserhaushalt zu regulieren, und auch der Verzehr von entwässernden Lebensmitteln wie Gurken oder Ananas kann unterstützen.
- **Wechselduschen und Fußbäder:** Auch Wechselduschen helfen, den Wassereinlagerungen entgegenzutreten. Dabei sollten abwechselnd mit warmem und kälterem Wasser die Beine, Füße und Arme abgespült werden. Auch Fußbäder mit warmem Wasser und bestimmten Zusätzen wie Zitrus können hier helfen.

- **Gymnastik, Massage und Akupunktur:** Spezielle Übungen können helfen, Wassereinlagerungen zu minimieren. Frage dazu gern deine Hebamme. Auch eine Lymphdrainage kann bei starken Ödemen helfen. Diese wird meistens von einer Physiotherapeutin durchgeführt. Ebenso kann Akupunktur helfen, das Wasser auszuschwemmen.
  Die Wassereinlagerungen bilden sich in der Regel von allein zurück. Sollten dennoch andere Symptome wie stärkerer Kopfschmerz, Atemnot oder Ähnliches auftreten, sollte die Hebamme oder ein Arzt aufgesucht werden, um andere Ursachen auszuschließen.

Ein gesundes Gewicht

Viele Frauen haben im Wochenbett andere Prioritäten als ihr eigenes Körpergewicht. Interessant ist es dennoch zu wissen, welche Gewichtsabnahme nach der Geburt ungefähr zu erwarten ist. Während der Schwangerschaft legt der Körper einige Reserven für Fett und Flüssigkeit an, damit nach der Geburt genügend Energie da ist, um den erhöhten Kalorienbedarf während der Stillzeit zu decken.
Wenn das Kind geboren ist, purzeln unmittelbar etwa sechs Kilogramm. Das liegt nicht nur daran, dass das Gewicht des Kindes, sondern auch das Gewicht des Mutterkuchens (Plazenta) und des Fruchtwassers nach der Geburt verschwunden ist. Außerdem verliert jede Frau etwas Blut.
Ein bis zwei Wochen nach der Geburt ist eine weitere Gewichtsabnahme von drei bis fünf Kilogramm zu erwarten. Diese hängt mit dem erhöhten Schwitzen, der vermehrten Harnausscheidung, der Reduktion des nicht mehr benötigten zusätzlichen Blutvolumens und der Rückbildung der Gebärmutter in dieser Zeit zusammen. Kurz vor der Geburt hat diese ein Gewicht von ungefähr 1000 bis 1500 Gramm und bereits zwei Wochen nach der Geburt hat sie sich nicht nur auf ihre anfängliche Größe, sondern auch auf ihr ursprüngliches Gewicht von etwa 60 Gramm reduziert. Auch die Ausscheidung des Wochenflusses trägt natürlich dazu bei, dass Körpergewicht verloren geht.
Nach etwa acht Wochen bis zum Ende der Stillzeit ist ein weiterer Gewichtsverlust von einem bis zehn Kilogramm zu erwarten. Dies hängt mit einer beginnenden Fettreduktion des Körpers zusammen.
Während viele Frauen keine größeren Probleme haben, ihr altes Gewicht von vor der Schwangerschaft bis zum ersten Geburtstag des Kindes wieder zu erreichen, tun andere Frauen sich damit schwer oder schaffen es nicht einmal, in die Nähe ihres vorherigen Gewichtes zu kommen. Das liegt unter anderem an der individuellen Gewichtszunahme während der Schwangerschaft. Dieses Thema sollte deswegen immer von Frau zu Frau und abhängig vom eigenen BMI bei einem Vorsorgetermin in der Schwangerschaft individuell besprochen werden. Der Spruch »jetzt kannst du für zwei essen« ist ein falscher Rat und führt nicht selten zu großer Frustration einige Zeit nachdem das Baby geboren wurde.
Aber auch die eigene genetische Veranlagung sowie der unterschiedliche Stoffwechsel spielen eine Rolle. Während der Schwangerschaft sind die Stoffwechselprozesse zum Ende hin verlangsamt und benötigen bei einigen Frauen einfach einige Zeit länger, um nach der Geburt wieder in Schwung zu kommen.
Generell ist häufig zu beobachten, dass Frauen die Zeit für geregelte und ausgewogene Mahlzeiten nach der Geburt eines Kindes fehlt. Wenn dann zu viel von den falschen Lebensmitteln wie Schokoriegel, Kuchen, Chips und Co. verzehrt wird, kann schnell ein Teufelskreis entstehen. Denn diese machen zwar für einen kurzen Moment satt, halten aber nicht lange vor. Und dann wird zum nächsten schnell verfügbaren ungesunden Snack gegriffen, anstatt eine vollwertige gesunde Mahlzeit einzunehmen.

GUT ZU WISSEN

Frauen, die stillen, nehmen häufig etwas schneller ab als Frauen, die sich gegen das Stillen entscheiden. Das liegt unter anderem am erhöhten Energiebedarf, der notwendig für die Produktion von Muttermilch ist. Aber auch hier gilt, jede Frau und jeder Körper ist einzigartig. Nicht jede Frau nimmt in der Stillzeit automatisch und von allein ab.

Was, wenn mich mein Gewicht stört?

Wichtig ist eine realistische Erwartungshaltung. Der Körper hat während der Schwangerschaft ein wahres Wunder vollbracht. Vielleicht hast du den Spruch »Neun Monate kommt eine Schwangerschaft und neun Monate braucht es auch, bis sie wieder geht« schon einmal gehört. Er veranschaulicht sehr gut, dass der Körper beim Thema Gewichtsverlust einfach Zeit und du selbst etwas Geduld benötigst.

Vorsicht mit Diäten!

Eine bewusste Gewichtsreduktion in den ersten acht Wochen nach der Geburt sollte nicht angestrebt werden, da der Körper diese Zeit benötigt, um sich von der Geburt zu erholen und die Milchbildung in Gang zu bringen. Generell wird während der gesamten Stillzeit von einer radikalen Reduktionsdiät abgeraten, da in den Fettdepots Schadstoffe aus der Umwelt gelagert sind. Beim Abbau werden diese frei und können somit in die Muttermilch übergehen und auf diesem Weg zum Kind gelangen. Außerdem kann sich eine verminderte Kalorienzufuhr ungünstig auf die Milchbildung auswirken. Obendrein kann sich auch eine ungenügende Nährstoffzufuhr negativ auf die Gewichtsreduktion auswirken. Diese kann den Körper nämlich dazu veranlassen, sogenannte Energiereserven zu speichern, was wiederum das Abnehmen erschwert.
Aber auch wenn eine Frau sich gegen das Stillen entschieden hat, ist eine strenge Diät mit einem Neugeborenen/Säugling keine gute Idee. Bei kurzen Nächten, wenig Ruhephasen im Alltag und dem zusätzlichen Mental Load, der tagtäglich als Mutter auf einen zukommt, trägt permanenter Hunger leider nicht zu einer entspannten Familiensituation bei.
Es gibt dennoch einige Möglichkeiten, um störende Pfunde loszuwerden:

- Achte auf eine **ausgewogene und gesunde Ernährung**. Greif zu frischem Obst, Gemüse und Vollkornprodukten, wenn du Hunger hast, und trinke außerdem ausreichend Wasser über den Tag verteilt.

HEBAMMEN WISSEN

Eine gute Idee kann es außerdem sein, sich mit Bekannten bzw. Freundinnen aus dem Geburtsvorbereitungs-/ Rückbildungskurs zu verabreden. Während ihr gemeinsam kocht und euch austauschen könnt, ist immer jemand da, der auf die Kinder aufpasst. Das ist nicht nur ein toller Zeitvertreib, sondern fördert häufig auch gesündere Ernährungsweisen.

- Anstatt vieler kleiner Snacks, nimm dir lieber die Zeit für drei große, sättigende und vor allem **gesunde Mahlzeiten.** Es ist wichtig, dass du ausreichend Energie zu dir nimmst, damit du gesund und nachhaltig abnehmen kannst.
- Wenn dir die Zeit für die Essensvorbereitung fehlt, dann **koch gemeinsam mit deinem Partner vor** oder frage aktiv im Freundes-/Bekanntenkreis nach, ob dich jemand bei der Essenszubereitung unterstützen kann.
- **Beweg dich regelmäßig.** Das kann der klassische Spaziergang sein, den du Tag für Tag einfach etwas verlängerst. Es gibt auch spezielle Fitnessprogramme für die Zeit nach der Schwangerschaft. Ein Vorteil kann sein, dass der Kurs speziell auf die Zeit nach der Geburt abgestimmt ist und dass er als fester Termin in deinem Kalender steht. Außerdem triffst du dich mit Gleichgesinnten und kannst dich austauschen.
- Du wirst sehen, mit etwas Geduld und Disziplin purzeln die Pfunde mit einer gesunden Ernährungsweise und ausreichend Bewegung nach einiger Zeit ganz von alleine.

Was du nicht beeinflussen kannst, aber unbedingt wissen solltest ist, dass manche Frauen ihre Hosen nach der Schwangerschaft **ein bis zwei Nummern größer** tragen, obwohl sie ihr Ausgangsgewicht wieder erreicht haben. Das liegt daran, dass sich der Beckenring während der Schwangerschaft an den knorpeligen Verbindungen auflockert, damit der Geburtsweg größer wird. Bei manchen Frauen bildet sich diese Umfangserweiterung zurück, bei anderen bleibt sie bestehen.

Zu zweit macht Spazierengehen mehr Spaß – und ihr könnt euch prima austauschen.

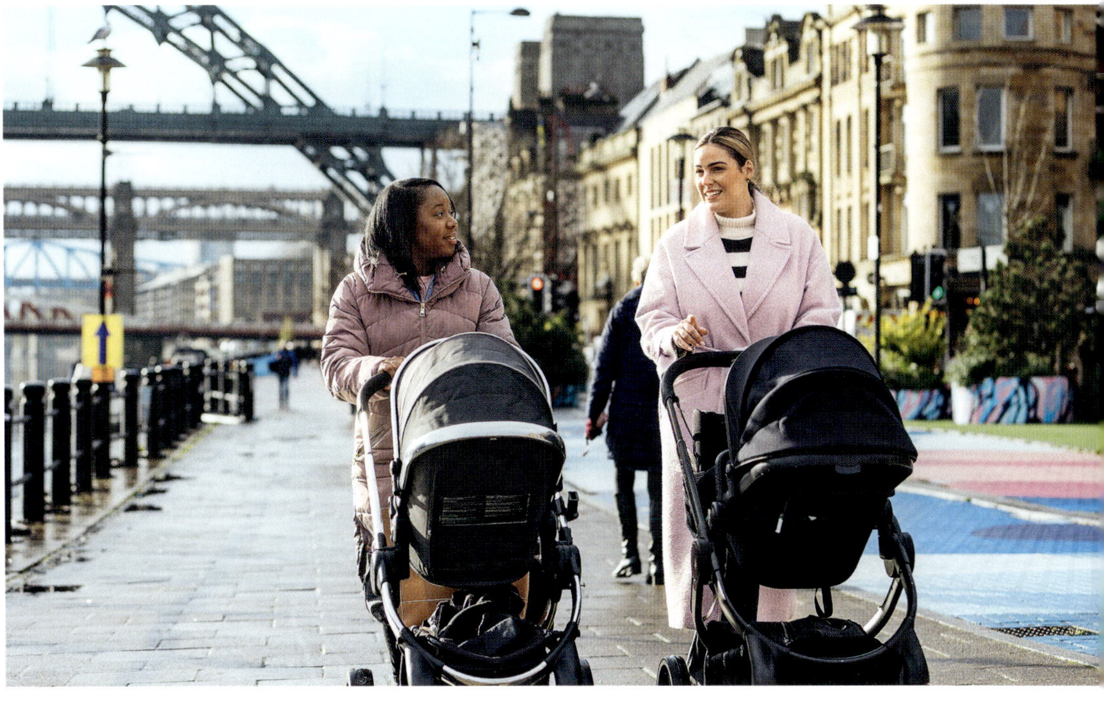

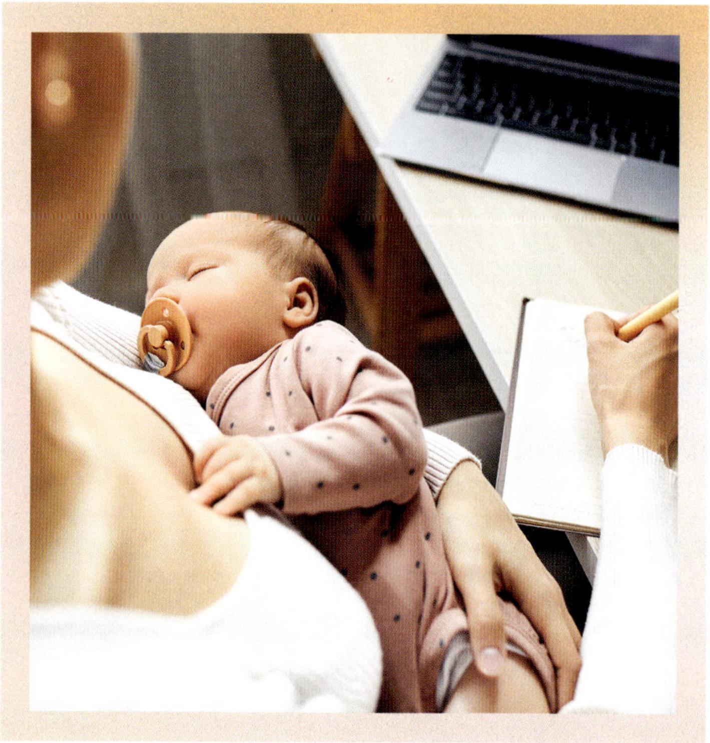

DIE GEBURT VERARBEITEN

Die Geburt gehört zu den prägendsten Ereignissen im Leben einer Frau. Deswegen ist es umso bedauerlicher, dass bis zu 30 Prozent der Frauen die Geburt ihres Kindes als traumatisch erleben. Die Auswirkungen, die daraus für das weitere Leben resultieren können, sind Ängste, vor allem vor einer weiteren Schwangerschaft, aber auch im Umgang mit dem Kind. Bindungsstörungen und postpartale Depressionen bis hin zu posttraumatischen Belastungsstörungen können die Folge sein.

Auch für die Kinder ist es nicht egal, wie sie in unsere Welt geboren werden. Das belegen inzwischen einige durchgeführte Untersuchungen der letzten Jahre. Vor allem bei einem traumatischen Erlebnis während der Geburt können sich Schlafprobleme, übermäßiges Schreien sowie mentale und körperliche Auffälligkeiten zeigen. Deshalb gehört es zu den Aufgaben einer Hebamme, beim ersten Hausbesuch die sogenannte Geburtsanamnese zu erheben. Dafür kann der Entlassungsbrief, den jede Frau aus der Klinik mit nach Hause bekommt, einen ersten Anhaltspunkt liefern. Dieser fasst kurz und knapp zusammen, ob das Kind vaginal oder per Bauchgeburt (Kaiserschnitt) geboren wurde, und spiegelt in Fakten den groben Ablauf der Geburt und des stationären klinischen Aufenthaltes wider. Er gibt aber keinerlei Auskunft über die Gefühle, die unmittelbar mit dem Geburtserlebnis verknüpft sind.

Dabei geht es aber bei der Auf- und vor allem Verarbeitung um so viel mehr als »nur« darum, zu erfahren, wie die Geburt aus medizinischer Sicht verlaufen ist. Wir wollen wissen, wie es der Frau generell mit ihrer Geburt geht und wie sie das Erlebte für sich bewertet. Es kommt zum Beispiel häufig vor, dass Frauen auf eine ungeplante Bauchgeburt mit Enttäuschung reagieren, weil sie sich eine vaginale Geburt gewünscht haben. Nicht selten fühlen sie sich sogar als »Versager«. Auch andere Dinge spielen eine wichtige Rolle. Es ist inzwischen gut untersucht, dass ein negatives Geburtserlebnis und eine fehlende emotionale sowie respektvolle Betreuung während der Geburt für lange Zeit negative Auswirkungen sowohl auf die Frau als auch auf das Kind und somit auf die ganze Familie haben kann.

Bei diesem Gespräch ist es deswegen nicht nur wichtig das Empfinden der Frau einzufangen, sondern auch das des Vaters, wenn dieser die Geburt begleitet hat. Denn nicht selten erleben wir es in unserem Alltag, dass das Gefühl von Hilf- und Machtlosigkeit, das der Vater eventuell während der Geburt erlebt hat, durchaus zu Problemen in der gemeinsamen Verarbeitung des Geburtserlebnisses führen kann.

Wichtig ist es generell, die Gefühle, welche die Geburt betreffen, offen zu kommunizieren. Dies kann entweder allein als Paar, mit der Hebamme oder anderweitiger professioneller Unterstützung erfolgen. Dabei ist es nicht unüblich, dass dies häufig gar nicht unmittelbar nach der Geburt, sondern erst einige Tage, Wochen, Monate oder manchmal sogar erst Jahre später passiert. Gerade Frauen, die eine traumatische Geburt erlebt haben, brauchen häufig mehr Zeit, bis sich der wichtige Prozess der Verarbeitung in Gang setzt.

HEBAMMEN WISSEN

Viele Geburtskliniken bieten inzwischen die Möglichkeit an, Geburten nachzubesprechen. Dies kann vor allem dann sinnvoll sein, wenn du vielleicht keine Hebamme für die Betreuung im Wochenbett gefunden hast und/oder offene Fragen zum Ablauf der Geburt dich beschäftigen.

Hilfreich: der Geburtsbericht

Bei jeder Geburt wird ein Bericht angefertigt. Dieser beschreibt zwar ebenfalls ohne Emotionalität den genauen Ablauf der Geburt, er hilft aber aufgrund der Detailliertheit häufig dabei, das Geschehene in einen Zusammenhang zu bringen. Denn beim Geburtsbericht gilt. Wer schreibt, der bleibt. Dadurch enthält er alle für die Geburt relevanten Informationen inklusive Zeitangabe. Angefangen vom Eintritt in den Kreißsaal, aber auch alle durchgeführten vaginalen Untersuchungen, in regelmäßigen Abständen durchgeführte CTG-Beurteilungen bis hin zu den Toilettengängen während der Geburt. Dadurch hilft er dabei, Fragen zum genauen Ablauf zu beantworten, wenn dieser verschwommen oder nicht mehr erinnerlich ist. Viele Frauen fordern ihn an, um immer wieder in Erinnerungen an die eigene Geburt zu schwelgen. Andere benötigen ihn, um die

Geburt auf- beziehungsweise verarbeiten zu können. Er muss für zehn Jahre archiviert werden. Viele bewahren ihn aber deutlich länger, nämlich 30 Jahre auf. Das liegt daran, dass Schadensersatzansprüche bei entstandenen Gesundheitsschäden während der Geburt unter Umständen erst nach dieser Frist verjähren. Die Akten bzw. Unterlagen sind bei Rechtsstreitigkeiten in diesem Zeitraum aufgrund der Nachvollziehbarkeit von großer Bedeutung. Anfordern kann man ihn in der Regel direkt über die Geburtsklinik beziehungsweise den gewählten Geburtsort. Das Vorgehen ist von Haus zu Haus individuell und sollte deswegen direkt vor Ort erfragt werden. Einige verlangen einen Identitätsnachweis. Es ist außerdem möglich, dass eventuell eine kleine Verwaltungspauschale fällig wird.

WIE HAST DU DIE GEBURT ERLEBT?

- Wie sind deine Empfindungen zur Geburt?
- Hat die Geburt deinen Wünschen entsprochen?
- Hast du Fragen in Bezug auf den Ablauf der Geburt, die vielleicht einer Einordnung oder einer zusätzlichen Erklärung bedürfen?

Wo bekomme ich professionelle Hilfe?

Wenn du das Gefühl hast, dass du mit deinen Erlebnissen rund um die Geburt nicht klarkommst und dir Unterstützung wünschst, kann deine Frauenärztin eine gute Anlaufstelle sein. Sich mit fachlicher Unterstützung über das Geschehen während der Geburt auszutauschen, hilft manchmal bereits dabei, offene Fragen zu klären und Dinge, die während der Geburt passiert sind, besser einordnen zu können. Wenn darüber hinaus Gesprächsbedarf besteht, kann unmittelbar an die entsprechenden Stellen überwiesen werden.

Hilfetelefon schwierige Geburt

Der Telefondienst ist ein Projekt der Bundeselterninitiative Mother Hood e. V., die sich seit dem Jahr 2014 für sichere Geburten, eine bessere Geburtshilfe und die Rechte von Familien engagiert. In Zusammenarbeit mit der ISPPM e. V. (International Society for Pre- and Perinatal Psychology and Medicine) ist dieses kostenfreie Beratungsangebot im Jahr 2020 für Frauen nach einer belastenden Geburtserfahrung entstanden. Die Hotline ist unter der Nummer 0228-92959970 mindestens zweimal pro Woche erreichbar, mit dem Ziel, Frauen und deren Angehörigen eine unkomplizierte und schnelle Anlauf- und Beratungsstelle zu bieten.

Schatten und Licht

Schatten und Licht e. V. ist eine Selbsthilfeorganisation zur Unterstützung bei psychischen Problemen, die rund um die Geburt auftreten. Auch nach einer traumatischen Geburt bietet Schatten und Licht Informationen und Unterstützungsmöglichkeiten an. Der Verein wurde 1996 gegründet und ist bundesweit gemeinnützig tätig. Als erste Anlaufstelle sowohl für Betroffene als auch deren Angehörige werden neben Informationsmaterial und Listen mit Beratungsstellen, Psychotherapeuten und vielem mehr auch Selbsthilfegruppen, Erfahrungsberichte sowie Foren zum Austausch angeboten. Auch Selbsttests, Erste-Hilfe- und Selbsthilfemaßnahmen vor allem im Bereich Wochenbettdepressionen werden vom Verein zur Verfügung gestellt.

Kommunikation der Geburtserlebnisse

Eine Geburt ist für dich als Frau eine tief einschneidende Erfahrung. Sie prägt sich ein und bestimmt, wie du dein Wochenbett erlebst, wie du dich fühlst und wie du deiner Rolle als Mutter begegnen und sie annehmen kannst. In der Schwangerschaft stellst du dir vor, wie deine Geburt ablaufen kann. Du hast Wünsche und Bilder im Kopf. Das ist wichtig, um dem medizinischen Team deine Vorstellungen kommunizieren zu können. Viele Frauen gehen mit viel Kraft, Energie und Freunde in eine Geburt. Doch verlaufen manche Geburten nicht nach Plan und es passieren unvorhergesehen Dinge, die Frauen verunsichern und ins Tiefste erschüttern können. Doch wir wollen dir sagen: DU bist STARK und hast ein wahres Wunder vollbracht. Egal, auf welchem Weg du dein Baby geboren hast, du hast alles gegeben, all deine Kraft und Energie hineingesteckt. DU bist großartig und hast dein Kind zur Welt gebracht und ihm das Leben auf Erden geschenkt. Sei stolz darauf!

Die Geburt zu verarbeiten, benötigt Zeit und Raum. Zeit, um erst mal zu realisieren, was überhaupt passiert ist. Um zu verstehen und zu rekonstruieren, wie die letzten Stunden verlaufen sind und welche Gefühle dabei aufkamen. Um das Erlebte zuzulassen und darüber zu sprechen. Raum, um ebenso angenehmen wie herausfordernden und schwierigen Gefühlen freien Lauf zu lassen. Das betrifft nicht nur die Mutter, sondern auch den zweiten Elternteil. Denn die Geburt ist ein prägendes Erlebnis für die ganze Familie. Die Geburt ist ein Erlebnis, das unterschiedlich wahrgenommen wird, da die Perspektive eine andere ist. So ist es auch hilfreich, sich mit dem Partner über sein Erleben und seine Wahrnehmung auszutauschen. Wie hat er die Geburt erlebt? Auch die Geburtshelfer und Hebammen, die bei der Geburt anwesend waren, können dabei helfen, eine Geburt aufzuarbeiten und zu verstehen, was passiert ist. Frauen haben häufig lückenhafte Erinnerungen und können so manche Zusammenhänge nicht ganz verstehen. Das ist völlig normal und es ist wichtig, darüber zu sprechen. Eine

GUT ZU WISSEN

UNSERE AUFGABE ALS HEBAMMEN IST ES, FÜR EUCH DA ZU SEIN

Wir sind da, um uns deine Gefühle und Emotionen anzuhören und die Geburt mit dir und deinem Partner, deiner Partnerin aufzuarbeiten. Aber dennoch ist es wichtig, dass die Gesprächsbereitschaft von den Familien ausgeht. Wir zwingen keinen dazu, darüber zu reden, dennoch kann ein solches Gespräch sehr heilsam sein. Wir ermutigen dich, deine Geburtserfahrung zu erzählen und können dich so unterstützen, die Geburt zu verstehen und, wenn nötig, verschiedene Interventionen wie Gespräche mit der Geburtsklinik anzuregen.

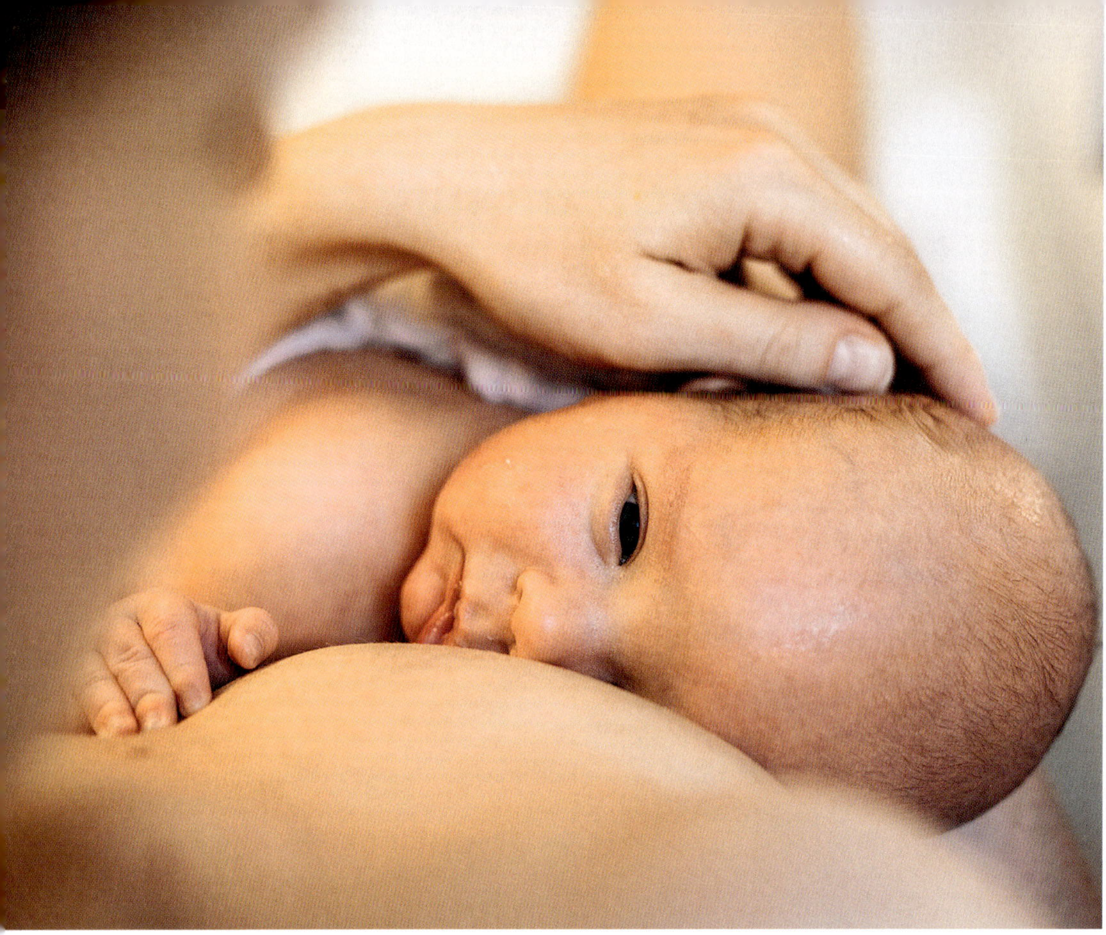

Wenn Mutter und Kind die ersten Lebensstunden nicht gemeinsam verbringen konnten, ist es wichtig, zum frühestmöglichen Zeitpunkt viel direkten Körperkontakt Haut an Haut zu fördern.

Geburt aufzuarbeiten, hilft dabei, mit dieser abschließen zu können. Diese Erfahrung integriert sich in das Leben und wird ab diesem Zeitpunkt das Leben mitprägen.

Wenn eine Geburt anders verlief als geplant

Nicht alle Geburten verlaufen nach Plan. Dafür gibt es keine Garantie. Vielleicht war deine Geburt anders, als du es dir gewünscht oder vorgestellt hast. So können sich Gefühle von Verunsicherung, Schuld oder sogar Versagen breit machen. Diese können Traurigkeit, Wut, Ängste und Enttäuschung auslösen. Diese Gefühle sind da, sie sind präsent und dürfen wahrgenommen werden.

Trau dich, diese Gefühle auszusprechen und ihnen Raum zu geben! Manchmal kann es sinnvoll sein, Psychologinnen/Psychologen dazuzuholen. Der erste und wichtigste Schritt ist, dass du egal mit wem darüber sprichst. Nach all der Energie und Kraft, die du in die Schwangerschaft und die Geburt investiert hast, darfst du dir den Raum nehmen, darüber zu reden und das Erlebte aufzuarbeiten.
Du bist es wert, all deinen Gefühlen freien Lauf zu lassen, um eine gute Beziehung zu dir, deinem Kind und deinem Partner, deiner Partnerin aufzubauen und weiterzuführen.
Du bist es wert, dass deine Geburt ein Erlebnis ist, mit dem du abschließen und aus dem du gestärkt gehen kannst.

DAS REBONDING-BAD

Ein Rebonding-Bad kann sehr emotional und vor allem intensiv für Mutter und Baby sein. Wenn der Start ins Leben erschwert war, zum Beispiel durch eine Trennung nach Geburt, eine ungeplante Bauchgeburt oder eine herausfordernde schwierige Zeit zu Beginn, kann das Bad helfen, das Negative aufzuarbeiten, Anspannungen zu lösen und sich dem Baby sehr nahe zu fühlen. Beim Bondingbad wird das Baby nass auf die nackte Brust der Mutter gelegt und anschließend viel gekuschelt.
Es wird auch Heilbad, Geburtsbad oder Traumabad genannt und kann zu jedem Zeitpunkt durchgeführt werden. Je früher es jedoch stattfindet, desto besser. Viele Hebammen und auch wir haben mit dem Bondingbad nach Meissner sehr gute Erfahrungen gemacht.

Wie funktioniert es?

Zunächst sollte eine ruhige und entspannte Umgebung geschaffen werden. Das Bondingbad benötigt Zeit und vor allem Raum, um alle aufkommenden Gefühle rauszulassen. Die Mutter liegt entspannt und mit dem Oberkörper unbekleidet im Bett, gut zugedeckt, dass es nicht kalt ist. Ein großes Handtuch für das Baby liegt schon bereit. Das Baby wird nun neben dem Bett (am besten vom Vater) in einer kleinen Wanne fünf bis zehn Minuten gebadet und anschließend nass auf die Brust der Mutter gelegt. Das Baby sollte jetzt mit dem großen Handtuch zugedeckt werden und nun kann viiiiiiiiel gekuschelt werden. Das Bondingbad kann viele Gefühle auslösen, sowohl bei der Mutter als auch beim Baby.

Bonding nachholen

Die Geburt beziehungsweise das Bonding nach der Geburt wird so noch mal neu erlebt. Alle Tränen haben Raum zu fließen. Auch die Babys weinen oft und erzählen so ihre Geschichte und das, was sie erlebt haben. Die Mutter sollte in dieser Situation nicht allein sein. So kann der zweite Elternteil und/oder die Hebamme an ihrer Seite sein und sie mit ihrer Anwesenheit unterstützen, das Erlebte aufzuarbeiten.
Einige Babys entwickeln ein großes Saugbedürfnis. So sollte auf jeden Fall gestillt oder eine Flasche gegeben werden, während das Baby weiter mit der Mama eng kuschelt. Ebenso kann es sinnvoll sein, nach einer kurzen Zeit dem Kind eine Windel anzulegen, damit das Bonding nicht unterbrochen werden muss.

Nach und nach setzt Entspannung ein

Das Bad kann mehrmals wiederholt werden. Je öfter das Bad durchgeführt wird, desto höher ist die Chance, das Erlebte aufzuarbeiten, sowohl bei der Mutter als auch beim Baby. Von Bad zu Bad kann man eine Entspannung der Babys beobachten. Bei den ersten Malen weinen viele und von Mal zu Mal werden sie entspannter und gelöster.

Das Bedürfnis nach Ruhe und Privatsphäre

Nach der Geburt braucht die Familie Zeit, um sich zu erholen und zu regenerieren. Es ist wichtig, dass das Umfeld dies respektiert und den frischgebackenen Eltern ausreichend Raum gibt, um sich aufeinander einzustellen und sich zu erholen. Familien und Freunde können ihre Unterstützung zeigen, indem sie Besuche vorher absprechen und auch akzeptieren, wenn die Eltern vorübergehend weniger erreichbar sind und Besuch möchten.

Offene Kommunikation über Bedürfnisse

Die Zeit im Wochenbett kann emotional und physisch herausfordernd sein. Eltern sollten ermutigt werden, offen über ihre Bedürfnisse und Gefühle zu sprechen. Freunde und Familienmitglieder können nachfragen, wie sie unterstützen können. Aufgaben können sein:

- Praktische Hilfe im Haushalt
- Besorgungen erledigen
- Zuhören und Verständnis zeigen
- Unterstützung bei der Betreuung von Geschwisterkindern
- Essen vorbeibringen
- Spazieren gehen mit dem Neugeborenen
- Begleitung zu Terminen

HEBAMMEN WISSEN

Familie und Freunde sind meist gespannt darauf, das neue Familienmitglied kennenzulernen und können es kaum erwarten vorbeizukommen. Wenn du jedoch nicht bereit ist, Besuch zu empfangen, könnt ihr als Eltern – wenn ihr mögt – vorab Fotos und Informationen teilen, um den Kontakt zu pflegen und die Familie einzubeziehen, auch wenn persönliche Besuche aufgeschoben werden müssen. So kann man einigen Konflikten entgehen.

Sensibles Eingehen auf Gefühle

Die Zeit nach der Geburt ist von emotionalen Höhen und Tiefen geprägt. Eltern haben in dieser Zeit mit Hormonschwankungen, Unsicherheiten und Erschöpfung zu kämpfen. Die Umgebung sollte einfühlsam darauf reagieren und Verständnis zeigen. Kleine Gesten wie ein aufmunterndes Wort können viel bewirken. So sollten Sätze wie »Hauptsache alle gesund« oder »Ach, müde waren wir alle …« keinen Platz finden. So kann man dies auch seinem Umfeld widerspiegeln und klar mitteilen, dass solche Sätze verletzen können und nicht angebracht sind.

Keine ungebetenen Ratschläge!

Manchmal können gut gemeinte Ratschläge und Meinungen von anderen überfordern. Es ist hilfreich, wenn das Umfeld versteht, dass Eltern sich auf ihr Bauchgefühl und ihre Bedürfnisse verlassen dürfen. Ungebetene Ratschläge sollten vermieden werden, um unnötigen Druck und Stress zu vermeiden.

Wie kommunizieren wir als Eltern richtig?

Klar und liebevoll kommunizieren

Es ist wichtig, offen und ehrlich zu sein, wenn du deine Bedürfnisse und Wünsche mitteilst. Eine klare Kommunikation ermöglicht es anderen, dich besser zu verstehen, um dann hoffentlich angemessen darauf zu reagieren.

Unsere Gefühle mitteilen

Es kann hilfreich sein, offen über deine Gefühle zu sprechen, sei es Freude, Ärger, Glück, Traurigkeit oder Enttäuschung. Indem du deine Emotionen teilst, ermöglichst du es anderen, dich besser zu verstehen, und du kannst Unterstützung und Verständnis erhalten. Es liegt aber natürlich immer in deinem Ermessen, diese Emotionen zu teilen.

Wir trauen uns zu fragen

Es ist keine Schwäche, um Hilfe zu bitten, wenn du sie brauchst. Indem du dich traust, andere um Unterstützung zu bitten, kannst du die Last teilen und die herausfordernde Zeit des Wochenbetts besser bewältigen.

Mutig sein, Hilfe anzunehmen

Es ist ebenso wichtig, mutig genug zu sein, Hilfe anzunehmen, wenn sie angeboten wird. Manchmal neigst du dazu, um dich unabhängig zu fühlen, diese Hilfe abzulehnen, aber es ist in Ordnung, Unterstützung von anderen anzunehmen, wenn du sie benötigst. Das macht dich nicht schwach, sondern noch stärker.

Lernen, »Nein« zu sagen

Es ist nicht immer einfach, »Nein« zu sagen, wenn du etwas nicht möchtest oder nicht in der Lage bist, eine Bitte zu erfüllen. Es ist in Ordnung, Grenzen zu setzen und deine eigenen Bedürfnisse zu schützen. Vor allem in der sensiblen Zeit des Wochenbetts.

Eine richtige Kommunikation ermöglicht es dir, deine Beziehungen zu stärken und ein unterstützendes soziales Umfeld aufzubauen. Indem du klar und liebevoll kommunizierst, deine Gefühle teilst, »Nein« sagen lernst, dich traust, zu fragen und Hilfe anzunehmen, kannst du eine positive und respektvolle Kommunikation mit anderen entwickeln. Dies fördert ein Gefühl der Verbundenheit und des Vertrauens.

Nehmt euch die Zeit und den Raum, die ihr braucht, um gemeinsam in eurem neuen Leben als Familie anzukommen.

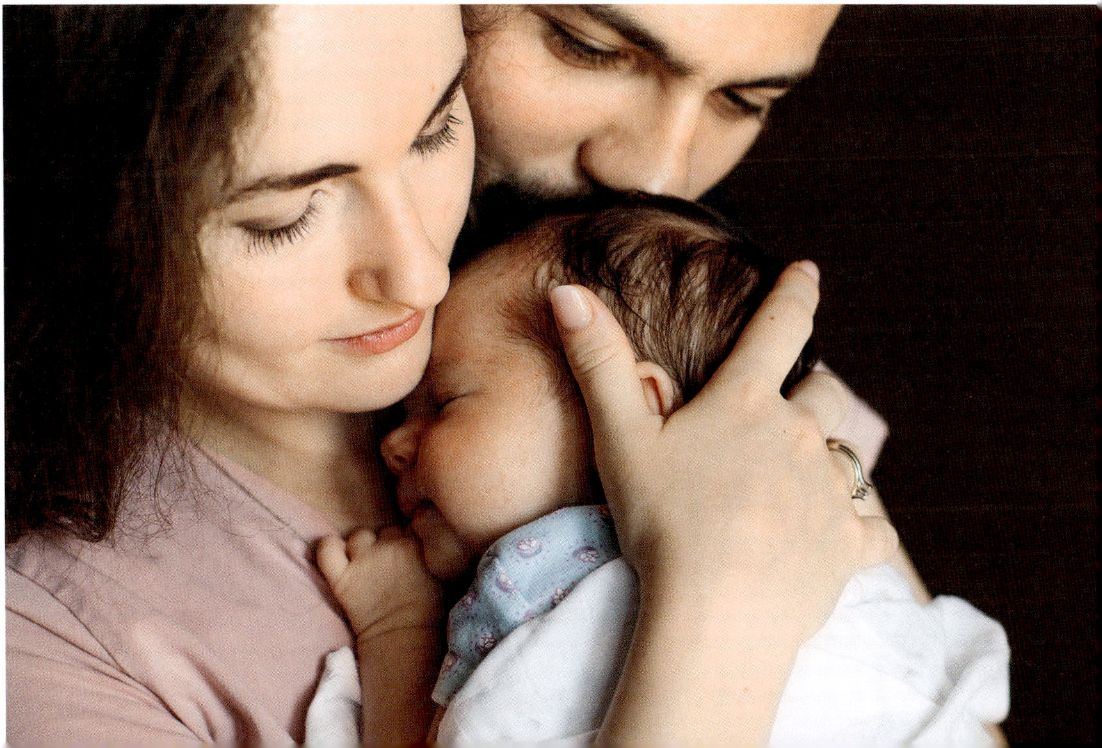

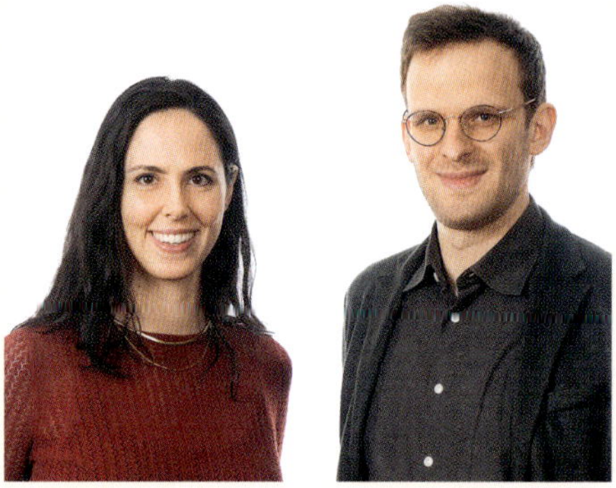

von Dr. Cécile Loetz & Dr. Jakob Müller
Psychoanalytiker, Psychotherapeuten und Autoren des Podcasts »Rätsel des Unbewussten«

POSTPARTALE PSYCHISCHE STÖRUNGEN

Die Geburt eines Kindes gilt als ein freudiges Ereignis, das Familien und Freunden strahlende Gesichter und Herzen voller Glück beschert. Die Ankunft eines neuen Lebens, das Potenzial für Liebe, Lachen und unvergessliche Momente mit sich bringt, wird oft von allen Seiten gefeiert. Zum Beispiel, wenn Eltern das erste Mal ihren neugeborenen Sohn oder ihre neugeborene Tochter in den Armen halten, spüren sie eine überwältigende Freude und Stolz, die sie kaum in Worte fassen können, in den nächsten Wochen und Monaten schweben sie gemeinsam mit dem Kind auf Wolke Sieben.

Alle Gefühle dürfen sein

Doch das ist ein Idealbild, das längst nicht immer der Wirklichkeit entspricht. Tatsächlich kann die Geburt eines Kindes bei den Eltern erst einmal ganz unterschiedliche Gefühle hervorrufen, manchmal eine regelrechte emotionale Achterbahnfahrt anstoßen. Insbesondere für die Mutter gehen mit der Geburt körperliche Veränderungen einher. So fallen etwa die Schwangerschaftshormone, die ursprünglich in der Plazenta gebildet wurden, nach der Geburt rasch ab, andere Hormone werden nun verstärkt gebildet, etwa das sogenannte Bindungshormon Oxytocin. Hormonelle Umstellungen wirken sich immer auch auf das psychische Erleben eines Menschen aus und können zu Stimmungsschwankungen sowie Phasen der Niedergeschlagenheit beitragen.

Babyblues nach der Geburt

Bekannt ist der sogenannte Babyblues, in der Fachsprache auch »postpartales Stimmungstief« genannt. Dieses kann sich etwa in Gefühlen der Traurigkeit und Niedergeschlagenheit zeigen, in häufigem Weinen, auftretenden Ängsten oder einer sehr stark schwankenden Stimmung. Studien ergeben, dass bis zu 80 Prozent aller Mütter solche Stimmungskrisen nach der Geburt erleiden: Es handelt sich also um ein völlig normales Erleben. Meist klingt der Babyblues nach wenigen Tagen ab. Es bedarf in der Regel keiner medizinischen oder psychotherapeutischen Behandlung, aber eines verständnisvollen und fürsorglichen Umfeldes, das der Mutter die Zeit gibt, die sie braucht, und sie nicht mit zu vielen Erwartungen überfordert.

Depressionen und Ängste

Doch es ist auch nicht selten, dass die Geburt eines Kindes eine behandlungsbedürftige psychische Erkrankung auslösen kann. Etwa jede fünfte Mutter gerät nach der Geburt eines Kindes in eine psychische Krise, die sich nicht nach wenigen Tagen von allein auflöst. Am häufigsten sind dabei die sogenannten postpartalen Depressionen, aber es kann auch zu Angst- oder Zwangsstörungen oder anderen psychischen Symptomen kommen. Hier fühlt sich die betroffene Person dauerhaft niedergeschlagen, erschöpft oder ruhelos getrieben, kann nicht mehr schlafen und hat oft auch keinen Appetit. Häufig sind auch negative Gedanken in Bezug auf das Kind: etwa das Gefühl, keine gute Mutter zu sein, keine Liebesgefühle dem Kind gegenüber entwickeln zu können, übermäßige und unbegründete Sorgen, dass mit dem Kind etwas nicht stimmt. Es kann zu sogenannten Zwangsgedanken kommen, also etwa die Vorstellung, dem Kind etwas antun zu können, es fallen zu lassen, es zu verletzen oder ähnliches. Diese Vorstellungen fühlen sich zwar beängstigend an, sind aber meist nicht gefährlich, da sie in der Regel nicht ausgeführt werden. Diese Symptome klingen ab, wenn die Depression professionell behandelt wird, üblicherweise entstehen dann auch Gefühle der Liebe und Bindung gegenüber dem Kind.

Risikofaktoren

Die Ursachen für postpartale Erkrankungen sind vielschichtig, neben den körperlichen Veränderungen spielen auch soziale Umstände eine Rolle. So ist bekannt, dass das Risiko für eine postpartale Depression erhöht ist, wenn die Mutter sich durch ihr Umfeld nicht gut unterstützt fühlt, es etwa gravierende Konflikte in der Partnerschaft gibt. Auch haben Mütter, die reproduktionsmedizinische Maßnahmen in Anspruch genommen haben, ein erhöhtes Risiko für eine psychische Krise nach der Geburt. Wahrscheinlich auch deshalb, weil es hier bereits im Vorfeld viele Belastungen und Unsicherheiten gibt, die den psychischen Druck auf die Mutter schon während der Schwangerschaft erhöhen. Aber auch die Lebensgeschichte hat einen wesentlichen Einfluss auf das Befinden nach der Geburt. Manchmal können scheinbar vergangene Themen wieder hochkommen: in einem Kind begegnen wir auch immer ein Stück weit unserer eigenen Kindheit.

Die Geburt als »kritisches Lebensereignis«

Die Geburt eines Kindes ist ein sogenanntes kritisches Lebensereignis. Damit sind in der Psychologie Ereignisse gemeint, die etwas Grundlegendes im Leben verändern, wo es ein »Vorher« und ein »Nachher« gibt. Dies gilt zum Beispiel für den Auszug eines jungen Menschen von zu Hause, den Wechsel des Arbeitsplatzes, Trennungen, Verluste,

aber auch Hochzeiten und nicht zuletzt die Geburt eines Kindes. Kritische Lebensereignisse stellen die Psyche eines Menschen vor eine enorme Herausforderung. Dabei ist es erst einmal gar nicht so entscheidend, ob die Veränderung positiv oder negativ ist. Wir verlassen unser gewohntes Leben, der Alltag verändert sich auf einschneidende Art und Weise. Die Art und Weise, wie wir bislang unser psychisches Gleichgewicht aufrechterhalten, unseren Selbstwert und Anerkennung in Beziehungen mit anderen gefunden haben, verändert sich grundlegend.
Gerade nach der Geburt eines Kindes fällt die Zeit, die eine Mutter sich bis jetzt für sich selbst nehmen kann, erst einmal fast vollständig weg. Oftmals merken wir erst, wie wichtig bestimmte Gewohnheiten für uns sind, wenn wir sie verloren haben. Die Zeit nach der Geburt eines Kindes, die Postpartalzeit, ist also nicht nur eine Zeit der körperlichen, sondern auch der psychischen Umstellung.

Professionelle Hilfe

Gerät eine Mutter in dieser Zeit in eine psychische Krise, die nicht nach einigen Tagen wieder abklingt, ist es wichtig, sich professionelle Hilfe zu suchen, wobei die erste Anlaufstelle der Hausarzt sein kann oder ein Psychotherapeut, aber auch Unterstützungssysteme wie die »Frühen Hilfen«, an die sich junge Eltern unverbindlich wenden können. Postpartale psychische Erkrankungen gehören zu den am besten behandelbaren psychischen Erkrankungen und haben, wenn die Behandlung rechtzeitig beginnt, eine sehr gute Aussicht, vollständig abzuklingen. Deshalb ist es wichtig, möglichst schnell etwas zu unternehmen, wenn man das Gefühl hat, dass es einem nach der Geburt nicht gut geht.

Auch Väter sind betroffen

Im Übrigen sind nicht nur Mütter von postpartalen Krisen betroffen, sondern auch Väter. Auch für Väter bedeutet die Geburt eines Kindes eine erhebliche Veränderung, die psychisch bewältigt werden muss. Auch der Hormonhaushalt von Männern kann sich nach der Geburt verändern, wenngleich nicht im selben Ausmaß wie bei Müttern. Diese Veränderungen sind umso stärker, je mehr Kontakt sie mit ihren Kindern haben. Psychische Krisen bei Männern zeigen sich oft anders als bei Frauen, sind bei jungen Vätern meist schleichender und weniger sichtbar.
Viele Väter, denen es psychisch eigentlich nicht gut geht, fühlen sich dauerhaft gereizt und angespannt, ziehen sich von der Mutter und dem Kind zurück, stürzen sich etwa in Arbeit, trinken mehr Alkohol als gewöhnlich. Oder es gibt das Gefühl, keine Verbindung zum Kind zu finden, ausgeschlossen zu sein oder mit der Bewältigung des Alltags überfordert. Das kann mit einer dauerhaften Frustration und Freudlosigkeit einhergehen. Männer haben bis heute oftmals Schwierigkeiten, über ihre Gefühle zu sprechen, orientieren sich nicht selten am Ideal, alles mit sich selbst ausmachen und allein ausstehen zu müssen.

Offene Gespräche helfen

Aber für Väter wie Mütter gilt, dass es sehr heilsam sein kann, sich einem anderen Menschen mit seinen Sorgen anzuvertrauen. Das Sprechen, sei es in der Familie, sei es mit einem professionellen Helfer, ist oft der Schlüssel, um eine psychische Herausforderung zu bewältigen. Letztlich bieten Krisen, trotz allen Schmerzes, meist auch das Potenzial für etwas Neues, an dem wir wachsen können.

WOCHENBETTDEPRESSION

Die nachfolgenden Fragen können dir dabei helfen einzuschätzen, ob du womöglich von einer postpartalen Depression betroffen bist. Unser Fragebogen basiert auf der ausführlicheren »Edinburgh-Postnatal-Depression-Scale« (EPDS), mit der auch Therapeutinnen und Therapeuten arbeiten. Wenn du überwiegend »oft« oder »meistens« ankreuzt, kann das ein Hinweis darauf sein, dass du gerade eine depressive Episode durchmachst. In jedem Fall gilt: Wenn du Symptome einer Depression, große Traurigkeit oder Niedergeschlagenheit bei dir feststellst, such bitte Hilfe und lass die Symptome von einer Therapeutin oder Ärztin abklären.

Seit der Geburt meines Babys ...

1. ... war ich so unglücklich, dass ich geweint habe oder nicht schlafen konnte.

◯ Oft
◯ Meistens
◯ Selten
◯ Nie

2. ... war ich von den verschiedensten Dingen – meistens Kleinigkeiten – überfordert.

◯ Oft
◯ Meistens
◯ Selten
◯ Nie

3. ... habe ich wenig Freude empfunden oder gelacht, sondern mich stattdessen traurig gefühlt.

◯ Oft
◯ Meistens
◯ Selten
◯ Nie

4. ... habe ich mich schuldig gefühlt, wenn etwas schiefgelaufen ist – selbst wenn ich wusste, dass ich keine Schuld trage.

◯ Oft
◯ Meistens
◯ Selten
◯ Nie

5. ... war ich grundlos ängstlich und über das normale Maß besorgt.

◯ Oft
◯ Meistens
◯ Selten
◯ Nie

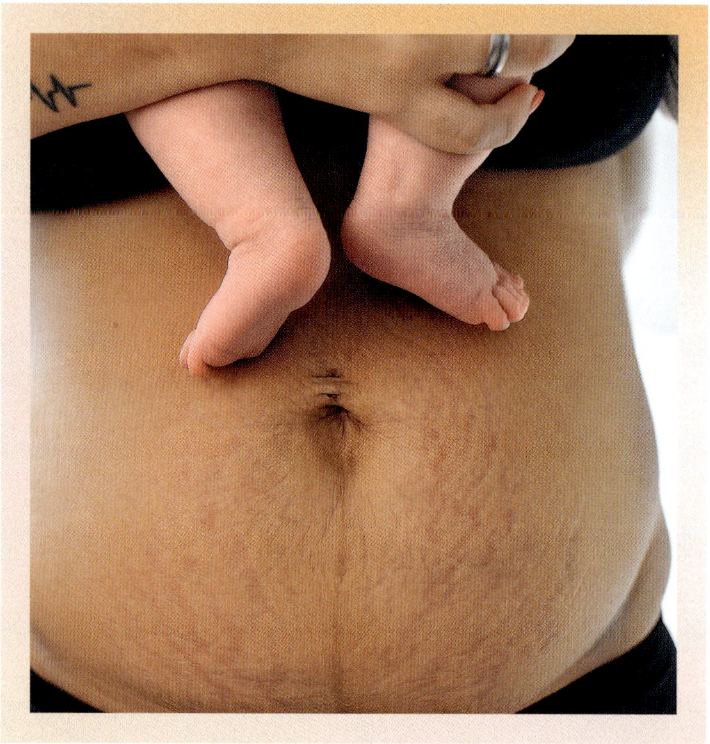

RÜCKBILDUNG

Der Begriff Rückbildung bezieht sich auf sämtliche Veränderungen, die während der Schwangerschaft im Körper entstanden sind und die sich nun wieder zurückbilden. Dieser Prozess betrifft nicht nur spezifische Bereiche wie den Beckenboden oder die Rektusdiastase, sondern den gesamten Körper. So kehren Blutvolumen, Haut, Gefäße und Gewebe zu ihrem ursprünglichen Zustand zurück, ohne dass ein weiteres Zutun erforderlich ist. Andere Körperbereiche, beziehungsweise bestimmte Muskelgruppen, brauchen ein gezieltes Training, um sich gesund zurückzubilden und um Spätfolgen wie eine Harn- beziehungsweise Stuhlinkontinenz und/oder die Absenkung von Organen zu vermeiden beziehungsweise diesen entgegenzuwirken. Stillen beeinflusst den Vorgang positiv. So zieht sich der Uterus schneller zusammen und einige Frauen bemerken zudem einen rascheren Gewichtsverlust, wenn sie stillen. Dafür verantwortlich sind die Hormone in unserem Körper.

Bewegung ist wichtig

Rückbildung ist nach der Geburt ein wichtiges Thema. Aber lass dir trotzdem Zeit zum Ankommen in der neuen Lebenssituation. In den ersten zehn Tagen sollte dein Fokus voll und ganz auf das Kennenlernen, Regenerieren und Erholen gerichtet sein. Sanfte Bewegung und leichte Mobilisationsübungen können dem Körper aber bereits in dieser Zeit sehr guttun und für Energie sorgen.

Training versus Mobilisation

Es ist ganz egal, ob du dein Baby vaginal oder per Bauchgeburt zur Welt gebracht hast, schon allein durch die Schwangerschaft wird die Muskulatur des Beckenbodens durch das zusätzliche Gewicht deines Babys sowie durch Fruchtwasser, Plazenta und Co. geschwächt. Deswegen sollte die Beckenbodenmuskulatur trainiert werden, um Folgeschäden ausgehend vom Beckenboden zu vermeiden. (Mehr dazu findest du ab Seite 103.) In den ersten Tagen nach der Geburt ist es noch zu früh, um ein regelrechtes Beckenbodentraining zu beginnen, aber du kannst schon jetzt anfangen, deinen Körper und seine verschiedenen Muskelgruppen sanft zu mobilisieren. Der Körper benötigt Zeit, zu heilen und zu regenerieren, und diese Zeit solltest du dir auch geben. Dennoch ist Bewegung für den Körper wichtig. Zum einen, um den Stoffwechsel anzuregen und zum anderen als Thromboseprophylaxe.

Aufstehen nach der Geburt

Richtig aufstehen? Ganz genau: Du hast richtig gelesen. Nach der Geburt sollte man darauf achten, wie man sich richtig aufrichtet. Unmittelbar nach der Geburt ist der Beckenboden noch sehr geschwächt und die Bauchmuskeln sind noch seitlich verschoben. Die sogenannte Rektusdiastase, die kurz nach der Geburt noch ausgeprägt da ist (mehr dazu auf Seite 105), kann durch »falsches« Aufstehen vergrößert werden. Um diesen Spalt erfolgreich zu schließen, können gezielte Übungen helfen. Doch auch im Alltag kannst du einiges tun, um diesen Prozess zu unterstützen – einschließlich des korrekten Aufstehens.

»Falsches« Aufstehen vermeiden

Vor der Schwangerschaft stehen die meisten Menschen so auf: Aus der Rückenlage setzen sie sich mit der Kraft der geraden Bauchmuskeln nach oben auf und stehen dann auf. Auch nach Schwangerschaft und Geburt wird dies unbewusst oft so fortgeführt – so wie es der Gewohnheit entspricht. Und manchmal geht es auch gar nicht anders: Zum Beispiel wenn das Babybettchen an der Seite des Bettes steht und das Aufstehen über die Seite gar nicht möglich ist. Viele Frauen richten sich dann gerade nach oben auf, rutschen etwas nach unten und können erst dann das Bett verlassen. Auch in diesem Fall ist es aber viel besser, sich über die Seite aufzurichten: Andernfalls kann die Rektusdiastase sich vergrößern (siehe Seite 102).

GUT ZU WISSEN

Wichtig ist, dass du alles in einem Tempo geschehen lässt, das dir guttut. Fühlst du dich noch geschwächt von der Geburt und müde von den ersten Tagen im Wochenbett, ist das vollkommen okay und du brauchst noch keine Übungen durchzuführen. Hast du schon Energie und benötigst vielleicht etwas Bewegung, können die Übungen ab Seite 110 eine tolle Möglichkeit sein.

RICHTIG AUFSTEHEN

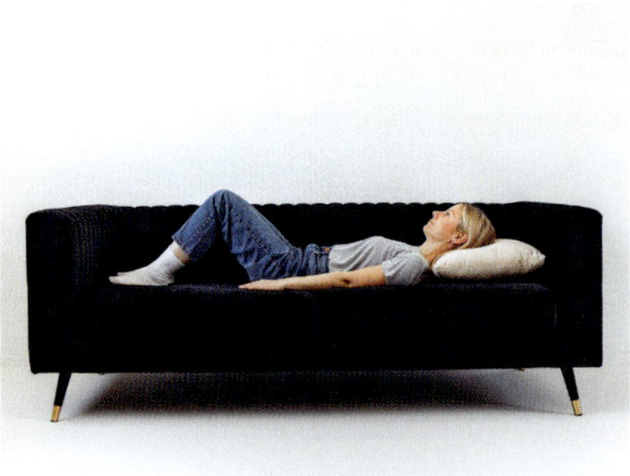

1 | Leg dich auf den Rücken und winkle deine Beine an.

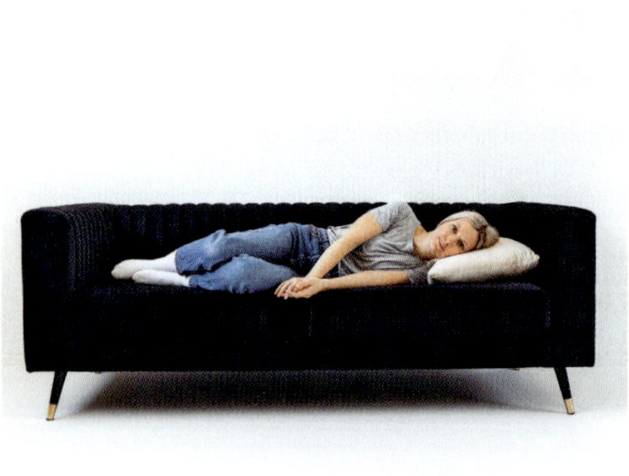

2 | Lass die Knie auf eine Seite fallen und drehe dich auf die Seite.

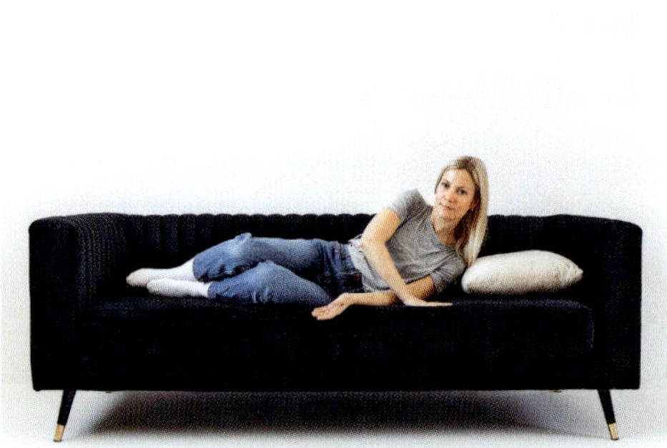

3 | Stütz dich mit der Hand deines oberen Arms vor deinem Oberkörper ab und komm über die Seite zum Sitzen.

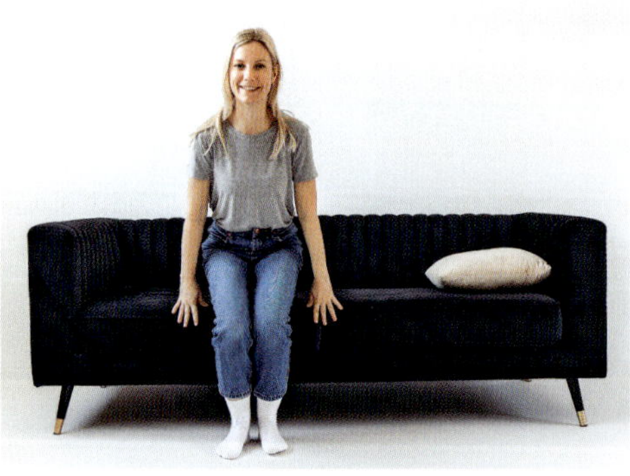

4 | Jetzt kannst du dich mit beiden Händen vom Untergrund abdrücken und aufstehen.

HEBAMMEN WISSEN

Vor allem nach einer Bauchgeburt ist es in den ersten Tagen eine große, oft sehr schmerzhafte Herausforderung, aus einer liegenden oder halbsitzenden Position aufzustehen. Mit diesen drei Tipps kannst du dir das Aufstehen erleichtern:

- **Kopfteil des Bettes hochstellen:** Im Krankenhaus gibt es die Möglichkeit, das Kopfteil des Bettes mithilfe einer Fernbedienung zu verstellen. Wenn du es vor dem Aufstehen hochfährst, kann es dir leichter fallen aufzustehen.
- **Atmung und Halten:** Die Atmung kann dich dabei unterstützen, die Schmerzen beim Aufstehen erträglicher zu machen. Atme ein- bis zweimal tief ein und aus, bevor du aufstehst. Beim nächsten Ausatmen lege eine Hand auf deinen Unterbauch beziehungsweise die Naht und übe einen leichten Druck aus. Dies empfinden viele Frauen als angenehm und stützend.
- **Hilfsmittel einsetzen:** Auch zu Hause kannst du dir ein paar Hilfsmittel überlegen, die dir das Aufstehen erleichtern. Das kann zum Beispiel ein Bademantelgürtel sein, den du an einer Türklinke oder einem anderen Gegenstand (der fest ist) befestigst, um dich daran hochzuziehen.

Der Beckenboden

Der Beckenboden ist eine oft vernachlässigte Muskelgruppe. Viele haben zwar den Namen schon einmal gehört, wenn man aber genau nachfragt, wo der Beckenboden eigentlich liegt und welche Funktion er hat, sind die meisten Menschen überfragt. Dabei ist es so wichtig, sich klar zu machen, dass der Beckenboden eine tragende Rolle im Körper einnimmt und dessen Funktion von entscheidender Bedeutung für das allgemeine Wohlbefinden und für die persönliche Lebensqualität ist.
Anatomisch gesehen ist der Beckenboden eine komplexe Muskelstruktur, die aus drei verschiedenen Schichten von Muskeln besteht. Diese Schichten sind übereinander angeordnet und miteinander verbunden.
Sie haben die wichtige Aufgabe, die inneren Organe zu halten, und schließen das kleine Becken ab. Weiterhin umhüllen diese Muskeln die Öffnungen des Körpers für Ausscheidungen sowie die Geschlechtsorgane. Der Beckenboden ist fächerförmig angeordnet, wobei die drei Muskelschichten übereinander liegen. Insgesamt haben sie eine Dicke von ungefähr vier Zentimetern.

Der Beckenboden und seine Schichten

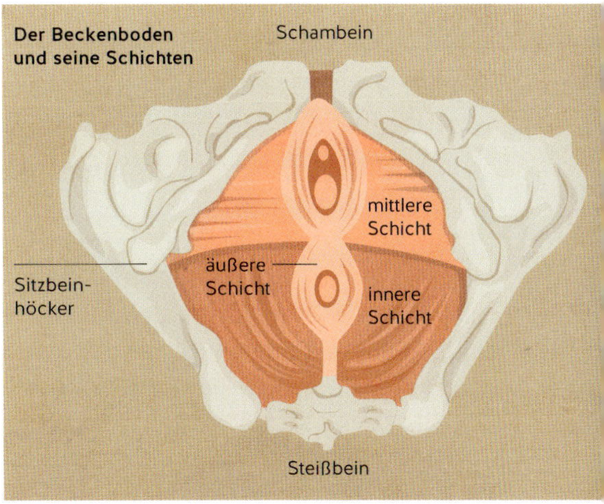

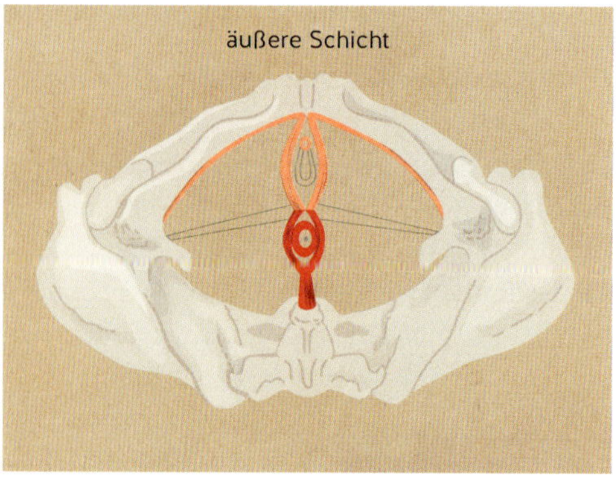

Äußere Schicht

Die äußere Muskelschicht verläuft wie eine Acht um Vagina und After. Die Muskulatur ist für das Öffnen und Schließen der Harnröhre und des Afterschließmuskels zuständig und sorgt dafür, dass Urin und Stuhlgang kontrolliert abgegeben werden können.

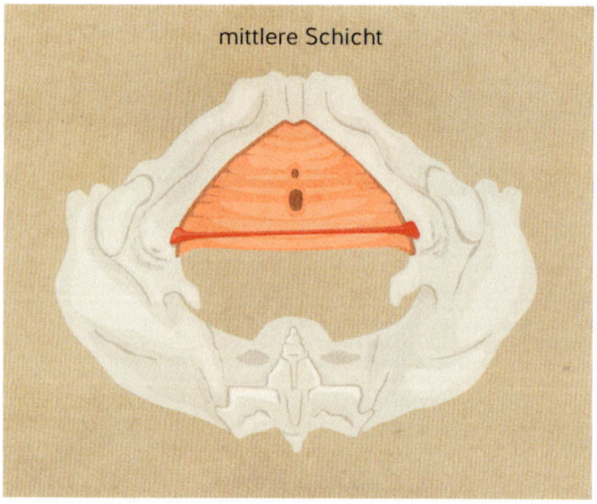

Mittlere Schicht

Die mittlere Schicht verläuft fächerförmig, quer zwischen der Symphyse und den Sitzbeinhöckern. Diese Muskelschicht fängt den Druck im Bauchraum ab, der zum Beispiel beim Husten und Niesen entsteht. Zusätzlich stützt sie die inneren Organe wie die Gebärmutter oder auch die Blase.

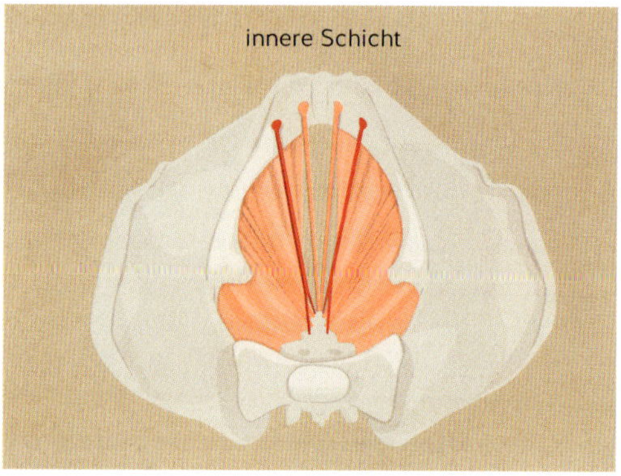

Innere Schicht

Die innerste Schicht verläuft von der Symphyse und der seitlichen Beckenwand zum Steißbein. Diese Muskeln sorgen dafür, dass alle Beckenorgane gestützt und gehalten werden, und ermöglichen uns Menschen den aufrechten Gang.

Warum ist das Training des Beckenbodens wichtig?

Jede Schwangerschaft belastet den Beckenboden. Über viele Wochen wird er durch das zusätzliche Gewicht von Fruchtwasser, Baby, Plazenta und Gebärmutter beansprucht. Deshalb sollte sowohl nach einer vaginalen als auch nach einer Bauchgeburt unbedingt ein Rückbildungskurs durchgeführt werden. Dennoch ist der Beckenboden vor allem nach einer vaginalen Geburt stark beansprucht, überdehnt und teilweise durch Geburtsverletzungen geschädigt. Einige Frauen haben Schwierigkeiten, Winde zurückzuhalten, sodass diese unkontrolliert abgehen können. Zudem bemerken manche, dass beim Gang zur Toilette vorab einige Tropfen Urin abgehen und sie diese nicht halten können. Obwohl dies kurz nach der Geburt normal ist, sollte es dennoch nicht zum Normalzustand werden.
Wie ausgeprägt dies bei Frauen auftritt, ist unterschiedlich und auch davon abhängig,

welche Geburtsverletzungen entstanden sind. Je größer die Verletzung ist, desto weniger können die Muskeln ihre Funktionen wie das Zurückhalten von Urin oder Stuhl ordnungsgemäß ausführen. In solchen Fällen ist es besonders wichtig, den Beckenboden zu trainieren, um möglichen Folgeschäden wie Inkontinenz vorzubeugen und die Muskulatur wieder zu stärken.

»Ich habe das Gefühl, alles fällt aus mir heraus.« Diesen Satz hören wir häufig nach einer vaginalen Geburt. Der Beckenboden ist ein bedeutender Teil unseres Körpers und beeinflusst auch unsere mentale Stärke. Viele Frauen fühlen sich im Wochenbett nicht nur körperlich, sondern auch emotional geschwächt und sind sehr sensibel. Aus diesem Grund ist die Rückbildung und somit die Stärkung des Beckenbodens wichtig, um sowohl körperlich als auch mental wieder stark zu werden.

Gibt es Symptome, die zeigen, dass der Beckenboden nicht gut funktioniert?

Ganz klar: Ja! Dazu gehören:

- **Unangenehmes Druckgefühl im kleinen Becken**: Einige Frauen beschreiben, dass sie ein Druckgefühl nach unten verspüren und teilweise auch ein Fremdkörpergefühl im Bereich der Vagina haben. Dies können Organe wie Blase oder Gebärmutter sein, die sich absenken.
- **Ständiges Muskelkatergefühl**: Durch die geschwächte Muskulatur kann ein Gefühl des Muskelkaters entstehen, das im Alltag sehr belastend sein kann.
- **Schwierigkeiten, Stuhl und Urin zu halten**: Ausscheidungen wie Urin und Stuhl, aber auch Winde können nicht gut gehalten werden. Vor allem bei starker Beanspruchung des Beckenbodens durch Husten oder Niesen, Springen auf einem Trampolin oder andere ruckartige, stoßartige Bewegungen tritt unwillkürlicher Harnverlust auf.
- **Liebesleben kann beeinflusst sein**: Durch einen schwächeren Beckenboden kann sich die Libido verändern. So kann ein anderes Gefühl und/oder auch weniger sexuelle Befriedigung eintreten.

Was ist eine Rektusdiastase?

Die Rektusdiastase ist der Spalt entlang der Linea alba und beschreibt die Lücke zwischen den geraden Bauchmuskeln auf der rechten und linken Seite. Diese Lücke entsteht aufgrund des wachsenden Babybauchs in der Schwangerschaft, wodurch die geraden Bauchmuskeln zur Seite ausweichen. Dieser Spalt kann sich vom Brustbein bis zur Symphyse erstrecken. Die Ausprägung variiert bei jeder Frau und hängt von der Muskelkondition zu Beginn der Schwangerschaft ab. Je weniger diese Muskeln trainiert wurden, desto größer kann der Spalt sein. Es gibt jedoch auch andere Faktoren, die eine Rektusdiastase begünstigen. Dazu gehören beispielsweise Mehrlingsschwangerschaften, rasch aufeinander folgende Schwangerschaften oder auch Adipositas. Die Rektusdiastase kann und muss sich nicht wieder ganz verschließen.

Wie ausgeprägt ist sie?

Du kannst selbst tasten, wie ausgeprägt die Rektusdiastase bei dir ist. Die Diastase wird mit den Händen beziehungsweise Fingern ertastet. Der Spalt kann etwa ein bis zwei Querfinger breit sein oder sogar die Breite von einer oder sogar zwei Händen einnehmen. Zu Beginn des Wochenbetts ist der Spalt oftmals sehr breit und verschließt sich von Tag zu Tag mehr. Es ist wichtig, im Alltag auf eine korrekte Körperhaltung zu achten und die geraden Bauchmuskeln nicht übermäßig zu belasten, wie zum Beispiel durch schweres Heben. Auf Seite 106 findest du eine Anleitung, mit deren Hilfe du selbst beurteilen kannst, wie ausgeprägt die Rektusdiastase bei dir ist.

SO ERTASTEST DU DEINE REKTUSDIASTASE

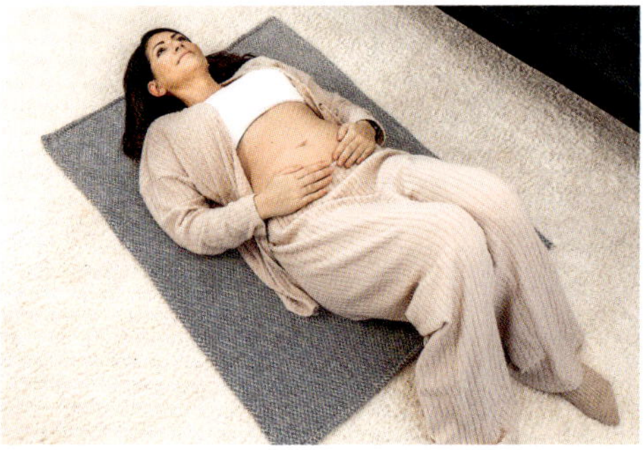

1 | Leg dich auf den Rücken und stell deine Beine an. Atme bewusst zwei- bis dreimal tief in deinen Bauchraum ein. Wichtig ist, dass sich dabei nicht dein Brustkorb hebt, sondern du deinen Bauch ganz groß werden lässt, wie einen Ballon. Diese Atmung hast du vielleicht schon während Schwangerschaft und Geburt kennengelernt und kannst sie jetzt gut anwenden.

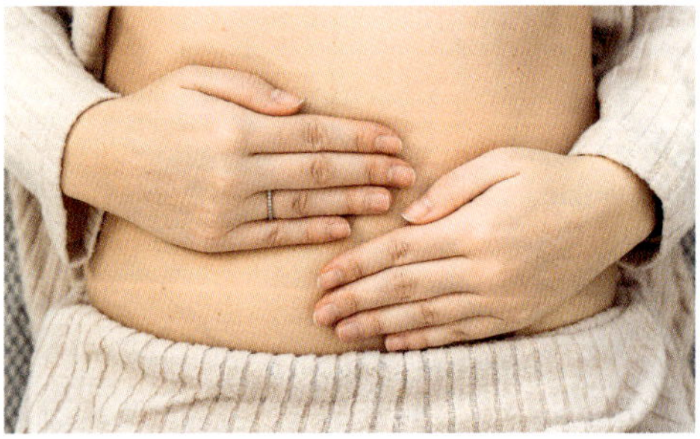

2 | Wenn du deine Bauchatmung gefunden hast, atme noch einmal tief ein, bevor du beim nächsten Ausatmen deine Schultern und den Kopf gleichzeitig ein Stück vom Boden abhebst.

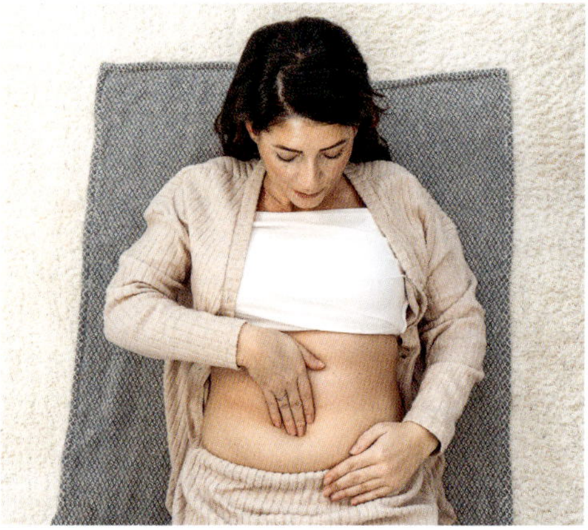

3 | Während du diese Position hältst, bewegst du deine Hand im Bereich des Bauchnabels beziehungsweise kurz darüber leicht hin und her. Nun solltest du den Spalt ertasten können.

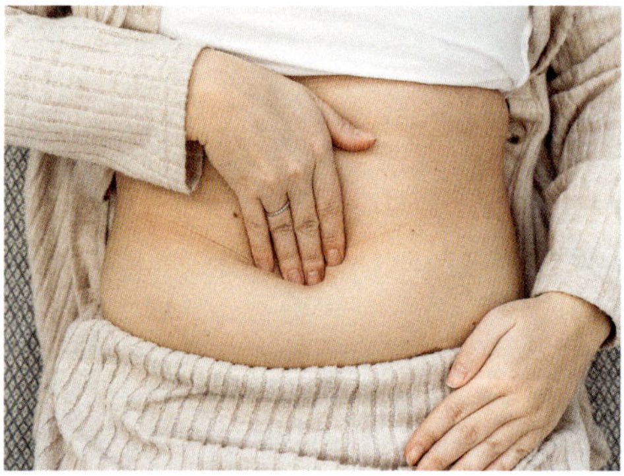

4 | Die Größe der Rektusdiastase wird in Querfingern gemessen. Leg so viele Finger in den Spalt ein, wie hineinpassen und bestimme so deinen Wert.

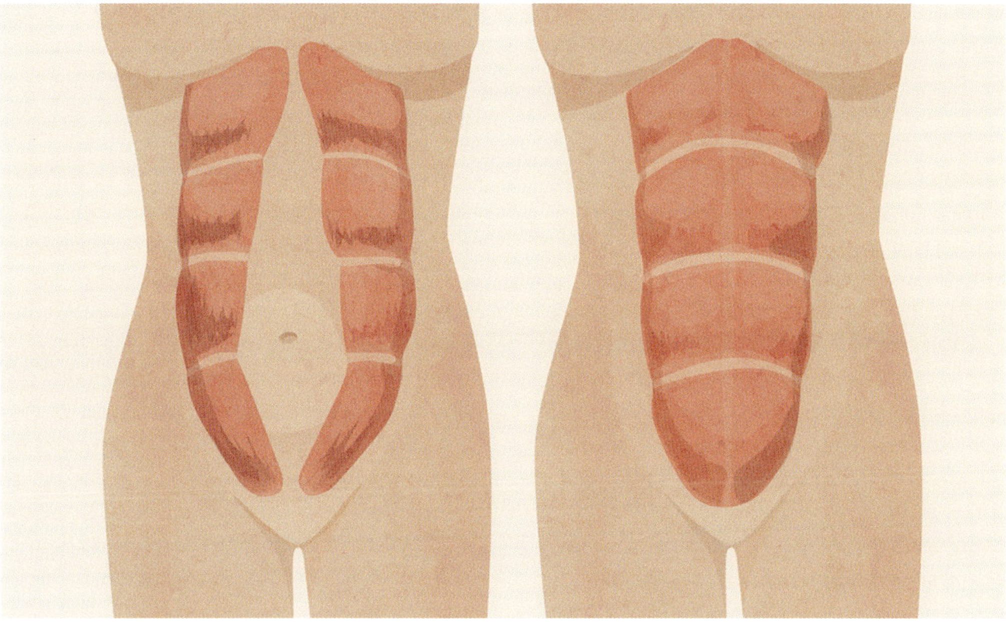

Links zu sehen: Rektusdiastase mit Spalt zwischen den geraden Bauchmuskeln, rechts: geschlossene gerade Bauchmuskeln.

Rückbildungsgymnastik

Bei einem Rückbildungskurs werden spezielle Übungen auch für die Rektusdiastase durchgeführt, damit der Spalt sich schnellstmöglich verkleinert und die Frau eine gute Stabilität verspürt. Durch gezieltes Training der diagonal und quer verlaufenden Bauchmuskeln verschließt sich der Spalt mit der Zeit nahezu vollständig. Bei manchen Frauen bleibt der Spalt nach der Schwangerschaft dennoch bis zu einem Querfinger breit. Wichtig ist, dass, solange dieser größer als ein Querfinger ist, die geraden Bauchmuskeln noch nicht gezielt trainiert werden. Dadurch kann der Spalt bestehen bleiben oder sich sogar vergrößern.
Es gibt neben der Rückbildungsgymnastik noch andere Möglichkeiten, wie man der Rektusdiastase entgegentreten kann. So kann die Bauchlage helfen. Du kannst dich auf den Bauch legen und tief ein- und ausatmen. Zieh die Symphyse Richtung Nabel, wenn du ausatmest. Auch Bauchmassagen können helfen, das Wohlbefinden zu steigern. Auf Seite 43 findest du eine Anleitung für eine Bauchmassage. Als letzte Maßnahme kannst und solltest du bei Beschwerden und einer hartnäckigen Rektusdiastase, die auch nach einem abgeschlossenen Rückbildungskurs zwei Querfinger oder größer ist, Physiotherapie in Anspruch nehmen. Dort können dir weitere gezielte Übungen und Handgriffe gezeigt werden, die Abhilfe schaffen können.

Rückbildungskurs

Einen Rückbildungskurs sollte man idealerweise sechs bis acht Wochen nach einer vaginalen und acht bis zehn Wochen nach einer Bauchgeburt beginnen. Dies ist heutzutage aber leider gar nicht mehr so einfach.

Denn durch den Mangel an Hebammen und somit auch Rückbildungskursen findest du vielleicht im entsprechenden Zeitraum kein passendes Angebot. Informier dich deshalb schon in der Schwangerschaft, wo und wann in deiner Nähe Rückbildungskurse angeboten werden. So kannst du einen der begehrten Plätze ergattern und weißt, wann du mit dem Kurs beginnen kannst.
Ein Rückbildungskurs umfasst zehn Termine. Eine Kursstunde dauert in den meisten Fällen 60 bis 75 Minuten. Bei einem von den Krankenkassen geförderten Kurs dürfen maximal zehn Kursteilnehmerinnen anwesend sein. Die Kosten eines klassischen Rückbildungskurses werden von der Krankenkasse übernommen. Sollte man nicht zum gewünschten Zeitpunkt beginnen können, ist das nicht schlimm. Der Kurs wird bis neun Monate nach der Geburt erstattet. Andere Kursangebote wie Rückbildungsyoga oder Pilates werden in der Regel selten von den Krankenkassen bezahlt. Dennoch kann es sinnvoll sein, einmal nachzufragen, ob es eventuell Zuschüsse gibt, oder der Kurs bestenfalls sogar vollständig übernommen wird.

Welche Kurse gibt es?

Der klassische Rückbildungskurs, der auch von der Krankenkasse übernommen wird, wird von einer Hebamme oder Physiotherapeutin durchgeführt. Es gibt verschiedene Modelle, sodass für jede etwas Passendes dabei sein sollte. Informiere dich am besten vor Ort über die Angebote.

Kurse vor Ort und online

Es gibt die Möglichkeit, einen Kurs vor Ort oder auch online zu besuchen. Beides hat Vor- und Nachteile. So kann ein Kurs vor Ort dafür sorgen, dass du neue Bekanntschaften machen und dich zu Themen austauschen kannst, die dich aktuell beschäftigen. Durch den Austausch merkst du, dass du mit deinen Gedanken und den neuen Herausforderungen nicht allein bist, und das tut in einigen Situationen sehr gut. Zusätzlich kommst du mal von zu Hause raus. Dies kann ebenfalls, auch wenn es nur für eine Stunde ist, sehr hilfreich sein. Dennoch hat auch ein Online-Kurs Vorteile. Es gibt Kurse, die in Echtzeit angeboten werden, und andere, die zu jeder Tages- und Nachtzeit abrufbar sind. Je nachdem hast du so die Möglichkeit, die Einheit zu absolvieren, wenn es für dich gut passt. Wenn nötig, kannst du unterbrechen und zu einem späteren Zeitpunkt wieder starten. So kannst du die Rückbildung perfekt in den Alltag integrieren. Trotzdem solltest du versuchen, die Übungen gewissenhaft und mit einer gewissen Disziplin durchzuführen, um deinen Körper und deinen Beckenboden bestmöglich zu stärken.

Kurs mit Baby und ohne Baby

Es gibt auch die Möglichkeit, einen Kurs mit oder ohne Baby zu besuchen. Je nachdem, welche Möglichkeiten bei dir vor Ort bestehen, kann es toll sein, einen Kurs ohne Baby zu wählen. So hast du eine Stunde in der Woche Zeit, um den Fokus auf dich und deinen Körper zu legen. Das ist allerdings nicht immer möglich, und so kann ein Kurs mit Baby eine gute Alternative sein. Hier wird dein Baby in die Übungen integriert. Dadurch werden nicht nur die verschiedenen Muskelgruppen bei dir selbst, sondern auch viele bei deinem Baby mittrainiert, wie zum Beispiel die Rücken- und Nackenmuskulatur. Außerdem wirkt sich das gemeinsame Training positiv auf eure Bindung aus und sorgt gleichzeitig dafür, dass du die gemeinsamen Übungen regelmäßig in deinen Alltag einbauen und somit wiederholen kannst. Doch egal, für welche der beiden Vaianten du dich entscheidest, wichtig ist, dass der Fokus hauptsächlich auf deinem Körper und dem gezielten Ganzkörpertraining nach der Geburt liegen sollte.

Was passiert, wenn ich keine Rückbildung mache?

Für einen Rückbildungskurs solltest du dir auf jeden Fall Zeit nehmen. Wir wissen sehr gut, dass der neue Alltag sehr stressig und turbulent sein kann. Oftmals stellen Eltern ihre Bedürfnisse ganz hinten an. Durch den wachsenden Schlafmangel und teilweise herausfordernde Tage rückt vor allem das Sportprogramm oft nach ganz hinten. Dennoch möchten wir dich dazu ermutigen, Rückbildung zu machen und deinen Körper wieder zu stärken, denn vor allem präventiv für das spätere Leben ist das enorm wichtig. Oftmals spürt man die Folgen des fehlenden Rückbildungstrainings erst im höheren Alter. So können Spätfolgen ausgehend vom Beckenboden folgende sein:

- **Organabsenkungen**: Organe wie der Uterus oder auch die Blase können sich durch einen geschwächten Beckenboden absenken und so zu starken Beschwerden führen.
- **Inkontinenz**: Das Halten von Urin und Stuhlgang kann sowohl nach der Geburt als auch im Alter eine große Herausforderung sein. Damit man den Urin auch im Alter gut halten kann und keine Tröpfchen verliert, sollte der Beckenboden gut trainiert werden.
- **Gefühl der Schwäche**: Für einen Alltag mit Baby benötigt man viel Energie und Kraft. Damit man diese hat, ist ein starker Beckenboden und Körper wichtig. Denn auch mentale Stärke entsteht, wenn man einen starken Körper hat.
- **Rücken- und Beckenprobleme**
  Auch Spätfolgen wie Rückenprobleme können darauf zurückzuführen sein. In einem Rückbildungskurs wird nicht nur der Beckenboden gestärkt, sondern auch andere Muskelgruppen wie die Rückenmuskulatur oder auch Bauchmuskeln. Vor allem wenn die Babys schwerer werden und die Belastung durch das Tragen zunimmt, machen sich solche Defizite bemerkbar.

Reicht ein Rückbildungskurs aus?

Nach dem Rückbildungskurs ist es sehr ratsam, dass du weiter dranbleibst. Denn ein gutes Beckenbodentraining macht zu jedem Zeitpunkt im Leben Sinn. Auch wenn in den Kursen eine gute Grundlage gelegt wird, ist es wichtig, die Muskeln danach weiterhin regelmäßig zu trainieren.
Auch wenn du Geburtsverletzungen hast, kannst und solltest du die Übungen durchführen. Höre aber bitte immer auf deinen Körper, denn er wird dir ganz genau zeigen, wann es zu viel ist. Sollten Schmerzen bei den Übungen entstehen, sollten diese noch mal hintangestellt werden. Wichtig ist, dass deine Geburtsverletzungen gut abheilen können und nicht zusätzlich beansprucht werden.
Die Übungen, die wir hier gleich aufzählen, müssen nicht alle jeden Tag durchgeführt werden. Es ist aber wichtig, sie regelmäßig in den Alltag einzubauen. Such dir dafür ein paar Übungen aus und variiere diese dann Tag für Tag etwas.

Los geht's!

Zu Beginn kann es dir schwerfallen, den Beckenboden anzusteuern und wahrzunehmen. Das ist völlig normal und sollte dir keine Sorgen machen. Mit der Zeit und viel Übung wirst du die verschiedenen Muskeln besser spüren und diese gezielt anspannen zu können.

Beckenbodenwahrnehmung

Atme einmal tief ein und wieder aus. Versuche nun beim nächsten Ausatmen deinen Bauchnabel rein- und hochzuziehen. So aktivierst du fast automatisch deinen Beckenboden. Du kannst diese Übung gern wiederholen. Spüre in dich hinein und lass alle Gefühle frei, die aufkommen. Gerade anfangs können die verschiedenen Beckenbodenübungen Emotionen freisetzen. Das ist vollkommen okay und darf sein. Lass diese Gefühle raus, auch wenn ein paar Tränchen dabei kullern.

RÜCKBILDUNGS-ÜBUNGEN

Bauchlage
Diese Position unterstützt die Rückbildung der Gebärmutter und auch das Abfließen des Wochenflusses.

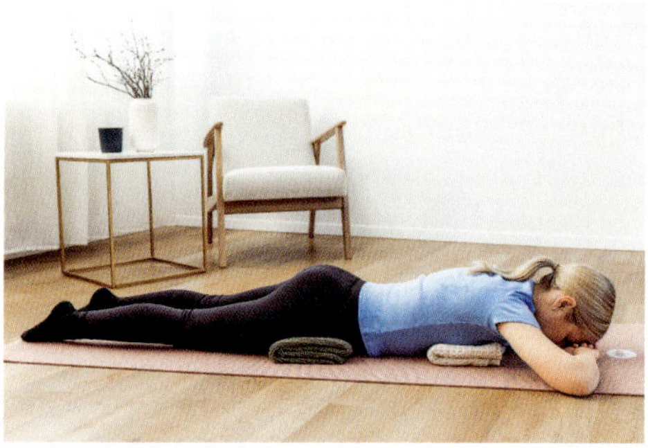

1 | Leg dich zweimal täglich für zehn Minuten auf den Bauch. Du kannst ein Kissen unter deinem Unterbauch platzieren. So entsteht etwas mehr Gegendruck und der Rückbildungsvorgang der Gebärmutter wird positiv beeinflusst. Zusätzlich kann der Wochenfluss besser abfließen. Unterstützend kannst du außerdem ein Kissen unter deine Brust legen. Vor allem wenn du stillst, kannst du den Druck auf die Brust so etwas abmildern und die Position wird bequemer.

Rückenlage
Bei dieser Übung spürst du beim richtigen Durchführen der Übung eine Anspannung der Muskulatur im Unterbauch und leicht deine Beckenbodenmuskulatur. Die Übung kannst du acht- bis zehnmal wiederholen.

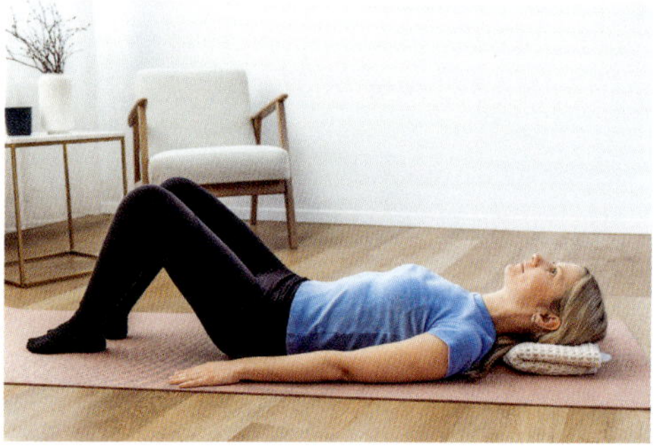

1 | Leg dich auf den Rücken und stell deine Füße hüftbreit auf, die Knie sollten eine Handbreit Abstand haben und nach oben zeigen. Achte darauf, dass du dabei nicht ins Hohlkreuz kommst.

2 | Platziere deine Hände auf dem Unterbauch und atme durch die Nase tief ein und durch den Mund mit einem »haa« wieder aus. Versuche bei dieser Übung tief in den Bauch zu atmen. Der Bauch sollte sich dabei heben und senken.

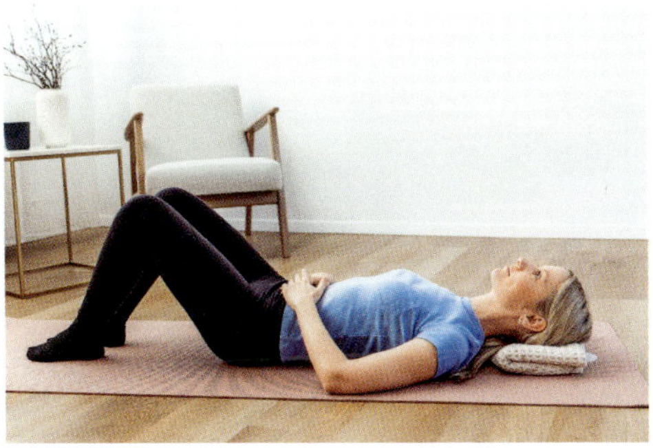

3 | Während du in deinen Atemrhythmus kommst, versuche während der Ausatmung deine Symphyse in Richtung Nabel zu kippen. Beim Einatmen gehst du wieder in die neutrale Ausgangsposition zurück.

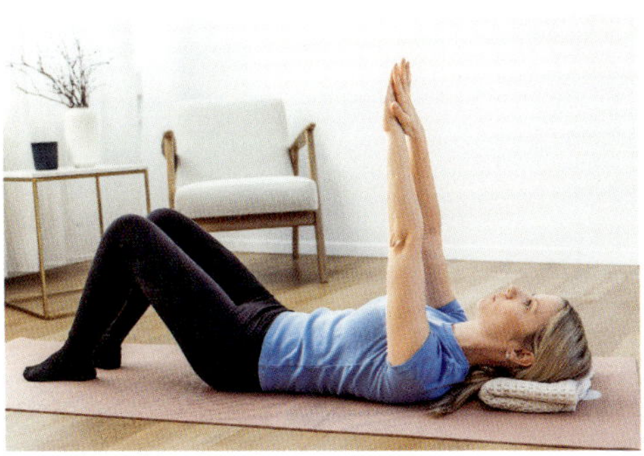

4 | Wenn du die Intensität verstärken möchtest, nimm die Arme dazu: Streck deine beiden Arme senkrecht nach oben aus und leg deine Hände übereinander. Bei der nächsten Ausatmung kippst du deine Symphyse zum Nabel und drückst gleichzeitig die Hände gegeneinander.

Seitenlage

Diese Übung mobilisiert ebenfalls die Beckenbodenmuskulatur. Führ diese Übung fünf- bis achtmal durch.

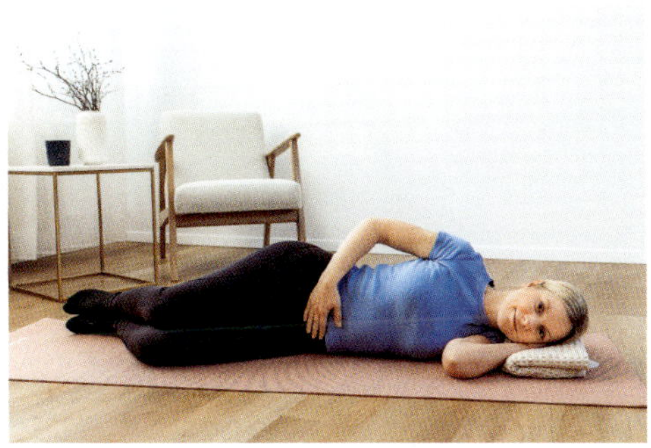

1 | Leg dich auf die Seite und achte darauf, dass dein Kopf, die Schulter und das Becken eine gerade Linie bilden. Leg die Hand des oben liegenden Arms auf deinen Unterbauch und winkle deine Beine an, sodass du bequem liegst.

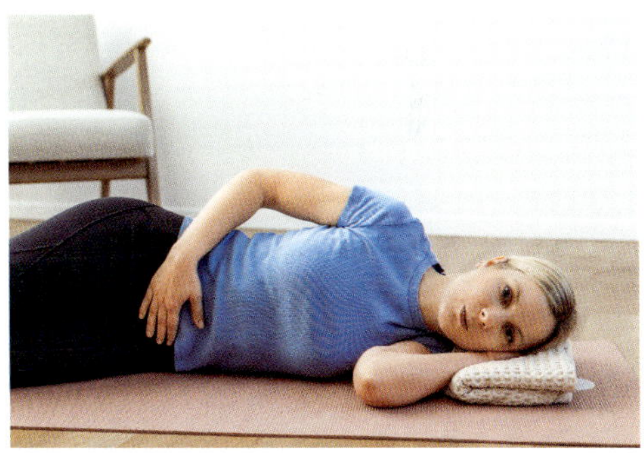

2 | Atme zunächst in den Bauch tief ein und aus. Wenn du deinen Atemrhythmus gefunden hast, ziehst du bei der nächsten Ausatmung deine Symphyse in Richtung Nabel und atmest dabei mit einem »pfff« aus. Wiederhole die Übung auf der anderen Seite.

Arm auffächern

Diese Übung kannst du fünfmal pro Seite wiederholen.

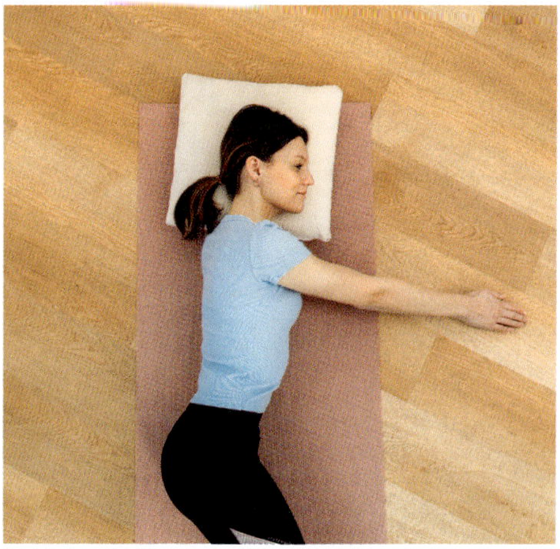

1 | Leg dich auf die Seite und achte darauf, dass dein Kopf, die Schulter und das Becken in einer Linie sind. Streck deine Arme auf Brusthöhe senkrecht vor deinem Körper aus und leg die Handflächen aufeinander. Du kannst deine Beine angewinkelt übereinander legen, damit du bequem liegst.

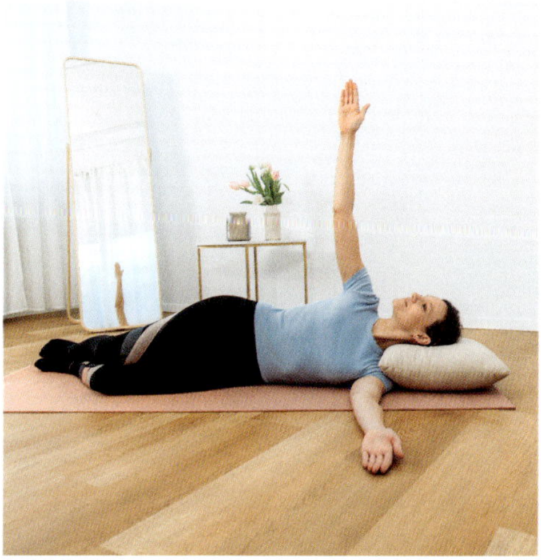

2 | Atme ein, spür Weite im Bauchraum. Beim Ausatmen hebst du den gestreckten oberen Arm ab und rotierst ihn in einem großen Halbkreis auf die andere Körperseite. Kopf und Oberkörper folgen der Bewegung.

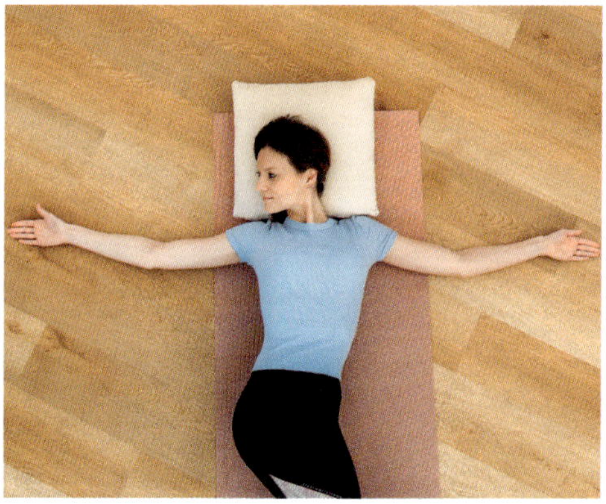

3 | Verweile ein bis zwei Atemzüge und rotiere dann Arm und Körper zurück in die Ausgangsposition.

Knie-Ellenbogen-Stand

Diese Übung kannst du acht- bis zehnmal wiederholen.

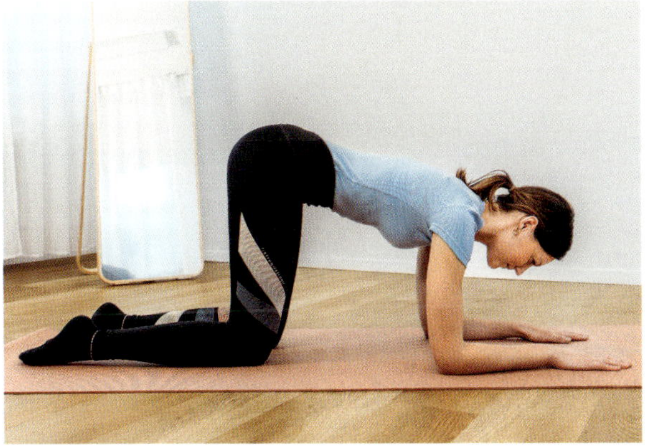

1 | Komm in den Vierfußstand. Setze nun deine Ellenbogen schulterbreit auf und leg deine Unterarme parallel auf dem Boden ab. Die Knie sind hüftbreit geöffnet. Achte darauf, dass dein Rücken gerade bleibt und du gleichmäßig und ruhig in den Bauch ein- und ausatmest.

2 | Wenn du deinen Atemrhythmus gefunden hast, ziehst du beim nächsten Ausatmen deine Symphyse in Richtung Nabel. Beim Einatmen gehst du in die Ausgangsposition zurück.

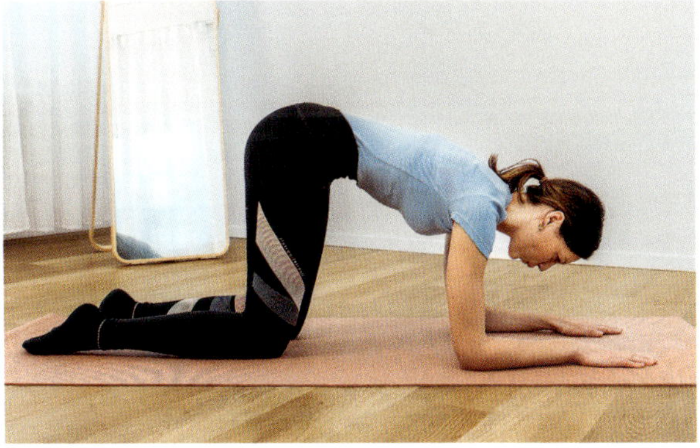

GUT ZU WISSEN

Versuch, während der Übungen in einen guten Atemrhythmus zu kommen, und spür in dich hinein. Konzentriere dich. Bei allen Übungen solltest du bei der Ausatmung die Muskulatur anspannen und bei der Einatmung die Muskeln vollkommen loslassen.

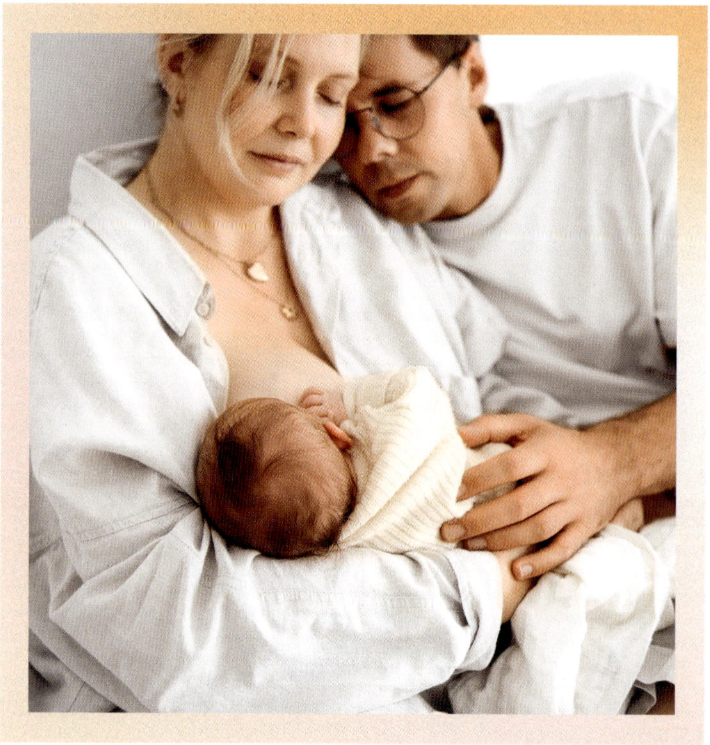

DAS ERSTE MAL ELTERN

Sicherlich macht sich jede Frau und idealerweise auch jedes Paar gemeinsam eine Vorstellung von der ersten Zeit mit Baby. Das Problem dabei ist, dass man nie vorhersagen kann, welches Kind man erwartet. Ist es eher ruhig und schläft viel, oder benötigt es vielleicht viel Nähe, Geborgenheit und ständigen Körperkontakt, um auf dieser Welt anzukommen? Jedes Kind hat ganz individuelle Bedürfnisse, die man zunächst einmal herausfinden und vor allem kennenlernen muss.

Und so ist jede Familie nach der Geburt eines Kindes mit ganz unterschiedlichen, unvorhersehbaren und vor allem unplanbaren Herausforderungen konfrontiert. Das fällt uns in der heutigen Zeit, in der so ziemlich alles exakt planbar ist, schwer, ist aber leider die Realität und nicht zu ändern. Wenn alles so gekommen ist, wie erwartet: Herzlichen Glückwunsch, dann kannst du dieses Kapitel ruhig überspringen! Wenn nicht, dann erhältst du hier einige Denkanstöße, wie du damit umgehen kannst, wenn das Leben mit Kind so ganz anders ist, als du es eigentlich erwartet und geplant hast. Social Media, Print und Fernsehen suggerieren oft, dass die Zeit nach der Geburt rosarot, voll von Glück und Seligkeit und einfach wunderschön ist: Bei den Frauen sitzen Haare und Make-up perfekt und auch die Figur scheint bereits nach kurzer Zeit wieder genau wie vorher. Auch läuft alles, was das Kind betrifft, mit Leichtigkeit nebenher und exakt nach Plan. Spuckende Kinder oder Windelexplosionen? Fehlanzeige. Schlaflose Nächte und ein schreiendes Kind? Eine absolute Ausnahme! Dass dieses perfekte Bild meistens nicht der Wahrheit und vor allem nicht dem normalen Leben entspricht, wird einfach unter den Teppich gekehrt und ganz schnell vergessen. Zurückbleiben ratlose junge Eltern, die glauben, dass nur bei ihnen selbst nicht alles nach Plan läuft.

Du musst nach der Geburt nicht perfekt sein

Das Wochenbett allgemein, aber vor allem die Umstellung von einem Paar zu einer Familie mit Kind(ern), muss nicht immer reibungslos verlaufen. Es ist normal, dass man sich nach der Geburt zunächst unsicher, aber auch überfordert und teilweise hilflos fühlt. Die Zeit nach der Geburt eines Kindes kann ein absoluter Ausnahmezustand sein, physisch und psychisch. Das gilt sowohl für den Einzelnen als auch für die Paarbeziehung. Die Haare sind fettig und strubbelig und dein Oberteil voll mit Babyspucke, so what? Auch Stuhlgangreste unter den Fingernägeln nach den ersten Wickelversuchen sind nicht schlimm und gehören einfach dazu. Übrigens: Je älter die Kinder werden, desto leichter und alltäglicher werden diese Situationen. Auch sofort auf der Couch einzuschlafen, obwohl man gemeinsam eine Serie schauen wollte, kommt in den besten Familien vor. Wichtig ist es, sich von diesen Dingen nicht frustrieren zu lassen und sie am besten gemeinsam zu erleben beziehungsweise darüber zu sprechen. Wenn man es dann auch noch schafft, gemeinsam darüber zu lachen, ist man schon ziemlich nah dran an perfekt. Und auch wenn du es dir gerade vielleicht nicht vorstellen kannst, auch du wirst wieder die Zeit finden, deine Haare regelmäßig zu waschen und außerdem Kleidung ohne Babyspucke zu tragen und gemeinsam Serien zu schauen.

Lass dir Zeit

Während es einigen Frauen und Männern sehr leichtfällt, in ihrer neuen Rolle anzukommen, haben andere große Probleme mit dieser Umstellung. Alle Gefühle sind hier normal und berechtigt. Setz dich deswegen nicht zu sehr unter Druck. Du musst nicht alles toll finden, nur weil du jetzt Mutter beziehungsweise Vater bist. Wichtig ist, dies offen und ehrlich miteinander zu kommunizieren und nicht alles in dich reinzufressen. Auch die Schuld bei sich zu suchen beziehungsweise dem Partner, der Partnerin Vorwürfe zu machen, ist in dieser Situation absolut fehl am Platz. Übrigens: Vielen geht es ganz genau so, nur die Wenigsten trauen sich, offen und ehrlich darüber zu sprechen.

Es darf schlechte Tage geben

Nicht jeder Tag ist gleich, vor allem, wenn man ein Baby bekommen hat. Es ist erlaubt, schlechte Tage zu haben und sich sein Leben ohne ständiges Windelwechseln oder nächtliche Schlafunterbrechungen manchmal zurückzuwünschen. Egal, wie sehr man geglaubt hat, gut auf ein Leben mit Kind vorbereitet zu sein. Es gibt Situationen, die übersteigen jegliche Vorstellungskraft. Das bedeutet aber nicht, dass man deswegen eine schlechtere Mutter oder ein schlechterer Vater ist. Vielmehr hilft es, zu akzeptieren, dass schlechte Tage im Leben einfach dazugehören.

Die Tage sind lang, aber die Jahre sind kurz

Manche Tage können ganz schön lang werden. Deswegen ist es wichtig, auch mit Kind gemeinsame Routinen und Erlebnisse zu schaffen. Vielen hilft es auch, sich mit Gleichgesinnten auszutauschen. Das geht zum Beispiel bei speziellen Kursen oder bei regelmäßigen Treffen mit anderen Eltern. Aber auch schon ein täglicher Spaziergang mit wechselnden Routen kann in den ersten Lebenswochen und -monaten dabei helfen, den Alltagstrott von Stillen, Wickeln, Tragen und Schlafen ein wenig zu durchbrechen. Wichtig ist es, sich immer wieder bewusst zu machen, dass dies alles eine Phase ist, die schneller vorbeigeht, als man denkt.

Let's talk about it … Kommunikation als Eltern

Wenn ein Kind geboren wird, kommen von einem Moment auf den anderen neue Aufgaben auf die Paarbeziehung zu. Denn was viele vor der Geburt ihres ersten Kindes unterschätzen: Ein Kind ist ein mit Liebe gemachter Fulltime-Job. Während das Stillen nur von der Mutter übernommen werden kann, können bei anderen Aufgaben, wie dem Wickeln, Waschen und Anziehen des Kindes, aber auch bei der Bearbeitung von Formularen nach der Geburt sowie bei vielen weiteren alltäglichen Dingen wie dem Haushalt Wege gefunden werden, diese gleichberechtigt aufzuteilen. Es ist allerdings wichtig, dass jeder lernt, diese Aufgaben auch abgeben zu können. Vor allem Frauen fällt das in den ersten Lebenstagen und -wochen eines Kindes manchmal nicht leicht.

Nötig ist das Vertrauen in den Partner oder die Partnerin. Denn es ist völlig normal, dass die einzelnen Elternteile verschiedene Dinge, wie zum Beispiel das Wickeln, unterschiedlich handhaben. Meistens handelt es sich dabei aber nicht um eine Frage von richtig und falsch, sondern vielmehr um eine Frage von so und anders. Nur wenn alle familiären Aufgaben, idealerweise unmittelbar nach der Geburt, aufgeteilt werden, kann Elternschaft gleichberechtigt gelebt werden.

HEBAMMEN WISSEN

Häufig finden Absprachen und Gespräche zu Themen, die die Familie betreffen, zwischen Tür und Angel statt. Das ist schade, denn dadurch können viele Dinge untergehen.
Unser Tipp: Legt einen festen, wöchentlich wiederkehrenden Termin für ein gemeinsames Familien-Meeting fest – so wie man es auch im Arbeitsumfeld tut – und schafft euch damit bewusst Zeit für die Themen, die die Familie betreffen. In diesem Rahmen können nicht nur Terminabsprachen getroffen und Aufgabenteilungen besprochen, sondern auch Gefühle ausgetauscht werden. Aber auch Dinge, die einen aktuell beschäftigen, Sorgen, Nöte und Wünsche können hier Platz finden. Außerdem ist es eine schöne Möglichkeit, Meilensteinen und neu erworbenen Fähigkeiten des Kindes bewusste Aufmerksamkeit zu schenken.

Zusätzlich zu den neuen Aufgaben sehen sich Paare nach der Geburt häufig mit einem erheblichen Schlafmangel konfrontiert. So kommt es durchaus vor, dass ein scherzhaft gemeinter Kommentar vom Gegenüber völlig falsch aufgefasst wird. Denn die Zündschnur ist kurz, wenn man nächtelang kaum oder nur wenig geschlafen hat. Wenn eine Überreaktion passiert ist, ist es wichtig, im Anschluss zu kommunizieren, was genau in diesem Moment das Fass zum Überlaufen gebracht hat. Nur so kann gegenseitiges Verständnis für die Situation wachsen.

Eltern sein, Paar bleiben

Während es völlig legitim ist, dass sich in den ersten Tagen und Wochen vorrangig alles um das neugeborene Kind und dessen Bedürfnisse dreht, ist es ebenso wichtig, nach einiger Zeit auch die Paarbeziehung nicht aus dem Blick zu verlieren. Denn wenn es als Paar nicht klappt, erschwert das ganz beträchtlich das Leben als Familie. Deswegen ist es wichtig, in regelmäßigen Abständen gemeinsame Highlights zu zweit zu schaffen. Denn wenn Zeit gemeinsam verbracht wird, ist dies eine wertvolle Gelegenheit, sich regelmäßig die Bedeutung der Partnerschaft vor Augen zu führen. Aber nicht nur das: Es ist auch eine Chance, sich immer wieder aufs Neue miteinander vertraut zu machen und zu entdecken, was in dem anderen abseits der Rolle als Mutter oder Vater eigentlich gerade vorgeht.
In den ersten Wochen kann dies noch ein gemeinsamer Spaziergang mit Kind sein oder aber auch ein gemeinsames kurzes Abendessen, wenn das Kind schläft. Später, wenn das Kind einige Monate alt ist, können gemeinsame Aktivitäten ohne Kind wie Kinobesuche, Sport, ein Besuch im Restaurant oder ein Treffen mit gemeinsamen Freunden dafür sorgen, die Beziehung als Paar zu stärken. Um diese gemeinsame Zeit genießen und auch mal vom Alltag mit Kind abschalten zu können, ist es wichtig, gute Vorkehrungen zu treffen. Das bedeutet, dass man eine gute, vertrauensvolle Betreuung des Kindes organisiert und mit dieser abspricht, wann sie sich gegebenenfalls melden soll. Auch ist es sinnvoll, in erreichbarer Nähe zu bleiben, solange das Kind sehr klein ist. So ist eine ständige Erreichbarkeit gewährleistet und vielen Eltern fällt es dadurch deutlich leichter, abzuschalten und die Zeit ohne Kind genießen zu können.
Neben diesen gemeinsamen Auszeiten vom Alltag mit Kind ist es wichtig, dass beide Elternteile regelmäßig und gleichberechtigt Zeit haben, die sie für eigene Auszeiten nutzen können. So kann jeder immer wieder seinen inneren Akku aufladen, Schlaf nachholen, Sport treiben, Freunde treffen oder einfach mal nichts tun.

Sex nach der Geburt

Wann der richtige Zeitpunkt für den ersten Sex nach der Geburt gekommen ist, lässt sich

GUT ZU WISSEN

Nicht nur bei der Frau, sondern auch beim Partner, der Partnerin kann sich nach der Geburt des Kindes die Libido aus emotionalen Gründen verändern. Die Geburt und die sich dabei ergebenden Situationen müssen auch von der Geburtsbegleitung verarbeitet werden. Dies kann manchmal dazu führen, dass auch sie zunächst Zeit braucht, um sich wieder körperlich anzunähern, weil es ihr unmittelbar danach schwerfallen kann.

nicht pauschal beantworten, weil das Thema sehr persönlich ist. Hör auf dein eigenes Gefühl, lass dich nicht unter Druck setzen und überstürzte nichts. Durch die Geburt deines Kindes hat sich eine völlig neue Situation ergeben, die hormonelle, emotionale und körperliche Veränderungen mit sich bringt.

- **Hormonell**: Durch die Hormone, die beim Stillen ausgeschüttet werden, kann die weibliche Libido vorübergehend beeinflusst werden. Das kann zur Folge haben, dass Frauen während der Stillzeit weniger Lust verspüren. Zusätzlich können die Stillhormone zu einer zeitweiligen vaginalen Trockenheit führen. Ist dies der Fall, kann das für beide Partner unangenehm sein. Hier kann der Einsatz von Gleitmittel oder -gel eine Möglichkeit sein, die Beschwerden zu lindern.
- **Emotional**: Die Geburt an sich und die Umstellung auf die neue Situation können eine Vielzahl an Emotionen hervorrufen. Diese können natürlich auch eine Auswirkung auf das sexuelle Interesse haben und die generelle Lust auf Sex und körperliche Zuneigung nach der Geburt verringern.
- **Körperlich:** Der weibliche Körper und insbesondere die Gebärmutter und der Beckenboden benötigen einige Zeit, um sich nach der Geburt zurückzubilden und zu regenerieren. Aber auch wenn während der Geburt eine Verletzung der Geburtswege aufgetreten ist, sollte diese zunächst vollständig abheilen, bevor mit sexuellen Aktivitäten begonnen wird. Viele Frauen haben auch die Sorge nach einer Geburt, dass entstandene körperliche Veränderung und vor allem entstandene Geburtsverletzungen einen Einfluss auf ihr Sexualleben haben können. Deswegen ist es wichtig, nach der Geburt den eigenen Körper noch mal »neu« kennenzulernen und sich generell mit der Frage zu beschäftigen, was sich körperlich durch die Geburt genau verändert hat.

Des Weiteren kann sich nach Schwangerschaft und Geburt das sexuelle Empfinden verändern. Dies betrifft auch die Vorlieben bezüglich verschiedener Sexstellungen. Einige Frauen empfinden bestimmte Positionen möglicherweise nicht mehr als angenehm oder erleben sogar Schmerzen. Seid kreativ und probiert andere Stellungen aus, die für euch sowohl angenehm als auch erfüllend sind. Hierbei geht es nicht nur darum, körperliche Lust zu erfahren, sondern auch um emotionale Verbundenheit und das Verständnis füreinander in dieser neuen Lebensphase. Die Kommunikation über sexuelle Wünsche kann eine Herausforderung sein, aber sie ist entscheidend für eine erfüllte und harmonische Intimität, egal wie diese aussieht. Wir möchten alle Paare ermutigen, sich die Zeit zu nehmen, über ihre Wünsche und Bedürfnisse zu sprechen. Die Offenheit und Bereitschaft, gemeinsam darüber zu sprechen und einen gemeinsamen Weg zu entdecken, können schön und bereichernd sein.

HEBAMMEN WISSEN

Während einige Frauen ihren Körper nach der Geburt problemlos annehmen können, kann es für andere hilfreich sein, sich einmal in Ruhe und allein nackt von allen Seiten im Spiegel zu betrachten und/oder sich zunächst selber zu berühren. So kann im eigenen Tempo geschaut werden, wie sich sexuelle Empfindungen durch die Geburt vielleicht verändert haben und ob Berührungen schmerzhaft sind.

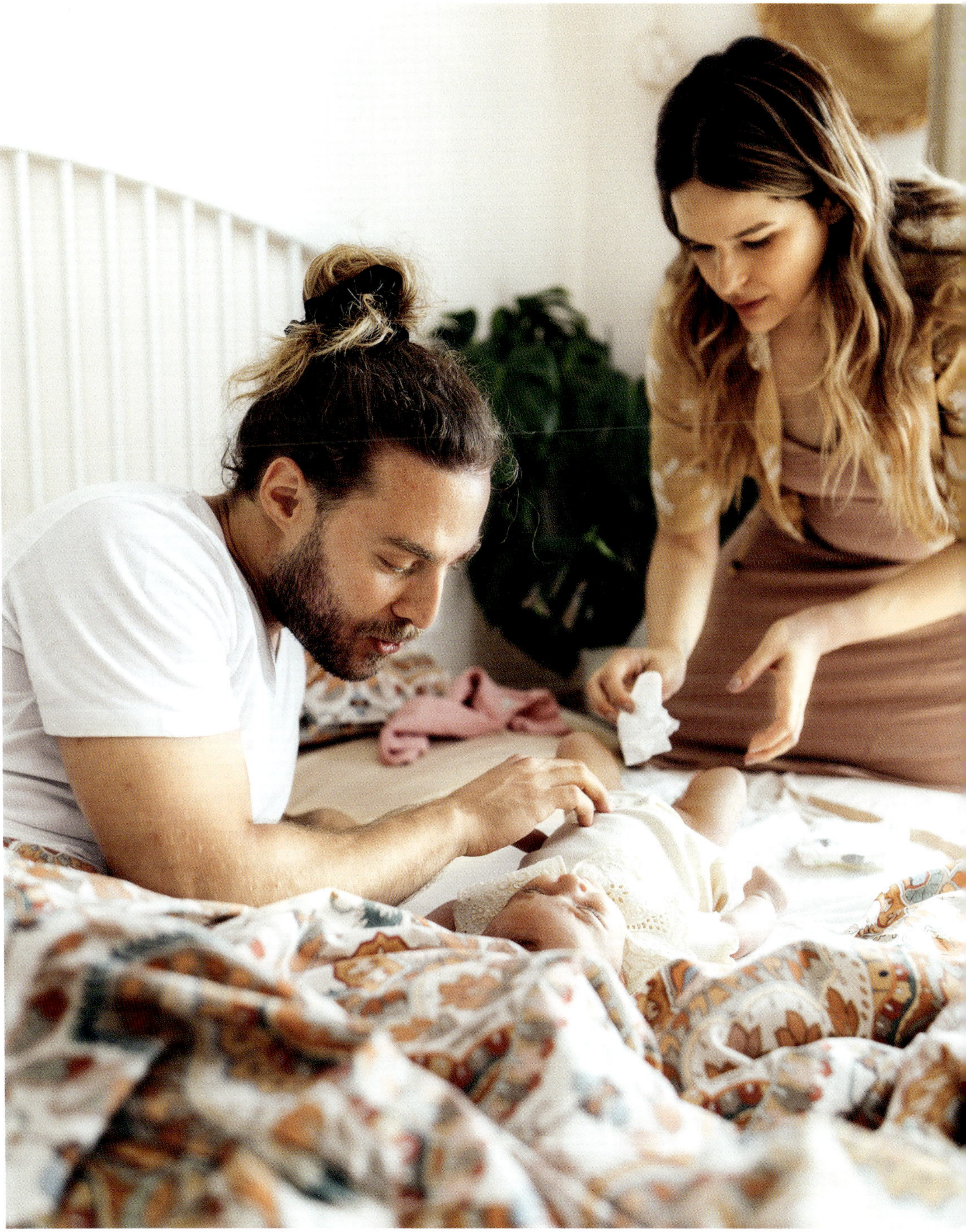

Sich gemeinsam ums Kind zu kümmern, stärkt euch als Team. Aber plant auch Zeit zu zweit ein!

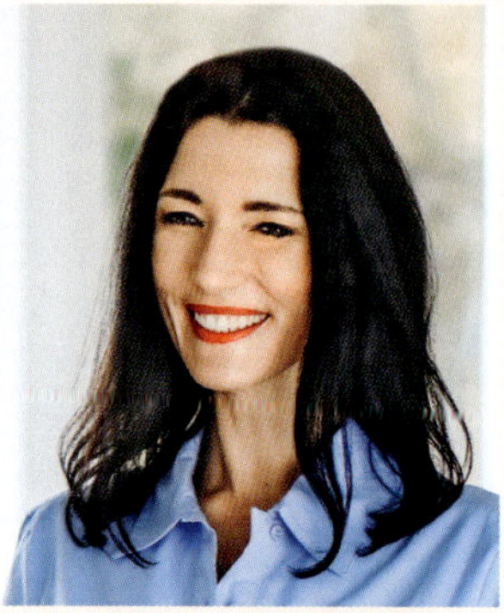

von Dr. Martina Stotz
Doktorin der Pädagogik, Schulberaterin & Lehrerin, Wissenschaftlerin, Autorin & Referentin

10 PRAKTISCHE TIPPS FÜR PAARE

Tipp 1: Verzeiht euch Kleinigkeiten im Alltag schnell!
Wenn plötzlich ein Baby da ist, liegen viel schneller die Nerven blank. Da passiert es häufiger, dass ihr euch mal im Ton vergreift oder ungeduldig reagiert. Versucht, euch so bald wie möglich zu verzeihen, anstatt euch die kalte Schulter zu zeigen.

Tipp 2: Wertschätzung, Wertschätzung, Wertschätzung
Bestimmt seid ihr beide anfangs überfordert mit all den neuen und unerwarteten Aufgaben und Anforderungen. Da ist es dringend nötig, dass ihr euch gegenseitig regelmäßig seht und anerkennt mit dem, was ihr leistet. Bedanke dich zum Beispiel erleichtert dafür, wenn ein warmes Essen auf dem Tisch steht, und zeige es zusätzlich durch einen Kuss oder eine Umarmung.

Tipp 3: Sprecht miteinander, damit ihr euch gegenseitig versteht
Stellt euch zum Beispiel folgende Fragen:

1. Was fehlt dir gerade besonders?
2. Was würdest du dir wünschen, damit alles etwas leichter für dich ist?
3. Was könnte ich konkret tun, um dich zu unterstützen?
4. Welche Form von Wertschätzung beziehungsweise Liebe wünschst du dir von mir?

Tipp 4: Beachtet die Hierarchie in der Familie
Wenn ein Baby da ist, kann es leicht passieren, dass sich eine Person in der Paarbeziehung vom »Thron« gestoßen fühlt. Die Bedürfnisse des Babys stehen jetzt natürlich für lange Zeit im Fokus, doch könnt ihr schon bald auch mal wieder bewusst kleine

Paarzeiten in euren Alltag einbauen. Das kann anfangs auch nur der gemeinsame Kaffee am Morgen sein.

Tipp 5: Weitere Bezugspersonen mit einbeziehen

Auch wenn dein Baby natürlich euch beide als seine verlässlichen Bezugspersonen braucht, ist es wichtig, schon bald mindestens eine weitere Bezugsperson mit einzubeziehen, die euch als Paar etwas mehr gemeinsame Zeit ermöglicht. Auch wenn die Hormone schreien: »Ich will nie von meinem Baby getrennt sein!«, übe in kleinen Schritten, Kleinigkeiten ohne dein Baby und ganz allein mit deinem Partner zu unternehmen – so wie früher.

Tipp 6: Kleine, liebevolle Gesten

Es sind die kleinen Dinge, die euer Familienleben bereichern, und ihr seid gegenseitig angewiesen auf einen liebevollen Umgang miteinander. Deswegen zeigt euch immer wieder durch kleine fürsorgliche Gesten, wie sehr ihr euch liebt. Das kann eine Blume sein, die du mit nach Hause bringst, ein Zettelchen mit einer Liebesbotschaft, eine Tasse Tee am Bett usw.

Tipp 7: Achtung OVERTOUCHED SYNDROM

Da ein Baby viel Nähe braucht, sind viele Frauen nach der Geburt völlig »übersättigt« an Nähe und einfach nur erleichtert, wenn sie ihren Körper mal wieder ganz für sich haben. Für den Partner ist das oft sehr schwierig, da er vielleicht sein Bedürfnis nach Liebe über körperliche Nähe stillt und sich dann zurückgewiesen fühlt. Sprecht unbedingt offen über diese unterschiedlichen Bedürfnisse und findet einen gemeinsamen Weg, damit umzugehen.

Tipp 8: Sexualität ist wichtig

Viele Frauen fragen mich: Soll ich mich wirklich zum Sex zwingen, wenn ich überhaupt keine Lust dazu habe? Tatsächlich zeigt sich in der Paarpsychologie, dass die Motivation beim Sex oft erst mit dem Tun kommt. Es ist also vielleicht einen Versuch wert. Auch wenn du im Augenblick noch keine Lust auf Sex hast, zeige deinem Partner zum Beispiel durch Komplimente, dass du ihn attraktiv findest. Findet schon bald wieder zurück in eine lebendige Sexualität. Wichtig dabei ist, dass ihr euch genau sagt, was ihr braucht, um Sex erfüllend zu erleben.

Tipp 9: Frauen wollen reden, Männer sehnen sich nach Sex

Das klingt jetzt richtig klischeehaft, doch immer mal wieder erlebe ich genau diese Konstellation in der Paarberatung. Frauen brauchen erst ein tiefgründiges Gespräch, bevor sie sich auf Zärtlichkeiten einlassen können, und Männer häufig erst Sex, bevor sie offen kommunizieren können. Manchmal hilft diese Erkenntnis dabei, sich gegenseitig besser zu verstehen und freiwillig das Bedürfnis des Partners/der Partnerin zu erfüllen.

Tipp 10: Aufgabenteilung leicht gemacht?

Viele Mütter erzählen mir, dass sie unter Mental Load leiden. »Plötzlich sind da so viele Dinge, an die ich denken muss, obwohl wir uns gegenseitig viel abnehmen, ist mir alles zu viel.« Was in dieser Situation helfen kann? Teilt komplette Aufgabenbereiche auf und übernehmt für diesen Bereich die ganze Verantwortung, damit der/die andere diesen Bereich aus dem Kopf streichen kann (zum Beispiel die Organisation und Begleitung zu den U-Untersuchungen).

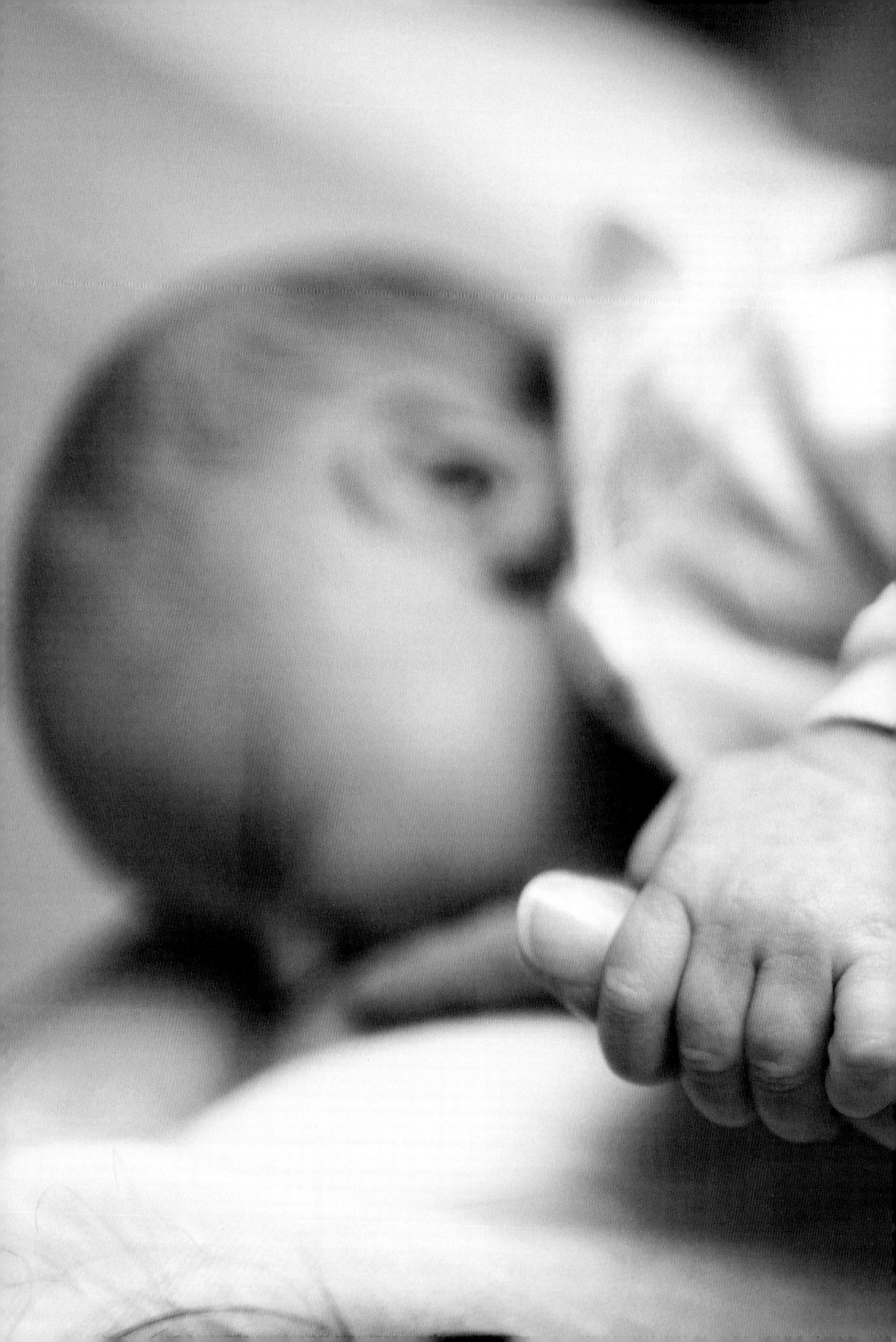

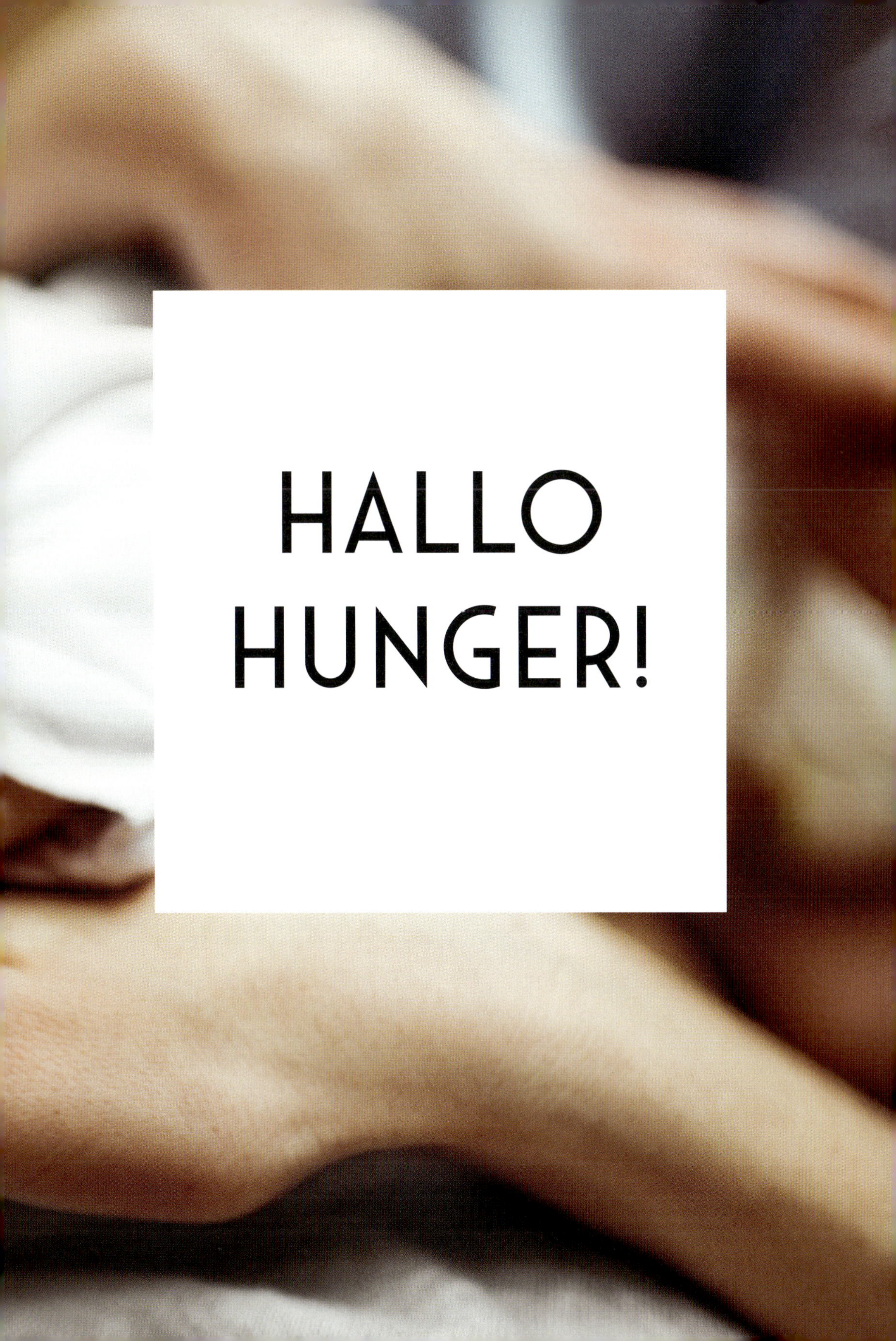

HALLO HUNGER!

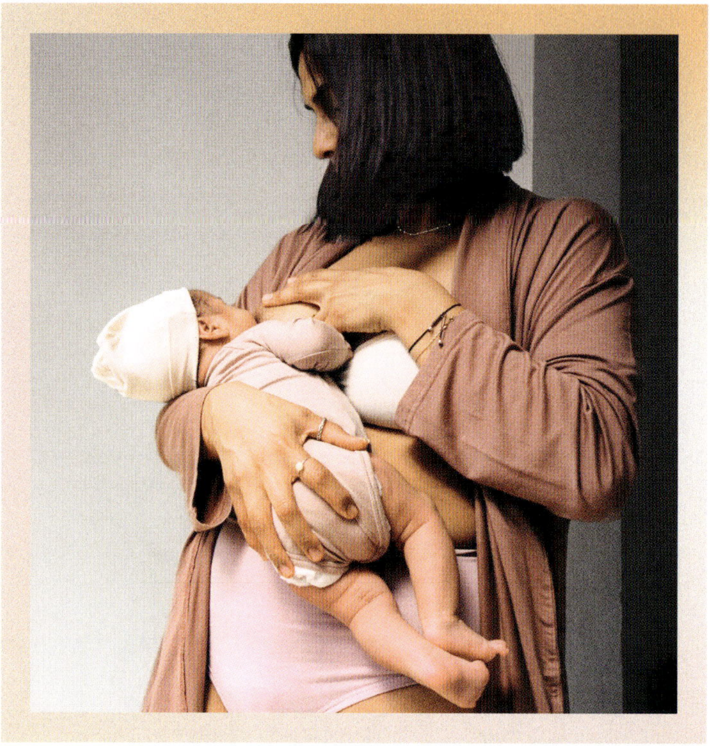

STILLEN

Stillen ist die natürlichste Art, ein Neugeborenes zu ernähren, und darüber hinaus noch so viel mehr. Eine gute Stillbeziehung ist gleichzeitig eine liebevolle und besondere Art der Fürsorge. Aber nicht nur das. Stillen bringt auch allerhand Vorteile für Gesundheit und Wohlbefinden, sowohl für das Baby als auch für die stillende Mutter. Das konnten viele umfangreiche Forschungen und Studien belegen. Die Empfehlung der Weltgesundheitsorganisation (WHO) lautet daher, Kinder in den ersten sechs Lebensmonaten voll und nach Bedarf zu stillen. Das bedeutet, sie dürfen so oft und so lange sie möchten an der Brust der Mutter trinken und bekommen abgesehen von der Muttermilch keine weitere Nahrung. Danach kann mit der Einführung einer altersgerechten Beikost unter dem Schutz des Stillens begonnen werden. Stillen nach Bedarf kann bis zu einem Alter von zwei Jahren oder, wenn Mutter und Kind das möchten, auch darüber hinaus fortgesetzt werden.

Stillen: Die Fakten

Stillen oder nicht? Um diese Frage für sich beantworten zu können, ist es wichtig, sich mit den Vorteilen des Stillens auseinanderzusetzen, um so eine fundierte Entscheidung treffen zu können. Es gibt eine Vielzahl an Vorteilen, die das Stillen mit sich bringt. Muttermilch ist die ideale Nahrung für Säuglinge, da diese alle notwendigen Nährstoffe in der richtigen Zusammensetzung enthält. Sie fördert eine gesunde Entwicklung und enthält Antikörper, die vor Infektionen schützen. Somit haben Babys auch ein geringeres Risiko, an Allergien, Asthma und Übergewicht zu erkranken. Darüber hinaus stärkt das Stillen die emotionale Bindung zwischen Mutter und Kind. Der enge Körperkontakt und die Kommunikation mit dem Baby schaffen während des Stillens eine liebevolle Verbindung.
Aber nicht nur das Kind profitiert von den Vorteilen, sondern auch die Mutter. Durch die Hormonausschüttung während des Stillens, insbesondere durch das produzierte Oxytocin, werden die Rückbildungsvorgänge nach der Geburt aktiv unterstützt. Denn während des Stillens kontrahiert die Gebärmutter nicht nur, sie wird auch effektiv dabei unterstützt, schneller zu ihrer ursprünglichen Größe vor der Schwangerschaft zurückzukehren. Zudem fällt es Frauen, die stillen, häufig etwas leichter, ihr vorheriges Körpergewicht wieder zu erreichen, da das Stillen zusätzliche Kalorien verbraucht.
Ein weiterer wichtiger Aspekt, den zahlreiche Studien inzwischen belegen, ist der positive Einfluss des Stillens auf das Brustkrebsrisiko. Untersuchungen haben gezeigt, dass Frauen, die im Lauf ihres Lebens gestillt haben, ein geringeres Risiko haben, an Brustkrebs zu erkranken, als Frauen, die nicht gestillt haben.
Aber nicht nur körperliche Vorteile, auch allerhand praktische Vorteile bringt das Stillen mit sich. Muttermilch ist immer verfügbar, richtig temperiert und hygienisch einwandfrei. Es entfällt die Notwendigkeit, Flaschen vorzubereiten, aufzuwärmen, zu reinigen und auszukochen. Zudem ist das Stillen kostengünstig, da weder teure Säuglingsnahrung noch entsprechendes Zubehör gekauft werden müssen.
Allerdings kann das Stillen auch Nachteile mit sich bringen. Vor allem in den ersten Wochen erfordert es viel Zeit und Hingabe von der Mutter. Sie ist die einzige Person, die das Baby füttern kann, was eine gewisse Inflexibilität, Abhängigkeit und auch Verantwortung mit sich bringt. Zudem fühlen sich manche Frauen in der Öffentlichkeit nicht wohl beim Stillen. Obwohl das öffentliche Stillen rechtlich geschützt ist und von vielen Menschen befürwortet wird, stoßen Frauen immer wieder auf negative Reaktionen oder fühlen sich beobachtet. Dies kann zu Stress und Unsicherheit führen.
Oft lässt sich auch besser beurteilen, wie viel ein Baby zu sich nimmt, wenn es mit dem Fläschchen gefüttert wird. Andererseits zeigt auch eine zufriedenstellende Gewichtszunahme beim Stillen an, ob das Kind gut gedeiht. Ein Gespräch mit der Hebamme oder Stillberaterin kann helfen, Unsicherheiten, Fragen und Ängste zu klären, um eine informierte und richtige Entscheidung für sich selbst zu treffen.
Bei all diesen Vorteilen liegt es auf der Hand, dass Stillen für Neugeborene und Babys die beste Form der Ernährung ist. Woran liegt es also, dass das Stillen bereits nach einigen Tagen oder Wochen von einigen Frauen frühzeitig beendet wird? Bereits rund zwei Monate nach der Geburt stillen nur noch etwas mehr als die Hälfte (57 Prozent) aller Frauen ihr Kind ausschließlich. Nach vier Monaten sind es nur noch rund 40 Prozent. Verantwortlich für diese Zahlen sind meist ganz praktische Hürden, die das Stillen schwer oder unmöglich machen. Häufig ist mangelnde Aufklärung

JANINE:
Keiner hat mir vorher gesagt, wie schwierig, nervenaufreibend und schmerzhaft das Stillen WIRKLICH ist. Ich hätte beinahe aufgegeben.

DANI:
Gott sei Dank hatte ich mich sehr gut vorbereitet, denn das Pflegepersonal im Krankenhaus war wirklich eine Katastrophe. Schnuller, zufüttern ohne wirklichen Grund, nachts alle drei Stunden pumpen und, und, und ... Ich wusste, dass das alles nicht richtig ist, und trotz guter Vorbereitung haben sie mich sooo verunsichert, dass ich eingeknickt bin. Jetzt kommt bald Kind Nummer zwei und diesmal weiß ich es einfach besser!

LAURA:
Beim ersten Kind – Horror! Es war alles so neu, die Kleine hatte absolut keinen Bock und die Brust war andauernd entzündet. Beim zweiten und dritten hat alles ohne Probleme geklappt. 😍❤️

JENNIFER:
... oft hatte ich das Gefühl, dass es nichts Leichteres gibt als das, alles sollte ganz natürlich passieren und auf Anhieb klappen ... stimmt aber nicht. Durch viele Gespräche mit anderen Mamis offenbarte sich: Gar nichts ist einfach! Es braucht Zeit, Ruhe und ein Miteinander, damit eine gute Stillbeziehung zwischen Mutter und Baby entstehen kann; aus Beziehungen kann man aber auch aussteigen ... so war es bei uns. Mein Baby wollte schnell mehr, schrie sich vor Hunger in Rage ... dem konnte ich nicht entsprechen. Also gab ich auf und habe eine tolle Flaschen-Beziehung mit meinem Baby, werde zufrieden angelächelt und mit gutem Schlaf belohnt.

BIANCA:
Man braucht Geduld, hatte die ersten neun Wochen mit wunden Brustwarzen zu kämpfen, so sehr, dass mir beim Anlegen schon schlecht wurde vor Schmerzen. Aber wenn dann dieser eine Punkt überwunden ist, läuft es fast von alleine!

ein großes Problem. Viele Frauen wissen nicht, dass die Fähigkeit, stillen zu können, keineswegs angeboren ist und deswegen gerade der Stillbeginn nicht immer nur einfach ist. Stillen ist vielmehr eine erlernte Fähigkeit und nicht, wie viele vermuten, immer ein Selbstläufer. Es erfordert sowohl von der Frau als auch vom Kind einiges an Übung und Geduld, besonders und vor allem in den ersten Lebenstagen. Schwierigkeiten im Handling, schmerzende Brustwarzen und die Sorge, einfach nicht genügend Muttermilch zu haben, sind nur einige der Gründe, die zu Unsicherheiten und Frustration führen können. Probleme werden zusätzlich verstärkt, wenn sachkundige Unterstützung und Beratung fehlen, weil die Familie keine Hebamme für die Betreuung im Wochenbett gefunden hat. Vor allem Erstmüttern fällt es schwer, allein die anstehenden Herausforderungen zu bewältigen. Angefangen bei der korrekten Anlegetechnik bis hin zur Hilfe bei schmerzenden und wunden Brustwarzen.

Muttermilch

Muttermilch ist nicht nur die ideale Nahrung, sowohl was ihre Zusammensetzung als auch die Menge angeht, sondern auch ein kleines Wunder. In den ersten Lebenswochen durchläuft sie nämlich einige Veränderungen, um sich optimal an die Bedürfnisse des Kindes anzupassen.
Wenn das Kind geboren wird, ist die Größe des Magens mit der einer Kirsche vergleichbar. Das entspricht einem Fassungsvermögen von fünf bis sieben Millilitern. In der Regel verdoppelt sich die Größe innerhalb der ersten drei Lebenstage und ist dann vergleichbar mit der Größe einer Walnuss und fasst ein Volumen von 22 bis 27 Millilitern. Nach einer Woche ist das Fassungsvolumen auf 45 bis 60 Milliliter angestiegen, was in etwa der Größe einer Aprikose entspricht. Ab dem 10. bis 14. Lebenstag entspricht die Magengröße in etwa einem Hühnerei und fasst somit das vorläufige Volumen der nächsten Lebenswochen und -monate von 80 bis 150 ml.
Mit diesem Hintergrundwissen wird schnell klar, dass die Milchmenge, vor allem in den ersten Tagen nach der Geburt, auch wenn es erst einmal nicht danach aussieht, wirklich vollkommen ausreichend ist. Wenn du dein Kind regelmäßig und nach Bedarf anlegst, wird sich die Milchmenge von Tag zu Tag stetig steigern und der Magen des Kindes dadurch nach und nach größer werden. Die produzierte Menge an Muttermilch ist somit immer den Bedürfnissen des Kindes angepasst. Ebenso verändern sich in den ersten Wochen Aussehen und Zusammensetzung der Muttermilch immer wieder. Generell kann man drei Arten unterscheiden:

Kolostrum/Vormilch

Nach der Geburt wird zunächst das gelbliche, dickflüssige Kolostrum produziert. Dies wird häufig als Vormilch bezeichnet. Es enthält

GUT ZU WISSEN

Viele Frauen stellen bereits während der Schwangerschaft fest, dass der Körper beginnt, eine klare bis gelbliche Flüssigkeit zu produzieren, die mitunter sichtbar aus der Brust austreten kann. Auch hierbei handelt es sich um Kolostrum: Dein Körper bereitet sich auf die Geburt vor. Aber keine Sorge, wenn das bei dir nicht der Fall ist, auch dein Körper legt einen Vorrat an. Sichtbar oder nicht.

einen geringen Anteil an Kohlenhydraten, Fett und Laktose, aber dafür eine hohe Konzentration an Proteinen und wichtigen Vitaminen, Mineralien und Spurenelementen. Außerdem ist es reich an Antikörpern, Immunstoffen und spezifischen Immunglobulinen, welche das Baby beim Aufbau seines Immunsystems unterstützen. Es enthält noch viele andere wertvolle Inhaltsstoffe, bei denen Wissenschaftler bis heute versuchen herauszufinden, welche Rolle sie spielen. Sie ist leicht verdaulich und wirkt zudem abführend. Dadurch wird die Ausscheidung des Mekoniums (Kindspech) erleichtert.

Übergangsmilch

Etwa zwei bis fünf Tage nach der Geburt beginnt der Körper der Mutter, die sogenannte Übergangsmilch zu produzieren. Sie enthält sowohl Eigenschaften des Kolostrums als auch der nachfolgenden reifen Muttermilch. Während der Fettgehalt und der Anteil an Laktose nach und nach ansteigen, nimmt der Proteingehalt nach und nach ab. Übergangsmilch enthält weiterhin wichtige Vitamine, Antikörper, Immunstoffe und Immunglobuline, welche die weitere Entwicklung des kindlichen Immunsystems fördern.

Reife Frauenmilch

Ungefähr zwei Wochen nach der Geburt wird die sogenannte reife Muttermilch produziert. Sie kann bläulich-weiß bis cremefarben sein und hat eine milchige Konsistenz. Sie enthält eine ausgewogene Mischung aus Proteinen, Laktose und Fett. Außerdem sind Vitamine, Mineralstoffe, Antikörper, Immunstoffe und weitere wertvolle Inhaltsstoffe enthalten, die immer auf die Bedürfnisse des Kindes abgestimmt sind. Die Zusammensetzung kann deswegen im Laufe der Stillzeit und sogar innerhalb einer Stillmahlzeit variieren. Sie ist leicht verdaulich und fördert die Entwicklung einer gesunden Darmflora.

Lange Zeit hielt sich hartnäckig die Aussage, dass das Kind während der Stillmahlzeit immer zuerst die sogenannte Vordermilch trinkt, welche mehr Flüssigkeit und weniger Fett enthält, und erst nach einiger Zeit während des Stillens die sogenannte Hintermilch bekommt, welche einen hohen Fettanteil besitzt. Viele Frauen werden deswegen teilweise auch heute noch damit verunsichert, indem sie dazu angehalten werden, immer darauf zu achten, ihr Kind ausreichend lange pro Seite zu stillen, damit es gut zunehmen kann. Inzwischen ist es gut belegt, dass es diesen einen Moment bei einer Stillmahlzeit, wo ein Wechsel von Vorder- zu Hintermilch stattfindet, so nicht gibt, sondern dass es vielmehr ein komplexer Vorgang ist. Ganz vereinfacht erklärt ist es so, dass der Fettgehalt der Muttermilch nach und nach während der Stillmahlzeit ansteigt und außerdem die Stillabstände einen Einfluss darauf haben, wie fettreich die Milch ist, welche das Kind unmittelbar bekommt, nachdem es angelegt wurde. Entscheidend für eine gute Gewichtszunahme des Kindes ist also nicht die Länge der Stillmahlzeit, sondern dass das Kind effektiv an der Brust saugt und ganz nach Bedarf gestillt wird.

Tipps für den Stillbeginn

Informationen und ein unterstützendes Umfeld

Um bestmögliche Voraussetzungen für einen erfolgreichen Stillbeginn zu schaffen, ist es wichtig, sich frühzeitig gut mit dem Thema Stillen auseinanderzusetzen.

- Welche Wünsche habe ich in Bezug auf das Stillen?
- Was kann ich erwarten?
- Welche Probleme können auftreten?

Sich mit diesen Punkten und allgemein mit dem Thema zu beschäftigen, ist wichtig. Als Vorbereitung eignet sich zum Beispiel das Lesen von Büchern. Noch besser ist der Besuch

eines Stillkurses. Hier erhält man nicht nur Informationen, sondern häufig auch bereits praktische Tipps für die erste Zeit. Außerdem kann man in einem geschützten Rahmen Fragen stellen. Bei einem langen Geburtsvorbereitungskurs (14 Stunden) gehört die Vermittlung der wichtigsten Stillinformationen häufig zum Unterrichtsprogramm.
Aber auch das frühzeitige Einbinden des Partners oder der Partnerin ist wichtig, denn diese können einen positiven Einfluss auf den Stillprozess haben und außerdem eine wichtige Unterstützung und Hilfe sein, wenn Probleme auftreten. Wenn beide Eltern von Anfang an darüber informiert sind, wie das Stillen funktioniert und welche Herausforderungen damit verbunden sein können, fördert dies nicht nur das Verständnis, sondern auch die gegenseitige Unterstützung.

Frühes Anlegen

Häufig vergeht die Zeit unmittelbar nach der Geburt rasend schnell, weil man mit Staunen, Realisieren und Ankommen beschäftigt ist. Man sollte sie dennoch nicht ganz aus dem Blick verlieren, denn für einen guten Stillbeginn sollte das Neugeborene idealerweise innerhalb der ersten 30 Lebensminuten, spätestens innerhalb der ersten ein bis zwei Lebensstunden, an der Brust saugen. Hier gilt: Je früher, desto besser, denn das frühe Saugen regt die Produktion und Ausschüttung von Oxytocin und Prolaktin an, zwei Hormone, die unter anderem für den Milchfluss und die Milchproduktion verantwortlich sind. Dadurch wird die Produktion von Muttermilch stimuliert. Solltest du oder dein Kind Probleme bei den ersten Stillversuchen haben, bitte deine Hebamme um Unterstützung.

Bonding

Frühes Bonding ist nicht nur wichtig für die Entwicklung des Babys und den Aufbau der Mutter-Kind-Bindung, sondern auch für den Stillbeginn. Durch den direkten engen Körperkontakt und den Austausch von Wärme und

Damit sich das Stillen gut etabliert, ist ein frühes Saugen an der Brust nach der Geburt empfohlen.

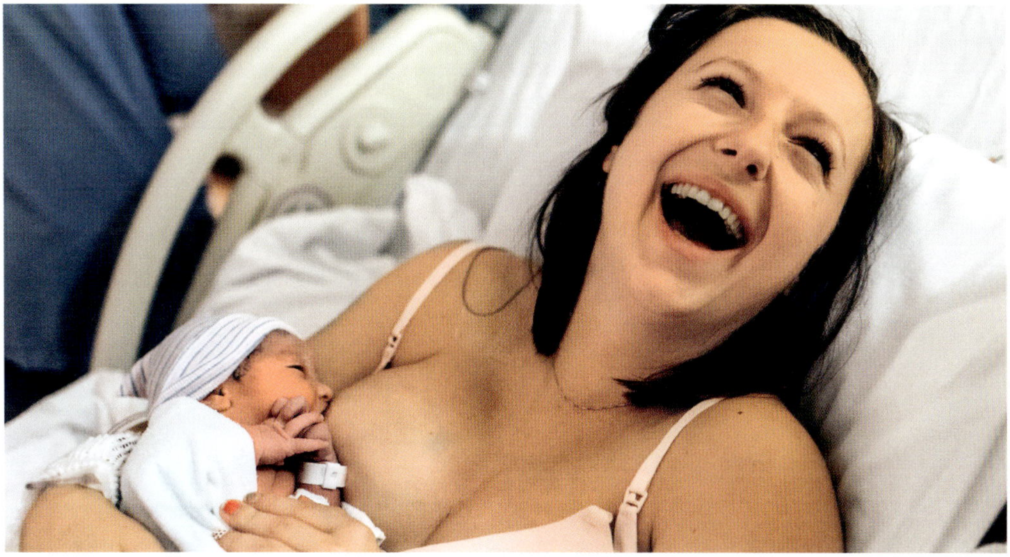

Berührungen unmittelbar nach der Geburt werden die Stillbereitschaft und der Stillbeginn positiv unterstützt. Eine sichere und geborgene Atmosphäre erhöht die kindliche Bereitschaft zum Saugen an der Brust.
Bonding umfasst nicht nur den direkten Hautkontakt unmittelbar nach der Geburt, sondern findet weiter in den ersten Lebensstunden und -tagen statt. Blickkontakt herstellen, Berühren, Streicheln, Kuscheln und Wiegen sind wichtige Bausteine für den Aufbau einer sicheren Eltern-Kind-Bindung. Natürlich gilt das nicht nur für die Mutter. Auch der Vater oder eine andere Bezugsperson kann das Bonding übernehmen, wenn es der Frau aus gesundheitlichen Gründen nicht möglich ist.

Ruhe und Zeit

Damit sich das Stillen gut etablieren kann, kommt es vor allem auf das häufige Anlegen an. Während die ersten Versuche vielen Frauen noch sehr schwerfallen, wird es von Mal zu Mal leichter. Wenn man beim Stillen die nötige Geduld mitbringt, können sich Routinen nach und nach einspielen. Vor allem zu Beginn benötigt dieser Prozess viel Ruhe und Zeit. Es braucht manchmal einige Anläufe, bis das Kind an der Brust liegt, aber keine Sorge: Nach und nach wird das Handling leichter.
Auch die Stillmahlzeiten an sich nehmen anfangs viel Zeit ein und werden erst nach und nach, wenn das Kind größer wird, kürzer. Aber mit dem Wissen um all diese Faktoren fällt es Frauen häufig leichter, den großen Berg, der am Anfang der Stillbeziehung vor ihnen liegt, zu akzeptieren und zu bewältigen.
Einige Stillutensilien können ab dem ersten Anlegen unglaublich hilfreich sein. Vor allem ein gutes Stillkissen sollte bereits in der Schwangerschaft besorgt werden. Es hilft dabei, eine bequeme Stillposition zu finden, und erleichtert vor allem am Anfang das Anlegen.

HEBAMMEN WISSEN

Wenn man keine Hebamme für die Zeit im Wochenbett gefunden hat und Probleme beim Stillen auftreten, ist es ratsam, die Hilfe einer Stillberaterin in Anspruch zu nehmen. Diese Leistung muss zwar häufig privat getragen werden und kann nicht mit den Krankenkassen abgerechnet werden, aber eine qualifizierte Unterstützung kann dabei helfen, mit den Schwierigkeiten besser umzugehen.

Hilfe holen

Und das besser zu früh als zu spät. Bereits unmittelbar nach der Geburt kann dich eine Hebamme bei den ersten Anlegeversuchen unterstützen. Auch im Wochenbett ist sie dein erster Ansprechpartner, wenn es um Hilfe oder generelle Probleme beim Stillen geht. Es ist wichtig zu wissen, dass es immer individuelle Umstände und Faktoren gibt, die das Stillen beeinflussen können. Das bloße Vorhandensein einer Hebamme ist keine Garantie dafür, dass das Stillen immer klappt.

Hungerzeichen beachten

Jedes Kind zeigt durch Signale, dass es Hunger hat – meist lange, bevor es lauthals schreit. Am häufigsten sind diese Zeichen zu beobachten:

- **Schmatzen:** Das Baby öffnet und schließt den Mund und leckt an den Lippen. Häufig wird durch diese Bewegungen bereits der Speichelfluss angeregt, was nicht selten zu einem schmatzenden Geräusch führt.
- **Suchen:** Das Baby bewegt seinen Kopf zunächst langsam und im Verlauf immer schneller suchend hin und her. Diese Bewegung wird vom Suchreflex ausgelöst.

- **Saugen an den Fingern/Händen** in den ersten Lebenstagen und -wochen kann ebenfalls ein Indiz für Hunger sein. Das Baby versucht, seine Finger, die Faust oder sogar die ganze Hand in den Mund zu nehmen, um daran zu saugen. Auch dies geht oft mit einem schmatzenden Geräusch einher.
- **Unruhe bis hin zu unstillbarem Weinen:** Wenn die anfänglichen Hungerzeichen übersehen werden, fängt das Baby an unruhig zu werden. Es bewegt sich stark hin und her, strampelt und windet sich. Als letzter Versuch, auf den Hunger aufmerksam zu machen, wird es anfangen zu weinen, und steigert dabei die Intensität, bis sein Hungerbedürfnis erkannt und befriedigt wird.

Die Hungerzeichen sehen nicht bei jedem Kind absolut gleich aus, sondern sind sehr individuell. Deswegen sollte man sein Kind vor allem am Anfang gut beobachten, um herauszufinden, wie es seine Bedürfnisse äußert. So kannst du dein Kind an die Brust anlegen, sobald sich die ersten Hungerzeichen zeigen. Wenn der Hunger bereits groß ist und das Kind weint, steigen Aufregung und Stresslevel. Dadurch wird das Anlegen schwerer, vor allem, wenn du noch nicht so routiniert bist.

HEBAMMEN WISSEN

Der Suchreflex ist ein angeborener und überlebenswichtiger Reflex, der in den ersten Lebenswochen bei Neugeborenen zu beobachten ist. Dabei dreht ein neugeborenes Baby bei einer Berührung der Wange immer seinen Kopf instinktiv in die Richtung, aus der die Berührung kommt. In Verbindung mit dieser Drehbewegung öffnet es intuitiv seinen Mund und macht im Anschluss suchende Bewegungen mit seinem Köpfchen, um die Brustwarze oder den Sauger der Flasche zu finden.

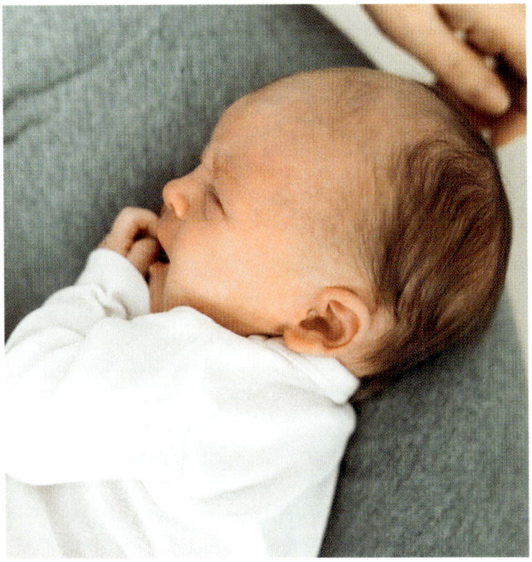

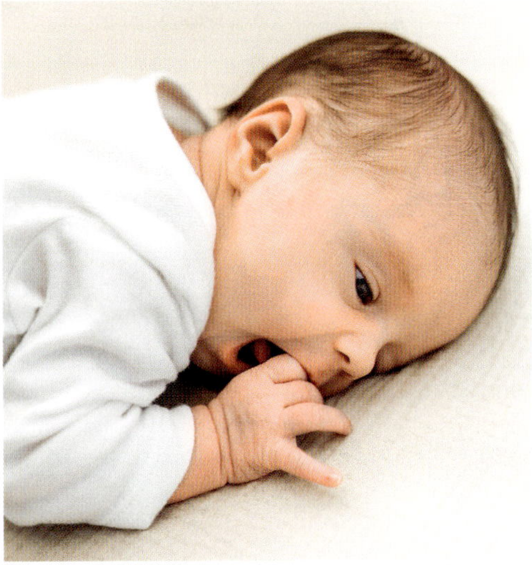

Typische Hungerzeichen sind Saugen am Händchen, Unruhe und Weinen.

Stillen nach Bedarf

Stillen nach Bedarf bedeutet, dass du dein Kind immer dann anlegst, wenn es dir signalisiert, dass es hungrig ist. Immer wieder hört und liest man noch Ammenmärchen, dass ein Kind nur maximal alle drei bis vier Stunden an die Brust angelegt werden sollte. Wenn es sich vorher meldet, sei die Milch nicht reichhaltig genug oder man verwöhne es. Absoluter Unsinn! Inzwischen weiß man, dass jedes Baby unterschiedliche Bedürfnisse hat. So kann es auch zum sogenannten Cluster-Stillen kommen. Vor allen in den Abendstunden melden sich die Babys hier viel häufiger, aber dafür kürzer zum Trinken. Dies ist völlig normal und sollte dich nicht beunruhigen. Durch das Stillen nach Bedarf kann die Gewichtszunahme durch die individuelle Nahrungsaufnahme optimal unterstützt werden. Aber nicht nur das: Auch die Produktion einer ausreichenden Milchmenge wird so sichergestellt. Je häufiger das Kind an der Brust saugt, desto mehr wird die Muttermilchproduktion angeregt: Die Nachfrage bestimmt das Angebot.

Cluster-Feeding

Gerade in den ersten Lebenstagen und -wochen, aber auch wenn ein Entwicklungs- und Wachstumsschub durchgemacht wird, ist es nichts Ungewöhnliches, wenn ein Kind in kurzen Abständen und häufig hintereinander gestillt werden möchte. Charakteristisch können diese Phasen mehrmals am Tag und zu den unterschiedlichsten Tageszeiten auftreten. Am häufigsten sind aber die Abendstunden zwischen 16 und 20 Uhr betroffen, in denen das Kind teilweise auch über mehrere Stunden hinweg an die Brust möchte. Meistens hält diese erhöhte Stillfrequenz mehrere Tage am Stück und manchmal sogar einige Wochen an. Viele Frauen sind von den langen und häufigen Stillmahlzeiten verunsichert, und sie haben Sorge, dass ihre Muttermilch nicht (mehr) ausreicht oder nicht reichhaltig genug ist. Diese Sorge ist unbegründet, denn das Cluster-Feeding ist eine ganz normale Variante des Stillverhaltens. Auch wenn sie häufig sehr kräftezehrend ist, zeigt sie doch, dass sich die Stillfrequenz den ganz individuellen Bedürfnissen des Kindes anpassen kann. Durch das vermehrte Anlegen wird die Milchproduktion gesteigert und gleichzeitig kann das vermehrte Bedürfnis nach Nähe und Beruhigung befriedigt werden.

Fragen an die Hebamme

In unserem Alltag als Hebammen werden wir mit vielen Fragen zum Stillen konfrontiert. Wir hoffen, dass unsere Antworten auch dir während der Stillzeit helfen können.

Warum ist Stillen wichtig?

Stillen ist viel mehr als reine Nahrungsaufnahme. Stillen fördert die Mutter-Kind-Bindung und sorgt für Sicherheit, Vertrauen, Kommunikation, Nähe und Austausch von Wärme.

Muss ich immer beide Brüste anbieten?

Vor allem zu Beginn einer Stillbeziehung kann es sinnvoll sein, das Neugeborene immer an beiden Seiten während einer Stillmahlzeit anzulegen. Dadurch kommt die Milchbildung

HEBAMMEN WISSEN

Auch im Sommer ist Cluster-Feeding nichts Ungewöhnliches. Durch die Wärme benötigen viele Stillkinder vielleicht kürzere und häufigere Mahlzeiten als gewohnt. So können sie ihren vermehrten Flüssigkeitsbedarf decken, ohne zusätzlich Wasser oder Tee zu benötigen.

gut in Gang und sorgt für eine ausreichende Milchmenge. Später, wenn sich alles gut etabliert hat und das Kind ausreichend zunimmt und gut gedeiht, kann das Vorgehen individuell und auch von Frau zu Frau unterschiedlich aussehen. Hier kommt es immer darauf an, wie viel Muttermilch die Frau zur Verfügung hat. Eine Brust kann eine Stillmahlzeit abdecken, aber es kann auch sinnvoll sein, beide Seiten zu geben, wenn das Baby noch Hungerzeichen zeigt. Beobachte dein Kind und entscheide dann individuell und von Stillmahlzeit zu Stillmahlzeit, ob es auch die andere Seite der Brust benötigt.

Wie lange dauert eine Stillmahlzeit?

Die Dauer einer Stillmahlzeit variiert stark. Manche Neugeborenen benötigen fünf bis zehn Minuten und andere eine halbe Stunde oder länger. Wir vergleichen das gern mit Erwachsenen. Es gibt Menschen, die ihr Abendessen innerhalb von fünf Minuten beenden, während andere genussvoll etwas mehr Zeit benötigen. Genauso ist es auch mit den Stillmahlzeiten. Wichtig ist, dass das Baby nach der Stillmahlzeit zufrieden und satt ist.

Was ist der Milchspendereflex?

Der Milchspendereflex ist ein natürlicher Reflex im Körper einer stillenden Mutter, der dazu dient, Muttermilch freizusetzen. Es ist ein sehr wichtiger Mechanismus, der sicherstellt, dass das Baby während des Stillens mit ausreichend Muttermilch versorgt wird.
Der Milchspendereflex wird durch Stimulation der Brustwarze ausgelöst. Wenn das Baby an der Brust saugt, senden die Nervenenden an der Brustwarze Signale an das Gehirn der Mutter und der Oxytocinspiegel steigt. Oxytocin ist ein Hormon, das für die Freisetzung der Milch verantwortlich ist. Damit das Baby die Muttermilch effektiv trinken kann, ziehen sich die Muskeln um die Milchgänge zusammen und die Milch wird aus den Drüsen in Richtung Brustwarze gedrückt. Der Milchspendereflex kann unterschiedlich stark sein

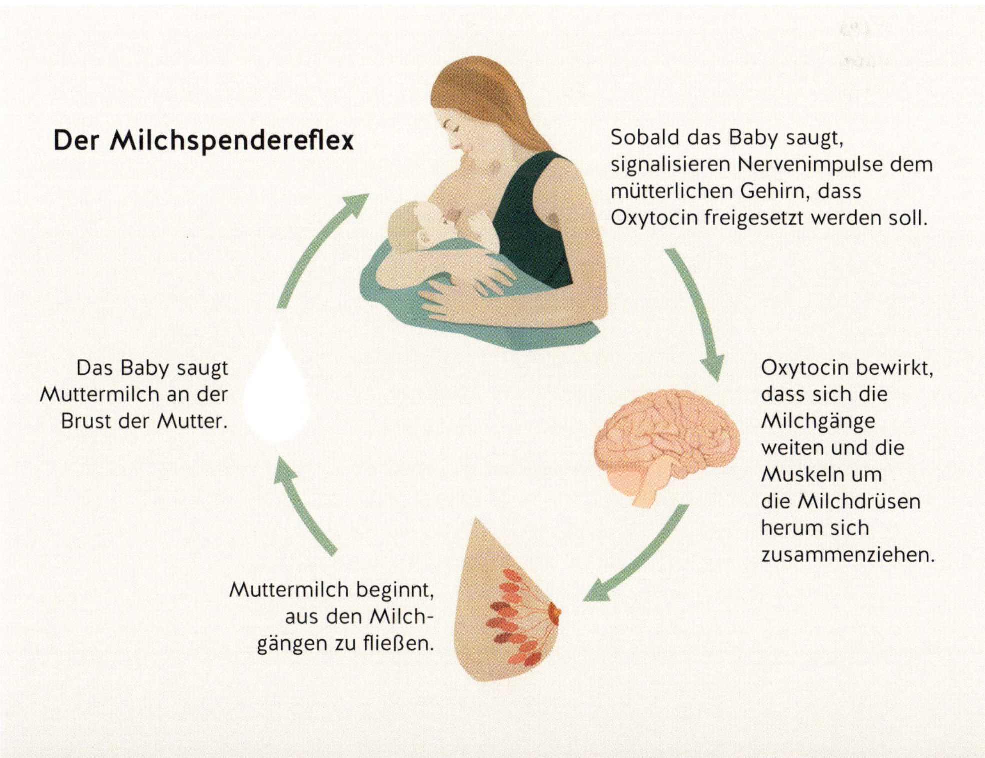

und von Frau zu Frau variieren. Einige Frauen spüren ein deutliches Gefühl in der Brust wie Kribbeln, Druck, Wärme oder auch ein starkes bis schmerzhaftes Ziehen. Andere hingegen bemerken möglicherweise keine starken körperlichen Empfindungen, sondern stellen einfach fest, dass die Milch fließt, wenn das Baby saugt. Insbesondere in den ersten Tagen nach der Geburt kann es bei manchen Frauen ein wenig dauern, bis der Milchspendereflex ausgelöst wird. Das regelmäßige Saugen an der Brust kann dazu beitragen, das Problem zu beheben.

Es kann aber auch vorkommen, dass der Milchspendereflex nicht richtig auslöst und die Milch nicht ausreichend fließt.

Hier kann es helfen, verschiedene Maßnahmen auszuprobieren. Entspannungstechniken, wie eine tiefe Atmung, eine Massage oder das Ausstreichen der Brust vor dem Stillen, können den Reflex stimulieren. Ebenfalls ist eine gute Positionierung des Babys an der Brust wichtig, damit es effektiv saugen kann und so den Milchspendereflex stimuliert. Es kann sein, dass es etwas dauert, bis der Milchspendereflex zuverlässig ausgelöst wird und die Milch zu fließen beginnt. Es ist wichtig, sich nicht zu viel Stress zu machen, sondern diesen Vorgängen Zeit und Raum zu geben.

Beim Stillen fließt aus meiner anderen Brust auch Milch. Was kann ich tun?

Zunächst kannst du die Muttermilch, die zusätzlich fließt, in einer Schale oder einem Behälter auffangen und für einen späteren Zeitpunkt zum Füttern aufheben (siehe Seite 154) oder für das nächste Babybad verwenden. Wenn du die Milch nicht auffangen möchtest, kannst du dir eine Mullwindel oder ein Spucktuch zur Hand nehmen und während des Stillens auf deine Brustwarze und den Brustwarzenvorhof drücken. Damit fängst du die Milch auf und stoppst durch die leichte Kompression das Herausfließen der Milch.

Braucht mein Baby zusätzlich Wasser?

In den ersten sechs Lebensmonaten werden Babys ausschließlich gestillt oder mit Milchersatznahrung gefüttert und erhalten darüber die Flüssigkeit, die sie benötigen. Auch bei starker Hitze ist keine zusätzliche Gabe von Wasser nötig. Das ändert sich ab dem Zeitpunkt der Beikosteinführung: Die Deutsche Gesellschaft für Ernährung (DEG) empfiehlt, zusätzlich Wasser oder ungesüßten Tee zu geben, sobald der dritte Brei gefüttert wird. Das gilt auch, wenn die Beikosteinführung vor dem sechsten Lebensmonat beginnt.

Trinkt mein Kind »gut« an der Brust?

Es gibt mehrere Anzeichen, woran man erkennen kann, dass das Baby gut an der Brust trinkt. Dazu zählt effektives Saugen. Das Baby zeigt ein rhythmisches und gleichmäßiges Saugmuster und schluckt regelmäßig und kräftig. Das hörbare Schlucken ist ein gutes Zeichen dafür, dass genug Milch in den Mund gelangt. Nach der Stillmahlzeit ist das Baby zufrieden und entspannt, es lässt die Brust los und zeigt keine Anzeichen von Hunger oder Unruhe. Zusätzlich nimmt das Baby kontinuierlich zu und hat ausreichend nasse Windeln.

Wann hat meine Brust die »normale« Größe in der Stillzeit?

In den ersten Tagen nach der Geburt setzt der Milcheinschuss ein. In dieser Zeit kann die Größe der Brust variieren, da die Milchproduktion auf Hochtouren läuft. Einige Frauen sind fasziniert und erschrocken zugleich, wie groß die Brust in dieser Zeit werden kann. Sobald sich das Stillen etabliert hat und ein Gleichgewicht zwischen Angebot und Nachfrage erreicht ist, kann sich die Brust auf eine Größe einpendeln, die den Bedürfnissen des Babys entspricht. Dies kann bei manchen Frauen nach zwei Wochen der Fall sein, bei anderen dauert es länger. Deshalb ist es sinnvoll, sich erst nach dieser Zeit einen Vorrat an Still-BHs zu kaufen, da die Größe anfangs stark variieren kann.

Verbraucht Stillen Kalorien?

Ja, beim Stillen verbraucht der Körper mehr Kalorien, da er zusätzliche Energie benötigt, um ausreichend Muttermilch zu produzieren und das Kind zu ernähren. Der zusätzliche Energiebedarf liegt ungefähr bei 300 bis 500 Kalorien pro Tag. Dieser Kalorienverbrauch kann von Frau zu Frau variieren. Wichtig ist jedoch, sich ausgewogen und gesund zu ernähren, da das für die eigene Gesundheit, aber auch für die Qualität der Muttermilch von Bedeutung ist.

Wann schießt die Milch ein?

Als Milcheinschuss bezeichnet man den Zeitpunkt, ab dem der Körper der stillenden Frau beginnt, mehr Milch zu produzieren. Wann dieser genau eintritt, kann nicht exakt vorhergesagt werden, da dies von Frau zu Frau verschieden ist und auch vom Geburtsverlauf abhängt. So spielen die Geburtsdauer, die Höhe des Blutverlusts und auch der Geburtsmodus, das heißt, ob das Kind vaginal oder per Bauchgeburt geboren wurde, eine Rolle. In der Regel tritt er bei den meisten Frauen nach 24 Stunden bis hin zu fünf Tagen nach der Geburt auf. Die initiale Brustdrüsenschwellung zeigt sich darin, dass die Brüste innerhalb kürzester Zeit anfangen, voller und größer zu werden, zu spannen oder sich sogar hart und schmerzhaft anzufühlen. Dies muss aber nicht der Fall sein. Der Milcheinschuss kann auch ohne Beschwerden ablaufen. Ab diesem Moment kommt die Milchproduktion in Gang, was du häufig nicht nur sehen, sondern auch an den vermehrten Schluckgeräuschen deines Kindes hören kannst.

Brustmassage

Der Milcheinschuss kann aber nicht nur unangenehm für dich sein, sondern auch zu erschwerten Bedingungen für dein Kind führen. Wenn die Brust sehr prall ist, kann es deinem Kind auch deutlich schwerer fallen zu saugen. Deswegen ist die Brustmassage ein guter Tipp. Idealerweise sollte sie bereits unmittelbar nach der Geburt begonnen und vor jeder Stillmahlzeit zwei bis drei Minuten je Seite durchgeführt werden. Sie stimuliert nicht nur die Ausschüttung der Stillhormone und bewirkt, dass die Muttermilch besser fließt, sondern lockert auch das Brustgewebe. Dadurch kann es dem Kind leichter fallen, die Brustwarze zu fassen. Bevor du mit der Brustmassage beginnst, solltest du dir grundsätzlich die Hände waschen. So kannst du das Risiko für eine Infektion minimieren. Es hat sich bewährt, die Massage an beiden Seiten anzuwenden. Eine genaue Anleitung findest du auf Seite 136.

Brust ausstreichen

Das Ausstreichen kann helfen, wenn ein Ungleichgewicht zwischen der Milchmenge, die das Kind benötigt, und der Menge, die dafür vom Körper bereitgestellt wird, besteht. Dann kann es vorkommen, dass die Brüste sehr voll sind, was zu Spannungsgefühlen und Schmerzen führen kann. Das Ausstreichen kann die Milchmenge beeinflussen, wenn die Brust komplett entleert wird. Will man sich nur etwas Erleichterung verschaffen, ist es wichtig, nur kleine Mengen auszustreichen.

GUT ZU WISSEN

Das Saugen zählt zu den natürlichen Beruhigungsmethoden eines Kindes und hilft dabei, Trost zu erfahren und zu entspannen. Unruhezustände können dadurch ebenso minimiert werden wie Unzufriedenheit.

BRUSTMASSAGE

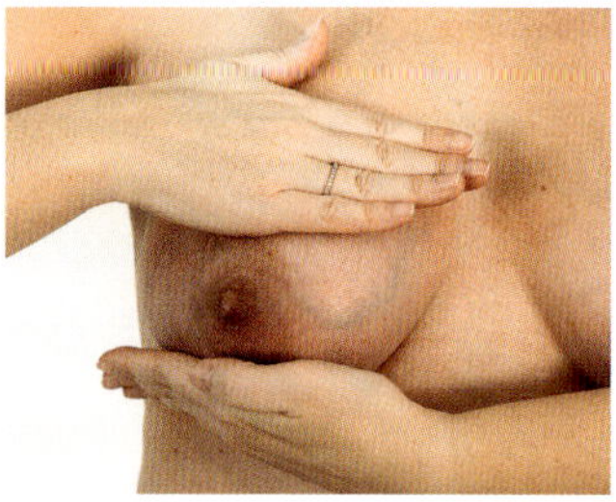

1 | Platziere beide Hände gegenüberliegend oben und unten auf deiner Brust und bewege sie fünf- bis zehnmal mit sanftem Druck gegenläufig hin und her.

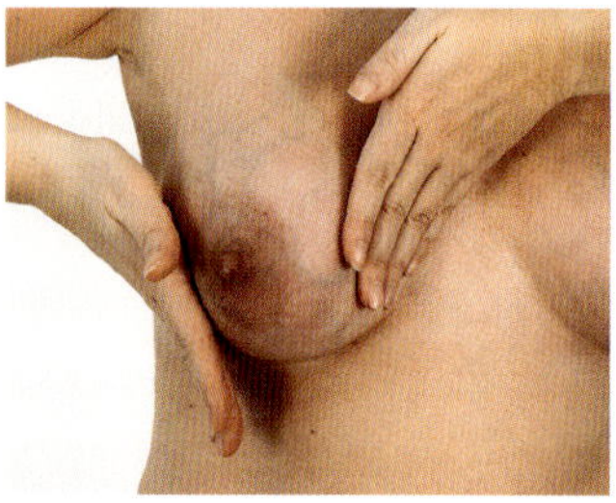

2 | Leg beide Hände seitlich links und rechts an die Brust, Fingerspitzen zeigen nach unten. Beweg die Hände fünf- bis zehnmal mit sanftem Druck hin und her.

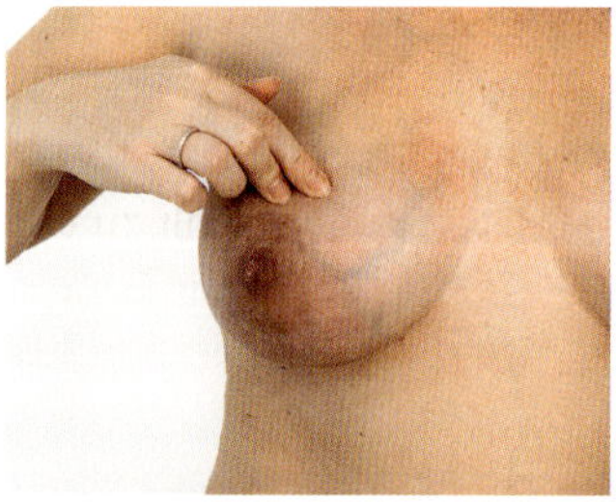

3 | Lauf mit deinem Daumen und Zeigefinger und leichtem Druck am Brustansatz beginnend in immer kleiner werdenden Kreisen auf deine Brustwarze zu.

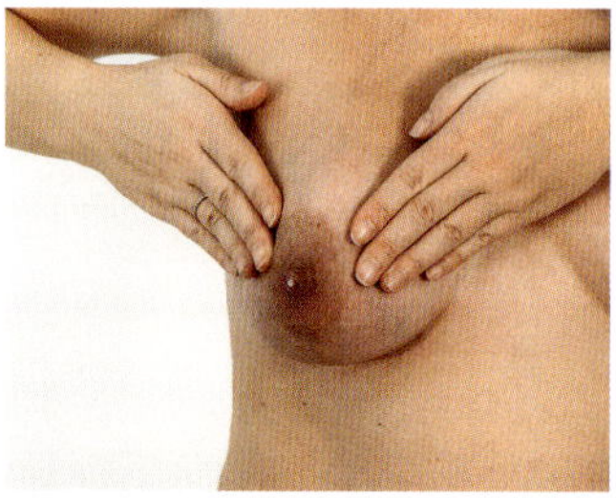

4 | Streich mit gegenüberliegenden Handflächen mit leichtem Druck vom Ansatz der Brust bis nach vorne zur Brustwarze. Versetze deine Hände und wiederhole den Vorgang einmal um die gesamte Brust

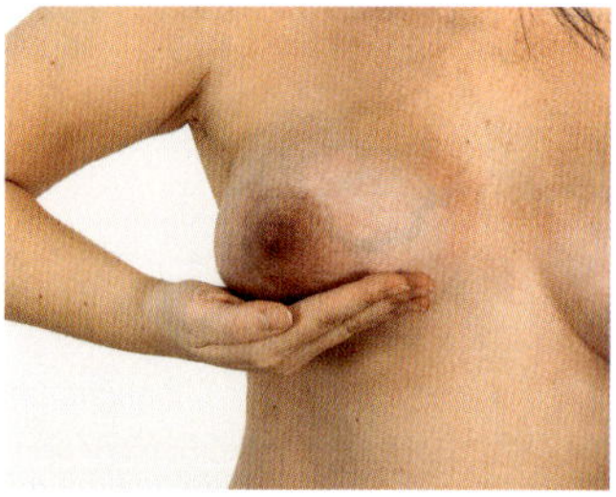

5 | Milchshake: Platziere eine Hand unter der Brust und schüttle sie sanft aus.

Manchmal reicht eine Brustmassage allein nicht aus, vor allem, wenn die Brust sehr voll ist. Dann kann das zusätzliche Ausstreichen und Entleeren der Brust per Hand helfen.

BRUST AUSSTREICHEN

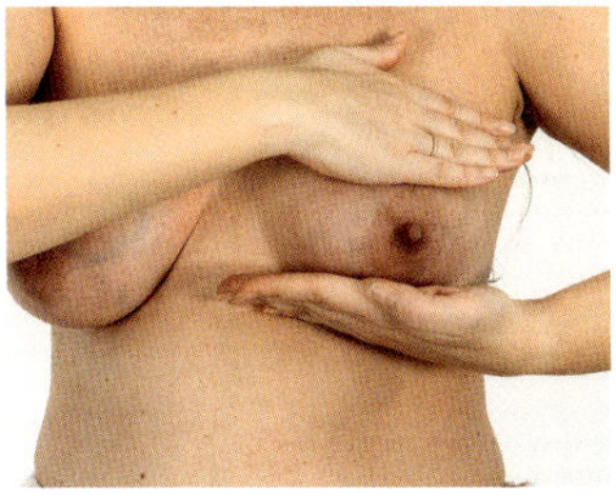

1 | Nimm die Brust oben und unten mit beiden Händen und massiere mit sanftem Druck und gegenläufigen Bewegungen von links nach rechts.

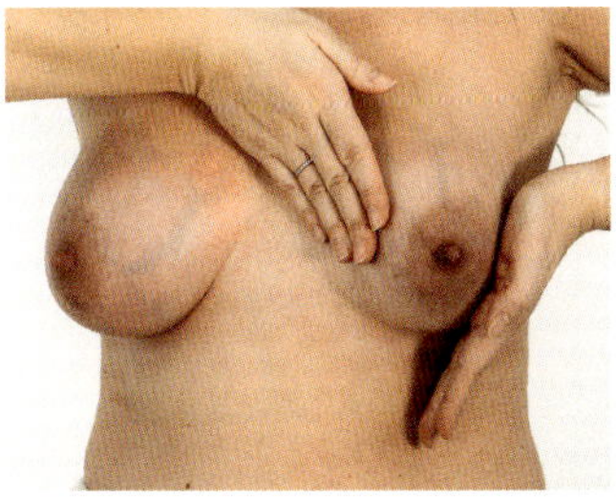

2 | Nimm die Brust links und rechts mit beiden Händen und massiere mit sanftem Druck mit entgegengesetzten Bewegungen von oben nach unten.

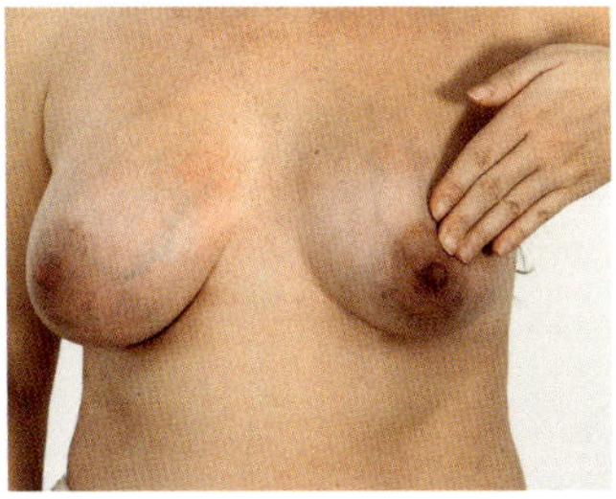

3 | Platziere Zeige- und Mittelfinger einer Hand auf dem äußersten Punkt der Brust und streich mit sanftem Druck nach innen zur Brustwarze hin.

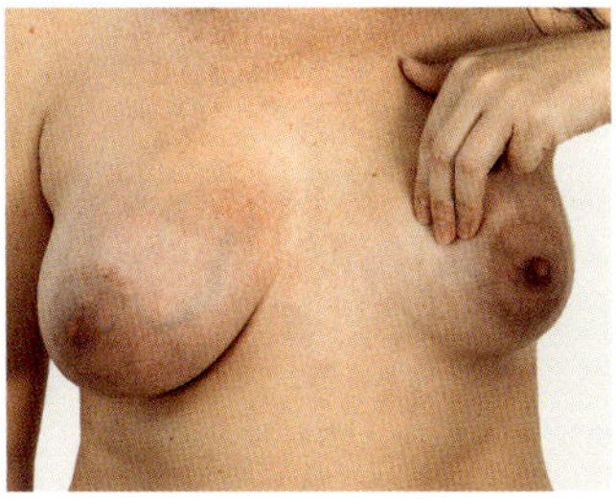

4 | Massiere verhärtete Stellen mit dem Zeige- und Mittelfinger noch mal punktuell und streich die Brust anschließend bis zur Brustwarze hin aus.

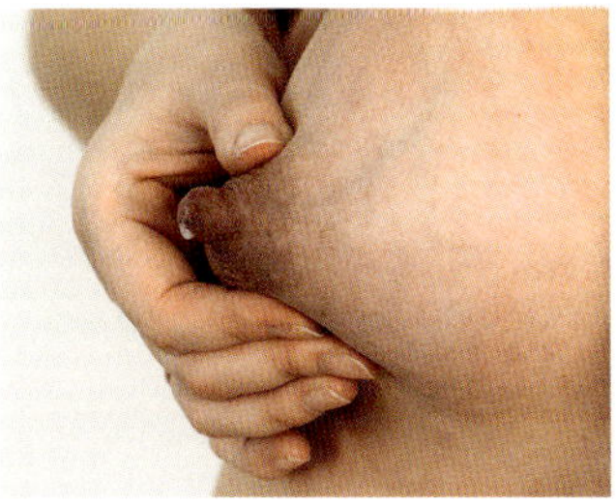

5 | Nun beginnt das eigentliche Ausstreichen beziehungsweise Entleeren der Brust: Dafür platzierst du Daumen und Zeigefinger an der äußersten Stelle des Warzenvorhofs und drückst diese mit leichtem Druck nach hinten in die Brust. Dann die Finger etwas zusammendrücken und wieder nach vorne bewegen. So oft wiederholen, bis die Milch anfängt zu fließen.

Die Milch kann dabei entweder mit einem Spucktuch oder, wenn du sie weiter verfüttern möchtest, mit einem sauberen, für die Aufbewahrung von Muttermilch geeigneten Gefäß aufgefangen werden.

Richtig anlegen

Beim Stillen sollte man vor allem zu Beginn auf einige wichtige Grundlagen achten, damit die Brust zum einen gut entleert wird und zum anderen das Entstehen von Verspannungen und wunden Brustwarzen nicht begünstigt wird. Gerade zu Beginn, wenn das Handling häufig noch schwerfällt, ist dies für viele Frauen gar nicht so einfach. Nicht selten führen aber ungünstig gewählte Stillpositionen und fehlerhafte Anlegetechniken zu Beschwerden und Frustration auf beiden Seiten.

Bequeme Haltung

Beim Stillen ist es wichtig, dass du das Kind zur Brust führst und nicht die Brust zum Kind. Wenn du dich nach vorne beugst oder anderweitig krumm über deinem Kind positionierst, kann dies zu Verspannungen im Nacken- und Rückenbereich führen.

Körperkontakt

Das Kind sollte vor dem Anlegen Bauch an Bauch und mit einer geraden Wirbelsäule positioniert werden. Das kannst du ganz einfach überprüfen, indem du schaust, ob Ohren, Schultern und Hüfte des Kindes in einer Linie sind. Die Nase befindet sich dabei ungefähr auf Höhe der Brustwarze. Das unterstützt eine günstige Positionierung der Brustwarze im kindlichen Mund und trägt dazu bei, wunden Brustwarzen vorzubeugen.

HEBAMMEN WISSEN

Wenn das Kind saugt, überprüfe unbedingt noch mal, ob deine Schultern entspannt sind, denn dadurch kann die Milch besser fließen.

Weit geöffneter Mund

Damit das Saugen effektiv ist, ist es wichtig, dass nicht nur die Brustwarze, sondern auch ein Teil des Warzenvorhofes im Mund liegt. Gerade zu Beginn benötigen viele Neugeborene ein wenig Unterstützung, um die Brustwarze und den Warzenhof richtig fassen zu können. Das geht am besten, wenn man sie vorsichtig mit der flachen Hand zwischen den Schulterblättern zur Brust führt und ein wenig unterstützt, wenn sie ihren Mund weit öffnen.

Unterstützung

Gerade zu Beginn haben viele Neugeborene Probleme damit, die Brust und einen Teil des Warzenhofs ausreichend gut zu fassen zu bekommen. Hier kann die Anwendung des C-Griffs zur Unterstützung hilfreich sein. Dafür werden die Finger einer Hand flach unter die Brust geführt und der Daumen oberhalb der Brustwarze platziert. Durch diesen Griff fällt es leichter, dem Kind die Brust »anzubieten«. Sobald es den Mund öffnet, kannst du die Brustwarze und weite Teile des Warzenhofs »hineinlegen«.

Ausgestülpte Lippen

Wenn die Lippen nach innen gezogen sind, kann dies das Saugen behindern und zu wunden Brustwarzen führen. Deswegen ist es wichtig, nach dem Anlegen immer noch einmal zu überprüfen, ob diese nach außen gestülpt sind. Wenn dies nicht der Fall ist, kannst du ganz vorsichtig nachhelfen, indem du sowohl die Ober- als auch die Unterlippe vorsichtig ein Stück nach außen ziehst.

Wackelnde Ohren, aber keine Grübchen

Wenn die Saugbewegung bis zu den Ohren reicht und diese dadurch wackeln, trinkt das Kind richtig. Sind hingegen Grübchen oder Dellen im Wangenbereich zu sehen, dann leg dein Kind lieber noch mal neu an, um sicherzustellen, dass es nicht »nur« nuckelt.

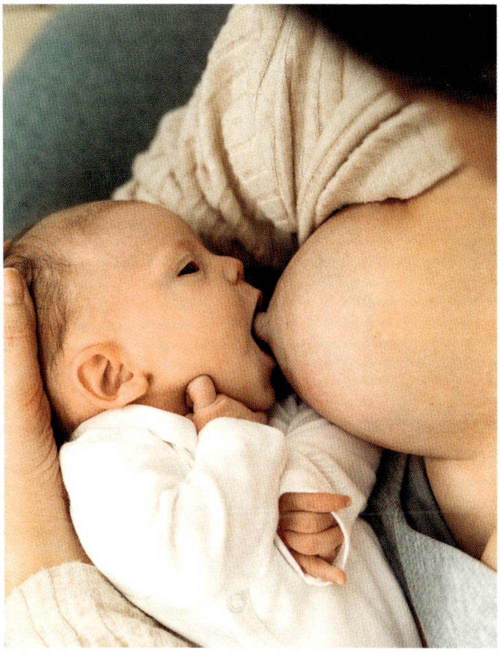

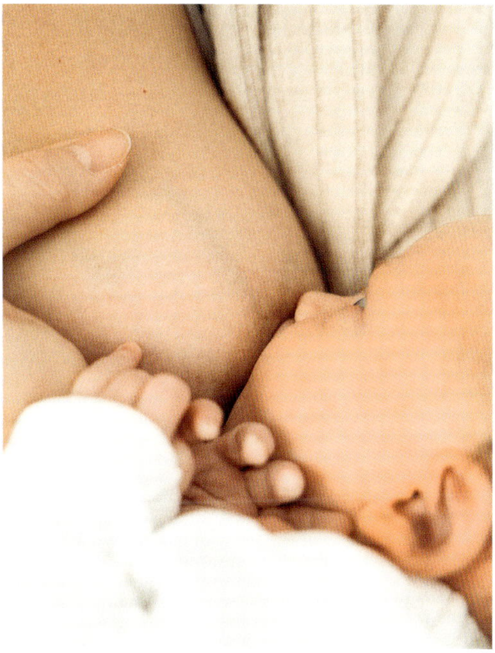

Achte beim Anlegen darauf, dass dein Baby sein Mündchen weit öffnet, weite Teile des Warzenhofs umfasst und beim Saugen die Lippen ausstülpt.

HEBAMMEN WISSEN

Wenn du dir schlecht vorstellen kannst, wie die Lippen positioniert sein sollen, dann ruf dir das Bild eines Fischmauls in den Sinn.

Korrektes Abdocken

Wenn die Stillmahlzeit beendet ist, sollte zunächst das Vakuum gelöst werden. Wenn du dein Kind einfach von der Brust wegziehst, kann das die Brustwarzen unnötig reizen und Schmerzen verursachen. Schieb dafür den kleinen Finger zwischen die Kauleisten deines Kindes und löse so vorsichtig das Vakuum. Erst dann kannst du Brustwarze und Warzenhof vorsichtig aus dem Mund nehmen.

Stillmanagement

Zu Beginn kann das Stillen eine Herausforderung darstellen, insbesondere beim ersten Kind. Es kann schwierig sein, eine bequeme Stillposition für sich und das Neugeborene zu finden oder das Baby richtig an die Brust heranzuführen. Der Wunsch vieler Frauen ist es, eine entspannte und schöne Stillbeziehung zu ihrem Kind aufzubauen. Damit dies gelingt, findest du hier zehn praktische Tipps.

Die Umgebung

Such dir einen Ort, an dem du dich wohlfühlst und dir ungestört die Zeit nehmen kannst, die du für die Stillmahlzeit brauchst.

Stress reduzieren

Meide vor allem im Wochenbett stressige Situationen. Stress und Anspannung können sich negativ auf die Milchbildung auswirken. Sorg für Entlastung, indem du dein Umfeld mit einbindest. Rede darüber, was dich stresst und welche deiner täglichen Aufgaben du gern abgeben möchtest.

Die Stillposition

Je bequemer du dich positionierst, desto entspannter kann die Stillmahlzeit werden. Das gilt vor allem, wenn du ein Kind hast, das gern lange trinkt. Zudem kann die Milch besser fließen, wenn du entspannt bist.

Verschiedene Stillpositionen

Manchmal kann es hilfreich sein, immer mal wieder die Stillposition zu wechseln. Vor allem wenn du wunde Brustwarzen hast oder ein Milchstau vorliegt, kann das sehr nützlich sein. So verwenden viele Frauen verschiedene Positionen wie den Wiegegriff, den Rückengriff oder Stillen im Liegen.

Milchspendereflex auslösen

Manchen Neugeborenen fällt es schwer, richtig an der Brust anzudocken und ausdauernd zu saugen. Hier kann es hilfreich sein, die Brust vor der Stillmahlzeit zu massieren und auch so den Milchspendereflex auszulösen. So fließt die Milch schneller aus der Brust und das Saugen fällt deinem Baby leichter.

Entspannungstechniken

Zu Beginn der Stillzeit kann es zu einigen schmerzhaften Phasen kommen. Hierzu können der Milcheinschuss oder auch wunde Brustwarzen zählen. In dieser Zeit kann man während der Stillmahlzeit bestimmte Atemübungen und Entspannungstechniken anwenden, um manchem Schmerz entgegenzutreten.

Das Kind kommt zur Brust und nicht die Brust zum Kind

Dieser Satz begleitet unsere Stillberatung wie ein Mantra wieder und wieder. Um entspannte Stillmahlzeiten zu etablieren, ist es wichtig, dein Baby von Anfang an richtig zu positionieren. Schau dazu gern noch mal auf Seite 138 nach.

Körperkontakt

Eine gelungene Stillmahlzeit geht weit über die reine Nahrungsaufnahme hinaus. Dein Baby genießt den engen Körperkontakt und damit einhergehend Wärme, Geborgenheit, Sicherheit und Nähe.

Verzicht auf künstliche Sauger

Um die Voraussetzungen für eine erfolgreiche Stillzeit zu schaffen, solltest du, wenn möglich, in den ersten Wochen auf Schnuller und künstliche Sauger verzichten. So kannst du vermeiden, dass bei deinem Baby eine Saugverwirrung auftritt. Deinem Kind fällt es auf diese Weise leichter, das Saugen und Trinken an der Brust zu lernen.

Ausgewogen essen und viel trinken

»Only a well-nourished mother can nourish her child well«: Nur eine gut ernährte Mutter kann ihr Kind auch gut ernähren. Achte daher auf deine Ernährung und sorge dafür, dass sie möglichst nährstoffdicht ist. Das heißt, dass sie dich nicht nur satt macht, sondern auch ausreichend mit allen lebensnotwendigen Vitaminen und Mineralstoffen versorgt. Das funktioniert meistens am besten, wenn du mit frischen Lebensmitteln der Saison kochst und überwiegend Gemüse, Vollkornprodukte und frisches Obst zu dir nimmst.

Stillpositionen

Auch wenn du dir das unmittelbar nach der Geburt und bei den ersten Stillversuchen kaum vorstellen kannst, ist Stillen in so ziemlich jeder denkbaren Situation und Position möglich. Wenn ihr erst einmal ein eingespieltes Team seid, sind der Fantasie nahezu keine

Grenzen gesetzt. Wichtig ist es, die Grundlagen im Blick zu behalten und dafür zu sorgen, dass du dich wohlfühlst. Wichtig zu wissen ist, dass immer der Quadrant der Brust, zu dem der Unterkiefer des Kindes zeigt, während der Stillmahlzeit am besten entleert wird. Es ist also durchaus sinnvoll, vor allem zu Beginn der Stillbeziehung die Stillpositionen häufig zu wechseln. Wenn Verhärtungen oder ein Milchstau auftreten, kann die Stillposition so gewählt werden, dass der Unterkiefer zum betroffenen Areal zeigt. Dadurch ergeben sich manchmal die verrücktesten Stillpositionen. Es sollte aber immer im Vordergrund stehen, dass die Brust dennoch gut entleert wird

Rückengriff und Rückenhaltung

Diese Stillposition ist vor allem nach der Geburt geeignet, da sich die Neugeborenen durch den engen Körperkontakt sehr geborgen fühlen. Außerdem wird der Körper des Babys optimal gestützt, während du gut im Blick behältst, ob und wie dein Kind saugt. Er eignet sich außerdem für das parallele Stillen von Zwillingen und wird gern von Frauen mit großen Brüsten genutzt. Setze dich dafür aufrecht hin und positioniere am besten ein Stillkissen mittig an deinem unteren Rücken, sodass beide Enden jeweils links und rechts von deinem Körper liegen. Positioniere nun den Körper deines Kindes seitlich von dir, sodass der Kopf auf der Höhe deiner Brustwarze liegt und die Füße nach hinten zeigen.

Wiegegriff und Wiegehaltung

Diese Stillposition wird im Alltag am häufigsten praktiziert, da sie zum einen überall durchführbar ist und zum anderen eine gute Sichtkontrolle für die stillende Mutter bietet, ob das Kind richtig angelegt ist. Setz dich dafür aufrecht und bequem hin. Leg dann dein Kind seitlich mit dem Körper auf den Unterarm, das Köpfchen liegt in der Armbeuge. Er kann auch variiert werden als sogenannte

Der Wiegegriff (links) ist die klassische Stillhaltung. Stillen im Rückengriff (rechts) eignet sich vor allem zum Stillen von Neugeborenen und Zwillingen.

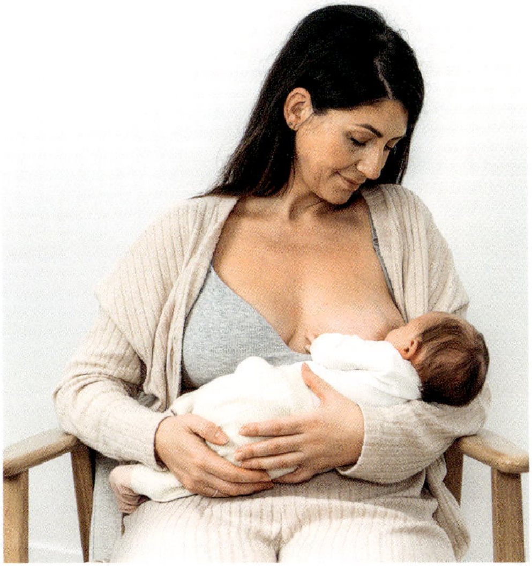

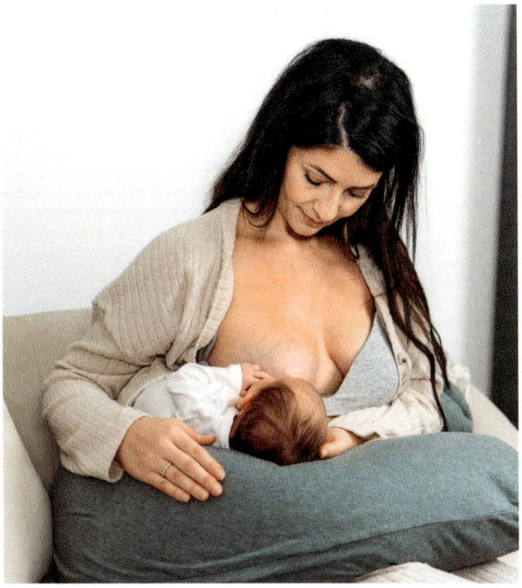

Kreuzhaltung. Dabei wird der Körper des Kindes auf dem gegenüberliegenden Unterarm platziert und das Köpfchen kommt auf der Hand zum Liegen. Durch diese Variation kann das Köpfchen sanft unterstützt werden, wenn das Kind Probleme hat, die Brust zu fassen.

HEBAMMEN WISSEN

Da auch Neugeborene nach einiger Zeit ganz schön schwer werden können, verwende für sitzende Stillpositionen ein Stillkissen, um deinen Arm und zusätzlich den Rücken zu unterstützen. Dies ist nicht nur viel bequemer, sondern du hast auch deine Hände frei, wenn dein Kind saugt.

Stillen im Liegen und in Seitenlage

Eine sehr angenehme Stillposition, vor allem für die Nacht. Sie eignet sich aber auch sehr gut für Frauen nach einer Bauchgeburt und wird gern von Frauen praktiziert, die sich im Handling (siehe ab Seite 252) noch unsicher fühlen. Leg dich im Bett oder auf der Couch entspannt auf eine Seite, Bauch an Bauch mit deinem Baby. Achte darauf, dass der Mund sich auf Höhe der Brustwarze befindet. Du kannst den Rücken deines Babys mit einem Kissen oder einer Hand etwas stützen. Vielleicht gelingt es dir sogar, etwas zu schlummern, während dein Kind trinkt.

Zurückgelehntes Stillen

Ist unbewusst häufig die allererste Stillposition. Nämlich wenn du dein Baby nach der Geburt das erste Mal anlegst und später im verstellbaren Krankenhausbett die ersten

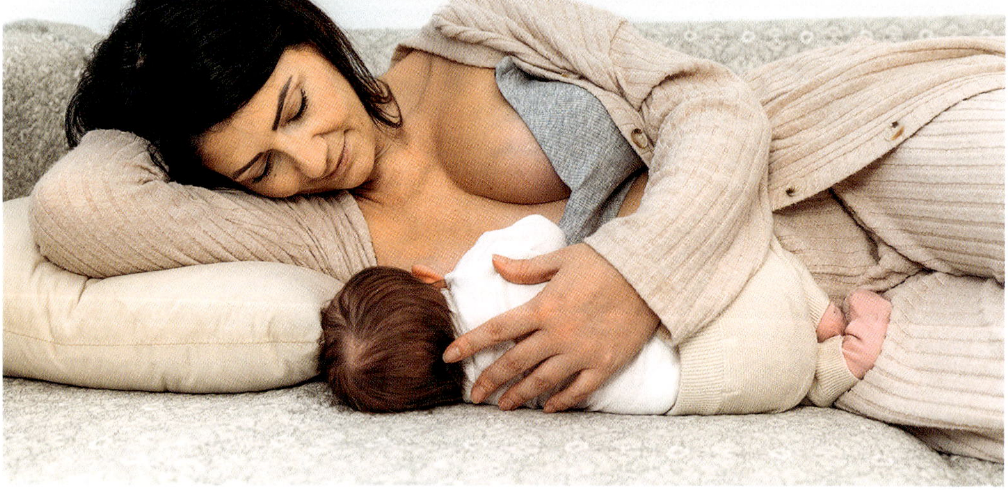

Stillen in der Seitenlage eignet sich besonders für die nächtlichen Stillmahlzeiten oder wenn du dich tagsüber dabei erholen und für ein paar Momente die Augen schließen möchtest.

Male stillst. Später wird diese Haltung gern genutzt, wenn das Kind Probleme hat, die Brustwarze zu fassen, oder das Kind sich durch einen starken Milchspendereflex beziehungsweise zu viel Milch häufig verschluckt. Er funktioniert ähnlich wie der Wiegegriff, nur dass die Frau dabei nicht aufrecht sitzt, sondern den Oberkörper nach hinten lehnt. Damit die Haltung bequem ist, kannst du deinen Rücken mit Kissen, Decken oder einem Stillkissen polstern.

Hoppe-Reiter-Sitz

Das Stillen in aufrechter Position eignet sich für Kinder, die schon etwas älter sind und bereits aufrecht sitzen können. Dabei sitzt das Kind wie bei dem bekannten Kniereiterspiel »Hoppe Hoppe Reiter« auf deinem Oberschenkel oder deiner Hüfte und geht mit aufrechter Wirbelsäule an die Brust.

HEBAMMEN WISSEN

In etwas abgewandelter Form kann der Hoppe-Reiter-Sitz schon von Geburt an praktiziert werden, wenn du dein Baby im Tragetuch oder einer Tragehilfe stillst. Das erfordert zwar zunächst ein bisschen Übung, aber wenn du den Dreh raus hast, ist diese Stillhaltung unglaublich praktisch, vor allem wenn du unterwegs bist.

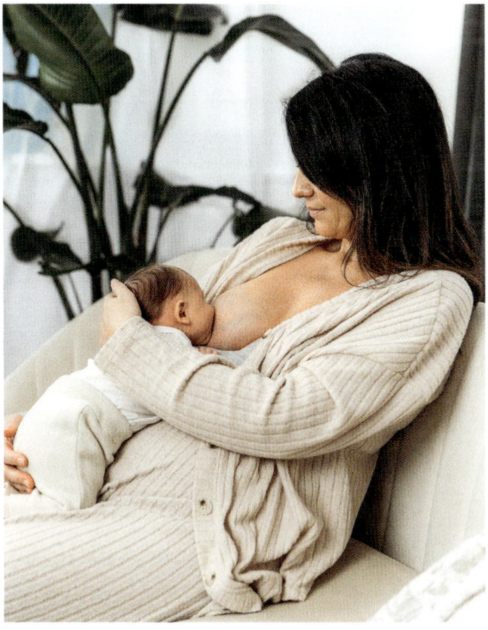

Das zurückgelehnte Stillen ist häufig die erste Stillposition überhaupt.

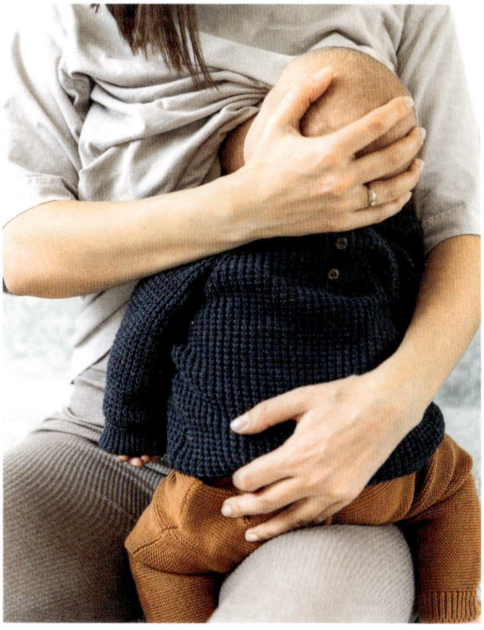

Wenn dein Kind schon etwas größer ist, kannst du es auch im Hoppe-Reiter-Sitz anlegen.

Zwillinge stillen

Nach der Geburt von Zwillingen beziehungsweise Mehrlingen kann das Stillen eine ziemliche Herausforderung sein. Das liegt nicht nur daran, dass zwei oder sogar mehr Kinder mit Muttermilch versorgt werden müssen, sondern dass Mehrlingsschwangerschaften auch häufiger mit einer Frühgeburtlichkeit verbunden sind. Das heißt, dass die Kinder vor der vollendeten 37. Schwangerschaftswoche (<37+0 SSW) geboren werden. Dadurch kann vor allem in den ersten Lebenstagen und -wochen die Ausdauer während der Stillmahlzeit, aber auch generell das Saugen und Schlucken beeinträchtigt sein, was den Stillvorgang maßgeblich erschweren kann. Wichtig ist es deswegen, sich bereits in der Schwangerschaft mit dem Thema Stillen auseinanderzusetzen und frühzeitig Hebammenhilfe oder die Hilfe einer Stillberaterin zu organisieren.

Im Hinblick auf die erschwerten Ausgangsbedingungen ist es bei Mehrlingen umso wichtiger, ein frühes Anlegen nach der Geburt zu unterstützen, damit die Milchproduktion in Gang kommen kann. Dafür können die Neugeborenen zum besseren Handling nacheinander an die Brust angelegt werden oder mit ein wenig Unterstützung auch bereits beidseitig. Ist ein Anlegen nicht möglich, sollten beide Brüste frühzeitig durch den Einsatz einer elektrischen Milchpumpe stimuliert werden.

Ein weiterer wichtiger Faktor ist das generelle Handling beim Stillen von zwei Kindern. Dies benötigt vor allen Dingen in der ersten Zeit nach der Geburt viel Ausdauer, um es zu erlernen und eine gewisse Routine zu entwickeln. Am Anfang kann es deswegen hilfreich sein, die Kinder auch weiterhin nacheinander anzulegen. Dadurch kann man den Charakter und das Trinkverhalten seiner Kinder besser kennenlernen und beurteilen. Wird man routinierter im Umgang und mit dem Stillen allgemein, kann es praktikabler sein, diese gleichzeitig zu stillen. Das spart Zeit im Alltag, stellt die Mutter aber manchmal vor eine gewisse Herausforderung, da die Kinder nicht immer gleichzeitig Hunger haben. Ein gleichzeitiges Anlegen ist abgesehen vom zeitlichen Faktor immer dann sinnvoll, wenn es deutliche Unterschiede im Saugverhalten der Kinder gibt. Dann stimuliert das kräftigere Kind die Brust für das schwächere Kind automatisch mit, da der Milchspendereflex an beiden Brüsten ausgelöst wird. Besonders geeignet für das sogenannten Tandemstillen ist der doppelte Rückengriff. Um dazu mehr Informationen zu erhalten, schau noch mal auf Seite 141. Mit ein wenig Routine sind der Fantasie keine Grenzen gesetzt, in welcher Position die Kinder parallel gestillt werden. Welches Kind welche Brust bekommt, dafür gibt es keine einheitlichen Vorgaben. Viele Frauen wechseln von Mahlzeit zu Mahlzeit die Brust, aber auch ein tageweiser Wechsel ist denkbar. Das bedeutet, dass die Seiten alle ein bis fünf Tage gewechselt und dem jeweils anderen Kind angeboten werden.

Reicht meine Milch für mehrere Kinder?

Wenn zwei oder mehr Kinder mit Muttermilch ernährt werden sollen, ist es elementar zu verstehen, dass beim Stillen die Nachfrage das Angebot bestimmt. Das heißt, die Kinder müssen frühzeitig, wenn eines der Kinder die ersten Hungerzeichen zeigt, und ausreichend lange angelegt werden. Damit genügend Milch produziert wird, ist es außerdem elementar, die Kinder vor allem zu Beginn der Stillbeziehung oft an die Brust anzulegen. Wenn eine ausreichende Stimulation durch die Kinder nicht möglich ist, etwa weil eine Saugschwäche vorliegt, sollte im Anschluss an das Stillen eine Stimulation beider Brüste durch eine elektrische Milchpumpe erfolgen. Dies regt die Milchproduktion weiter an. Gleiches gilt, wenn die Kinder medizinische Versorgung brauchen und nicht gestillt werden können.

Ist ein Kind zu schwach, um an der Brust zu saugen, oder wird es schnell müde, sodass die während der Stillmahlzeit aufgenommene Trinkmenge für ein gutes Gedeihen nicht ausreicht, kann abgepumpte Muttermilch über ein Fläschchen zugefüttert werden.
Zu Beginn ist das Stillen von zwei Kindern sehr anstrengend und unglaublich kräfteraubend. Der Tag besteht gefühlt nur aus Stillen und der Versorgung der Kinder. Deswegen ist es wichtig, sich frühzeitig Unterstützung und Hilfe für alltägliche Dinge ins Boot zu holen. Sei es das Kochen von Mahlzeiten, das Waschen der Wäsche oder das Gassigehen mit dem Hund. Das Erledigen dieser Aufgaben ist am Anfang in der Regel nicht möglich, wenn man plant, seine Mehrlinge voll zu stillen. Wenn nicht genügend Muttermilch produziert wird, ist ein Zufüttern mit Muttermilchersatznahrung im Anschluss an die Stillmahlzeit notwendig. Diese sollte idealerweise über stillfreundliche Zufütterungsmöglichkeiten (siehe ab Seite 146) gegeben werden, um die Milchproduktion weiter zu stimulieren. Ist dies im Alltag mit Mehrlingen nicht handelbar, wird ein Fläschchen gegeben. Wie lange die kombinierte Gabe von Muttermilch und Ersatznahrung durchgeführt wird, muss jede Mutter individuell entscheiden.

HEBAMMEN WISSEN

Beim Stillen gibt es in der Regel eine gute und eine etwas schwierigere Seite. Vor allen Dingen am Anfang ist es deswegen sinnvoll, das Kind, das mehr Probleme beim Saugen hat und vielleicht etwas schwächer ist, immer zuerst an die »gute« Seite anzulegen, die zu diesem Zeitpunkt mehr Milch hat. Anders sieht es aus bei wunden Brustwarzen, da sollte immer das saugstärkere Kind an die Brust angelegt werden, die weniger wund ist.

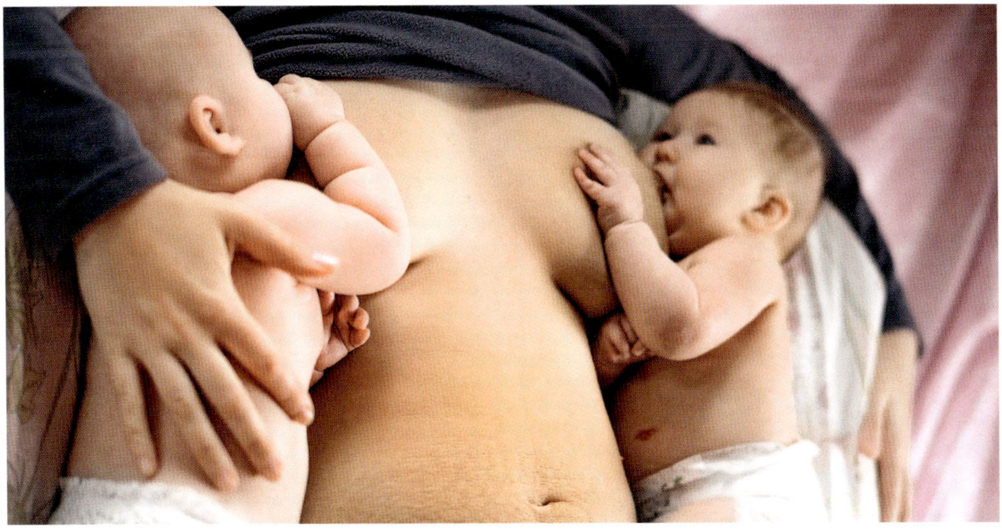

Zwillinge gleichzeitig zu stillen, erfordert anfangs etwas Übung, spart im Alltag aber viel Zeit.

Stillfreundliches Zufüttern

Es gibt Situationen, in denen ein Baby zusätzlich zum Stillen noch weitere Säuglingsnahrung benötigt. Vielleicht reicht die Milch anfangs nicht aus, die Mutter leidet an einer chronischen Erkrankung oder muss Medikamente einnehmen, die die Milchmenge reduzieren. Auch sehr leichte Babys, frühgeborene Kinder und solche, die in den ersten Lebenstagen viel Gewicht verlieren, brauchen eventuell zusätzliche Nahrung, damit sie gut gedeihen und sich gesund entwickeln. Das Zufüttern mit Muttermilch oder Muttermilchersatznahrung kann durch verschiedene Methoden erfolgen. Die meisten denken zunächst an eine Flasche, aber vor allem wenn man stillt oder stillen möchte, gibt es andere und bessere Methoden, um eine Saugverwirrung zu verhindern und das ausschließliche Stillen zu ermöglichen.

Der Unterschied beim Saugen

Vielen Eltern ist nicht klar, dass zwischen dem Saugen an der Brust und dem Saugen an einer Flasche ein großer Unterschied besteht: Beim Trinken an der Brust ist der Mund weit geöffnet und die Lippen sind nach außen gestülpt wie bei einem Fisch. Dies erzeugt das nötige Vakuum, um die Milch effektiv aus der Brust zu entleeren. Der Kiefer bewegt sich intensiv und das Baby kontrolliert den Milchfluss durch die eigenen Saugbewegungen. So fließt die Milch, wenn das Baby saugt, und die Milch fließt nicht, wenn das Baby nicht saugt. Auch die Zunge wird beim Trinken herausgestreckt und um die Brustwarze gelegt. Diese bewegt sich peristaltisch nach vorne und nach hinten. Beim Trinken an der Flasche ist der Mund dagegen schmal geöffnet und die Lippen liegen zusammengepresst um den Sauger. Es findet eine minimale Kieferbewegung statt, da diese nicht benötigt wird, um die Milch zu gewinnen. Die Kontrolle der Milch ist nur bedingt gegeben, da diese ohne große Mühe in den Mund des Babys fließt. Um den Milchfluss zu stoppen, muss der Sauger zugedrückt werden. Das passiert durch die Zunge. Die Zunge ist zurückgezogen und wird nach oben gedrückt, um den Milchfluss zu regulieren.
Wenn nun in den ersten vier bis sechs Wochen neben dem Stillen ein künstlicher Sauger hinzukommt, kann es zu einer Saugverwirrung kommen, die das Stillen und somit das Trinken an der Brust erschwert.

Welche Möglichkeiten gibt es?

Es gibt verschiedene Methoden, mit denen das Zufüttern gelingt, sodass du weiter stillen kannst und trotzdem weißt, dass dein Baby

GUT ZU WISSEN

Eine Saugverwirrung tritt auf, wenn ein Baby Schwierigkeiten hat, zwischen dem Saugen an der Brust und dem Saugen an einem künstlichen Sauger zu wechseln. Es kann vorkommen, dass Babys, die einen Schnuller bekommen, Schwierigkeiten haben, an der Brust zu trinken. Bei unserer Arbeit erleben wir sowohl Babys, die problemlos zwischen Brust und Schnuller wechseln können, als auch solche, die mehr Mühe haben.

genügend Nahrung bekommt. Praktisch sind Hilfsmittel wie ein Brusternährungsset, eine Spritze oder auch eine pädiatrische Ernährungssonde, die gleichzeitig zum Stillen angewendet werden kann. Diese Vorgehensweise hat viele Vorteile, da das Neugeborene die Muttermilch weiterhin aus der Brust trinkt, die Milchproduktion so aufrechterhalten oder sogar gesteigert wird und das Kind sich an die Brust gewöhnt. Diese Formen des Zufütterns eignen sich vor allem für saugschwache Kinder, für Kinder mit oralen Fehlbildungen sowie für Frauen mit wenig Milch.
Zu Beginn kann das Handling eine Herausforderung sein. Man benötigt oftmals eine Hand mehr, damit Stillen und Zufüttern zeitgleich reibungslos funktionieren. Zusätzlich ist es wichtig, eine bequeme Stillposition einzunehmen und sich mit einem Stillkissen zu unterstützen. Keine Sorge: Mit der Zeit wird sich das Handling einspielen und du wirst routinierter.

Spritze/Fingerfeeder

Für die ersten Tage nach der Geburt kann das Füttern mithilfe einer Spritze mit oder ohne Silikonaufsatz eine Möglichkeit sein, dem Baby an der Brust zusätzliche Milch zu geben. Hier wird meistens eine 10- bis 20-ml-Spritze verwendet. Wenn abgepumpte Muttermilch vorhanden ist, sollte diese verwendet werden. Andernfalls kann Muttermilchersatznahrung verwendet werden. Dockt das Baby nun richtig an der Brust an, kann über den Mundwinkel die Milch aus der Spritze zusätzlich in den Mund gegeben werden. Diese Methode ist für eine längere Anwendung etwas mühselig und eher für den Beginn geeignet.

Pädiatrische Ernährungssonde

Eine weitere Möglichkeit besteht darin, mit einer pädiatrischen Ernährungssonde zuzufüttern. Dabei wird die Sonde mit einem Klebestreifen auf der Haut befestigt, sodass das Ende der Sonde an der Brustwarze endet. Eine andere Möglichkeit kann es sein, den Schlauch in den Mund des Babys zu schieben, wenn es schon an der Brust saugt. Am besten probierst du einfach aus, welche Methode für dich und dein Baby am besten funktioniert. Am anderen Ende wird die vorbereitete Spritze oder der Behälter befestigt. Wenn es

GUT ZU WISSEN

Es gibt unterschiedliche Ernährungssonden. Für Neugeborene werden die Größen CH 4 bis 6 sowie 10- oder 20-Milliliter-Spritzen empfohlen. Diese sind jeweils in der Apotheke erhältlich. Die verschiedenen Größen beeinflussen die Fließgeschwindigkeit der Milch.
Damit sich krank machende Keime nicht unbemerkt vermehren können, ist es ratsam, jede Sonde nur einen Tag lang zu verwenden und danach zu entsorgen. Wenn du eine Sonde mehrmals am Tag benutzt, säubere sie gründlich nach jeder Verwendung: Dafür spülst du sie zunächst mit kaltem Wasser, anschließend mit warmem Wasser und Spülmittel und zuletzt erneut mit kaltem Wasser.

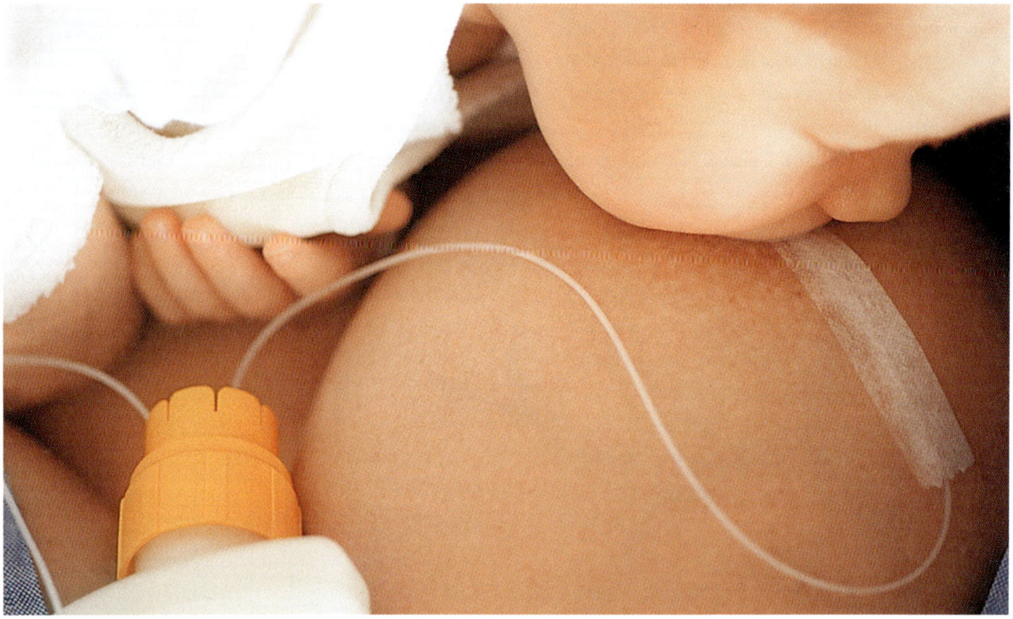

Mit dem Brusternährungsset gelingt das stillfreundliche Zufüttern, weil du auf diese Weise die Gefahr einer Saugverwirrung minimierst.

zu saugen beginnt, können circa 0,5 Milliliter Milch gegeben werden und anschließend kontinuierlich und langsam weitere Milliliter, sodass das Baby Zeit zum Schlucken hat. Wenn größere Milchmengen gegeben werden müssen, können mehrere Spritzenkolben vorbereitet werden, damit die Mahlzeit nicht unterbrochen werden muss.

Brusternährungsset

Das Brusternährungsset kann verwendet werden, wenn du über einen längeren Zeitraum zufüttern musst. Füll als Erstes den Behälter und häng ihn dir dann um den Hals. Achte darauf, dass die Schlauchenden verschlossen beziehungsweise abgeklemmt sind, damit die Milch nicht jetzt schon herausfließt. Anschließend klebst du je einen Schlauch an jeder Brust fest. Die Schlauchenden sollten dabei mit den Brustwarzen abschließen oder etwas darüber hinaus abstehen und so befestigt werden, dass die Spitze des Schlauchs seitlich oder oben im Mund des Babys liegt. So kann es Brust und Schlauch leichter gleichzeitig im Mund behalten. Nun kannst du dein Baby zum Trinken an die Brust anlegen. Fließgeschwindigkeit und Menge können zu Beginn schneller und mehr sein. Wenn das Baby kräftig an der Brust saugt, kann die Milchzufuhr über das Brusternährungsset reduziert werden, bis keine Milch mehr aus dem Schlauch kommt und es ausschließlich an der Brust trinkt.

Das Stillen mit dem Brusternährungsset ist in verschiedenen Stillpositionen möglich. Es kann auch hilfreich sein, abwechselnd mit und ohne Brusternährungsset zu stillen, denn die Babys gewöhnen sich schnell an den Schlauch und daran, dass zu Beginn reichlich Milch fließt.

Becherfütterung

Um die Nahrung mit einem Becher zu verabreichen, eignen sich kleine Becher oder Tassen mit einem dünnen, weichen und abgerundeten Rand. So eignen sich eine dünnwandige Espressotasse, ein Schnapsglas oder auch ein Medikamentenbecher. Es gibt auch kleine, spezielle Trinkbecher, die du günstig in der Apotheke kaufen kannst.

Biete deinem Baby nur Milch an, wenn es wach ist und aktiv trinken kann. Mit einem Lätzchen oder Spucktuch kannst du die Kleidung schützen, da immer etwas Milch daneben laufen kann. Platziere das Baby vor dir in einer leicht erhöhten Position. Füll den Becher mit 10 bis 15 Milliliter Milch und führe den Becher zum Mund deines Babys, bis der Becher seine Mundwinkel berührt. Kipp den Becher leicht, damit die Milch die Unterlippe berührt. Nun beginnt das Baby, die Milch mit der Zunge aus dem Becher aufzunehmen. Ganz wichtig ist, dass die Milch nicht in den Mund geschüttet wird, da sich das Baby verschlucken und die Milch aspirieren könnte. Ebenso sollte kein Druck auf die Unterlippe ausgeübt werden. Neige den Becher immer mal wieder etwas nach unten, damit das Baby Zeit hat zu schlucken. Wenn mehr Milch benötigt wird, setz den Becher ab und beginne von Neuem. Es ist wichtig, dass der Becher nur zum Nachfüllen abgesetzt wird und sonst nur leicht geneigt wird, um den Milchfluss zu reduzieren, denn zu oft abzusetzen kann dein Baby verwirren und zu Unruhe und Schreien führen.

Löffelfütterung

Die Löffelfütterung funktioniert genau wie die Becherfütterung, nur dass die verabreichte Milchmenge geringer ausfällt. Deshalb eignet sich diese Methode vor allem in den allerersten Tagen, um das Baby mit Kolostrum zu füttern. Leg deinem Baby dazu den abgerundeten, weichen Löffel an die Unterlippe, damit dein Baby die Milch mit der Zunge aufnehmen kann.

Fingerfütterung

Bei der Fingerfütterung handelt es sich um eine invasive Methode, die zur Nahrungsauf-

GUT ZU WISSEN

Manchmal klappt die Becherfütterung besser, wenn du dir dein Baby dazu auf die nackte Brust legst. Auf diese Weise nimmt es deinen Geruch und die Brust an sich wahr und wird so zum Trinken motiviert. Diese Methode empfiehlt sich insbesondere dann, wenn das Baby so bald wie möglich an der Brust gestillt werden soll, weil sie den Übergang erleichtert. Die Becherfütterung ist vor allem für Frühgeborene oder Babys mit einer Saugschwäche geeignet, weil sie nicht viel Energie benötigt. Es ist aber wichtig zu wissen, dass das kindliche Saugbedürfnis durch die Becherfütterung nicht gestillt werden kann. Es ist daher meist nur eine vorübergehende Lösung, um sicherzustellen, dass das Baby genügend Milch bekommt.

nahme heute nicht mehr empfohlen wird. In den meisten Fällen wird sie von Fachpersonal bei Babys mit einem geringen Muskeltonus, oralen Fehlbildungen, unkoordiniertem Saugverhalten oder zum Saugtraining eingesetzt. Die Methode ist für den dauerhaften Einsatz ungeeignet. Deshalb wird nach wenigen Tagen meist auf eine andere Ernährungsunterstützung umgestiegen.

Wie viel soll ich zufüttern?

»Woher weiß ich, dass ich die richtige Menge zufüttere?«, lautet eine Frage, die uns häufig gestellt wird und berechtigt ist. Das Thema sorgt bei vielen Eltern für Unsicherheit. Zunächst ist zu unterscheiden, auf welche Weise zugefüttert wird. Sollte das Baby an der Brust mit zusätzlicher Hilfe durch ein Brusternährungsset oder Ähnliches ernährt werden, kann man davon ausgehen, dass es die Brust entleert und aufhört zu trinken, sobald es satt ist. Auf diese Weise kann das Baby so viel und so oft trinken, wie es möchte. Das Gleiche gilt für die Becherfütterung. Wenn mit dem Fläschchen zugefüttert wird, sollte man jedoch vorsichtig sein, denn hier trinken die Babys oft mehr und können unter Umständen zu viel Nahrung aufnehmen. Hierzu findest du mehr im Kapitel Muttermilchersatznahrung.

Die Produktion der Muttermilch aufrechterhalten

Wenn du gerne stillen möchtest, kann es sein, dass es nötig ist, regelmäßig Milch abzupumpen, um die Milchbildung aufrechtzuerhalten beziehungsweise in Schwung zu bringen oder sogar zu steigern. Sollte das Zufüttern an der Brust erfolgen (mit Brusternährungsset oder Ähnlichem) und das Baby saugt kräftig und ausgiebig, ist es nicht zwingend nötig, zusätzlich zu den Stillmahlzeiten Muttermilch abzupumpen. Gehört dein Baby dagegen zu den eher saugschwachen Kindern, kann es sein, dass die Brust nicht effektiv entleert wird und du regelmäßig abpumpen musst, um die Milchproduktion aufrechtzuerhalten und anzukurbeln. Des Weiteren kann es nötig sein, wenn die Muttermilch über die Flasche gegeben wird oder Stillhilfsmittel verwendet werden. Jedoch ist es immer individuell zu entscheiden, wann und wie viel Milch abgepumpt werden sollte.
In dieser Zeit nehmen das Stillen und auch das Zufüttern viel Zeit und Raum ein. Wir wissen, dass das viele Nerven kosten kann. So kommt es manchmal ganz gelegen, dass beim Zufüttern mit der Flasche oder dem Becher eine Stillmahlzeit ausfallen kann, damit du dich kurz erholen kannst. Dies ist verständlich und auch vollkommen okay, wenn das zum Wohlbefinden und zur Erleichterung der gesamten Situation beiträgt. Dennoch ist es wichtig zu wissen, dass durch das Auslassen von Stillmahlzeiten die Milchbildung zurückgehen kann. Wir erklären den Zusammenhang gern so: »Das Angebot bestimmt die Nachfrage«. Die gute Nachricht lautet: Auch wenn Stillmahlzeiten ausfallen, kannst du das Teilstillen aufrechterhalten.

Wo gibt es Unterstützung?

Zieh in Betracht, Unterstützung von einer Hebamme und/oder einer Stillberaterin in Anspruch zu nehmen, um den für euch passenden Weg zu finden. Während des Zufütterns tauchen viele Fragen auf, für die professionelle Begleitung notwendig sein kann, um unterschiedliche Methoden auszuprobieren und den besten Ansatz für dich festzulegen. Gleichzeitig kann so überwacht werden, dass dein Baby genug Milch zu sich nimmt. Das kannst du zwar ebenfalls an verschiedenen Parametern wie den Ausscheidungen oder dem Verhalten erkennen, aber manchmal tut es gut, eine professionelle Einschätzung zu hören. Zuletzt möchten wir betonen, wie wichtig es ist, den Weg einzuschlagen, der für euch persönlich der richtige ist. Das Zufüttern und

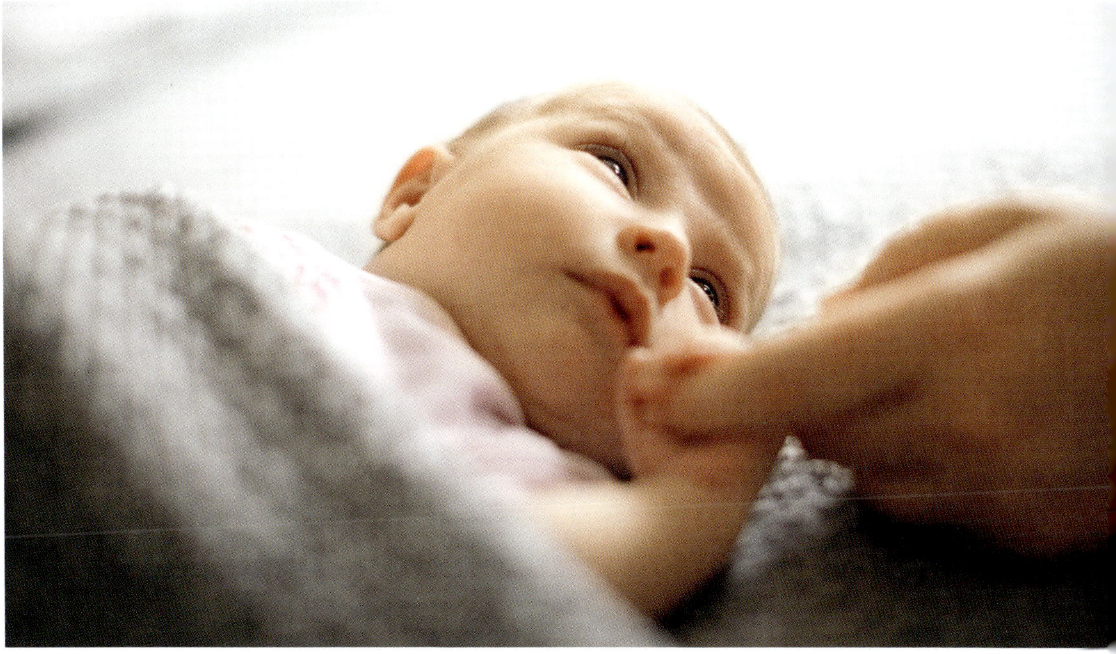

Es gibt viele Möglichkeiten, eine tiefe, liebevolle Bindung zu deinem Kind aufzubauen, Sillen ist nur eine davon.

Abpumpen von Muttermilch kann anstrengend, kräftezehrend und nervenaufreibend sein. Einige Familien bewältigen diese Herausforderung gut, während andere an einen Punkt gelangen, an dem ihre Kräfte schwinden und sie alternative Wege in Betracht ziehen müssen. Vertrau deinem Bauchgefühl und tu das, womit du dich wohlfühlst. Dies kann bedeuten, das Stillen zu reduzieren oder aufzugeben. Gemeinsam mit deinem Partner, deiner Partnerin und deinem Baby wirst du den Weg finden, der euch am besten entspricht.

Abpumpen und Aufbewahren

Es gibt die unterschiedlichsten Gründe, warum Frauen während der Stillzeit Milch abpumpen. Einer davon ist, dass sie nicht bei jeder Stillmahlzeit verfügbar sein können, weil sie von ihrem Kind getrennt sind. Dies kann schon unmittelbar nach der Geburt der Fall sein, wenn das Baby zu früh geboren wurde oder krank ist. Hier ist das Abpumpen unerlässlich, um die Milchproduktion anzuregen und um das Kind mit Muttermilch zu versorgen. Aber auch wenn keine Trennung von Mutter und Kind vorliegt, kann das Abpumpen von Muttermilch in individuellen Fällen notwendig sein, zum Beispiel zur Anregung beziehungsweise Regulation der Muttermilchproduktion.

Vielleicht ist auch der Wunsch nach mehr Flexibilität während der Stillzeit ausschlaggebend. Wenn man Termine hat, wieder arbeiten geht oder sich einfach mal ein paar Stunden Auszeit gönnt, ist das Abpumpen eine Möglichkeit, um das Baby trotzdem mit

HEBAMMEN WISSEN

Ist das Abpumpen von Muttermilch aus medizinischen Gründen notwendig, werden die Kosten für eine elektrische Milchpumpe von der Krankenkasse übernommen. Das gilt auch nach der Geburt von Mehrlingen. Das Rezept wird entweder direkt in der Geburtsklinik ausgehändigt oder kann von deiner Gynäkologin oder auch Kinderärztin ausgestellt werden. Damit kann die Pumpe über ein Sanitätshaus oder die Apotheke ausgeliehen werden. Die Kosten hierfür werden für die verordnete Leihdauer von der Krankenkasse übernommen.

Muttermilch zu versorgen und gleichzeitig die Milchproduktion aufrechtzuerhalten. Auch der Wunsch, den Partner, die Partnerin aktiver in die Ernährung des Kindes miteinzubinden, kann ein Grund sein.

Welche Milchpumpen gibt es?

Die Vielfalt der im Handel angebotenen Milchpumpen ist riesig. Bei der Auswahl kommt es deshalb darauf an, die individuellen Bedürfnisse sowie die Häufigkeit der Anwendung zu berücksichtigen. Die Modelle unterscheiden sich nämlich nicht nur in ihrer Funktionalität, sondern auch im Preis.

Handmilchpumpen

Handmilchpumpen bieten mehr Kontrolle über den Pumpvorgang, das heißt, in welchem Rhythmus und mit welcher Intensität die Muttermilch abgepumpt wird, da die Frau diese Punkte sprichwörtlich in der Hand

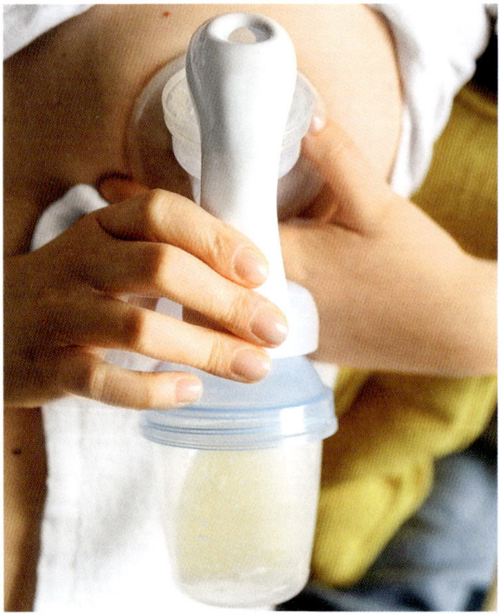

Wenn du nur gelegentlich Muttermilch sammelst, reicht eine mechanische Milchpumpe.

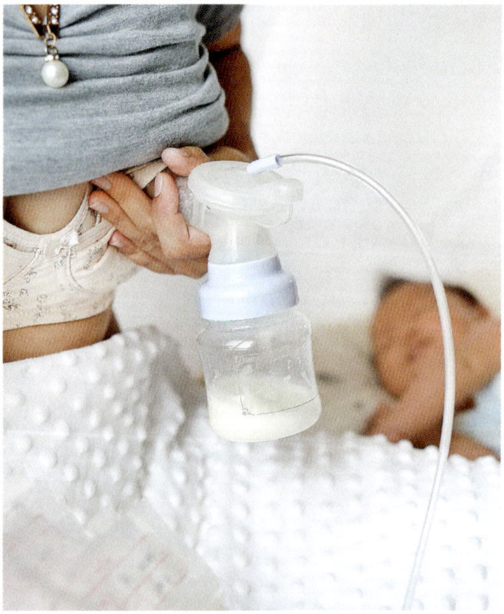

Für den regelmäßigen Einsatz eignet sich die elektrische Milchpumpe.

hat. Handmilchpumpen sind aufgrund ihrer Größe praktisch für unterwegs, da sie weder Strom noch viel Platz benötigen. Sie sind zudem kostengünstiger in der Anschaffung als die elektrischen Modelle.
Sie eignen sich deswegen sowohl für Frauen, die nur gelegentlich abpumpen wollen, als auch für solche, die vor allem abpumpen, wenn sie unterwegs sind. Behalte im Hinterkopf, dass es nicht nur den einen Weg gibt. Manche Frauen probieren zunächst verschiedene Methoden aus, um die passende zu finden. Manche wechseln auch immer mal wieder hin und her, je nachdem, wie es in ihren Alltag passt.

Elektrische Milchpumpen

Diese Modelle sind oft komfortabler und einfacher in der Handhabung. Sie erzeugen mithilfe von elektrischem Strom einen voreingestellten und regelmäßigen Rhythmus und erleichtern deswegen die Bedienung. Ein weiterer Vorteil ist, dass auf Wunsch beide Seiten gleichzeitig abgepumpt werden können, was nicht nur zu einer Zeitersparnis beiträgt, sondern das Abpumpen auch erleichtern kann. Inzwischen gibt es sogar Modelle, bei denen du die Hände frei hast, um während des Abpumpens etwas anderes zu erledigen. Elektrische Milchpumpen eignen sich vor allem für Frauen, die ihre Muttermilch regelmäßig abpumpen.

Wie wird Muttermilch abgepumpt?

Wenn du regelmäßig Muttermilch abpumpen und für dein Baby aufbewahren willst, sind diese Dinge für dich wichtig:

Vorbereitung

Leg dir zunächst alle Materialien bereit, die du benötigst. Dazu gehören nicht nur die Milchpumpe und ein Spucktuch, sondern auch Dinge, die dir die Zeit angenehm machen, wie etwas zu trinken, Snacks, aber auch ein Bild von deinem Kind, ein Buch oder dein Smartphone können hilfreich sein. Nimm dir auch hier die Zeit, deine Brust vor dem Abpumpen mit Vorwärmen und einer Brustmassage einige Minuten vorzubereiten.

Hygiene

Wasch dir vor jedem Pumpvorgang gründlich deine Hände und vergiss nicht, alle benötigten Materialien für das Abpumpen nach Anleitung zu reinigen und zu sterilisieren, bevor du sie einsetzt.

Mach es dir bequem!

Setze dich bequem hin, bevor du mit dem Abpumpen beginnst. Das geht ganz einfach in einem Stuhl oder in einer aufrechten Position im Bett, aber es ist auch okay, wenn du viele Kissen und Decken benötigst, um dir eine angenehme Position zu schaffen. Auch dein

> **GUT ZU WISSEN**
>
> Das regelmäßige Abpumpen kann die Milchproduktion und somit die Milchmenge, die vom Körper gebildet wird, beeinflussen. Wenn du also nicht beabsichtigst, deine Milchmenge zu steigern, solltest du im Blick behalten, wie oft, wie viel und wann du Muttermilch abpumpst. Dasselbe gilt übrigens auch für das Ausstreichen von Muttermilch mit der Hand. Wenn du die Milchmenge nicht steigern willst, solltest du die Brust niemals ganz ausstreichen, sondern immer nur kleine Mengen mit der Hand entleeren.

Mindset ist wichtig, damit die Stillhormone ausgeschüttet werden können und die Milch fließen kann. Vor allem wenn du Probleme hast, die Muttermilch mit einer Pumpe zu gewinnen, ist eine intime Atmosphäre, in der du dich wohlfühlst, hilfreich. Mach dir positive Gedanken, schau dir parallel Bilder und Videos von deinem Kind an. Alles, was dich entspannt, hilft.

Reduziere Stress!

Allgemein gilt: Je mehr du dich während des Abpumpens unter Druck setzt und je höher dein Stresslevel generell ist, desto weniger fließt die Milch. Deswegen sind nicht nur die Umgebung und eine bequeme Position wichtig, sondern auch der mentale Zustand. An stressigen Tagen kann das Abpumpen von Muttermilch deswegen eine Herausforderung sein und die Menge an Muttermilch, welche abgepumpt wird, könnte möglicherweise geringer sein als gewohnt.

Warum wird Muttermilch abgepumpt?

Es gibt unterschiedliche Situationen, in denen das Abpumpen von Muttermilch auch regelmäßig sinnvoll sein kann. Dabei geht es längst nicht nur darum, einen Milchvorrat anzulegen, damit das Baby auch dann nicht auf Muttermilch verzichten muss, wenn du einmal nicht zu Hause bist. Obwohl auch das ein guter Grund ist, um regelmäßig zur Milchpumpe zu greifen.

Auf Vorrat

Wenn du Muttermilch auf Vorrat abpumpen möchtest, für den Fall, dass du bei einer Stillmahlzeit mal nicht verfügbar bist, macht es Sinn, kleine Mengen zwischen den Stillmahlzeiten zu sammeln. Idealerweise kann man dafür mit dem Abpumpen ein- bis zweimal pro Tag 30 Minuten bis eine Stunde nach der letzten Stillmahlzeit beginnen und maximal 20 bis 30 Milliliter je Seite entleeren. So schaffst du schnell einen kleinen Vorrat, der zum Einsatz kommen kann, wenn du mal nicht da bist (siehe Seite 155).

Um die Muttermilchproduktion anzuregen

Wenn das Kind mit Muttermilch ernährt werden soll, das Stillen aber aus bestimmten Gründen nicht möglich ist, sollte frühestmöglich nach der Geburt mit dem Abpumpen begonnen werden. Aber nicht nur das: Es sollte auch in regelmäßigen Abständen, das bedeutet, alle zwei bis vier Stunden, am Tag und in der Nacht, wiederholt werden.

Um die Muttermilchproduktion aufrechtzuerhalten

Sollte jede Stillmahlzeit, die ausgesetzt wird, durch einen Pumpvorgang ersetzt werden. Wie lange dieser dauert, ist individuell und deswegen pauschal schwierig vorauszusagen. Wichtig ist, dass dabei idealerweise die Menge an Muttermilch abgepumpt und aufgefangen wird, welche das Kind zu diesem Zeitpunkt während einer Stillmahlzeit zu sich nehmen würde. Das bedeutet, die Brust sollte so lange entleert werden, bis nur noch wenige Tropfen

GUT ZU WISSEN

Wenn beim Abpumpen nur kleine Mengen oder gar keine Milch aus der Brust kommt, ist das vor allem in den ersten Tagen nach der Geburt kein Grund zur Sorge. Ein Kind kann die Brust in der Regel deutlich effektiver entleeren als eine Milchpumpe. Auch wenn gegen Ende des Abpumpens keine Milch mehr kommt, heißt das nicht, dass die Brust »leer« ist.

beziehungsweise überhaupt keine Muttermilch mehr kommt.

Um die Milchmenge zu regulieren

Es gibt verschiedene Möglichkeiten, die sowohl zur Unterstützung bei zu wenig Milch als auch bei zu viel Milch eingesetzt werden können. Hier ist aber die Rücksprache mit einer Hebamme und/oder einer Stillberaterin unerlässlich, um die individuelle Situation zu begutachten und einen Plan festzulegen.

Muttermilch lagern

Um die abgepumpte Muttermilch richtig zu lagern und zu sammeln, sind folgende Dinge wichtig:

Hygiene

Bevor mit dem Sammeln der Muttermilch begonnen wird, ist es wichtig, gründlich die Hände zu waschen, um Übertragungen von Keimen zu vermeiden. Stell ebenfalls sicher, dass die Pumpe und Aufbewahrungsbehälter sauber und hygienisch einwandfrei sind. So können die Pumpe und Behältnisse wie Flaschen ausgekocht oder mit warmem Wasser und etwas Spülmittel gereinigt werden. Achte darauf, dass keine Rückstände von Spülmittel an den Gegenständen verbleiben.

Geeignete Aufbewahrung

In Drogeriemärkten und Apotheken gibt es verschiedene sterile Beutel, die speziell zur Aufbewahrung von Muttermilch vorgesehen sind. Wenn du diese gefüllt hast, stelle sicher, dass sie gut verschlossen sind, um eine Kontamination mit Keimen und anderen Stoffen zu vermeiden. Versieh jeden Behälter mit Datum und verwende die Milch in der Reihenfolge, in der sie gesammelt wurde.

GUT ZU WISSEN

Übrige Muttermilch kannst du übrigens für viele andere Zwecke verwenden, denn sie wirkt zum Beispiel entzündungshemmend und antibakteriell:

- Badezusatz für das Babybad
- Hautpflege bei Babyakne, Sonnenbrand, kleinen Wunden oder Insektenstichen
- Zur unterstützenden Behandlung eines wunden Babypopos
- Zur sanften Behandlung bei verstopften Tränenkanälen am Auge des Babys
- Als Nasentropfen bei Schnupfen oder einer verstopften Babynase
- Als Lippenpflege bei spröden Lippen
- Zur Schmerzlinderung bei wunden oder rissigen Brustwarzen
- Als Alternative zu Wasser oder Kuhmilch zum Anrühren von Babybrei
- Zur Herstellung von Erinnerungsstücken, zum Beispiel als Schmuck, der aus Muttermilch entsteht. Online findest du hier einige Anbieter, die unter anderem Muttermilchperlen für Ohrringe, Ketten und auch Ringe anbieten und herstellen.

Richtig lagern

Die Muttermilch kann im Kühlschrank gelagert oder auch eingefroren werden. Die Milch sollte nicht in der Kühlschranktür stehen, da es hier zu Temperaturschwankungen kommen kann. Stell die Milch somit in den hinteren Teil des Kühlschranks, damit die Temperatur konstant bleibt und die Qualität der Milch gesichert ist.

Kombinieren und Sammeln von Muttermilch

Muttermilch, die während eines Pumpvorgangs gewonnen wurde (rechte und linke Brust), kann in einem Behälter aufbewahrt werden. Wenn Muttermilch zu verschiedenen Zeiten an einem Tag gewonnen wird, kann die Milch vom selben Tag auch zusammengeführt werden. Achte darauf, dass die Milch beim Zusammenschütten die gleiche Temperatur hat. Das heißt, kühle die frisch gewonnene Milch erst herunter.

Portionsgröße

Es ist ratsam, die Muttermilch in nicht zu großen Mengen einzufrieren. Da die erwärmte Milch nicht noch mal gekühlt und zu einem anderen Zeitpunkt gegeben werden kann. Portioniere lieber kleinere Mengen und taue mehrere auf, falls du diese benötigst, um nicht zu viel Muttermilch verwerfen zu müssen.

Haltbarkeit

Die Haltbarkeit von Muttermilch ist abhängig von der Lagerungstemperatur.

- **Bei 27 bis 32° C** kann die Muttermilch maximal vier Stunden aufbewahrt werden.
- **Bei 19 bis 22° C** kann die Muttermilch für sechs bis acht Stunden aufbewahrt werden.
- Im Kühlschrank bei 4 bis 6°C kann die Muttermilch vier Tage gelagert werden.
- **Im Gefrierschrank bei -17° C** kann die Muttermilch sechs Monate lang gelagert werden. Wichtig ist hier noch zu erwähnen, dass sich der Geschmack der Muttermilch in dieser Zeit verändern kann. Überprüfe somit erst einmal, ob dein Baby die Milch trinkt, bevor ein großer Vorrat angelegt wird.

Das Sammeln und Lagern von Muttermilch erfordert eine gewisse Sorgfalt, um die Qualität und Hygiene zu gewährleisten.

Abstillen

Zu welchem Zeitpunkt mit dem Abstillen begonnen wird, ist sehr individuell und von den verschiedensten Faktoren abhängig. Der Wunsch kann unmittelbar nach der Geburt bereits da sein, aber auch nach einigen Tagen, Wochen, Monaten oder auch erst Jahren nach der Geburt. Hier ist wichtig zu betonen, dass jede Frau individuell für sich, aber auch gemeinsam für und mit ihrem Kind entscheidet, wann der richtige Zeitpunkt gekommen ist. Häufig ist es ein längerer Prozess, der von der Mutter, aber später auch gemeinsam mit dem Kind gesteuert wird.
Generell kann man zwischen zwei verschiedenen Formen des Abstillens unterscheiden:

- **Primär** bedeutet, dass unmittelbar nach der Geburt und bevor der Milcheinschuss eintritt, abgestillt wird. Primäres Abstillen erfolgt meist medikamentös und wird immer dann praktiziert, wenn die Frau nicht stillen möchte beziehungsweise stillen kann. Hier können zum Beispiel Vorerkrankungen und/

GUT ZU WISSEN

Die WHO empfiehlt, dass Babys sechs Monate ausschließlich gestillt werden und danach parallel zur Einführung von Beikost weiter bis zu einem Alter von zwei Jahren.

oder die Einnahme von Medikamenten eine Rolle spielen.

- **Sekundär** bedeutet, dass der Abstillprozess zu jedem beliebigen Zeitpunkt während der Stillbeziehung begonnen wird, aber immer erst, wenn bereits (einige Zeit) gestillt wurde. Häufig werden hier natürliche Methoden der medikamentösen Therapie vorgezogen.

Ganz unabhängig von den äußeren Umständen gibt es sowohl von mütterlicher als auch von kindlicher Seite einige Anzeichen, dass die Zeit des Abstillens näher rückt:

Mütterliche Anzeichen

Ein sehr häufig auftretendes Zeichen ist ein spürbares Unwohlsein während der Stillmahlzeit. Meistens geht dies auch mit dem Gefühl einher, dass man seinen Körper »endlich« wieder für sich haben möchte. Aber auch äußere Umstände können dazu führen, dass die Zeit für das Abstillen reif ist. Ein häufiger Grund ist dabei die Rückkehr in den Arbeitsalltag oder eine außerhäusliche Kinderbetreuung in einer Krippe oder in der Kindertagesstätte.

Kindliche Signale

Aber auch das Kind kann deutliche Signale senden, dass es nicht länger gestillt werden möchte. Diese können zum Beispiel darin bestehen, dass es sich aktiv von der Brust wegdrückt beziehungsweise seinen Kopf vehement wegdreht, sobald ihm die Brust angeboten wird. Beim Saugen macht es kurze, ineffektive Züge. Auch ein generell mangelndes Interesse an der Brust ist ein sehr deutliches Signal.

GUT ZU WISSEN

Häufig werden die kindlichen Anzeichen mit einer Brustverweigerung und einem Stillstreik verwechselt. Die Brustverweigerung tritt oft schon in den ersten Lebenstagen und -wochen auf, ein Stillstreik zeigt sich meistens deutlich später, häufig um den sechsten Lebensmonat. Obwohl die Symptome sich sehr ähneln, können unterschiedliche Gründe dahinterstecken. Als Ursache infrage kommen zum Beispiel eine hektische oder unruhige Umgebung, häufiges Herumreichen des Babys und viel Besuch. Auch Zeitdruck beziehungsweise allgemeine Anspannung während der Stillmahlzeiten können dazu führen, dass das Baby die Brust ablehnt. Außerdem kann ein Wachstums- beziehungsweise Entwicklungsschub oder ein Milchstau der Auslöser sein. Vielleicht ist aber auch ein Parfüm beziehungsweise ein stark riechendes Duschgel und/oder duftende Bodylotion verantwortlich für den Streik, bei dem das Kind die Brust ablehnt und nur ineffektiv saugt (siehe Kapitel Brustverweigerung und Stillstreik). Wenn du dir unsicher bist, macht es Sinn, eine Hebamme und/oder Stillberaterin ins Boot zu holen.

Abstillen durch das Baby

Beim Abstillen durch das Baby gestaltet sich der Prozess langsam und wird vollumfänglich dem Bedarf des Kindes angepasst. Die Muttermilch wird dabei im Laufe der ersten Lebensjahre nach und nach durch altergemäße Beikost und später durch Familienkost ergänzt und später ganz von ihr ersetzt. Die Dauer des Abstillens wird dabei ganz von den Bedürfnissen des Kindes bestimmt. Zwischen Beikostbeginn und der vollständigen Entwöhnung von der Brust können mehrere Jahre vergehen. Während des Abstillens kann das Kind nicht mehr aktiv an die Brust angelegt werden, aber es wird auch nicht aktiv abgelehnt. Mutter und Kind finden hier oft eine gute Kommunikation, wie und wann gestillt werden kann und darf.

Im Laufe des natürlichen Abstillprozesses saugen Kinder während der Mahlzeit immer kürzer an der Brust. Die Milchdrüsen in der Brust bilden sich allmählich zurück und die Milchmenge, die gespeichert werden kann, nimmt ab. Während des Abstillens spielen Hunger und Durst häufig eine eher nachgelagerte Rolle und emotionale Bedürfnisse wie die Suche nach Nähe oder Trost stehen im Vordergrund.

Sei dir bewusst, dass in dieser Phase ein Stillstreik des Babys oft als Abstillwunsch missinterpretiert werden kann. Die Ablehnung der Brust ist in diesem Fall aber vorübergehend und auch die Gefühlswelt des Kindes ist dabei eine andere (siehe dazu Brustverweigerung und Stillstreik auf Seite 176).

Auch die Stillhäufigkeit kann während des Abstillens stark variieren und großen Schwankungen unterliegen. Manchmal essen die Babys gut am Tisch, während sie zu anderen Zeiten die Brust bevorzugen. Besonders bei Krankheit, Trennungsängsten oder auch in Momenten der Entspannung suchen sie vermehrt die Brust. Es gibt aber auch Babys, die von heute auf morgen selbst entscheiden, das Stillen sein zu lassen. Sie drehen den Kopf beim Versuch des Anlegens zur Seite und wollen partout nicht mehr an der Brust trinken. Dieses unerwartete und abrupte Ende der Stillbeziehung ist für manche Frauen nicht leicht, da sie selbst gern die Stillbeziehung noch etwas weitergeführt hätten. Wichtig ist, hier gut auf die Brust zu achten, damit kein Milchstau entsteht.

Abstillen durch die Mutter

Wenn sich das Stillen für die Mutter nicht mehr stimmig anfühlt, ist es völlig okay, die Frequenz zu reduzieren und das Stillen allmählich zu beenden. Wenn das Abstillen vor dem ersten Geburtstag stattfindet, sollte die Muttermilch durch Milchersatznahrung ersetzt werden.

Milchstau vorbeugen!

Wenn eine Stillmahlzeit durch ein Fläschchen ersetzt wird und die Brust im Zuge dessen stark spannt, kann sie, zum Beispiel durch Ausstreichen (siehe Seite 137) entleert werden, bis die Spannungsgefühle nachlassen. Achte aber darauf, die Brust nicht vollständig zu entleeren, um die Milchproduktion nicht aufrechtzuerhalten oder sogar zu steigern.

Wenn die Muttermilch aufbewahrt werden soll oder du zunächst erst mal prüfen möchtest, ob das Baby die Flaschennahrung akzeptiert, kann die Milch aus der Brust vollständig entleert werden, um die Milchproduktion aufrechtzuerhalten.

Wenn das Kind nicht mehr an die Brust angelegt werden kann, sollte die Brust mit der Hand oder mithilfe einer Pumpe entleert werden, um Spannungsgefühle abklingen zu lassen. Es kommt vor, dass das Baby die Flasche von der Mutter nicht akzeptiert und die Brust verlangt. In solchen Fällen kann es helfen, wenn der Partner, die Partnerin oder eine andere Bezugsperson das Baby an die Flasche gewöhnt.

Abstillen im zweiten Lebensjahr

Kinder, die nach dem ersten Geburtstag abgestillt werden, benötigen nicht zwingend Muttermilchersatznahrung. Das Bedürfnis nach Nähe kann auf andere Weise befriedigt werden, zum Beispiel durch Kuscheln, Tragen, Im-Arm-Wiegen, Hautkontakt, Vorlesen oder Schmusen. Oft ist das Abstillen auch für die Mutter nicht einfach. Es ist hilfreich, den Partner, die Partnerin oder andere Bezugspersonen mit einzubinden, um die Stillmahlzeiten durch andere zu ersetzen.

Du entscheidest!

Wichtig ist, dass du davon überzeugt bist, dass der richtige Zeitpunkt zum Abstillen gekommen ist. Nur du kannst entscheiden, wann es so weit ist. Vor allem der gesellschaftliche Druck von außen verunsichert die Frauen in jeglicher Hinsicht. Egal, ob man stillt und wie lange, wann man die Flasche gibt und wann nicht, wird von außen oft bewertet und ungefragt kommentiert. Egal, für welchen Weg du dich entscheidest, du musst davon überzeugt sein und dann wird dieser auch der richtige Weg für dich und deine Familie sein.

Traurig sein ist okay

Ein Aspekt ist trotzdem wichtig. Auch wenn du von der Richtigkeit deiner Entscheidung überzeugt bist, kann das Abstillen doch psychisch belastend sein. Viele empfinden es als emotionaler, als sie zuvor vermutet hatten. Auch die Hormone im Körper stellen sich erneut um, sodass es auch hier zu einer psychischen Verstimmung kommen kann, die sich ähnlich wie ein Babyblues anfühlt. Gefühle wie Traurigkeit und Weinen sind keine Seltenheit. Einige Frauen denken, dass sie allein mit diesen Gefühlen sind, und können diese zunächst gar nicht richtig deuten. Es kann doch schwerfallen, die Stillbeziehung zu beenden, und das ist auch vollkommen okay. In Wahrheit betrifft dies viele Frauen und alle empfinden ähnlich. Neun Monate hat man das Baby im Bauch getragen und eine gewisse Zeit gestillt und somit ernährt. Das Beenden und Loslassen dieser Lebensphase fällt manchen Frauen nicht so leicht. Aber lass dir gesagt sein: Du hast einen tollen Job gemacht und kannst wirklich stolz auf dich und deinen Körper sein.

Abruptes Abstillen

Das abrupte Abstillen ist erforderlich, wenn die Mutter von heute auf morgen ihr Baby nicht mehr stillen kann oder darf. Dies kann aufgrund von Erkrankungen der Fall sein, die therapeutische und diagnostische Maßnahmen erfordern, die mit dem Stillen unvereinbar sind. Ideal ist es, wenn die Möglichkeit besteht, die Milchmenge langsam zu reduzieren, um möglichen Beschwerden vorzubeugen. Erfolgt das abrupte Abstillen im ersten Lebensjahr, wird das Kind auf Muttermilchersatznahrung und Beikost umgestellt. Nach dem ersten Lebensjahr gibt es für das Baby Familienkost. Bis wann Muttermilchersatznahrung gegeben wird, ist von Baby zu Baby unterschiedlich und von vielen Aspekten, wie zum Beispiel der körperlichen Entwicklung, abhängig. Dies sollte am besten individuell mit der Hebamme und/oder dem Kinderarzt besprochen werden.

Das abrupte Abstillen kann für Mutter und Kind eine herausfordernde Situation sein. Es ist schwer, sich so kurzfristig körperlich wie auch emotional darauf vorzubereiten und die Phase des Stillens zu beenden. Die Unterstützung durch den Partner, die Partnerin oder andere Bezugspersonen ist hier von großer Bedeutung, um den Übergang für Mutter und Kind zu erleichtern und Alternativen einzuführen. Es ist wichtig, sich klarzumachen, dass das Abstillen aus verschiedenen Gründen erforderlich sein kann und dass du eine wunderbare Leistung erbracht hast, indem du dein Kind bis zu diesem Zeitpunkt gestillt hast.

Langsames Abstillen

Zu irgendeinem Zeitpunkt neigt jede Stillbeziehung sich dem Ende zu. Die Entscheidung, mit dem Abstillen zu beginnen, kann verschiedene Auslöser haben.

- Mutter und Baby entscheiden gemeinsam, dass die Stillzeit zu Ende ist.
- Manchmal beschließt die Mutter auch allein, dass es jetzt Zeit ist, die Stillmahlzeiten langsam auszuschleichen.

Wenn das Abstillen vor dem ersten Geburtstag stattfindet, sollte die Muttermilch durch Muttermilchersatznahrung ersetzt werden. Eine Möglichkeit besteht darin, etwa jede dritte Stillmahlzeit durch Muttermilchersatznahrung auszutauschen. Nach zwei bis drei Tagen kann jede zweite Mahlzeit durch ein Milchpulver ersetzt werden. Nach weiteren zwei bis drei Tagen, wenn das Spannen der Brust nachgelassen hat, können die restlichen Stillmahlzeiten ersetzt werden.

Schnelles Abstillen

Mögliche Gründe:

- Schnelles Abstillen entsteht, wenn das **Baby** selbst entscheidet, von heute auf morgen nicht mehr an der Brust trinken zu wollen.
- Geht das Abstillen von der **Mutter** aus, liegen meist äußere Umstände wie eine Erkrankung oder eine Behandlung der Mutter vor, die nicht aufzuschieben und mit dem Stillen nicht vereinbar sind.

Die Babys werden vor dem ersten Lebensjahr auf Muttermilchersatznahrung und, wenn die Reifezeichen (siehe Seite 282) erfüllt sind, zusätzlich auf Beikost und nach dem ersten Lebensjahr auf Familienkost umgestellt. Bis wann die Muttermilchersatznahrung gegeben wird, ist auch von Baby zu Baby unterschiedlich und von vielen Aspekten, wie zum Beispiel der körperlichen Entwicklung, abhängig. Behalte deine Brust gut im Blick und streich die Milch aus, falls die Brust stark spannt und Knötchen oder harte Stellen entstehen. Andernfalls kann es schnell zu einem Milchstau kommen. Wende außerdem Maßnahmen an, die die Milchmenge reduzieren.

GUT ZU WISSEN

Kleinkinder, die nach dem ersten Geburtstag abgestillt werden, benötigen nicht zwingend Muttermilchersatznahrung. Die Beikost ist oftmals vollständig eingeführt oder die restlichen Stillmahlzeiten können durch Familienkost ersetzt werden.

Die Milchmenge reduzieren

- **Brust entleeren:** Wenn das Baby nicht mehr angelegt werden soll, sollte die Brust mit der Hand und/oder einer Pumpe entleert werden, bis die Spannungsgefühle nachlassen. Dabei ist es wichtig, die Brust nicht vollständig zu entleeren, um die Milchproduktion nicht anzuregen oder aufrechtzuerhalten.
- **Kühlen:** Quark- oder Kohlwickel können helfen, die Brust zu kühlen. Durch die Kälte ziehen sich die Blutgefäße zusammen und der Stoffwechsel verlangsamt sich.
- **Tee:** Traditionell wird empfohlen, täglich Salbeitee zu trinken, um die Milchmenge zu reduzieren. Obwohl es noch keine evidenzbasierte Studie dazu gibt, die die abstillende Wirkung von Salbeitee wirklich belegt, empfehlen viele Hebammen diese Methode unterstützend.
- **Medikamente:** Ob überhaupt und zu welchem Zeitpunkt der Einsatz von Abstillmedikamenten sinnvoll sein kann, sollte immer individuell entschieden werden. Kontaktiere dazu bitte deine Hebamme oder deine Frauenarztpraxis.

JASMIN:

Ich habe einmal 9 und einmal 15 Monate gestillt. Diesmal wird es das letzte Mal sein und ich werde so lange stillen, wie es uns beiden gefällt. ❤️.

DEBORAH

Meine Tochter habe ich bis kurz nach ihrem zweiten Geburtstag gestillt. Der Zeitpunkt war erreicht, an dem es sich für mich nicht mehr gut angefühlt hat. Geholfen haben Salbei- und Pfefferminztee. Dazu noch Kügelchen (den Namen habe ich vergessen). Ich habe auf mein Gefühl gehört und statt langsamen Ausschleichens erst tagsüber, dann nachts abgestillt und das ziemlich fix. Für uns war das der passende Weg.

ANNIKA:

Wir stillen jetzt seit über 13 Monaten und am liebsten wäre es mir, wenn meine Tochter sich irgendwann von selbst abstillt.

JENNY:

Bei uns hat das Stillen von Anfang an echt gut geklappt, mittlerweile stillen wir seit über 13 Monaten. Ich bin aktuell leider in einem Zwiespalt, ich würde gern weiter stillen, aber es steht für mich ein Krankenhausaufenthalt bevor und ich spiele mit dem Gedanken abzustillen, da meine Kleine ausschließlich an der Brust einschläft, und auch das Weiterschlafen nachts gelingt nur an der Brust. Der Gedanke daran, dass ich dann einige Tage von ihr getrennt bin und sie von jetzt auf gleich nicht mehr gestillt wird, zerreißt mich regelrecht. Überzeugt davon abzustillen, bin ich jedoch noch nicht wirklich.

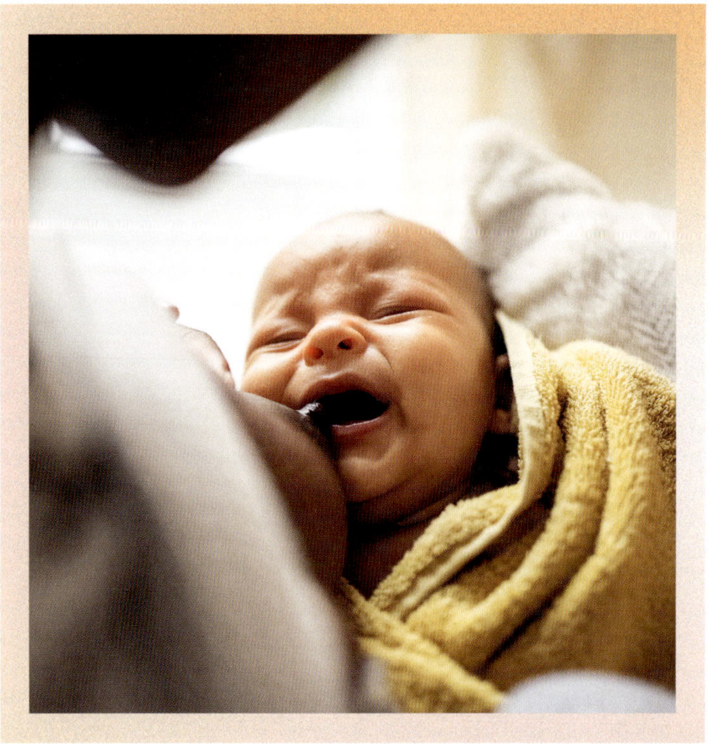

STILLPROBLEME – UND WAS HILFT

Die Stillzeit ist voller zärtlicher Momente, die du mit deinem Kind teilst. Es ist aber wichtig, dass du dich in der Schwangerschaft bereits darauf vorbereitest, dass es vor allen Dingen zu Beginn – aber auch während der gesamten Stillzeit – immer wieder zu einigen kleineren Hürden kommen kann, die die Idylle ein wenig trüben können. Damit bist du nicht allein. Viele Frauen haben mit Herausforderungen wie wunden Brustwarzen oder Schmerzen beim Anlegen in den ersten Tagen und Wochen zu kämpfen. Auch ein Milchstau kommt in so gut wie jeder Stillbeziehung mindestens einmal vor.

Dieses Wissen soll dich nicht beunruhigen, sondern lediglich realistisch auf die Stillzeit vorbereiten. Denn wenn du Bescheid weißt, kannst du diese Schwierigkeiten viel besser verstehen und bewältigen. Denk immer daran, diese kleinen Hindernisse sind in der Regel nur vorübergehend. Du machst einen fantastischen Job!

Wunde Brustwarzen

Die Zeit nach der Geburt ist eine wundervolle, aber auch herausfordernde Phase. So kann es vor allem zu Beginn des Stillens zu Beschwerden wie wunden Brustwarzen kommen. Die Brustwarze und auch der Brustwarzenvorhof sind sehr empfindliche Stellen, die sich an das ständige Saugen des Neugeborenen erst einmal gewöhnen müssen. Das kann anfangs normal sein, sollte sich aber im Laufe der ersten Tage und Wochen deutlich verbessern. Richtiges Anlegen und ein gutes Stillmanagement sind entscheidend, um den wunden Brustwarzen vorzubeugen und, auch wenn sie schon da sind, zu verbessern. Einige Frauen empfinden auch deshalb den Stillbeginn als herausfordernd.

Das kann anfangs normal sein, sollte sich aber im Lauf der ersten Tageund Wochen deutlich verbessern. Richtiges Anlegen und ein gutes Stillmanagement sind entscheidend, um den wunden Brustwarzen vorzubeugen und auch wenn sie schon da sind diese zu verbessern. Einige Frauen empfinden auch deshalb den Stillbeginn alsherausfordernd.

Wunde Brustwarzen können unterschiedlich aussehen. Die Brustwarze kann gerötet und glasig erscheinen. Aber auch offene Stellen um und auf der Brustwarze können entstehen. Zusätzlich können sich Risse oder Rhagaden (Risse in trockener Haut, die spaltförmig sind) bilden, die auch eitern und bluten können. Wie wund Brustwarze und Brustwarzenvorhof werden können, ist sehr individuell und auch davon abhängig, was genau die Gründe dahinter sind.

Es gibt verschiedene Gründe und Ursachen, warum wunde Brustwarzen entstehen können. Einige können sein:

- Falsche Anlegetechnik und Stillposition
- Ein zu kurzes Zungenbändchen
- Sauganomalie des Kindes

Um wunden Brustwarzen vorzubeugen, ist es wichtig, auf eine gute Anlegetechnik und Stillposition zu achten. Überprüfe, ob dein Kind richtig an der Brust liegt: Der Mund deines Kindes sollte weit geöffnet sein, um viel von deiner Brustwarze und weite Teile des Vorhofes zu umschließen. Wenn du hierzu mehr erfahren möchtest, schau auf Seite 138 nach.

Genauso wichtig ist das richtige Abdocken deines Kindes. Führe dazu deinen kleinen Finger an den Rand des Mundes ein und löse dadurch das Vakuum, das durch das Saugen an der Brust entsteht. So kannst du die Brustwarze leicht aus dem Mund ziehen, ohne dass sie zusätzlich beansprucht wird.

Auch eine Sauganomalie oder ein verkürztes Zungenbändchen können zu wunden Brustwarzen führen. Gegenmaßnahmen sollten immer individuell besprochen werden. Berate dich dazu mit deiner Hebamme oder einer Stillberaterin. Zunächst ist es wichtig, dass du, bevor du deine Brustwarze und den Vorhof pflegst, deine Hände wäschst. Hygiene ist hier sehr wichtig, damit keine Verschmutzungen, Keime und Co. an die wunde Stelle gelangen

HEBAMMEN WISSEN

Nach dem Stillen kannst du die restliche Muttermilch und die Speichelreste deines Babys auf der Brustwarze verteilen. Dies wirkt pflegend und fördert die Heilung. Lass deine Brust danach noch ein paar Minuten unbedeckt. Das Stillen weicht die dünne Haut auf. Deshalb ist es wichtig, sie an der Luft gut trocknen zu lassen.

RIKE:

Ich hatte leider auch ordentlich [damit] zu tun, aber es wird irgendwann wirklich besser. Man muss nur versuchen durchzuhalten. Geholfen hat mir viel, viel frische Luft (abends auf der Couch einfach alles abwerfen) und Rotlicht. [...] Damit die Brustwarzen nicht in der Stilleinlage ankleben, habe ich dort immer einen Tupfer Lanolin reingegeben. 🤗

ANNE:

Ich stille aktuell, leider mit Hütchen, weil meine Brust sehr dolle gelitten hat am Anfang. 🙈 Die Maus hat immer nur die Spitze eingesaugt und ruckzuck war ich wund. 🙄 Mit Hütchen klappt es aber super und jetzt versuchen wir, die Teile langsam wieder loszuwerden. 💪 Ich habe mir dafür keine feste Zeit gesetzt ... Das ergibt sich, denke ich, von ganz allein. 😊

JUDITH:

Ich war auch kurz vorm Aufgeben, aber dank vieler Tipps und gutem Zureden meiner lieben Hebamme hab ich durchgehalten. Es hat auch gut drei Wochen gedauert, bis es besser wurde. Geholfen hat mir Stillen im Liegen und mehrfach am Tag vors Rotlicht setzen (hat den gleichen Effekt wie das Lasern).

ANNE:

Hatte mindestens zwei Monate Schmerzen beim Stillen und anfangs nicht nur wunde, sondern auch blutige Brustwarzen. Das war kein Spaß. Jetzt klappt's aber auch ohne Schmerzen. 🙌

Pflegecremes und Heilwolle

Es gibt verschiedene Pflegesalben und -öle, die aufgetragen werden können, um die Heilung der Brustwarze zu unterstützen. Die meisten Produkte sind auf der Basis von Lanolin. Egal, für welches Produkt du dich entscheidest: Achte immer auf die Inhaltsstoffe. Einige Cremes und Salben müssen vor dem Stillen abgewaschen werden, andere nicht. Überprüfe deshalb, wie du die verschiedenen Produkte richtig anwendest.
Auch der Einsatz von Heilwolle kann bei der Heilung von wunden Brustwarzen helfen. Heilwolle wird aus Schafsfell gewonnen, aufbereitet und gewaschen. Sie ist ein Naturprodukt und kann aus diesem Grund in seltenen Fällen Allergien auslösen. Ihren Namen hat sie bekommen, weil sie entzündungshemmende Enzyme enthält, mit der sich wunde Hautstellen sehr gut behandeln lassen. Damit die Heilwolle aber nicht mit der Haut verklebt, solltest du auf die gleichzeitige Anwendung von Salben und Cremes verzichten, bevor du diese verwendest. Wenn du offene, nässende Stellen an den Brustwarzen hast, ist Heilwolle vorerst aus diesem Grund ebenfalls nicht empfohlen.

Schwarztee

Schwarztee ist eine tolle Möglichkeit, um wunde Brustwarzen zu behandeln. Hier einfach eine Tasse Schwarztee aufkochen und 10 bis 15 Minuten ziehen lassen. Den abgekühlten Tee auf ein Wattepad oder Tuch auftragen und maximal 10 bis 15 Minuten auf die Brustwarze legen. Die im Tee enthaltenen Gerbstoffe wirken sich positiv auf die Heilung der Brustwarze aus.

GUT ZU WISSEN

Die Amerikanische Fachgesellschaft für Kontaktdermatitis hat Lanolin für das Jahr 2023 zum »Allergen des Jahres« ernannt, was zu einer ziemlichen Verunsicherung führte. Denn insbesondere bei der Pflege wunder Brustwarzen ist Lanolin oft die bevorzugte Wahl. Es ist hier wichtig zu betonen, dass Produkte zur Brustwarzenpflege, die im deutschsprachigen Raum erhältlich sind, ein speziell behandeltes Lanolin enthalten. Durch spezielle Reinigungsprozesse wird bei ihnen das allergische Potenzial reduziert, wodurch sie gemäß des Europäischen Arzneibuchs als hypoallergen gelten.
Es ist darüber hinaus zu beachten, dass Menschen mit gesunder Haut selten auf Lanolin reagieren. Eine Überempfindlichkeit tritt eher bei älteren Personen oder Menschen mit bereits bestehenden chronischen Hauterkrankungen auf. Zudem sind bisher keine Sensibilisierungen über den Magen-Darm-Trakt bekannt. Die Anwendung von Lanolin auf der Brustwarze hat daher keine nachgewiesene Auswirkung auf das Kind.

Silberhütchen

Silberhütchen hemmen die Entzündung und unterstützen die Haut bei der Selbstheilung. Du kannst sie ganz einfach nach jedem Stillen anwenden und in der Apotheke, aber auch online erwerben. Lege sie einfach auf die Brustwarze auf und streiche vorher noch ein bis zwei Tropfen Muttermilch aus, sodass sich diese in dem Silberhütchen ansammeln. Durch die so gesammelte Milch entsteht ein feuchter Wundheilungsprozess, welcher den Heilungsvorgang begünstigt. Zudem findet keine Reibung an deiner Kleidung oder deinem BH statt, was deine Brustwarze zusätzlich vor Verkleben und Scheuern schützt. Reinige die Silberhütchen nach Anweisungen des Herstellers. Die Hütchen können mit der richtigen Hygiene die gesamte Stillzeit verwendet werden.

(Kühlende) Kompressen

Kompressen zur Pflege beanspruchter Brustwarzen können nach dem Stillen sehr wohltuend und kühlend wirken. Es gibt unterschiedliche Hersteller, die diese produzieren. Sie alle können aber in Drogeriemärkten und auch Apotheken gekauft werden. Die Kompressen kannst du ganz einfach auf deine Brustwarze legen, bevor du deinen BH wie gewohnt nach dem Stillen anziehst. Die Anwendung kann je nach Hersteller ein wenig voneinander abweichen. Deswegen ist es wichtig, die Gebrauchsanweisung vorab genau zu lesen und die Kompressen entsprechend anzuwenden. Um die kühlende Wirkung zu verstärken, können die Kompressen in der Regel vor der Verwendung für einige Zeit im Kühlschrank gelagert werden. Dies kann den kühlenden Effekt verstärken.

Donut

Es gibt verschiedene Produkte, die man erwerben kann, aber oft kommen wunde Brustwarzen nicht mit Vorankündigung. Wir haben einen kleinen schnellen Hebammentipp für dich, wie du dir ganz schnell zu Hause einen Brustdonut basteln kannst, um deine Brustwarzen zu entlasten. Du brauchst dazu nur drei bis sechs wattierte Stilleinlagen. Knick diese in der Mitte und schneide auf

GUT ZU WISSEN

Beim **asymmetrischen Anlegen** handelt es sich um eine Stilltechnik, bei der das Baby nicht exakt mittig an der Brustwarze angelegt, sondern leicht zur Seite geneigt wird. Dafür wird es so positioniert, dass nicht der Mund sich direkt vor der Brustwarze befindet, sondern die Nase. Beim Anlegen führt dies dazu, dass sich das Köpfchen des Kindes leicht nach hinten neigen muss und das Kinn die Brust zuerst berührt. Auf diese Weise kann der Mund des Babys einen größeren Teil des Brustgewebes erfassen, der in Richtung Kinn des Kindes zeigt. Diese Technik kann dann hilfreich sein, wenn die Brustwarze sehr empfindlich oder sogar wund ist. Denn dadurch, dass die Brustwarze leicht nach oben, dass bedeutet Richtung Gaumen des Babys zeigt, wird der Druck auf sie reduziert.

der geschlossenen Seite ein kleines Loch rein. Mach das nacheinander mit allen Stilleinlagen und leg sie anschließend aufeinander: Fertig ist der Stilldonut! Jetzt kannst du deinen BH damit polstern, sodass kein Stoff mehr an der Brustwarze scheuert und unnötig Schmerzen verursacht. Zusätzlich verbessert sich die Luftzirkulation und die Brustwarzen können schnell abheilen. Eine nachhaltigere Variante können ein paar dicke Socken sein. Schneide dafür einfach die Spitze des Strumpfes ab und rolle ihn anschließend auf. Lege diesen dann auf deine Brust und schon ist der Donut fertig.

Laser

Wenn gar nichts mehr hilft und du schon alle vorhergehenden Tipps ausprobiert hast, gibt es noch die Möglichkeit, die wunden Brustwarzen lasern zu lassen. Informiere dich am besten in deiner Umgebung, ob und wo dies angeboten wird, und vereinbare einen Termin.

Variation der Stillpositionen

Auch das Abwechseln oder Ausprobieren neuer Stillpositionen kann wunden Brustwarzen vorbeugen beziehungsweise diese verbessern. Der Rückengriff oder auch das asymmetrische Anlegen an die Brust können helfen, wunde Brustwarzen abheilen zu lassen und diesen so auch vorzubeugen.

ALEXANDRA:
Beim ersten Kind hatte ich das nie. Beim zweiten Kind – gerade fünf Monate alt – jetzt schon zum fünften Mal. 😭 Mit allem Drum und Dran. Schmerzen, Schüttelfrost, Fieber, Kopf- und Gliederschmerzen kommen auch dazu. 😮💨 Gott sei Dank bekomme ich es nach ein bis zwei Tagen immer in den Griff. Dennoch: Es zehrt an den Nerven.

LETIZIA:
Bei meiner Tochter hatte ich noch im Wochenbett einen Milchstau auf beiden Seiten, anschließende Mastitis, und es war der schlimmste Schmerz meines Lebens. Zweite Stillzeit jetzt bei meinem Sohn: bisher noch keinen in den drei Monaten. Gott sei Dank!

Milchstau

Der Milchstau gehört zu den Stillproblemen, die zu jedem Zeitpunkt während der Stillzeit auftreten können.
Er entsteht, wenn die Brust nicht ausreichend entleert wird. Dadurch kann die Muttermilch nicht mehr richtig über die Milchgänge abfließen und sie verstopfen. Das hat zur Folge, dass sich die Muttermilch in der Brust weiter ansammelt und ein Milchstau entsteht.
Er führt häufig zu Verunsicherung bei den betroffenen Frauen. Denn damit einhergehend stellt sich die Frage, ob man etwas falsch gemacht hat. Meist liegen die Ursachen aber tiefer. Vor allem Stress, Kummer, Sorgen und Ängste können die Entstehung eines Milchstaus begünstigen. Es macht deswegen immer Sinn, einmal in sich hineinzuspüren, um Stressauslöser und Situationen, die einen belasten, erkennen und beheben zu können.
Aber auch ein Überangebot an Muttermilch kann dazu führen. Dies entsteht häufig, wenn der Bedarf des Kindes plötzlich weniger oder die Stillabstände größer werden. Gerade ab dem Zeitpunkt der Beikosteinführung sollte man die Brust deswegen lieber einmal mehr

anschauen und abtasten als zu wenig. So kann ein Zuviel an Milch schnell erkannt werden und mit entsprechenden Maßnahmen wie Ausstreichen entgegengewirkt werden, damit kein Milchstau entsteht.
Manchmal sind die Ursachen ganz banal: Zu enge Kleidung und/oder ein schlecht sitzender Still-BH kann den Milchgang abdrücken und so bewirken, dass das Areal nicht ausreichend während der Stillmahlzeit entleert wird.

Symptome

Viele Frauen können einen Milchstau selbst diagnostizieren. Die Symptome sind meist deutlich spürbar und auf den ersten Blick erkennbar. Er zeigt sich durch feste, geschwollene Stellen in einer Brust, welche sich steinhart anfühlen. Zusätzlich ist das betroffene Areal oft gerötet und überwärmt. Viele Frauen fühlen sich abgeschlagen und erschöpft und erklären: »Ich fühle mich, als ob ich krank werde.« Ein weiteres Indiz kann ein verlangsamter und/oder verringerter Milchfluss sein. Dies kannst du an verminderten Schluckgeräuschen oder auch daran erkennen, dass dein Kind plötzlich diese Brustseite ablehnt.

HEBAMMEN WISSEN

Wenn ein Milchstau häufiger auftritt, solltest du dir Brustwarze und Warzenvorhof einmal ganz genau anschauen. Es kann vorkommen, dass ein Milchausführungsgang durch ein dünnes Häutchen verlegt ist und die Muttermilch dadurch nicht richtig abfließen kann. Dies kann zu Beginn der Stillzeit der Fall sein, aber auch jederzeit spontan auftreten. (Mehr Informationen dazu bei Milchbläschen, Seite 173.)

Was kann ich tun, wenn ich einen Milchstau habe?

Wichtig ist, schon bei den ersten Anzeichen für einen Milchstau sofort zu handeln. Die betroffene Brust sollte entleert werden, um eine Verschlimmerung zu vermeiden. Dies kann durch regelmäßiges Anlegen der betroffenen Seite, durch Ausstreichen oder aber Abpumpen der Muttermilch erreicht werden. Zusätzlich gibt es einige Tipps, die hilfreich sein können.

- **Wärme:** Vor dem Stillen kannst du die Brust vorwärmen. Dies kann durch feucht-warme Kompressen (zum Beispiel in Form eines Spucktuches), eine mit warmem Wasser gefüllte Wegwerfwindel oder eine warme Dusche erfolgen. Wichtig: Die Brustwarze und der Warzenvorhof sollten bei feuchter Wärme (außer der Dusche) immer ausgespart werden, um ein Aufweichen der Haut zu vermeiden.
- **Brust lockern:** Du kannst vor jedem Anlegen die betroffene Seite durch eine leichte Massage sanft lockern. Wichtig ist, dass keine feste Massage oder starker Druck ausgeübt wird. Das sanfte Lockern des Brustgewebes sollte nicht wehtun bzw. schmerzhaft sein. Massiere die betroffene Stelle während des Stillens unbedingt sanft weiter. Dafür kannst du deinen Zeige- und Mittelfinger verwenden und mit leichtem Druck in kreisenden Bewegungen die Verhärtung massieren. Alternativ eignet sich ein Vibrator zum Auflegen oder eine elektrische Zahnbürste, bei der du den Bürstenkopf entsprechend auf dieser Stelle platzierst.
- **Stillen:** Regelmäßiges Entleeren ist das A und O bei einem Milchstau. Deswegen sollten die Stillabstände nicht länger als zwei bis drei Stunden betragen. Die betroffene Seite sollte immer zuerst angelegt werden, und es sollte versucht werden, das Kind so anzulegen, dass sein Kinn in Richtung der verhärteten Stelle positioniert ist. Weck

dein Kind, wenn nötig, dafür auf: Es kann dir am besten dabei helfen, den Milchstau zu beheben. Viele Frauen haben Sorge, dass die Muttermilch bei einem Milchstau schlecht für ihr Kind ist. Das ist nicht der Fall. Es ist aber häufig zu beobachten, dass die Kinder die betroffene Brust ablehnen, da der Geschmack der Muttermilch auf der betroffenen Seite manchmal verändert sein kann. Wenn das bei dir der Fall ist, nutze eine Milchpumpe, um die Muttermilch abzupumpen und deine Brust zu entleeren.

- **Ausstreichen** (siehe Seite 137): Bei Bedarf kannst du zwischen den Stillmahlzeiten oder auch danach, also immer dann, wenn die betroffene Brust nur unzureichend entleert ist, versuchen, diese durch weiteres Ausstreichen zu entleeren. Am besten geht dies unter der warmen Dusche und wenn du das betroffene Areal vorher mit einem harten, warmen Wasserstrahl für kurze Zeit abbraust.
- **Kühlen:** Nachdem die Brust entleert wurde, ist es wichtig, sie zu kühlen. Dies kann durch feuchtkalte Umschläge, Kühlpads oder mit kaltem Wasser gefüllte Einmalwindeln geschehen. Eine weitere gute Möglichkeit sind Quark- oder Weißkohlwickel. Die darin enthaltenen Inhaltsstoffe haben zusätzlich entzündungshemmende Eigenschaften, welche den Verlauf bei einem Milchstau positiv unterstützen können. Wichtig: Die Brustwarze und der Warzenvorhof sollten bei feuchter Kälte immer ausgespart werden, um ein Aufweichen zu vermeiden.
- **Stress reduzieren:** Zu guter Letzt ist es wichtig, dass du für ausreichend Entspannung sorgst und dich so gut es geht schonst. Sag alle Termine ab, kuschle dich mit deinem Kind ins Bett, ruhe dich aus und kümmere dich nur um dich. Du und die Behandlung von deinem Milchstau haben oberste Priorität, und dazu gehört es, sich auszuruhen und auch mal für einige Stunden zu schlafen. Haushalt, Besuch oder anderweitige Termine müssen warten, bis du wieder fit bist.

Ein unbehandelter Milchstau kann zu weiteren schwerwiegenden Stillproblemen wie einer Brustentzündung (Mastitis) oder einem Abszess führen. Wenn die Symptome nach spätestens 48 Stunden nicht deutlich besser werden oder wenn vorher Krankheitssymptome wie Fieber, Schüttelfrost und/oder Gliederschmerzen dazukommen, solltest du umgehend deine Frauenarztpraxis oder außerhalb der Sprechzeiten eine gynäkologische Notfallambulanz aufsuchen. Hausmittel allein helfen dann nicht mehr. Es ist dann meistens eine medikamentöse Therapie notwendig.

HEBAMMEN WISSEN

Während der Stillzeit solltest du immer einen Becher Quark im Kühlschrank haben. Dabei ist es völlig egal, ob es sich um Magerquark oder Speisequark mit 40 Prozent Fett i. Tr. handelt. Wichtig ist, dass dieser sofort und gut gekühlt zum Einsatz kommen kann, und zwar dann, wenn er benötigt wird. Denn Probleme mit der Brust halten sich selten an Ladenöffnungszeiten und treten auch mal an Feiertagen auf. Aber nicht nur bei Problemen mit der Brust ist Quark ein wahres Wundermittel, sondern auch bei einer kindlichen Brustdrüsenschwellung oder Nagel(bett-)entzündung kann er zum Einsatz kommen (siehe Seite 218 beziehungsweise Seite 240).

QUARKWICKEL

Quark ist ein altbewährtes Hausmittel, das bei verschiedenen Beschwerden wie Schwellungen, Entzündungen, aber auch bei Hautirritationen und Insektenstichen eingesetzt werden kann. Aufgrund seiner entzündungshemmenden, kühlenden und abschwellenden Eigenschaften kann er außerdem bei Problemen mit der Brust zum Einsatz kommen und helfen, einhergehende Beschwerden bis hin zur Mastitis zu beruhigen.

Quarkwickel – so geht's

Es gibt verschiedene Möglichkeiten. Der Quark kann direkt auf die betroffene Stelle aufgetragen oder aber als Quarkwickel angewendet werden. Der Vorteil des Quarkwickels ist, dass dieser die sauberere Variante ist. Manchmal kann es ratsam sein, dem Quark einen Zusatz hinzuzugeben, der den Heilungsprozess unterstützen kann. Kontaktiere dafür am besten deine Hebamme und/oder deine Fachärztin, die dich individuell beraten kann. Für einen Wickel benötigst du ein sauberes Geschirr- oder Spucktuch, einen Löffel und den gekühlten Quark.

1. Das Tuch auffalten.
2. Den Quark mittig darauf verteilen. Die Quarkspur sollte so lang und breit sein, dass sie den zu kühlenden Bereich später komplett bedeckt. Das bedeutet, dass bei einer Nagel(bett-)entzündung deutlich weniger Quark benötigt wird als bei einem Milcheinschuss, bei dem die gesamte Brust eingeschlagen wird.
3. Freie Tuchfläche zur Mitte hin einschlagen.
4. Jetzt kann der hergestellte Quarkwickel auf den zu behandelnden Bereich für 5 bis maximal 15 Minuten aufgelegt werden. Er sollte wieder entfernt werden, wenn er nicht mehr kühl ist, da er ansonsten seine kühlende Wirkung umkehren kann.

Bei Stillproblemen kann die Anwendung beliebig oft nach dem Stillen wiederholt werden, um die Brust zu kühlen. Bei der Behandlung einer Nagel(bett-)entzündung kann die Anwendung ein- bis zweimal täglich stattfinden.

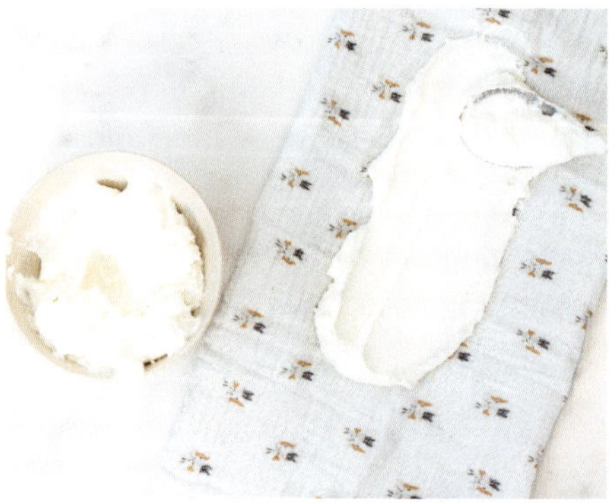

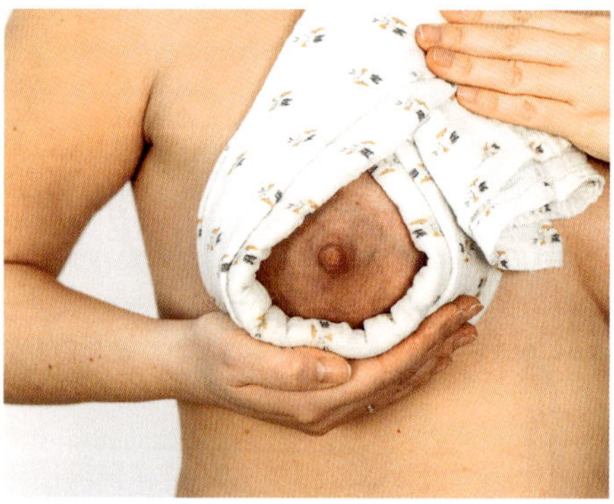

WEISSKOHLWICKEL

Ein Weißkohlwickel kann sowohl bei einem schmerzenden Milcheinschuss, bei einem Milchstau, aber auch zur unterstützenden Behandlung bei einer Mastitis eingesetzt werden. Weißkohl enthält nicht nur entzündungshemmende Substanzen, sondern wirkt gleichzeitig abschwellend und kühlend, vor allem, wenn er vor der Anwendung im Kühlschrank gelagert wurde. Du benötigst ein Schneidebrett, ein großes Messer, ein Nudelholz oder alternativ eine Flasche, Weißkohlblätter und einen Still-BH zum Fixieren. Es gibt zwei Varianten.

Variante 1

Trenne zunächst den Strunk an der unteren Seite des Weißkohls ab. Danach viertelst du den Weißkohl und beginnst die Blätter einzeln abzulösen. Walze diese nun auf einem Schneidebrett mit einem Wellholz oder einer Flasche etwas aus, damit sich die Inhaltsstoffe aus dem Weißkohl lösen können. Ziehe nun deinen BH an und platziere die Blätter so zwischen Brust und Stoff, dass die einzelnen Blätter einmal komplett um die Brust herum gelegt sind. Spare die Brustwarze und den Warzenhof dabei aus.

Variante 2

Trenne auch hier zunächst den Strunk auf der Unterseite des Weißkohls ab. Halbiere im Anschluss den Weißkohl und löse die einzelnen Blätter vorsichtig ab. Schneide nun ein Loch in die Mitte der Blätter, damit die Brustwarze und der Warzenhof auch bei dieser Variante ausgespart bleiben, und walze den Weißkohl im Anschluss auf einem Schneidebrett mit einem Nudelholz oder eine Flasche leicht aus, damit sich die Inhaltsstoffe lösen können. Leg nun ein oder zwei Blätter auf deine Brust beziehungsweise um deine Brust herum und fixiere diese mit deinem BH, damit du sie nicht festhalten musst.

Anwendung

Die Anwendung erfolgt nach Bedarf und idealerweise nach dem Stillen zum Kühlen der Brust. Der Wickel kann so lange liegen bleiben, wie eine kühlende Wirkung spürbar ist, und beliebig oft wiederholt werden.

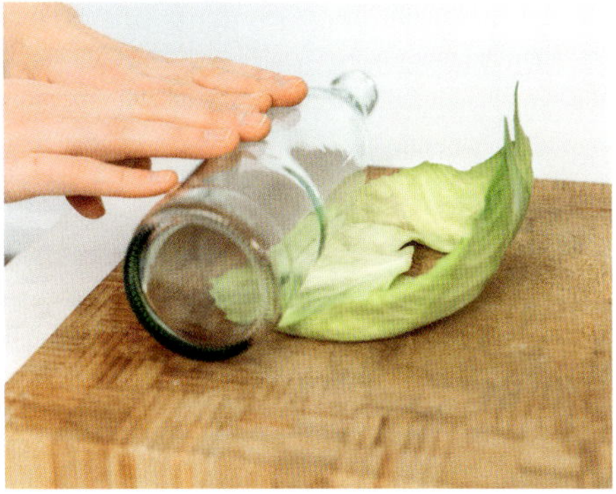

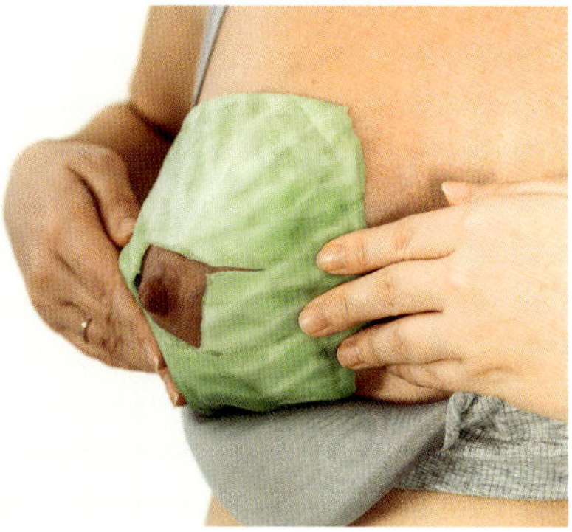

Brustwarzensoor

Durch die Infektion mit einem Pilz bildet sich meistens ein weißlich-grauer Belag auf der Brustwarze und dem Vorhof. Dies tritt jedoch nur bei dem Hefestamm Candida albicans auf. Andere Hefestämme erzeugen meistens einen perlmuttartigen Schimmer.

Eine genaue Diagnose eines Soors auf der Brustwarze ist nicht immer einfach festzustellen. Oft erfolgt ein Abstrich des betroffenen Areals, aber dieser kann zwar Candida nachweisen, aber es ist auch natürlich, dass diese Pilze auf der Haut und in der Muttermilch vorkommen. Neben dem weißlich-grauen Belag können weitere Begleiterscheinungen an der Brust auftreten:

- Schwellung
- Juckreiz
- Rötung
- tiefe Furchen
- Risse
- schuppige Haut an der Brustwarze
- perlmuttartiges Bild der Haut
- Ausschlag in Form von Pickelchen

Nicht immer löst eine Soorinfektion Symptome aus und kann somit unbemerkt bleiben. Wenn ein Soor an der Brustwarze auftritt, ist in der Regel auch das Kind betroffen. Hier äußert sich eine Infektion als Mundsoor. Das Baby kann einen weißlichen, nicht abwischbaren Belag oder einen perlmuttartigen Glanz am Zahnfleisch, dem Gaumen, der Zunge, den Wangen und gegebenenfalls Rachen haben. Beim Stillen treten zusätzlich Probleme auf, wie Schmerzen im Mundbereich oder geringes Interesse an einer Stillmahlzeit, die sogar mit einem Stillstreik (siehe Seite 176) einhergehen können. Auch während des Stillens kann das Baby möglicherweise öfter abrutschen. Es ist wichtig, den Windelbereich des Kindes gut zu beobachten, da sich der Pilz über den Magen-Darm-Trakt dort ebenfalls ausbreiten kann. Aber nicht immer treten äußerlich gut erkennbare Symptome auf. Hinter den Beschwerden kann auch ein Milchstau, ein Milchbläschen oder ein Vasospasmus stecken und sollte als Ursache ausgeschlossen werden. Auch eine nicht optimale Anlegetechnik des Babys an der Brust oder Saugprobleme aufgrund beispielsweise eines verkürzten Zungenbändchens können Schmerzen verursachen.

Wenn wunde Brustwarzen auftreten, kann dies eine Pilzinfektion begünstigen, da der Hefestamm sich dort gut ansiedeln und ausbreiten kann. Daher ist es ratsam, sich zunächst Hilfe durch eine Hebamme oder Stillberaterin zu suchen, um die Anlegetechnik und andere Aspekte zu überprüfen und gegebenenfalls zu verbessern.

Behandlung

Für die Behandlung des Pilzes sind in der Regel Medikamente erforderlich, die sowohl bei der Mutter als auch beim Kind angewendet werden sollten. Wenn andere Familienmitglieder betroffen sind, sollten auch sie dringend mitbehandelt werden, um eine weitere Ausbreitung des Pilzes zu verhindern und eine Reinfektion auszuschließen.

Zusätzlich kann es hilfreich sein, die Brust und auch den Windelbereich des Babys an der Luft gut trocken zu lassen und sicherzustellen, dass Licht an diese Stelle gelangt. Pilze gedeihen gern in warmer und dunkler Umgebung, daher hemmt Licht ihr Wachstum.

Auch bei einer Pilzinfektion kannst du unbedenklich weiter stillen. Um deine Brustwarzen zu schützen, empfehlen wir, die Stillmahlzeiten zu verkürzen und dein Baby dafür etwas häufiger anzulegen. Das kann für euch beide angenehmer sein.

Abgepumpte Milch solltest du jetzt besser nicht einfrieren oder für spätere Mahlzeiten aufbewahren, sondern gleich anbieten. Das liegt daran, dass Hefepilze durch Kälte nicht abgetötet werden und dein Kind erneut infiziert werden kann.

BHs, Stilleinlagen und Co.

In der Zeit der Behandlung solltest du Einmal-Stilleinlagen verwenden. Diese solltest du regelmäßig wechseln, um deine Brustwarzen trocken und sauber zu halten. Wiederverwendbare Stilleinlagen kannst du auskochen, damit alle Pilze abgetötet werden. Ebenso kannst du mit Handtüchern, Bettwäsche und deiner Unterwäsche verfahren und sie regelmäßig bei hohen Temperaturen ab 60 Grad waschen. Zusätzlich solltest du alle Gegenstände, die mit der Brustwarze oder mit dem Mund des Kindes in Berührung gekommen sind, wie zum Beispiel Milchpumpen, Schnuller, Flaschen, Sauger, Zahnungsringe, Spielzeug usw. auskochen oder wegwerfen.

Milchbläschen

Wenn ein dünnes Häutchen über einem Milchdrüsenausführgang liegt, kann dies zu einer Abflussbehinderung der Muttermilch führen. Wenn das der Fall ist, zeigt sich ein sogenanntes Milchbläschen. Dies ist ein kleiner Punkt, ähnlich eines Pickels auf der Mamille oder dem Warzenvorhof. Charakteristisch kann dieses mit einer klaren, aber auch weißlich-gelblichen Flüssigkeit gefüllt sein. Dies kann sich spontan zurückbilden, aber auch zu weiteren Stillproblemen wie einem Milchstau oder einer Mastitis führen.

Damit aus kleinen Problemen keine großen werden, ist es deswegen immer wichtig, die Brust und die Mamillen während der Stillzeit gut im Auge zu behalten. Zeigen sich zusätzliche Symptome wie Schmerzen in der Brustwarze oder dem dahinter liegenden Areal, sollte zügig reagiert werden.

Behandlungsmöglichkeiten

- Für einige Minuten vor dem Stillen feucht-warme Kompressen auf das Milchbläschen auflegen. Das fördert die Durchblutung und erweitert die Gefäße und kann somit dabei helfen, dass sich das Häutchen während der Stillmahlzeit von allein öffnet.
- Unbedingt weiter stillen und immer mit der Seite, auf der das Milchbläschen ist, beginnen. Außerdem ist es sinnvoll, verschiedene Stillpositionen auszuprobieren. Durch einige Variationen können alle Areale gut entleert werden und die Chance, dass sich das Milchbläschen von allein eröffnet, wird erhöht. Man kann sich auch die Schwerkraft zunutze machen und das Kind mal probieren im Vierfußstand anzulegen.
- Die Brust massieren und ausstreichen nach dem Stillen (siehe Seite 134/135).
- Nicht erschrecken, manchmal kann die Muttermilch eine andere Farbe haben, wenn sie aus dem verstopften Milchgang austritt.
- Gefäßverengende Stoffe und Substanzen wie Schokolade, Kaffee und Teein vermeiden. Es kann außerdem hilfreich sein, auf tierische Fette (=langkettige Fettsäuren) zu verzichten, wenn es vermehrt zu Bildung von Milchbläschen kommt. Auch die Einnahme von Lecithin kann helfen, wird aber aktuell kontrovers diskutiert. Wann und ob dies sinnvoll sein kann, muss mit einer Fachperson besprochen werden.

Wenn all die genannten Maßnahmen nicht dabei helfen, dass sich das Milchbläschen von allein eröffnet, und du Probleme hast, dann sollte dies professionell gemacht und danach der Milchgang entleert werden. Wichtig ist, dies nicht allein zu versuchen, sondern medizinische Hilfe in Anspruch zu nehmen. Die Eröffnung muss unter sterilen Bedingungen erfolgen, um eine Verletzung des Brustgewebes und eine Infektion zu vermeiden.

Zu viel Milch

Eine übermäßige Milchproduktion, auch bekannt als Hyperlaktation, kann eine Herausforderung sein, obwohl es oft als ein »Luxusproblem« betrachtet wird, zu viel Milch zu

haben. Es kann sehr belastend sein und zu stressigen und frustrierenden Stillmahlzeiten für dich und das Baby führen.
Zu Beginn wird die Milchmenge nicht durch Angebot und Nachfrage reguliert, sondern hormonell gesteuert. Deshalb produzieren manche Frauen in der Anfangsphase der Stillzeit mehr Muttermilch, als ihr Kind benötigt. In den meisten Fällen reguliert sich das Verhältnis zwischen Angebot und Nachfrage von allein innerhalb von drei bis sechs Wochen. Bei manchen Frauen kann sich der Zeitraum jedoch verlängern und die Regulation der Milchbildung benötigt etwas mehr Zeit.
Die Überproduktion von Milch kann verschiedene Ursachen haben. Zunächst kann es eine genetische Veranlagung geben, dass in der Stillzeit viel Milch produziert wird. Aber auch Maßnahmen wie Ausstreichen und Abpumpen sowie häufiges Wechselstillen können dafür sorgen, dass es zu einer übermäßigen Steigerung der Milchmenge kommt.
Es ist in diesem Fall auch wichtig, die Funktion der Schilddrüse zu überprüfen, da es eine Verbindung zur Milchproduktion geben kann. Wenn du Medikamente einnimmst, sollten diese ebenfalls überprüft werden, da einige Medikamente den Prolaktinspiegel erhöhen und dadurch die Überproduktion von Milch begünstigen.

Anzeichen für zu viel Milch

Es gibt verschiedene Symptome, die von Frau zu Frau ganz unterschiedlich wahrgenommen werden können. Es müssen auch nicht alle gleichzeitig auftreten:

- gespannte, harte Brüste, die sich nie richtig entleeren
- häufige Milchstaus und Brustentzündungen
- starker, schmerzhafter Milchspendereflex
- Milch läuft dauernd auch zwischen den Mahlzeiten aus
- Nachts kann aufgrund überfüllter Brüste nicht geschlafen werden
- Baby stoppt den starken Milchfluss durch einen Zungenstoß oder Abklemmen der Brust mit seinem Kiefer. Es resultieren starke Schmerzen beim Stillen

Doch es gibt auch Merkmale, die sich beim Baby bemerkbar machen:

- Unruhe beim Stillen, Loslassen der Brust ab dem Einsetzen des Milchspendereflexes, Verschlucken an der Brust mit anschließendem Würgen und Husten
- Mühe, an der Brust zu bleiben, sodass dein Baby von der Brust genommen werden muss, damit es wieder Luft bekommt
- Träges Verhalten an der Brust bei guter Gewichtszunahme, da die Milch kräftig fließt
- schnalzende, klickende Geräusche beim Stillen, die dadurch zustande kommen, dass dein Baby aufgrund des überwältigenden Milchflusses das Saugvakuum löst
- Häufiges Aufstoßen, manchmal noch während des Trinkens
- Häufiges und reichliches Spucken
- Dein Kind ist unruhig, weint viel und scheint immer hungrig und will sehr häufig an die Brust

Was kann man tun?

- Lass dein Kind an der einen Brust vollständig zu Ende trinken. Auch wenn dies bedeutet, dass die andere Brust nicht zum Einsatz kommt.
- Reduziere das Abpumpen oder das Ausstreichen der Brust langsam und greif nur darauf zurück, wenn es unbedingt nötig ist, um die Milchproduktion nicht weiter anzuregen. Wichtig ist zu wissen, dass die Stillfrequenz die Milchmenge maßgeblich beeinflusst und somit auch eine Regulation der Milchmenge stattfinden kann.
- Blockstillen ist eine Methode, die angewendet werden kann. Entleere deine Brust dabei am Morgen einmalig vollständig mit einer Pumpe und lass dein Baby während der Stillmahlzeit immer nur eine Brust trinken,

HEBAMMEN WISSEN

Bitte trink weiterhin wie gewohnt zwei bis drei Liter Wasser am Tag! Die Empfehlung, die Trinkmenge zu reduzieren, um dadurch die Milchmenge zu verringern, ist überholt.

während die andere Brust pausiert. Dies kann vorab mit einer Hebamme und/oder Stillberaterin besprochen werden.

- Wähle eine aufrechte oder leicht zurückgelehnte Stillposition, um zu verhindern, dass sich dein Kind an der Milch verschluckt. Dadurch fließt die Milch aufgrund der Schwerkraft nicht so schnell aus der Brust. Dein Kind kann so besser über die Milchmenge bestimmen.
- Kühlen mit Quark oder Weißkohl kann helfen. Durch die Kälte ziehen sich die Blutgefäße zusammen und Stoffwechselvorgänge verlangsamen sich.

Zu wenig Milch

Eine unzureichende Milchproduktion kann genauso schwierig sein wie eine Überproduktion. Es ist eine große Herausforderung, wenn nicht genug Muttermilch zur Verfügung steht, damit das Baby nach einer Stillmahlzeit satt und zufrieden ist. Die Ursachen für diese Probleme können vielfältig sein und sowohl die Frau als auch das Kind betreffen. Auf der Seite der Mutter können medizinische Gründe wie Plazentareste in der Gebärmutter, Blutarmut nach der Geburt oder eine Unterfunktion der Schilddrüse die Milchproduktion beeinträchtigen. Auch Verletzungen oder Operationen an der Brust sowie der Konsum von Alkohol oder Nikotin können die Milchmenge verringern. Und nicht zu vergessen: Stress, der unsichtbare, aber mächtige Faktor im Leben frisch gebackener Eltern.

Auf Seiten des Babys können verschiedene Umstände dazu führen, dass es nicht genug Milch bekommt. Frühgeburtlichkeit, vorübergehende Anpassungsstörungen, Schläfrigkeit oder auch Neugeborenengelbsucht sind mögliche Gründe. Auch anatomische Besonderheiten wie ein verkürztes Zungenbändchen können das Saugen beeinträchtigen. Ebenfalls können Infektionskrankheiten sowie gesundheitliche Probleme eine Rolle spielen.

Durch die unzureichende Milchproduktion kann das Baby nicht ausreichend zunehmen, ist unruhig und während des Stillens sind nur kurze Schluckgeräusche zu hören. Diese Situation sorgt bei vielen Eltern für große Sorge.

Es ist wichtig, dass die Frau in dieser Situation nicht allein ist und sich Unterstützung holt. So kann es hilfreich sein, eine Hebamme und/oder Stillberaterin zu Rate zu ziehen, um die Anlegetechnik, die Stilldauer und die Frequenz zu überprüfen. Diese Faktoren entscheiden darüber, wie viel Milch produziert wird. Je stärker eine Brust entleert wird, desto schneller wird Milch nachproduziert. Um eine Steigerung der Milchmenge zu erreichen, sollte die Brust möglichst häufig entleert werden.

Aber nicht nur die Unterstützung von Fachpersonal ist wichtig, sondern auch die Unterstützung des Umfeldes. Stress hemmt ebenfalls die Milchproduktion und so ist es wichtig, dass die Frau Zeit und Ruhe für das Neugeborene hat. Haut-zu-Haut-Kontakt im Bett oder auch in der Trage stärken nicht nur die Bindung, sondern fördern auch die Milchproduktion. Auch Ruhe und Zeit während einer Stillmahlzeit zu haben, ist entscheidend. Genauso wichtig ist es auch, sich ausreichend, ausgewogen und gesund zu ernähren. Drei ausgewogene Mahlzeiten am Tag und zwischendurch gesunde Snacks sowie eine Flüssigkeitszufuhr von täglich zwei bis drei Litern dürfen es in der Stillzeit schon sein.

Stillstreik und Brustverweigerung

Bei einer Brustverweigerung und einem Stillstreik handelt es sich um zwei ähnliche Situationen, die aber zu unterschiedlichen Zeiten während der Stillzeit auftreten können. Eine Brustverweigerung kann sich bereits am Anfang der Stillbeziehung in den ersten Lebenstagen und -wochen zeigen. Man erkennt sie daran, dass es den Kindern schwerfällt, die Brust zu fassen, oder aber sie lehnen diese ganz ab. Ein Stillstreik kann während der gesamten Stillzeit auftreten, am häufigsten ist er aber mit etwa sechs Monaten zu beobachten. Eins haben beide gemeinsam, sie können zu einiger Unsicherheit und auch Belastung der Stillbeziehung führen. Viele Frauen denken, es ist ihre Schuld, wenn ihr Kind die Brust ablehnt. Oder beziehen es auf sich persönlich und denken, ihr Kind mag sie plötzlich nicht mehr. Hier ist es wichtig zu betonen, dass das nicht der Fall ist.
Das Problem tritt häufig auf einer Brustseite auf, es kann aber auch beide Seiten betreffen. Beide Situationen zeigen sich dadurch, dass das Kind weint, wenn es angelegt wird. Es kann unruhig sein und den Kopf von der Brust wegdrehen. Teilweise kann sich die Situation so zuspitzen, dass das Kind sich richtig von der Brust wegstößt. Ein weiteres Anzeichen ist, dass das Kind nur kurz saugt und die Stillmahlzeit immer wieder unterbricht. Das führt dazu, dass es nach der Stillmahlzeit unzufrieden und vielleicht noch hungrig ist.
Bei manchen Kindern kann sich dieses Verhalten zeigen, wenn es in einer hektischen und unruhigen Umgebung oder aber unter Zeitdruck gestillt wird. Aber auch wenn viele Einflüsse auf ein Kind einströmen, zum Beispiel weil viele Termine und Aufgaben an einem Tag erledigt werden müssen oder aber Besuch da ist und das Kind vielleicht viel herumgereicht wird, kann das dazu führen, dass es die Brust ablehnt. Auch wenn die Mutter angespannt ist, kann sich dies auf das Kind übertragen, denn Kinder haben ganz feine Antennen und spüren sofort, wenn etwas nicht in Ordnung ist.
Ein weiterer Grund ist ein Milchstau, der den Geschmack der Muttermilch verändern kann, aber auch ein Wachstums- oder Entwicklungsschub kann die Ursache sein. Was viele nicht auf dem Schirm haben, ist die Verwendung von Parfüm, einem stark riechenden Duschgel oder einer Bodylotion als Auslöser für die plötzliche Ablehnung der Brust. Aber auch Desinfektionsmittel, mit dem die Hände vielleicht vor der Stillmahlzeit desinfiziert wurden, können das Kind irritieren. Auch der frühzeitige Einsatz von Saugern kann das Problem hervorrufen.

Was kann man in dieser Situation tun?

Es ist wichtig, Ruhe zu bewahren und geduldig zu bleiben. Es benötigt vielleicht genau wie beim Stillbeginn einige Zeit, bis sich das Problem gelöst hat und alles wieder wie gewohnt funktioniert. In dieser Zeit solltest du unbedingt darauf achten, ausschließlich in einer ruhigen Umgebung zu stillen. Dadurch wirken nicht zu viele Eindrücke auf das Kind ein und es wird nicht abgelenkt. Zusätzlich trägt es dazu bei, dass du entspannter bist. Außerdem sollten die Hungerzeichen des Kindes (siehe Seite 130) sehr gut im Blick behalten werden und frühzeitig mit der Stillmahlzeit begonnen werden. Wenn der Hunger sehr groß ist, wird das Stillen in dieser Phase sonst zusätzlich erschwert.
Ideal ist es, wenn der Milchspendereflex bereits vor dem Stillen angeregt wird. Dies geht am besten indem du vor dem Stillen zwei bis drei Minuten die Brustmassage (siehe Seite 136) durchführst. Du kannst einige Tropfen Muttermilch auf der Brustwarze und dem Warzenhof verteilen, damit dein Kind direkt auf den Geschmack kommt, wenn du es an-

legst. Außerdem kann es helfen, mit deinem Kind vorher und nachher viel direkten, also am besten nackten Hautkontakt herzustellen. Dieses Bonding hilft nicht nur dabei, die Mutter-Kind-Bindung zu stärken, sondern tut beiden einfach gut. Versuche außerdem Schnuller und andere künstliche Sauger erst mal wegzulassen, da diese die Problematik eventuell verschlimmern können.

Vasospasmus

Ein Vasospasmus kann während der gesamten Stillzeit auftreten und entsteht durch das Zusammenziehen der kleinen Blutgefäße in der Brustwarze. Die Gefäßkrämpfe können starke, stechende Schmerzen verursachen. Oft treten sie in Anfällen während des Stillens oder auch danach auf. Häufig verfärbt sich die Brustwarze weiß und/oder bläulich.
Mehrere Ursachen kommen als Auslöser infrage. Zu Beginn kann die Milchmenge eine entscheidende Rolle spielen. Ist sie unzureichend, kann dies dazu führen, dass das Baby ein höheres Vakuum aufbaut, um ausreichend Milch zu erhalten. Die Entstehung eines Spasmus kann dadurch begünstigt werden. Andererseits kann auch eine Überproduktion von Milch die Entstehung von Spasmen begünstigen. Ebenso kann eine ungünstige Anlegetechnik einen Vasospasmus verursachen. Auch die Ernährung kann dazu beitragen. Insbesondere Substanzen wie Koffein, die eine gefäßverengende Wirkung haben, sollten vermieden werden. Auch bestimmte Medikamente können zu Vasospasmen führen.
Es ist ratsam, mit der Hebamme und/oder Frauenärztin zu sprechen, um die Medikation gegebenenfalls umzustellen oder abzusetzen. Zuletzt kann eine Infektion oder ein Soor der Auslöser sein. Die Schmerzen während und/oder nach dem Stillen sind für viele Frauen eine große Herausforderung. Zusätzlich kann ein Milchstau auftreten. Daher ist es wichtig, die Brust sorgfältig zu beobachten. Darüber hinaus kann das Baby unruhig werden, da es aufgrund der unzureichenden Durchblutung der Brustwarze nicht genügend Milch bekommt. Dies kann während des Stillens zu vermehrtem Weinen führen und für die Frau zusätzlich Stress bedeuten. Aus diesem Grund ist es wichtig, sich frühzeitig Hilfe durch eine Hebamme oder Stillberaterin zu holen.

Behandlung

- **Wärme:** Das Anwenden von warmen Kompressen vor dem Stillen kann helfen, die Blutgefäße zu entspannen und zu erweitern.
- **Anlegetechnik:** Eine korrekte Anlegetechnik ist ebenfalls entscheidend. Deshalb sollte darauf geachtet werden, dass das Baby richtig positioniert ist und beim Saugen weite Teile von Brustwarze und Warzenhof umfasst (siehe Seite 138).
- **Medikamente:** Es gibt verschiedene Medikamente, die helfen, die Spasmen zu verringern oder ganz zu beseitigen. Dazu zählen Magnesium und/oder Kalzium. Die richtige Dosierung sollte jedoch mit deiner Frauenärztin besprochen werden.
- **Entspannung:** Entspannung spielt ebenfalls eine wichtige Rolle, um einem Vasospasmus vorzubeugen. Versuche dich während der Stillmahlzeiten zu entspannen und für Ruhe in deiner Umgebung zu sorgen. Wir wissen, dass das nicht immer einfach ist, vor allem wenn schon andere Kinder da sind. Lass dich von deinem Partner, deiner Partnerin oder anderen Personen unterstützen.
- **Kälte:** Insbesondere nach dem Stillen kann es zu einem Vasospasmus kommen. Daher kann es helfen, die Brust anschließend warm einzupacken, um kalte Luft fernzuhalten. Dafür ziehe einfach deinen Still-BH/Bustier an. Du kannst auch eine Stilleinlage mit einlegen, falls du diese benötigst. Wenn dies nicht ausreicht, zieh noch ein Oberteil an, damit die Brust schön warm ist.

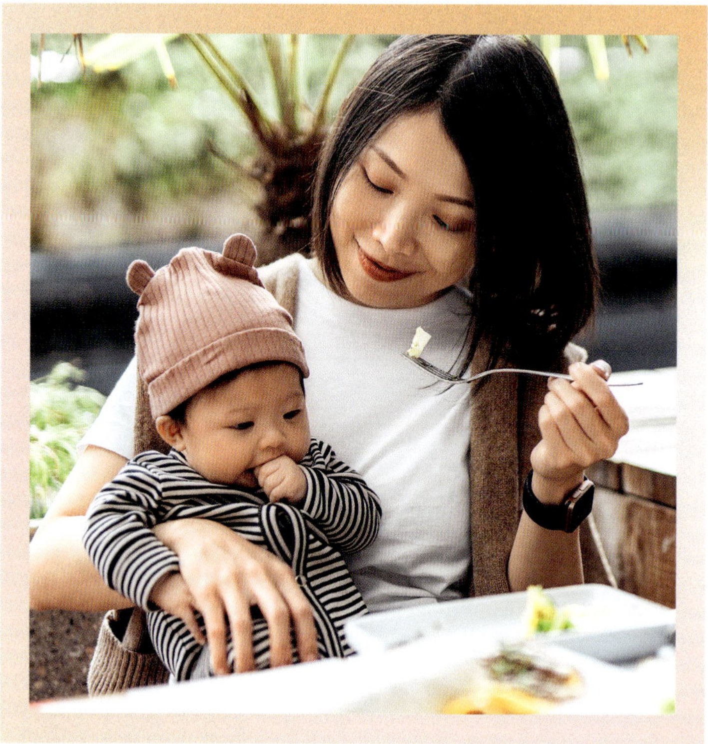

ERNÄHRUNG WÄHREND DER STILLZEIT

Die gute Nachricht vorweg: Das Thema Lebensmittelauswahl wird in der Stillzeit deutlich leichter als in der Schwangerschaft. Denn, wer stillt, darf alles essen. Ja, richtig gelesen! Lange Zeit hielt sich der Mythos, dass Mütter während der Stillzeit auf bestimmte Lebensmittel verzichten sollten, da diese sich negativ auf die Milchmenge und auf das Wohlbefinden des Babys auswirken könnten. Neueste wissenschaftliche Erkenntnisse zeigen aber, dass sich diese Aussagen nicht bestätigen lassen. Es gibt also keinen Zusammenhang zwischen dem Speiseplan der Mutter und kindlichen Beschwerden.

Bei der Lebensmittelauswahl sollte darauf geachtet werden, dass diese nicht nur nährstoffreich sind, sondern die Ernährung auch ausgewogen und abwechslungsreich ist. Das ist erforderlich, um den Mehrbedarf von etwa 500 Kalorien während der Stillzeit zu decken und um dem Bedarf an Vitaminen und Mineralstoffen gerecht zu werden.

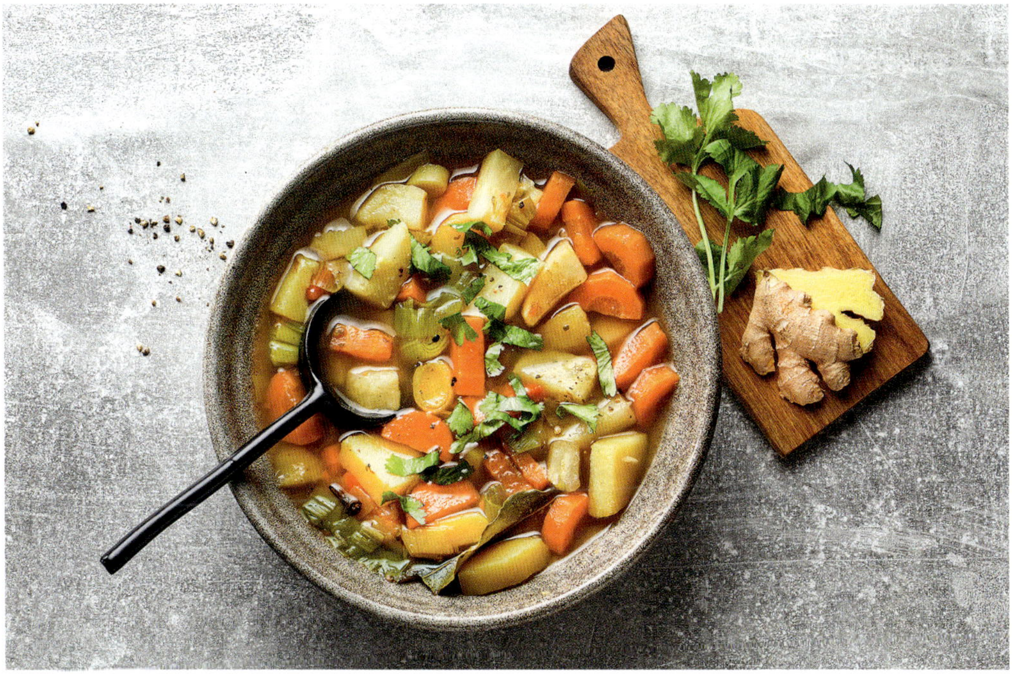

Wochenbettkraftsuppe
gibt Kraft, wärmt und stärkt das Immunsystem

4 Kartoffeln
4 Karotten
1 kleiner Knollensellerie
1 Stange Lauch
3–4 Liter Hühnerbrühe (alternativ Gemüsebrühe; selbst gemacht oder aus dem Glas)
Lorbeerblätter,
Fenchel- und Kümmelsamen,
Liebstöckel, Nelken,
1 kleines Stück frischer Ingwer
Koriandergrün (nach Belieben)
Salz, Pfeffer

Das Gemüse waschen, putzen, je nach Sorte schälen und in kleine Stücke schneiden. In die Brühe geben, langsam zum Kochen bringen und bei kleiner Hitze 3 bis 4 Stunden lang köcheln lassen.

Nach Belieben Lorbeerblätter, Fenchel- und Kümmelsamen, Liebstöckel und Nelken von Anfang an in die Brühe geben und mitkochen. Ingwer und frische Kräuter sowie Salz und Pfeffer erst 15 Minuten vor Garzeitende dazugeben.

Das Gemüse kann nach Belieben variiert oder auch mit Suppennudeln ergänzt werden. Ohne Einlage eignet die Brühe sich auch zum Trinken.

Kerniges Granola
ohne Zucker, vegan

200 g kernige Haferflocken
100 g Dinkelflocken
50 g Leinsamen (geschrotet)
50 g Nüsse (nach Belieben)
50 g getrocknete Datteln
2 EL Sesam
2 EL Cashew-, Mandel- oder Sesammus
1 TL Zimtpulver
1 Prise Salz
Kokosflocken, Rosinen, Cranberrys (nach Belieben)

Den Backofen auf 160° Umluft vorheizen. Hafer- und Dinkelflocken sowie Leinsamen in einer großen Schüssel mischen. Nüsse und Datteln hacken beziehungsweise in kleine Stücke schneiden und dazugeben. Sesam, Nussmus sowie Zimtpulver und Salz in einer kleinen Schüssel verrühren und zu den trockenen Zutaten geben. Gut vermengen.

Die Mischung gleichmäßig auf einem Backblech verteilen und im Ofen (Mitte) etwa 30 Minuten backen. Zwischendurch zwei- bis dreimal mit einem Löffel durchmischen. Nach dem Backen nach Belieben weitere Zutaten wie Kokosflocken, Rosinen oder Cranberrys dazugeben.

Das Granola kann auf Vorrat zubereitet werden: Dann die Menge erhöhen und das Granola in einem luftdichten Behälter aufbewahren (bis zu zwei Wochen).

Avocadobrot mit Ei
vegetarisch

1 Ei
½ Avocado
1 TL Zitronensaft
2 Scheiben dunkles Brot (z. B. Roggen-Vollkorn)
2 Scheiben Käse (z. B. Emmentaler oder Gouda)
½ rote Paprika (in Streifen geschnitten)
Sprossen (nach Belieben)
Salz, Pfeffer

Das Ei in kochendem Wasser zugedeckt in 5–6 Minuten weich kochen.

Das Avocadofruchtfleisch mit einem Löffel aus der Schale heben, grob zerdrücken und mit dem Zitronensaft vermengen.

Die Brotscheiben mit der Avocadocreme bestreichen. Mit Käse und Paprikastreifen und nach Belieben mit Sprossen belegen. Mit Salz und Pfeffer würzen. Mit dem weichen Ei genießen.

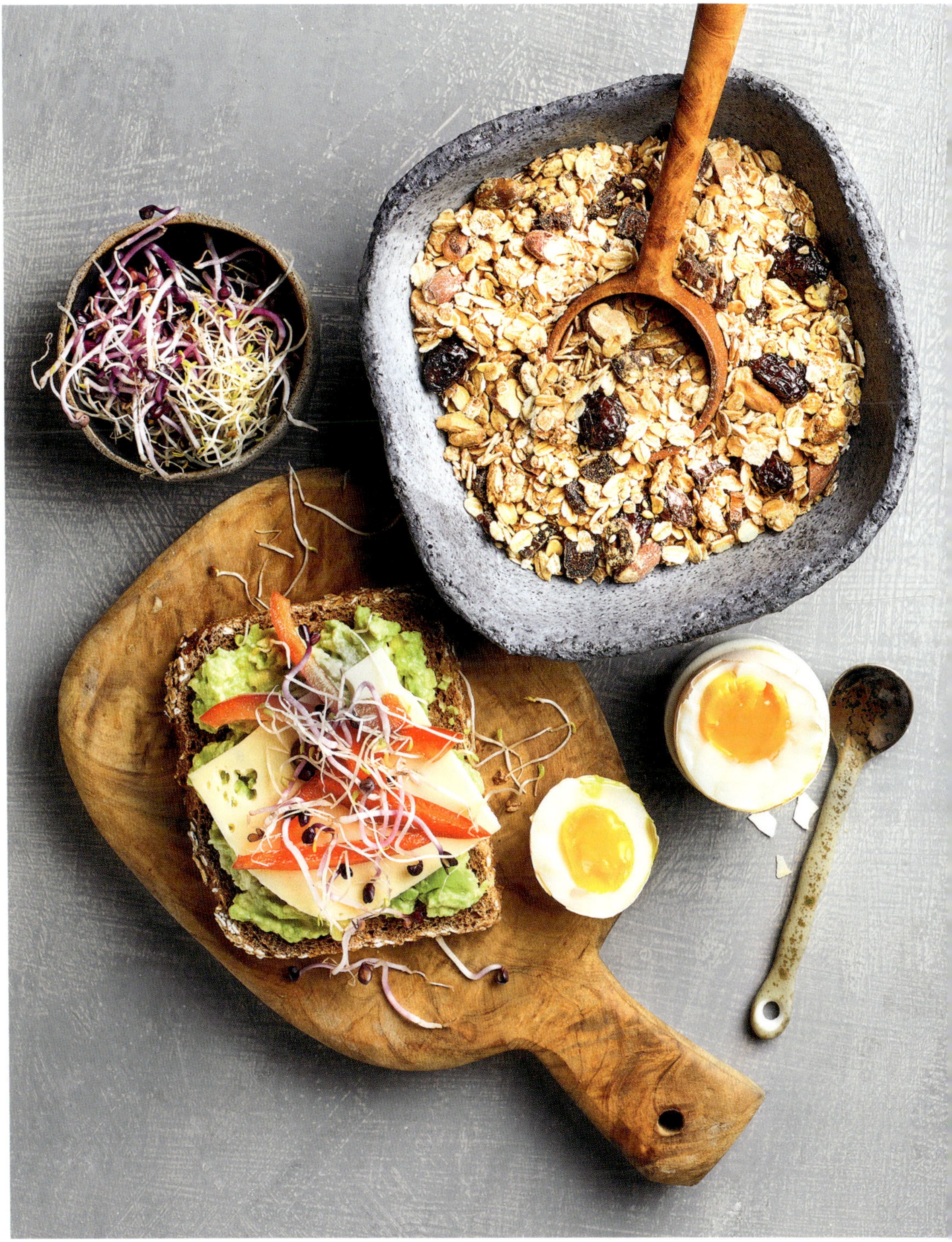

Süßkartoffelcurry mit Kichererbsen und Spinat
vegan

1 kleine Zwiebel
1 Knoblauchzehe
1 EL Öl (z. B. Sesam-, Kokos- oder zum Braten geeignetes Rapsöl)
1 TL rote oder gelbe Currypaste
1 TL Currypulver
1 TL Kreuzkümmel
1 TL Kurkuma
200 ml Kokosmilch
150 ml passierte Tomaten
1–2 Süßkartoffeln
250 g Blattspinat
Kichererbsen (aus der Dose oder aus dem Glas)
Salz, Pfeffer

Die Zwiebel und den Knoblauch schälen und fein hacken. Öl in einer großen Pfanne erhitzen und beides darin anbraten. Dann Currypaste und die Gewürze zugeben und kurz mitbraten. Mit der Kokosmilch und den passierten Tomaten ablöschen und köcheln lassen.

Die Süßkartoffel schälen und in mundgerechte Stücke schneiden. In die Pfanne geben und in der Sauce bissfest garen. Inzwischen den Spinat waschen und verlesen. Mit den Kichererbsen zum Curry geben und zusammenfallen lassen. Mit Salz und Pfeffer würzen.

Dazu passt Reis oder Fladenbrot. Das Curry lässt sich gut auf Vorrat zubereiten und portionsweise einfrieren.

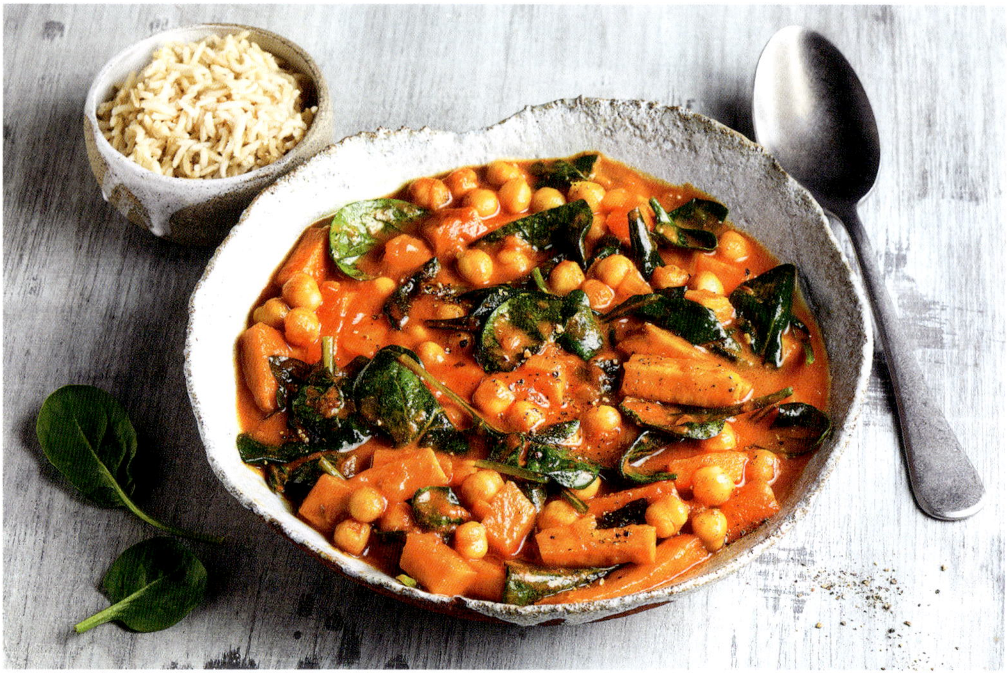

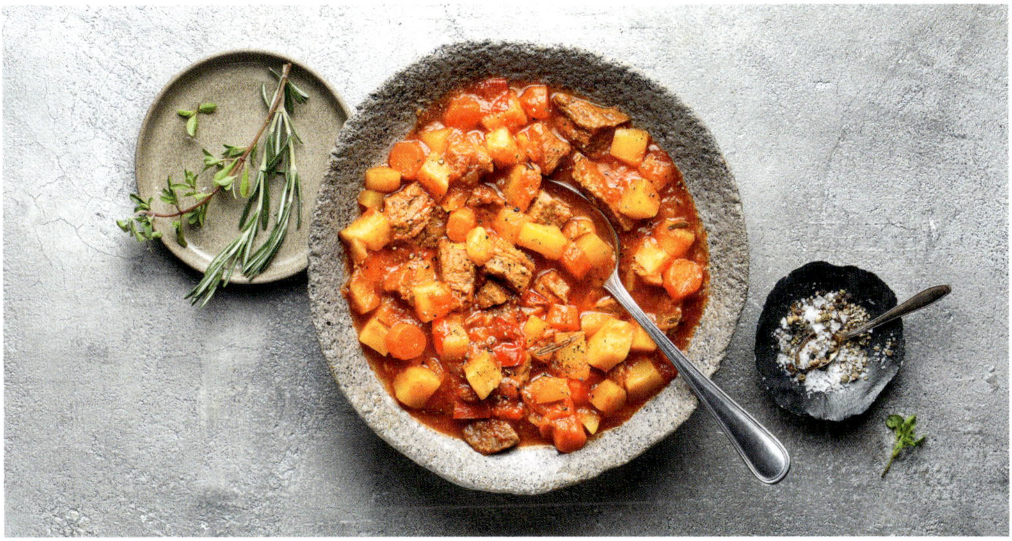

Rindergulasch

1 große Zwiebel
2 EL Öl (z. B. zum Braten geeignetes Raps- oder Sonnenblumenöl)
50 g Tomatenmark
2 TL edelsüßes Paprikapulver
1 TL getrockneter Majoran
1 TL getrockneter Rosmarin
600 ml Brühe
500 g Rindergulasch
200 g Kartoffeln
150 g Möhren
1 kleine Knollensellerie
1 rote Paprika
1 gelbe Paprika
Salz, Pfeffer

Die Zwiebel schälen und in mundgerechte Stücke schneiden. Das Öl in einem großen Topf erhitzen und die Zwiebel darin anbraten. Das Tomatenmark und die Gewürze dazugeben und kurz mitbraten. Die Brühe dazugießen und zum Kochen bringen. Das Fleisch dazugeben, erneut aufkochen und bei kleiner Hitze circa 2 Stunden köcheln lassen.

Kartoffeln, Möhren und Sellerie waschen, schälen und in Würfel schneiden. Rote und gelbe Paprika waschen, halbieren, weiße Trennhäute und Kerne entfernen und die Hälften in Streifen schneiden. Das Gemüse 30 Minuten vor Garzeitende zum Gulasch geben und mitschmoren. Mit Salz und Pfeffer abschmecken.

Das Gulasch ist etwas aufwendiger, lässt sich aber gut auf Vorrat zubereiten und portionsweise einfrieren.

Kerniger Himbeersmoothie

100 g Himbeeren (frisch oder TK)
1 kleine reife Banane
150 g Milch (ersatzweise Pflanzenmilch, z. B. Mandel- oder Haferdrink)
gehobelte Mandeln (nach Belieben)

Die Zutaten vorbereiten und im Standmixer mixen. Bei Bedarf mit etwa Wasser verdünnen, bis die gewünschte Konsistenz erreicht ist. Mandeln nach Geschmack dazugeben, dann wird der Smoothie etwas sättigender.

Energiepralinen

250 g Datteln
60 g Haferflocken
30 g Leinsamen
80 g Erdnussmus (oder alternativ Mandelmus)
Salz
Kokosraspeln, Sesam, gehackte Nüsse oder Sonnenblumenkerne (nach Belieben)

Die Datteln im Hochleistungsmixer zerkleinern, bis sie eine klebrige Masse bilden. Die Haferflocken, die Leinsamen, das Erdnussmus und 1 Prise Salz dazugeben und alles so lange zerkleinern, bis eine formbare Masse entsteht.

Aus der Masse mit den Händen etwa 1,5 cm große Bällchen formen. Diese nach Belieben in Kokosrapseln, Sesam oder gehackten Nüssen wälzen. Nebeneinander auf einen Teller legen und im Kühlschrank fest werden lassen.

Pro Tag können 3 bis 5 Bällchen als Energiebooster genascht werden. Die Bällchen sollte alle innerhalb weniger Tage verzehrt werden.

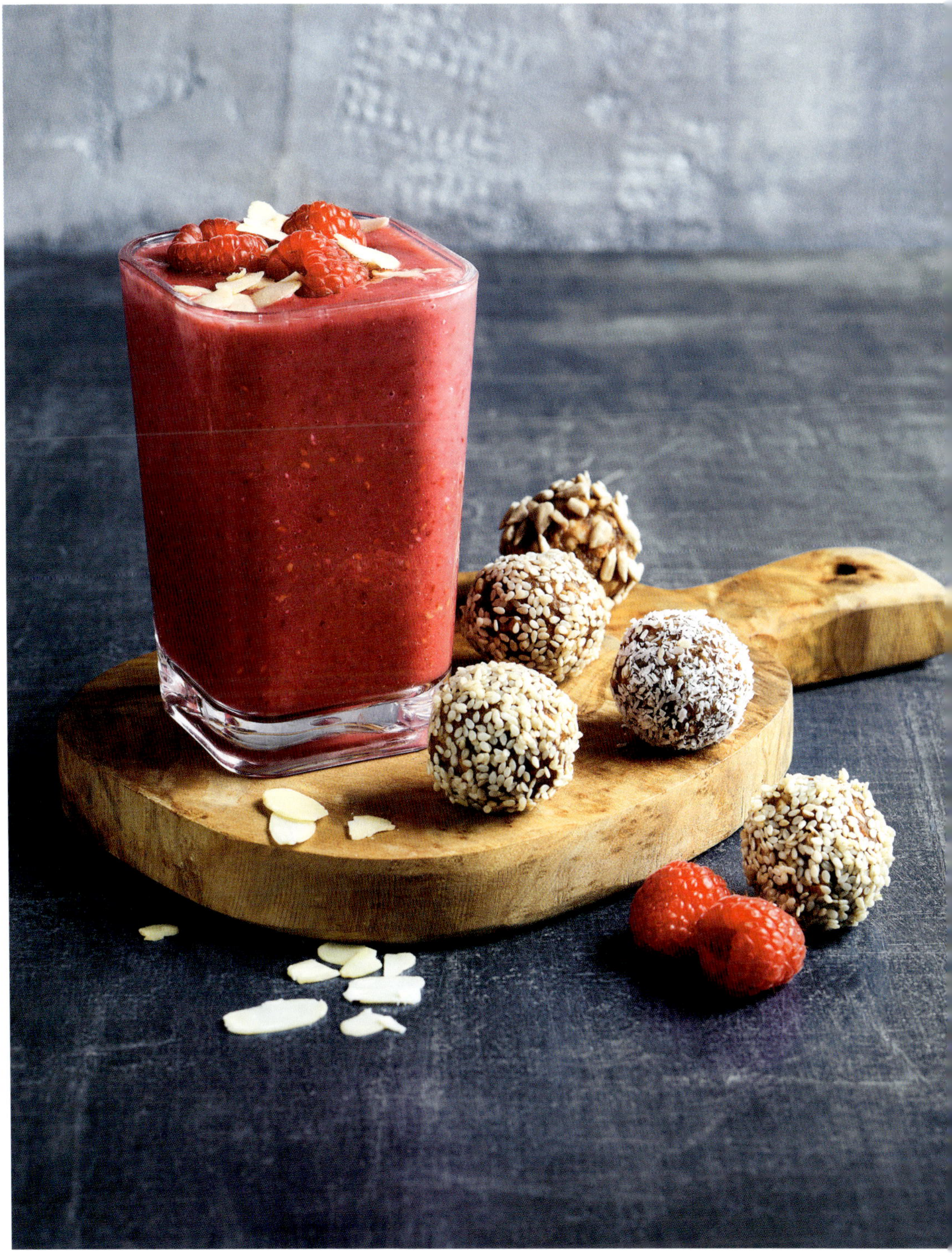

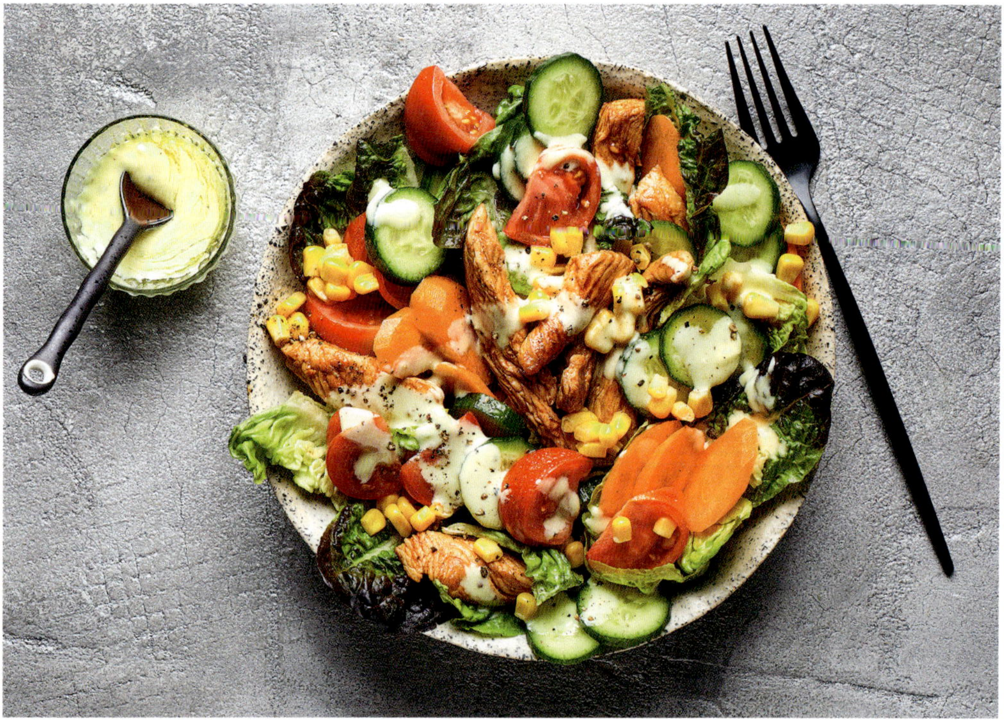

Salat mit Putenstreifen

500 g Putenfleisch
1 EL Paprikapulver
2 EL Öl (z. B. zum Braten geeignetes Raps- oder Sonnenblumenöl)
1 Salat (z. B. Kopfsalat, Endiviensalat, Eisbergsalat)
4 kleine Tomaten
1 Salatgurke
1 große Karotte
1 kleine Dose Mais
4 EL Joghurt (oder pflanzliche Alternative)
1 EL Senf
2 EL Aceto balsamico bianco
2 EL Olivenöl
Salz, Pfeffer

Das Putenfleisch in Streifen schneiden und mit dem Paprikapulver würzen. Mit dem Öl in einer Pfanne anbraten.

Die Zutaten für den Salat waschen und in mundgerechte Stücke schneiden. Aus Joghurt, Senf, Essig und Öl ein Dressing rühren und zusammen mit den Putenstreifen zum Salat geben. Mit Salz und Pfeffer abschmecken.

Für eine vegetarische Alternative kann das Putenfleisch natürlich weggelassen beziehungsweise durch Falafel, Tofu oder Fleisch-Ersatzprodukte ersetzt werden.

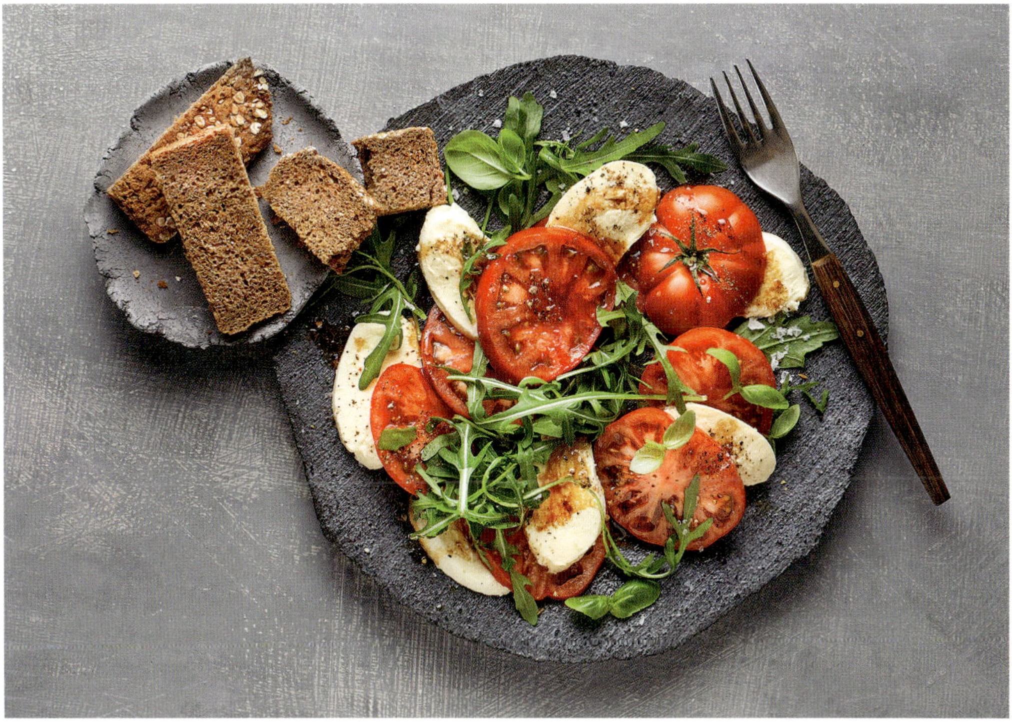

Tomatensalat mit Vollkornbrot

3–4 große Tomaten
100 g Mozzarella
1 Handvoll Rucola
2 EL Aceto balsamico
2 EL Olivenöl
Basilikumblätter
Salz, Pfeffer
2 Scheiben Vollkornbrot oder Vollkornbrötchen

Die Tomaten waschen, Stielansatz entfernen. Mozzarella aus der Verpackung nehmen und abtropfen lassen. Beides in Scheiben schneiden. Rucola waschen, grobe Stiele entfernen und dazugeben.

Aus Essig und Öl ein Dressing zubereiten und über den Salat geben. Basilikumblättchen waschen und trocken schütteln. Salat damit garnieren. Mit Salz und Pfeffer abschmecken. Mit Vollkornbrot servieren.

Nahrungsergänzungsmittel

Wenn die Ernährung während der Stillzeit den empfohlenen Anforderungen an Ausgewogenheit und Vielfalt entspricht, ist es in der Regel nicht notwendig, zusätzlich Nahrungsergänzungsmittel einzunehmen. Eine Ausnahme ist Jod. Hier empfiehlt die Deutsche Gesellschaft für Ernährung (DGE), eine tägliche Dosis von 100 bis 150 Mikrogramm zu supplementieren. Ob die Einnahme eines sogenannten Kombinationspräparates während der Stillzeit sinnvoll ist, sollte immer individuell betrachtet und ärztlich beziehungsweise mit der Hebamme abgesprochen werden.

Trinken

Auch die Flüssigkeitszufuhr spielt eine wichtige Rolle. Vor allem Frauen, die stillen, sollten ausreichend trinken, damit genug Muttermilch produziert wird. Es wird empfohlen, pro Tag mindestens zwei bis drei Liter Flüssigkeit zu sich zu nehmen. Besonders geeignet sind Wasser, Saftschorlen sowie Milchbildungs-, Kräuter- oder Früchtetees. Aber auch Frauen, die nicht stillen, sollten darauf achten, genug Flüssigkeit zu sich zu nehmen.

HEBAMMEN WISSEN

Stell dir am besten immer ein Glas Wasser bereit, wenn du dein Kind fütterst. So kannst du einen regelmäßigen Trinkrhythmus etablieren und schaffst es in der Regel leicht, einen ausgeglichenen Flüssigkeitshaushalt zu erreichen.

Koffein

Koffein ist eine der Substanzen, die weltweit am häufigsten konsumiert und als Wachmacher genutzt werden. Es ist wichtig zu wissen, dass Koffein in die Muttermilch übergeht und somit auch zum Teil vom Kind während der Stillmahlzeit aufgenommen wird. Die gute Nachricht lautet, dass moderate Mengen in der Regel sicher sind und keinen Einfluss auf die Gesundheit des Kindes haben.

Die Europäische Behörde für Lebensmittelsicherheit (EFSA) schätzt eine über den gesamten Tag verteilte Koffein-Aufnahme von bis zu 200 mg bis 300 mg pro Tag für das gestillte Kind als unbedenklich ein. Das entspricht in etwa der Menge von ein bis zwei Tassen Kaffee. Es wird empfohlen, diese möglichst nach der Stillmahlzeit zu trinken.

Das Baby kann empfindlicher auf das aufgenommene Koffein reagieren als die Mutter, da es länger dauert, bis es vom Körper des Babys abgebaut wird. Dies kann dazu führen, dass es unruhig ist oder schlecht ein- und durchschläft. Wenn dies der Fall ist, sollten Mütter ihren Koffeinkonsum reduzieren oder ganz darauf verzichten.

Koffein ist nicht nur in Kaffee, sondern auch in vielen Getränken und in Form von Teein auch in Tees (zum Beispiel Grün- und Schwarztee) enthalten. Auch in einigen Lebensmitteln stecken Wachmacher. In Form von Koffein, zum Beispiel in Powerriegeln und in Form von Theobromin in dunkler Schokolade. Behalte daher im Blick, wie viel koffeinhaltige Getränke und Lebensmittel du konsumierst, damit die empfohlene Tageshöchstmenge nicht überschritten wird.

Alkohol

Stillen und Alkohol lassen sich nicht wirklich gut miteinander vereinen. Wenn Alkohol getrunken wurde, hat die Muttermilch in etwa denselben Alkoholgehalt wie das mütterliche Blut. Muttermilch ist also erst dann wieder

TABELLE KOFFEIN

Durchschnittliche Koffeingehalte von Getränken (nach 1, 2)	
200 ml Filterkaffee:	ca. 90 mg
60 ml Espresso:	ca. 80 mg
200 ml schwarzer Tee (1 Tasse):	ca. 45 mg
200 ml grüner Tee (1 Tasse):	ca. 30 mg
330 ml Cola-Getränke (1 Dose):	ca. 35 mg
250 ml Energydrink (1 Dose):	ca. 80 mg
200 ml Kakao-Getränk:	8 bis 35 mg

1 EFSA NDA Panel (EFSA Panel on Dietetic Products, Nutrition and Allergies). Scientific Opinion on the safety of caffeine. EFSA Journal 2015; 13: 4102
2 Bundesinstitut für Risikobewertung. Fragen und Antworten zu Koffein und koffeinhaltigen Lebensmitteln, einschließlich Energy Drinks. Online:https://www.bfr.bund.de/de/fragen_und_antworten_zu_koffein_und_koffeinhaltigen_lebensmitteln__einschliesslich_energy_drinks-194760.html

alkoholfrei, wenn der Alkohol im Blut vollständig abgebaut ist. Wie schnell das geht, ist sehr individuell und hängt sowohl vom Stoffwechsel als auch vom Körperbau ab, doch als ungefähre Richtlinie kann man sagen: Für 125 ml Wein beziehungsweise 0,3 l Bier benötigt der Körper in etwa eineinhalb bis zwei Stunden, um den darin enthaltenen Alkohol vollständig abzubauen. Übrigens kann dieser Abbauprozess auch nicht durch viel Trinken, reichlich Bewegung und/oder eine kalte Dusche beschleunigt werden.

Mit diesem Wissen muss jede Frau individuell entscheiden, ob und wie viel Alkohol sie während der Stillzeit konsumiert. Worüber jede Frau in dieser Zeit informiert sein sollte, ist, dass ein übermäßiger Konsum von Alkohol sowohl die Milchmenge verringern als auch den Schlaf-Wach-Rhythmus des Kindes stören kann. Aber nicht nur das. Natürlich kann der Konsum von Alkohol dem Kind schaden. Wer auf Nummer Sicher gehen will, sollte deswegen auch während der Stillzeit ganz auf Alkohol verzichten.

Im Umkehrschluss sollte man aber nicht wegen eines gelegentlichen Schluck Weins aufs Stillen verzichten. Denn wenn man gelegentlich mal ein Glas genießen möchte, lässt sich das gerade bei älteren Kindern, die bereits einen regelmäßigen Stillrhythmus entwickelt haben, mit dem Wissen um den Zeitfaktor, den Alkohol benötigt, um im Blut abgebaut zu werden, in der Regel gut planen. Alternativ kann man aber auch für die betroffene(n) Mahlzeit(en) auf abgepumpte, alkoholfreie Muttermilch zurückgreifen. Die alkoholhaltige Muttermilch kann entsprechend abgepumpt und direkt verworfen werden.

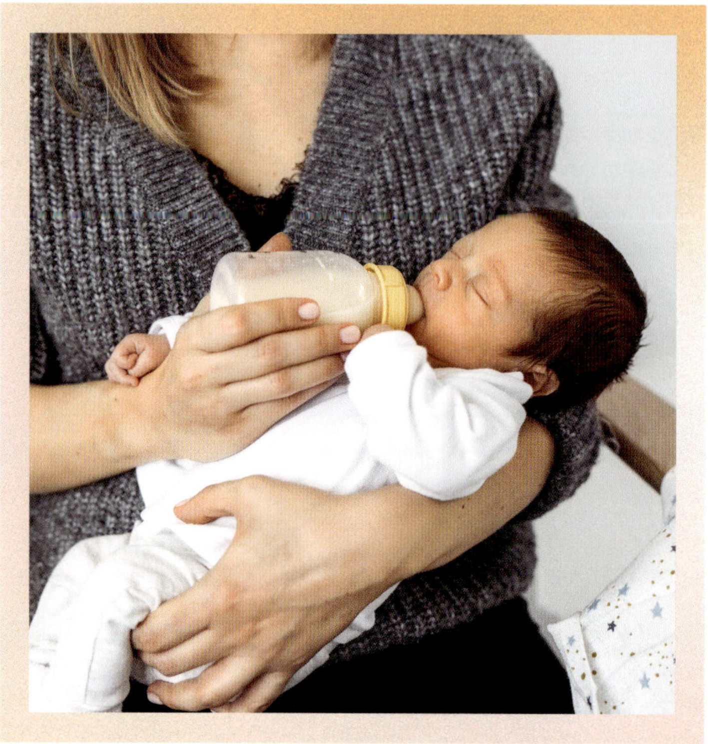

FLÄSCHCHEN-ERNÄHRUNG

Die Entscheidung, ob eine Frau ihr Baby stillen möchte oder nicht, ist eine persönliche Wahl, die von vielen Faktoren abhängt. Als Hebammen haben wir die Aufgabe, über die verschiedenen Optionen zu informieren und den Familien auch zu erklären, warum Muttermilch die beste Ernährung für ein Baby ist. Es ist wichtig, dass es der Frau und der Familie gut geht, denn nur wenn es der Mutter gut geht, kann sie ihr Baby bestmöglich versorgen und unterstützen. Dazu kommt, dass jeder Mensch das Recht hat, über seinen eigenen Körper zu entscheiden. Manche Frauen fühlen sich nicht wohl dabei oder können ihr Baby nicht stillen, sei es aus körperlichen, psychologischen oder emotionalen Gründen. Es ist wichtig, sich klarzumachen, dass die Liebe einer Mutter nicht davon abhängt, wie sie ihr Baby ernährt. Es ist nicht unsere Aufgabe, zu urteilen und Schuldgefühle zu verursachen. Jede Frau und jede Familie verdient Unterstützung für ihre Entscheidung.

Für alle Mütter sollte deswegen ein unterstützendes Umfeld geschaffen werden. Und zwar unabhängig davon, ob sie sich für das Stillen oder für das Füttern von Milchersatznahrung entschieden hat. Lasst uns gemeinsam an einer Atmosphäre der Akzeptanz arbeiten, in der die Frauen befähigt werden, die beste Entscheidung für sich selbst und ihr Baby zu treffen! Lasst uns Liebe und Fürsorge in den Mittelpunkt stellen und die Bedürfnisse aller Mütter respektieren, denn am Ende des Tages geht es darum, dass jedes Baby in einer Umgebung aufwächst, in der es bedingungslos geliebt wird.

Ernährung mit Milchersatznahrung

Stillen ist das Beste fürs Kind, denn es bietet zahlreiche Vorteile. Aber natürlich kann es verschiedenste individuelle Gründe geben, warum eine Frau ihr Kind nicht stillen kann oder vielleicht auch nicht möchte. Allen voran spielen gesundheitliche Faktoren beziehungsweise eine notwendige Medikamenteneinnahme eine große Rolle bei der Entscheidung gegen das Stillen. Aber auch die frühzeitige Rückkehr in den Beruf kann dazu führen. Bei manchen Frauen erfordern auch die Umstände eine Zufütterung von Milchersatznahrung, weil die Milch nicht ausreicht oder eine Trennung von Mutter und Kind erfolgt, zum Beispiel durch einen Aufenthalt in der Kinderklinik.
Es ist nicht unsere Aufgabe als Hebammen, darüber zu urteilen, auf welche Weise ein Kind ernährt wird. Jede Mutter will das Beste für ihr Kind und keine Frau trifft leichtfertig eine Entscheidung gegen das Stillen. Wichtig für eine selbstbestimmte Entscheidung ist aber, dass sie ausreichend über alle Aspekte, die das Thema betreffen, informiert und aufgeklärt ist – am besten natürlich bereits während der Schwangerschaft.

ALEXANDRA:

Ich habe versucht, zu stillen, hatte aber einen Vasospasmus an beiden Brüsten. Die Schmerzen haben es unmöglich gemacht und bei den Krämpfen kam auch keine Milch mehr. Ich war total down, als wir zum Fläschchen wechseln mussten. Jetzt bin ich so weit, dass ich sogar überlege, das nächste Kind sofort mit Fläschchen zu füttern, wenn es mal soweit ist. Habe mich so selbst unter Druck gesetzt, das war schrecklich. Statt die Zeit genießen zu können. Möchte ich eigentlich nicht mehr erleben. Dann ploppte jedes Mal, wenn man die Säuglingsmilch bestellen wollte, der Hinweis auf, dass Stillen das Beste für mein Kind ist. Als ob man das nicht selbst wüsste 😭.

Welches Milchpulver ist geeignet?

Die Entscheidung für eine bestimmte Milchpulvermarke ist eine wahre Herausforderung und sorgt regelmäßig für einige Verwirrung. Denn das Angebot ist riesig. Die Vielfalt reicht von Pre-Milch über HA-Milch bis hin zu Folgemilch 1, 2 und 3. Die Basis ist in der Regel Kuhmilcheiweiß, aber auch alternative Produkte und hypoallergene Alternativen stehen zur Verfügung. Es gibt Säuglingsanfangsnahrung als Milchpulver oder bereits fertig zubereitet. Da fällt es schwer, eine Entscheidung zu treffen.

Experten sind sich darin einig, dass Pre-Nahrung, auch Anfangsmilch genannt, die Ersatzmilch der Wahl im ersten Lebensjahr des Kindes ist, wenn nicht gestillt wird. Pre-Nahrung ist der Muttermilch ähnlich. Das bedeutet, sie ist relativ dünnflüssig und enthält ausschließlich Milchzucker (=Laktose) als verdauliches Kohlenhydrat. Sie kann deswegen ganz nach Bedarf ab dem Zeitpunkt der Geburt gefüttert werden. Sie kann aber auch als Ergänzung zur Muttermilch gegeben werden, wenn zugefüttert werden muss.

Auch 1er-Nahrung zählt zur Anfangsnahrung für Säuglinge. Sie kann ebenso im gesamten ersten Lebensjahr gefüttert werden, wird aber nur bedingt empfohlen. Der Unterschied besteht bei dieser Nahrung darin, dass sie unter anderem mehr Stärke enthält und aus diesem Grund genau nach Herstellerangabe gefüttert werden muss. Mit dieser Nahrung kannst du dein Baby nicht nach Bedarf füttern, weil die Gefahr besteht, dass es dabei überfüttert wird. Auch in Ergänzung zur Muttermilch ist 1er-Nahrung keine gute Wahl, da der Sättigungsgrad deutlich höher und die Verweildauer im Magen aufgrund ihrer Zusammensetzung länger ist.

Eine Umstellung von Anfangsnahrung (Pre- und 1er-Nahrung) auf Folgemilch (2er- und 3er-Nahrung) ist nicht erforderlich und wird auch nicht empfohlen. Pre- und 1er-Nahrung, also Säuglingsanfangsnahrungen, sind im ersten Lebensjahr die einzig empfohlenen Muttermilchersatznahrungen.

Was ist mit HA-Nahrung?

Wenn die Mutter, der Vater oder beide und/oder ältere Geschwister eine bekannte Allergie in ihrer Geschichte haben, wurde viele Jahre lang empfohlen, HA-Nahrung als Ersatz zur Muttermilch zu geben, wenn ein Kind nicht oder nur teilweise gestillt wird. Bei dieser werden, ganz vereinfacht erklärt, die in der Nahrung enthaltenen Eiweißmoleküle aufgespalten (hydrolisiert). Dadurch sollen sie vom kindlichen Immunsystem nicht als fremd erkannt und somit das Allergierisiko bei einer genetischen Disposition gesenkt werden. Mit diesem Hintergrund galt in der S3-Leitlinie zur Allergieprävention aus dem Jahr 2014 die Empfehlung, dass HA-Nahrung als Allergieprophylaxe bis zur Einführung der Beikost gegeben werden soll.

Diese Empfehlung wird allerdings im Hinblick auf die neuesten gesetzlichen Regelungen zu-

GUT ZU WISSEN

Viele Eltern wünschen sich im Laufe der Zeit, dass die Abstände zwischen den Mahlzeiten sich vergrößern, und stellen deswegen auf 1er-Nahrung um. Dabei gilt es zu bedenken, dass es ebenso wie bei gestillten Kindern völlig normal ist, wenn Kinder zwischendurch häufiger nach einem Fläschchen verlangen, zum Beispiel wenn der Flüssigkeitsbedarf wegen heißer Temperaturen erhöht ist.

nehmend kritisch hinterfragt. Diese besagen nämlich, dass Hersteller seit Februar 2022 einen Nachweis darüber erbringen müssen, welcher die Wirksamkeit zur Vorbeugung einer Allergie belegt. Denn nur wenn eine solche allergievorbeugende Wirkung wissenschaftlich bestätigt ist, kann von einem entsprechenden kindlichen Nutzen ausgegangen werden.

Nach aktuellem Stand hat kein Hersteller diesen Nachweis in Deutschland bisher erbringen können. Aufgrund dieser Entwicklung wird die allgemeine Empfehlung, HA-Nahrung zu verwenden, aktuell überprüft und generell hinterfragt. Tipp: Am besten direkt in der Geburtsklinik, beim Kinderarzt oder bei der eigenen Hebamme nachfragen.

Was sollte ich für die Zubereitung von Milchersatznahrung wissen?

Zunächst einmal ist es wichtig, darauf hinzuweisen, dass Hygiene eine sehr große Rolle bei der Zubereitung spielt, da das kindliche Verdauungs- und Immunsystem noch nicht ganz ausgereift ist. Gewöhne es dir deshalb an, die Hände vorab immer gründlich und ausreichend lange mit Wasser und Seife zu waschen, und mach dich erst dann an das Zubereiten des Milchfläschchens.

Ganz wichtig ist außerdem Folgendes: Muttermilchersatznahrung muss immer (!) frisch zubereitet und direkt im Anschluss, längstens innerhalb einer Stunde, verfüttert werden. Reste, die nach dem Ende der Fläschchenmahlzeit übrig bleiben, kannst du direkt wegschütten. Heb sie keinesfalls für die nächste Mahlzeit auf! Es könnten sich darin Keime vermehren, die dein Kind krank machen. Beachte darüber hinaus die auf der Verpackung angegebenen Hinweise für die Lagerung von Muttermilchersatznahrung.

Für die Zubereitung benötigt man ein Fläschchen, einen Sauger, das Milchpulver mit dazugehörigem Messlöffel und Wasser, das für die Zubereitung von Säuglingsnahrung geeignet ist. Hinweise dazu findest du im nächsten Absatz. Halte dich bei der Dosierung des Milchpulvers genau an die Angaben des Herstellers und verwende ausschließlich den Messlöffel, der der Milchpulverpackung beiliegt. Das ist wichtig, damit dein Baby Nahrung in der richtigen Zusammensetzung erhält und weder über- noch unterernährt wird.

Rühren, nicht schütteln!

Auf der Verpackung wird häufig das Schütteln der Flasche zum Mischen empfohlen. Dabei bilden sich viele Bläschen, welche beim Trinken zu übermäßig Luft im Bauch führen können. Das Umrühren mit einem langen Löffel beziehungsweise einer Gabel oder durch Schwenken der Flasche sollte deswegen bei der Zubereitung bevorzugt werden. Im Anschluss an die Zubereitung kann die Flasche noch einen kurzen Moment stehen gelassen werden, damit sich eventuell gebildete Blasen absetzen können.

Welches Wasser ist geeignet?

Das Leitungswasser in Deutschland, Österreich und in der Schweiz unterliegt strengen Kontrollen und Richtlinien und kann in der Regel bedenkenlos für die Zubereitung von Muttermilchersatznahrung verwendet werden. Eine Einschränkung gilt hier allerdings: Verwende kein Wasser, das durch neue Kupferrohre oder alte Bleileitungen fließt. Auch wenn das Wasser aus einem Hausbrunnen bezogen wird, ist Vorsicht geboten.

Alternativ zu Leitungswasser kann für die Zubereitung Mineralwasser verwendet werden, das speziell als »geeignet für die Zubereitung von Säuglingsnahrung« ausgewiesen ist. Aber auch hier sollte bei der Verwendung darauf geachtet werden, dass angebrochene Flaschen im Kühlschrank aufbewahrt werden und dass das Wasser vor der erneuten Verwendung abgekocht wird.

HEBAMMEN WISSEN

Wenn du ganz sicher gehen möchtest, ob das Leitungswasser im häuslichen Umfeld Trinkwasserqualität hat, bevor du es deinem Kind gibst, kannst du deinen zuständigen Wasserversorger kontaktieren und eine Wasseranalyse beantragen. Generell gilt es vor der Verwendung immer zu beachten, dass das Wasser einige Zeit durch die Leitungen fließt, bevor es verwendet wird. Wasser, das länger in den Rohren gestanden hat, ist für die Zubereitung von Säuglingsnahrung ungeeignet, da sich darin Keime befinden können. Ein Richtwert ist hier, das Wasser so lange laufen zu lassen, bis es richtig kalt ist.

Wie heiß muss das Wasser sein?

Die ideale Wassertemperatur für die Zubereitung eines Milchfläschchens liegt zwischen 30 °C und 40 °C. Das Wasser darf weder kälter noch heißer sein, da die Nahrung sonst verklumpen kann. Um die richtige Temperatur zu erreichen, kannst du zum Beispiel heißes, abgekochtes Wasser ins Fläschchen geben und dieses mit kaltem Wasser auffüllen, bis die Temperatur stimmt.

Neueste Untersuchungen haben gezeigt, dass frisches Leitungswasser (wichtig: kein Standwasser) nicht abgekocht werden muss, bevor es für die Zubereitung von Muttermilchersatznahrung verwendet wird. Es kann also entweder direkt in Trinktemperatur (37 °C) ins Fläschchen gegeben werden oder entnommen und auf maximal 40 °C erwärmt werden. Wenn du so vergehst, beachte die Hinweise von Seite 193! Wenn du dir wegen der Wasserqualität unsicher bist, kannst du auf Nummer Sicher gehen, indem du es für circa zwei Minuten zum Kochen bringst und dann auf 40 °C abkühlen lässt. Bevor du dein Baby fütterst, musst du die Temperatur noch einmal überprüfen, damit es sich nicht verbrennt. Tropf dazu einfach ein bisschen Milch auf die Innenseite deines Handgelenks. Das ist bei richtiger Temperatur kaum spürbar und sollte sich keinesfalls kalt oder heiß anfühlen. (Wenn du dennoch unsicher bist, kannst du auch ein spezielles Thermometer verwenden, bis du ein Gefühl dafür entwickelt hast.)

Welche Flaschen und Sauger gibt es?

Man kann sowohl zwischen verschiedenen Arten von Fläschchen- als auch Saugermate-

GUT ZU WISSEN

Sobald dein Kind Zähne bekommt, solltest du auf Latexsauger umsteigen. Diese sind bissfester und dadurch deutlich robuster als Sauger aus Silikon. Bei Silikonsaugern können kleine Stücke herausgebissen und verschluckt werden. Gleiches gilt übrigens für das Material des verwendeten Schnullers, hier kannst du ebenfalls auf Produkte aus Latex zurückgreifen, sobald sich die ersten Zähnchen zeigen.

rialien unterscheiden. Bei den Flaschen gibt es Glasflaschen und Flaschen aus Kunststoff. Während Glasflaschen geschmacks- und geruchsneutral sind, sich nicht so schnell abnutzen und auch nach längerer Verwendung noch schön aussehen, sind sie relativ schwer. Flaschen aus Kunststoff sind leichter und gehen auch nicht so schnell kaputt, zum Beispiel wenn sie herunterfallen. Wichtig ist bei der Verwendung von Kunststoffflaschen, darauf zu achten, dass diese frei von BPA sind. Da der Verkauf dieser in der EU seit einigen Jahren verboten ist, braucht man aber beim Kauf neuer Flaschen aus Kunststoff keine Bedenken zu haben. Letzten Endes hängt es aber von der persönlichen Präferenz ab, welche Fläschchen man verwendet. Bei den Saugern gibt es welche aus Latex oder Silikon. Sauger aus Latex sind etwas weicher und elastischer, können sich aber schneller abnutzen und porös werden. Sauger aus Silikon sind in der Regel etwas unempfindlicher und halten länger. Sie sind außerdem im Vergleich zu Latexsaugern neutral im Geruch und Geschmack. Grundsätzlich kann man zwischen zwei verschiedenen Saugerformen entscheiden, nämlich einer Kirschkern- und einer kiefergerechten Form. Die Kirschkernform ist symmetrisch und so der Form der Brustwarze am ähnlichsten. Das Saugerloch befindet sich in der Mitte. Bei der kiefergerechten Form sind zwei Seiten abgeflacht und so der Brustwarzenform während des Saugens beim Stillen nachempfunden. Das Saugerloch befindet sich oben, das bedeutet, an der Seite, die zum kindlichen Gaumen hin zeigt. Welche letztendlich gewählt wird, kann von der persönlichen Präferenz abhängig gemacht werden.

Welche Saugergröße ist die Richtige?

Sauger werden nicht nur in unterschiedlichen Formen und Materialien, sondern auch in verschiedenen Größen verkauft. Hierbei kann sowohl nach Alter als auch nach Lochgröße unterschieden werden. Bei der Größe des Saugers sollte immer auf die entsprechende Altersangabe geschaut werden. Für die Größe der Öffnung gilt, dass diese eher klein sein sollte, damit sich das Kind nicht verschluckt. Ein weiterer Vorteil ist, dass das Kind auf diese Weise intensiv saugen muss und so sein natürliches Saugbedürfnis, welches jedes Neugeborene und jeder Säugling hat, stillen kann. Bei Unsicherheiten, ob die Lochgröße des gewählten Saugers zu groß ist, kann man Folgendes überprüfen: Halte die Flasche einfach einen Moment schräg nach unten und beobachte nun, ob pro Sekunde circa ein Tropfen herauskommt. Wenn es deutlich mehr ist, sollte der Sauger durch eine andere Lochgröße ersetzt werden.

Wie oft sollte ich Sauger austauschen?

Sauger sollten alle vier bis spätestens acht Wochen ausgetauscht werden. Hier gibt es aber einige Ausnahmen. Wenn sich ein Latexsauger klebrig anfühlt oder porös aussieht, sollte er unbedingt früher gewechselt werden. Bei Silikonsaugern kann je nach Herstellerangaben auch eine Anwendungsdauer von zwölf Wochen möglich sein. Aber auch hier gilt: Diese sollten immer sofort ausgetauscht werden, wenn sich Abnutzungserscheinungen wie Kratz- oder Bissspuren zeigen. Allgemein kann man sich merken, dass ein Sauger ungeachtet der Vorgaben immer dann gewechselt werden sollte, wenn er anfängt, abgenutzt zu wirken, oder beginnt, komisch zu riechen.

Praktisch: Thermoskanne

Für unterwegs und in der Nacht kann eine Thermoskanne oder -flasche die Zubereitung erleichtern. Hier empfiehlt es sich, eine mit heißem und eine mit kaltem Wasser vorzubereiten. Wichtig ist, dass diese nur für diesen Zweck verwendet werden. Außerdem kann man die benötigte Milchmenge pro Mahlzeit in entsprechenden Behältern vorportionieren.

WIE BEREITE ICH EIN FLÄSCHCHEN ZU?

1 | Wasch deine Hände gründlich mit Wasser und Seife, bevor du mit der Zubereitung beginntst.

2 | Leg alle Utensilien bereit, die du benötigst. Achte darauf, dass die Arbeitsfläche sauber ist.

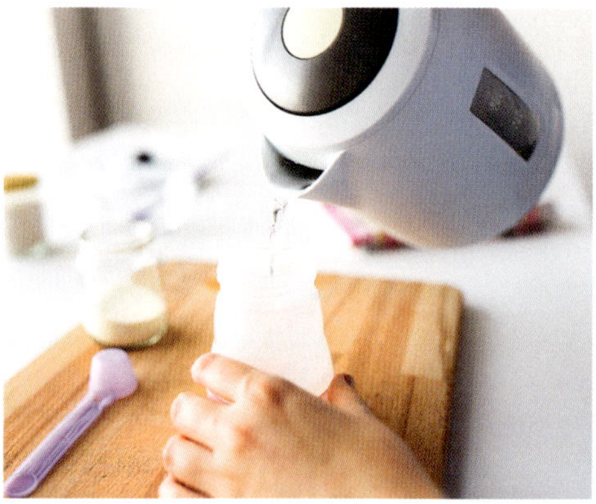

3 | Füll Wasser in der richtigen Menge und Temperatur (30° bis 40 °C) ins Fläschchen. Es sollte weder wärmer noch kälter sein, da sich sonst Klümpchen bilden könnten.

4 | Entnimm die entsprechende Milchpulvermenge nach Herstellerangabe mit dem beiligenden Messlöffel aus der Verpackung. Für die richtige Dosierung solltest du diesen immer abstreichen.

5 | Gib das Milchpulver in das vorbereitete Fläschchen zum Wasser.

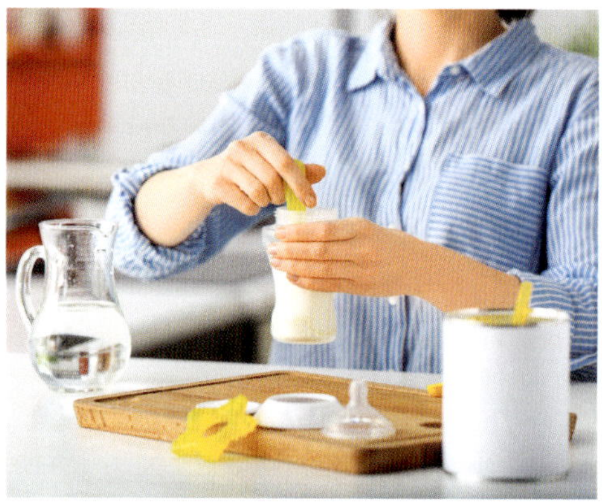

6 | Verrühre jetzt das Milchpulver mit dem Wasser. Nutze dafür einen langstieligen Löffel und vermeide es, das Fläschchen zu schütteln.

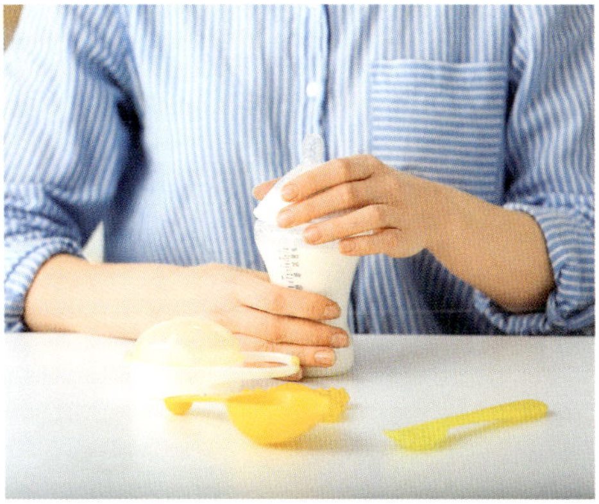

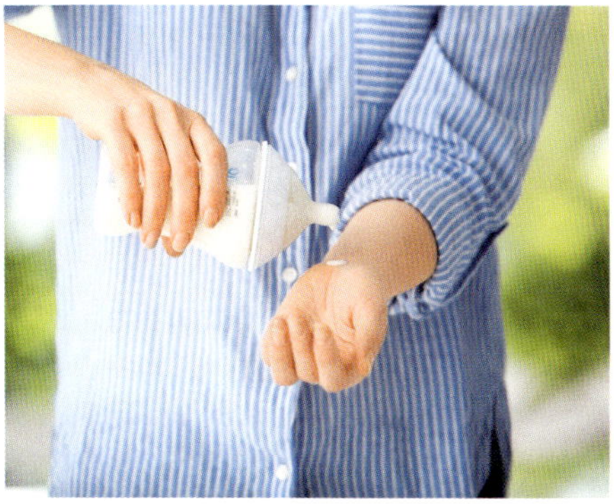

8 | Mit einem Tropfen am Handgelenk kannst du die Temperatur überprüfen. Wenn die Flasche zu heiß ist, kann sie noch einen Moment stehen gelassen oder unter kaltes Wasser gehalten werden, bevor sie verfüttert wird. Ist sie zu kalt, kann sie entsprechend mit warmem Wasser einen kurzen Moment erwärmt werden.

7 | Wenn alles gut vermischt ist, kannst du je nach Herstellerangabe die restliche Wassermenge hinzugeben oder aber das Fläschchen direkt sicher verschließen.

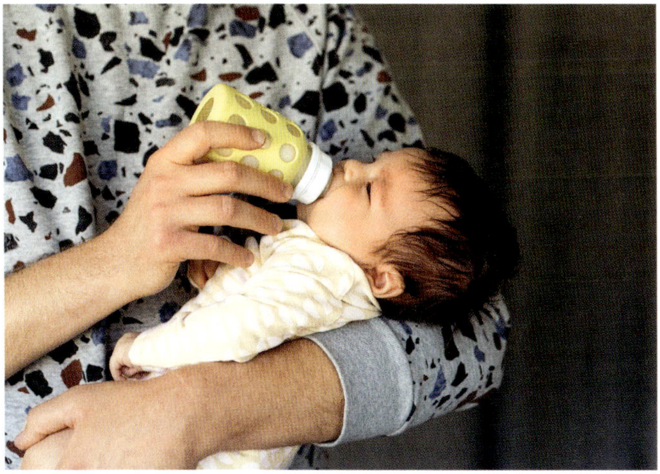

9 | Jetzt kannst du deinem Kind das zubereitete Fläschchen geben. Achte dabei auf eine ruhige, entspannte und liebevolle Atmosphäre!

Wie viel Milch braucht ein Kind?

Die Trinkmenge richtet sich nach dem kindlichen Alter und sollte in den ersten Lebenstagen schrittweise angepasst werden. Vor allem unmittelbar nach der Geburt ist der Magen des Neugeborenen noch sehr klein (siehe Seite 211) und anatomisch nicht in der Lage, während einer Mahlzeit viel Volumen aufzunehmen.

Deswegen ist eine starre Fütterung nach Plan auch beim Einsatz von Muttermilchersatznahrung (PRE) nicht empfohlen. Auch diese sollte ganz nach Bedarf gefüttert werden. Als ungefähren Richtwert sollte ein Neugeborenes beziehungsweise ein Säugling mindestens sechs bis acht Flaschen mit Muttermilchersatznahrung pro Tag erhalten. Die Menge der Mahlzeit richtet sich dabei maßgeblich nach dem kindlichen Alter.

Am ersten Lebenstag des Kindes beträgt das Fassungsvermögen des kindlichen Magens nur wenige Milliliter. Als Richtwert gelten bei der Fläschchenfütterung fünf bis zehn Milliliter für den ersten Lebenstag. Für jeden weiteren Lebenstag (zweiter bis siebter Lebenstag), kann die Milchmenge jeden Tag um zehn Milliliter pro Mahlzeit gesteigert werden.

So steigert sich die Trinkmenge

Das Kind erhält unabhängig vom Geburtsgewicht etwa folgende Milchmenge pro Mahlzeit:

- 1. Lebenstag: 5 bis 10 ml
- 2. Lebenstag: 15 bis 20 ml
- 3. Lebenstag: 25 bis 30 ml
- 4. Lebenstag: 35 bis 40 ml
- 5. Lebenstag: 45 bis 50 ml
- 6. Lebenstag: 55 bis 60 ml
- 7. Lebenstag: 65 bis 70 ml

Ab dem achten Lebenstag liegt die Trinkmenge pro Tag bei etwa einem Sechstel des Körpergewichts. Ab dem vierten Lebensmonat reduziert sich die Trinkmenge pro Tag auf etwa ein Siebtel des Körpergewichts.

GUT ZU WISSEN

Wenn das Kind nach der Mahlzeit noch Hunger hat, kannst du bedenkenlos einen Nachschlag anbieten – vorausgesetzt, dein Kind bekommt Pre-Nahrung. Diese darf nämlich ganz nach Bedarf gefüttert werden. Anders sieht es aus, wenn dein Kind 1er-Nahrung oder Folgemilch erhält. Hier musst du dich genau an die Mengenangaben des Herstellers halten, um eine Überfütterung zu vermeiden.

Wie wird das Fläschchen gegeben?

Das Füttern mit dem Fläschchen sollte genau wie die Stillmahlzeit in einer ruhigen Umgebung und ohne Zeitdruck erfolgen. Besonders wichtig ist dabei der Haut- und Blickkontakt während der Mahlzeit. Selbst wenn das Kind in der Lage ist, die Flasche bereits selbstständig zu halten, ist es wichtig, sich bewusst Zeit zu nehmen und sein Kind möglichst ungestört zu füttern. Diese Momente dienen nämlich nicht nur der Nahrungsaufnahme, sondern fördern gleichzeitig die Bindung. Schaffe dir deswegen eine gemütliche Umgebung und richte dich bequem ein, denn auch eine Mahlzeit mit dem Fläschchen kann und darf durchaus seine Zeit dauern.

Fläschchenzeit ist Bindungszeit

Nutze diese deswegen ganz bewusst, um mit deinem Kind zu kommunizieren. Das ist wichtig, auch wenn es selber noch nicht sprechen bzw. dir antworten kann. Die Kommunikation kann auf ganz unterschiedliche Art und Weise erfolgen. Manche mögen es, ihrem Kind ein paar schöne und liebevolle Worte während der Mahlzeit zu erzählen oder einfach leise vor sich hin zu murmeln. Viele sprechen auch einfach darüber, was sie gerade tun, was vielleicht für den heutigen Tag geplant ist oder was sie schon erlebt haben. Andere summen lieber eine leise Melodie vor sich hin oder singen ein Lied. Hab dabei keine Scham vor schiefen Tönen. Viele Babys finden es unglaublich beruhigend, die Stimme der eigenen Eltern zu hören. Gleichzeitig sorgt es bei dir für eine entspannte Stimmung. Auch wenn du dein Baby sanft an den Händen, im Gesicht oder am Rücken berührst, kann dies eine Form der Kommunikation sein. Diese Streicheleinheiten vermitteln gleichzeitig ein Gefühl von Sicherheit und Geborgenheit. Um dieses Gefühl zu intensivieren, können auch aktiv kleinere Unterbrechungen während des Fütterns eingebaut werden. Diese Pausen können gut dafür genutzt werden, um kurz gemeinsam zu kuscheln. Dies fördert die Bindung und sorgt außerdem für Entspannung auf beiden Seiten.

GUT ZU WISSEN

Wenn dein Kind krank ist, zu früh geboren wurde oder wenn die hygienischen Bedingungen nicht ausreichend sind, solltest du Fläschchen und Sauger sicherheitshalber zur normalen Reinigung mit Wasser und Spülmittel auch sterilisieren beziehungsweise auskochen. Das gilt auch, wenn diese nicht unmittelbar nach dem Füttern gereinigt werden und/oder Nahrungsreste angetrocknet sind. Denn diese Verkrustungen können einen optimalen Nährboden für Mikroorganismen bilden.

Wie reinige ich Fläschchen, Sauger und Co?

Hier gilt: Vor der allerersten Nutzung sollten immer die Anwendungshinweise des Herstellers beachtet werden. Für benutztes Zubehör wurde bis vor einigen Jahren noch empfohlen, es nach jeder Verwendung auszuwaschen und im Anschluss für einige Minuten auszukochen oder zu sterilisieren. Inzwischen gelten andere Empfehlungen. Bei gesunden Babys reicht es aus, die Fütterutensilien sofort nach der Mahlzeit mit heißem Wasser und etwas Spülmittel sowie einer Spülbürste (die ausschließlich für diesen Zweck verwendet wird) gründlich von innen und außen zu waschen. Im Anschluss sollten Fläschchen, Sauger und Co. mit klarem Wasser abgespült werden und mit der Öffnung nach unten auf einem sauberen Geschirrtuch trocknen. Alternativ kann alles nach der Verwendung mit kaltem Wasser ausgespült und dann in der Spülmaschine bei mindestens 65 °C gereinigt werden. Bis zur nächsten Verwendung sollten alle Materialien sauber und trocken aufbewahrt werden. Während das Auskochen beziehungsweise Sterilisieren von Silikonsaugern (wenn die Reinigung unmittelbar im Anschluss erfolgt) zusätzlich nicht notwendig ist, sollte dies bei Saugern aus Latex hin und wieder erfolgen. Das liegt an der Oberflächenbeschaffenheit. Diese ist bei Latexsaugern poröser als bei Silikonsaugern. Dadurch können sich Nahrungsreste und Keime an der Oberfläche absetzen. Die Reinigung des Messlöffel für das Milchpulver ist nicht notwendig. Er sollte aber ausschließlich für die Herstellung von Muttermilchersatznahrung verwendet werden. Sollte es doch zu einer Verunreinigung kommen, kann dieser mit der Hand gespült und im Anschluss gut abgetrocknet werden.

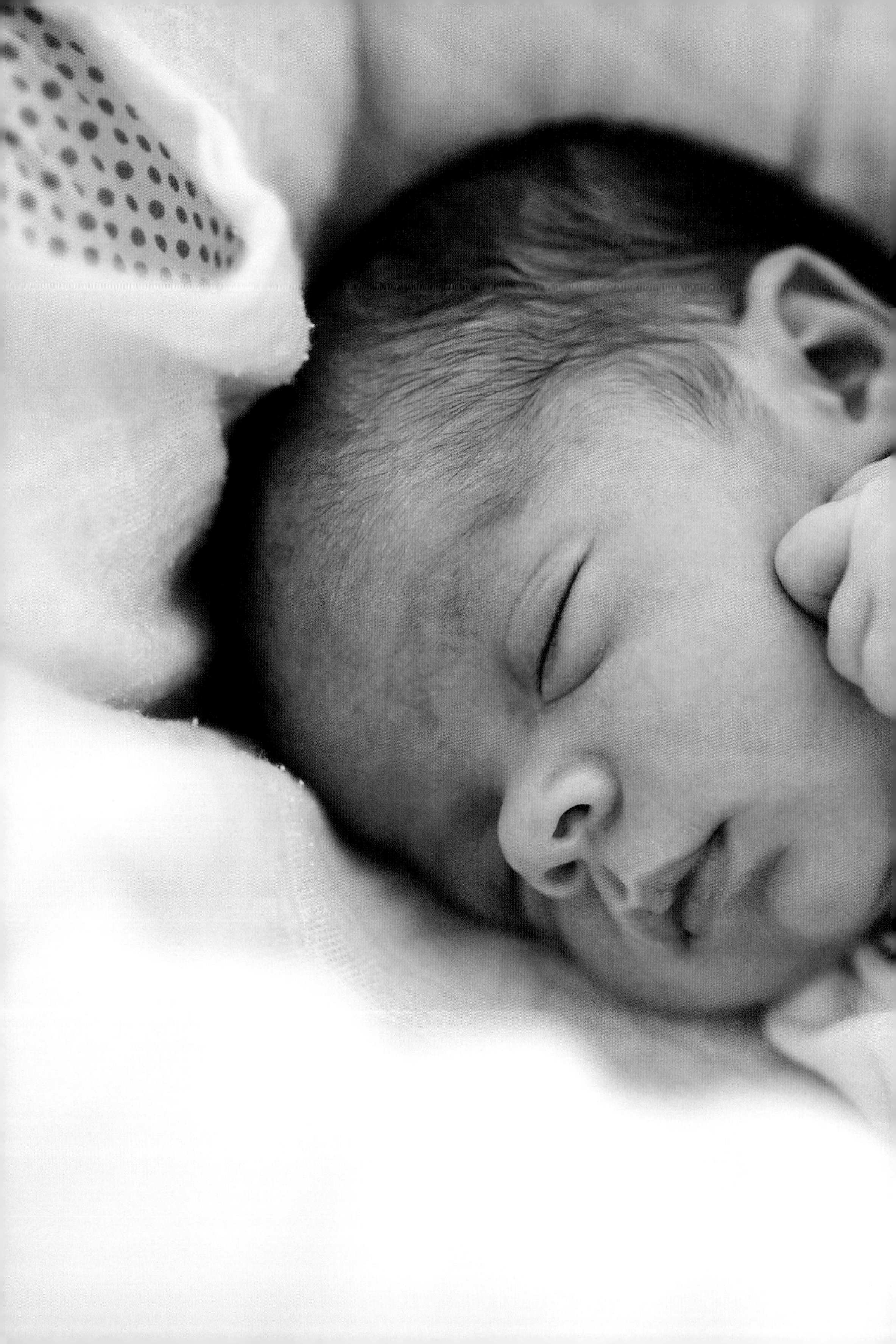

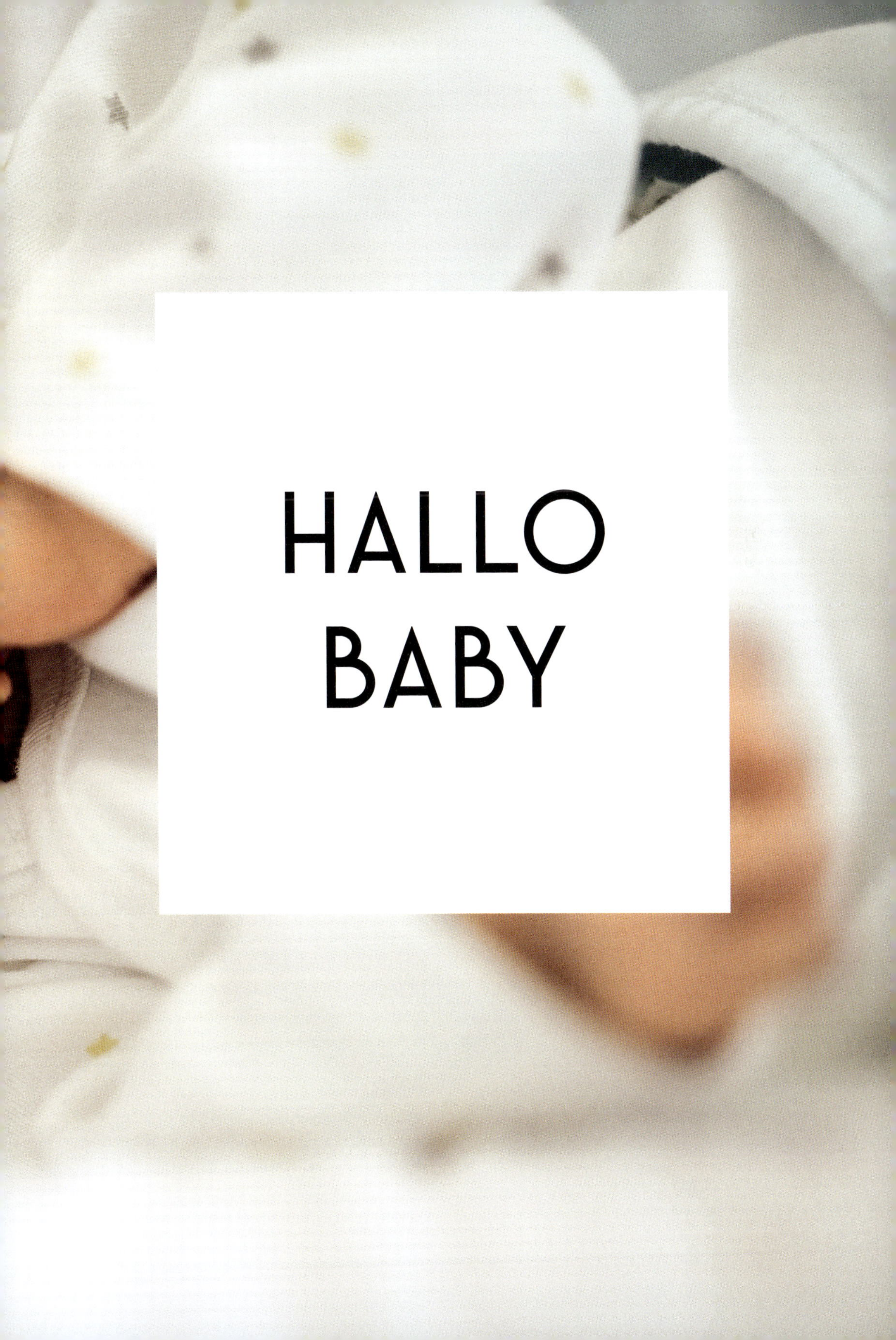

HALLO BABY

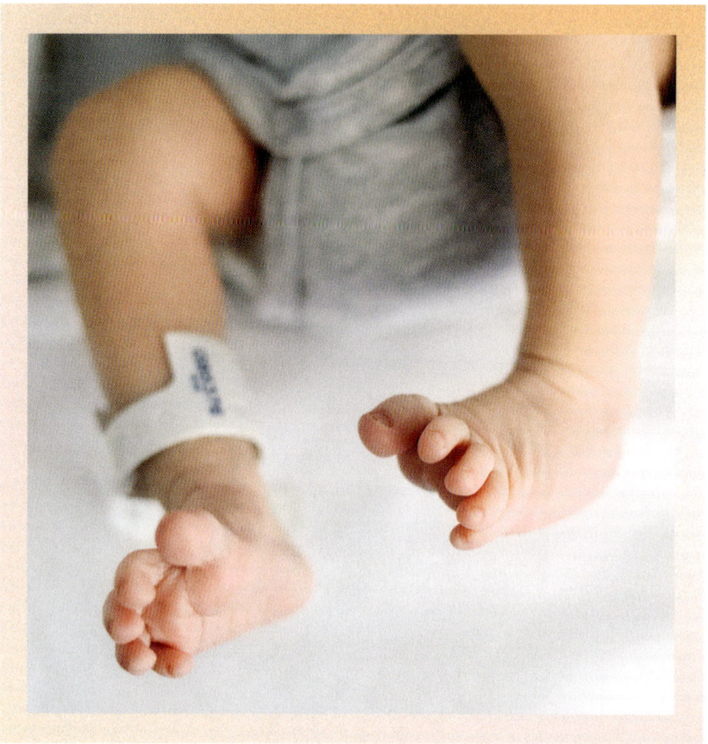

DAS NEUGEBORENE

Der erste Schrei. Ein Moment, auf den viele Eltern direkt nach der Geburt gespannt warten. Neugeborene benötigen bis zu 20 Sekunden Zeit, um den ersten Atemzug zu tun und dann auf ihre Art und Weise die Welt und die Eltern »zu begrüßen«. In unserem Berufsalltag erleben wir immer wieder, dass sich dieser kurze Moment für die frisch gebackenen Eltern wie eine Ewigkeit anfühlen kann. Oft hören wir als Hebammen die Frage: »Warum schreit mein Kind nicht, ist alles okay?«

Zum Glück können wir in den allermeisten Fällen beruhigen: Diesen Moment des Ankommens darf jedes Neugeborene in Anspruch nehmen, bevor es der Welt »Hallo« sagt. Nicht jedes Neugeborene schreit unmittelbar nach der Geburt. Manche benötigen etwas Zeit, um anzukommen, andere sind ganz neugierig und wach und staunen über die neue Umgebung, die sie erwartet. Wenn ein Baby nicht schreit und leise der Welt »Hallo« sagt, ist das genauso richtig wie ein lauter erster Schrei.

Erstversorgung nach der Geburt

In den meisten Fällen legen wir das Neugeborene der Frau direkt auf die Brust. Es kommt aus einer sicheren, warmen, engen, dunklen Umgebung und ist plötzlich in einem kühlen, hellen, lauten Raum, den es nicht kennt. Es ist wichtig, dem Neugeborenen jetzt die Sicherheit zu geben, die es braucht. Auf der Brust der Mutter hört es den bekannten Herzschlag, erkennt die Wärme, riecht und fühlt die Mutter. Aber nicht bei jeder Geburt laufen die ersten Minuten wie nach dem Lehrbuch ab, zum Beispiel wenn bei der Mutter medizinische Maßnahmen notwendig sind. In diesem Fall kann der Partner oder die Partnerin den Hautkontakt zum Neugeborenen herstellen.

Ist das Baby gesund und vital?

Als Hebammen haben wir einen besonderen Blick auf das Neugeborene, denn wir bewerten seinen Gesundheitszustand nach einem ganz bestimmten Schema: dem sogenannten APGAR-Score. Hier beurteilen wir das Baby nach einer, fünf und zehn Minuten anhand folgender Kriterien:

- Atmung
- Puls
- Grundtonus
- Aussehen
- Reflexe

Dabei wird ein bestimmtes Punktesystem verwendet. Für jeden Parameter können bis zu zwei Punkte vergeben werden. Somit kann ein gesundes, vitales Baby eine maximale Gesamtpunktzahl von zehn erreichen.
Nehmen wir die Atmung. Hier kann die Vergabe der Punkte wie folgt aussehen:

- **2 Punkte:** regelmäßige Atmung, kräftiges Schreien
- **1 Punkt:** langsame oder unregelmäßige Atmung
- **0 Punkte:** keine Atmung

Auf diese Weise vergeben wir die Punkte für alle weiteren Parameter und können den Gesundheitszustand des Neugeborenen beurteilen. Diese Werte werden anschließend in das gelbe Untersuchungsheft eingetragen.

Zeit für Bonding

Wir versuchen, den Familien den Raum zu geben, den sie benötigen, um anzukommen und das Neugeborene zu begrüßen. Hilfreich ist dabei enger Körperkontakt, am besten Haut an Haut. Meist liegt das Baby dazu auf der Brust seiner Mutter. Das erste Anlegen ergibt sich auf diese Weise ganz natürlich – und wenn ein bisschen Hilfe nötig ist, sind wir zur Stelle. Unser Ziel ist es, ein ungestörtes Bonding tatkräftig zu unterstützen, aber es gehört auch zu unseren Aufgaben, darauf zu achten, dass Mama und Baby gut versorgt sind. Deshalb überprüfen wir bei der Frau regelmäßig die Stärke der Blutung und die Kontraktion der Gebärmutter und kümmern uns darum, dass mögliche Geburtsverletzungen versorgt werden. Auch beim Baby kontrollieren wir regelmäßig den Gesundheitszustand, erheben den APGAR-Wert und nach einer Weile im Rahmen der U1 die Maße des Kindes, einschließlich Gewicht, Länge und Kopfumfang.

GUT ZU WISSEN

Wusstest du, dass die U1 die einzige Untersuchung ist, die von Hebammen, Gynäkologinnen und/oder Kinderärzten durchgeführt werden kann? Alle weiteren Untersuchungen im Rahmen der Früherkennung werden ausschließlich von Kinderärzten durchgeführt.

U1

Die Vorsorgeuntersuchung U1 erfolgt unmittelbar nach der Geburt. Ihre Ergebnisse werden anschließend im gelben Untersuchungsheft festgehalten. Die U1 kann von einer Hebamme, einer Gynäkologin oder einem Kinderarzt durchgeführt werden. Für alle weiteren Untersuchungen im gelben Heft sind dann ausschließlich Fachärzte für Kinder- und Jugendmedizin zuständig.
Während der U1 wird das Neugeborene von Kopf bis Fuß gründlich angeschaut. Dabei wird auf den Allgemeinzustand und die Reife des Neugeborenen geachtet. Der Körper wird auf sichtbare Fehlbildungen oder Auffälligkeiten sowie auf Verletzungen, die während der Geburt eventuell entstanden sind, untersucht. Auch die Funktionsfähigkeit von Atmung und Herz-Kreislauf-System wird beurteilt.
Die Untersuchung bezieht sich detailliert auf einzelne Körperteile, die genau inspiziert werden. Es ist wichtig, das Neugeborene sorgfältig zu betrachten, um keine Auffälligkeiten zu übersehen. Oft ist ein Elternteil bei der Untersuchung mit dabei, damit die Eltern verstehen, was gerade passiert und welche Aspekte begutachtet werden. Dieser Moment ist oft sehr emotional für die Eltern, da sie das Neugeborene bewundern und oft auch das erste Mal im Ganzen bestaunen können. Im Rahmen dieser Untersuchung werden außerdem Gewicht, Körpergröße und Kopfumfang gemessen und die Werte im gelben Untersuchungsheft dokumentiert.

pH-Wert

Auch der pH-Wert wird unmittelbar nach der Geburt bestimmt. Dafür wird aus der Nabelschnur mit einer kleinen Spritze etwas Blut abgenommen. Für das Baby ist das absolut schmerzfrei, da die Nabelschnur keine Nerven enthält. Aus dem Nabelschnurblut werden dann verschiedene Werte wie der Base excess und auch der arterielle und venöse pH-Wert ermittelt. Diese Untersuchung gibt Aufschluss darüber, wie die Sauerstoffversorgung während der Geburt war und wie es dem Neugeborenen dabei ging.

Vitamin K

Vitamin K ist ein fettlösliches Vitamin, das für die Produktion von Blutgerinnungsfaktoren im menschlichen Körper benötigt wird. Diese Faktoren sind wichtig, um Blutungen zu stoppen. Vitamin K, das durch die Nahrung aufgenommen wird, gelangt in den Darm und wird von dort aus über das Blut zur Leber transportiert. Dort wird es verwendet, um inaktive Vorstufen der Gerinnungsfaktoren in ihre aktive Form umzuwandeln.

Mangelblutung bei Neugeborenen

Vitamin K wird kaum über die Plazenta auf das Neugeborene übertragen und auch über die Muttermilch erhält es nur eine geringe Menge davon. Der Gehalt an Vitamin K in der Muttermilch hängt von der Ernährung ab. Bei gestillten Säuglingen ohne zusätzliche Vitamin-K-Gabe besteht ein Risiko von etwa 1:10.000, eine Vitamin-K-Mangelblutung zu entwickeln. Diese tritt in der Regel innerhalb der ersten zwölf Lebenswochen auf und kann verschiedene Formen wie Magen-Darm-Blutungen oder im schlimmsten Fall lebensbedrohliche Hirnblutungen auslösen. Die meisten Neugeborenen haben zum Zeitpunkt der Geburt so viel Vitamin K gespeichert, dass die Menge ausreicht, bis der Körper in der Lage ist, eigenes Vitamin K zu produzieren. Es kommen aber auch Babys auf die Welt, die ein zu niedriges Vitamin-K-Depot haben. Aus diesem Grund wird heute in vielen Ländern die Vitamin-K-Prophylaxe empfohlen, unabhängig davon, ob ein Kind gestillt wird oder nicht.

Substitution

In Deutschland wird Vitamin K mithilfe einer Pipette direkt in den Mund verabreicht. Das

Neugeborene erhält in drei Gaben jeweils 2 mg Vitamin K. Das Vitamin wird nach folgendem Schema verabreicht:

1. Direkt nach der Geburt bei der U1
2. Nach drei bis zehn Tagen bei der U2
3. Nach vier bis sechs Wochen bei der U3

In anderen Ländern wie den Niederlanden wird eine niedrigere Dosierung über einen längeren Zeitraum gegeben. Dies variiert von Land zu Land.

Vitamin-D-Prophylaxe

Es wird empfohlen, Vitamin D als Prophylaxe im ersten Lebensjahr des Babys zu verabreichen. Wenn ein Baby im Winter geboren wird, sollte die prophylaktische Gabe bis zum Frühjahr des nächsten Jahres fortgesetzt werden, also bis zu 18 Monate.

Vitamin D spielt eine wichtige Rolle bei der Einlagerung von Kalzium in die Knochen und unterstützt die Aufnahme von Kalzium und Phosphat aus dem Darm. Beim Säugling werden Provitamine in der Haut durch Sonnenlicht in aktives Vitamin D umgewandelt. Provitamine sind Vorstufen von Vitaminen, die in der Nahrung vorkommen und von der Leber zur Verfügung gestellt werden. Von Oktober bis April sind die meisten Tage in Deutschland eher grau und wolkenverhangen. Das Neugeborene kann auf diese Weise nicht ausreichend Vitamin D produzieren und einen Mangel entwickeln. Für eine ausreichende Produktion von Vitamin D wäre ein mehrstündiger Aufenthalt in der Mittagssonne nötig. Dies ist für Neugeborene und Säuglinge (aufgrund der UV-Strahlung) natürlich nicht empfohlen. Sinnvoller ist es, Vitamin D zu substituieren.

Mangel mit schwerwiegenden Folgen

Ein Mangel an Vitamin D kann schwerwiegende Folgen haben. In der Folge können Kinder an Rachitis erkranken. Das ist eine Erkrankung, bei der die Knochensubstanz weich wird und die Knochen sich in der Folge krümmen. Das typische Alter, an einer Rachitis zu erkranken, liegt zwischen dem dritten und achten Lebensmonat.

Als vorbeugende Maßnahme sollten Babys ab dem zehnten Lebenstag 500 iE Vitamin D erhalten. Bei zu früh geborenen oder chronisch kranken Kindern ist eine höhere Gabe an Vitamin D erforderlich. Die genaue Dosierung wird immer individuell mit dem Kinderarzt oder der Kinderärztin besprochen und verschrieben. Hier gibt es zwei verschiedene Formen der Einnahme. Vitamin D kann in Form von Tabletten oder auch Öl eingenommen werden.

Tabletten

Es gibt zwei verschiedene Tabletten zur Vitamin-D-Einnahme. Einmal Tabletten, die nur Vitamin D enthalten, und andere, denen Fluorid zugesetzt ist. Seit April 2021 wird von den zahnärztlichen Fachgesellschaften und den Kinderärzten nach den neuen Empfehlungen zur Kariesprophylaxe bei Säuglingen und Kleinkindern empfohlen, bis zum Durchbruch des ersten Milchzahns täglich ein Kombinationspräparat aus Fluorid und Vitamin D in Tablettenform zu geben. Aber in der Praxis ist es weiterhin gängig, dass Präparate ohne Fluorid gegeben werden.

Für welche Variante du dich entscheidest, bleibt nach einer entsprechenden Aufklärung dir selbst überlassen. Es ist aber wichtig, dass du dich mit dem Thema auseinandersetzt. Erst dann kannst du entscheiden, in welcher Form du das für die Zähnchen wichtige Fluorid verabreichst. Am besten lässt du dich individuell in der Kinderarztpraxis beraten.

Eine Möglichkeit, dem Kind die tägliche Vitamin-D-Prophylaxe zu verabreichen, besteht darin, ihm die Tablette vorsichtig in die Wangentasche zu legen und anschließend zu stillen oder eine Flasche zu geben. Die Tablette löst sich dann während der Mahlzeit im

Mundraum auf. Alternativ kann die Tablette auf einem Löffel mit Muttermilch oder Muttermilchersatznahrung aufgelöst werden und dem Baby anschließend angeboten werden.

Öl

Vitamin D kann auch in Form von Öl substituiert werden, allerdings fehlt dann der Zusatz von Fluorid. Gib dazu die verschriebene Anzahl an Tropfen Öl auf einen kleinen Löffel, den dein Baby ableckt. Du kannst die Tropfen auch auf die Brustwarze geben und dein Baby zum Stillen anlegen. Wenn zu viele Tropfen auf dem Löffel landen, sollte dieser gereinigt und erneut mit der richtigen Menge angeboten werden. Bitte beachte, dass einige Öle verschreibungspflichtig, da der Kinderarzt oder die Kinderärztin über Vor- und Nachteile informieren muss. Eine Überdosierung sollte unbedingt vermieden werden, da dies zu Symptomen wie Erbrechen, Durchfall, Gelenkschmerzen und Nierenversagen führen kann. Dennoch vertragen Neugeborene das Öl oft besser als die Tabletten, insbesondere wenn sie zu Blähungen neigen.

Gewicht des Kindes

Das Gewicht eines Kindes ist ein großes Thema für viele Eltern, das zeigt sich nicht selten direkt im Kreißsaal. Denn kaum ist das Kind auf der Welt, bekommen wir häufig die Frage gestellt: »Wie schwer ist es denn?« Das können wir Hebammen natürlich zunächst auch nur grob schätzen und erst sicher beantworten, wenn das Neugeborene im Rahmen der U1 gewogen wurde.
Doch kaum ist das Gewicht ermittelt, setzt sich häufig ein Gedankenkarussell in Gang. »Trinkt mein Kind genug?«, fragen sich viele Mütter besorgt und stellen gleich die zweite Frage: »Nimmt es gut und ausreichend zu?«
Uns ist es wichtig, zu betonen, dass alle Kinder nach der Geburt etwas Gewicht verlieren. Das ist völlig normal und hängt mit der Ausscheidung von Mekonium (Kindspech) und Urin sowie mit dem Flüssigkeitsverlust über die Haut und durch die Atmung zusammen. Zeitgleich ist die Aufnahme von Muttermilch (Kolostrum) in den ersten Tagen bis zum Milcheinschuss noch vergleichsweise gering. Nur mit diesem Wissen können Eltern den normalen physiologischen Gewichtsverlust, mit dem sie nach der Geburt unweigerlich konfrontiert werden, richtig einordnen.
Zu unserer Aufgabe als Hebamme in der Wochenbettbetreuung gehört es, die Entwicklung des kindlichen Gewichtes regelmäßig zu überprüfen. Der Höhepunkt der Gewichtsabnahme ist häufig am fünften Tag nach der Geburt erreicht. Danach steigt die Anzeige auf der Waage langsam wieder an. Die Gewichtsabnahme sollte sieben Prozent des Geburtsgewichtes nicht überschreiten. Sobald diese Grenze erreicht ist, ist es nötig, die individuellen Umstände zu überprüfen und geeignete Schritte einzuleiten, damit das Neugeborene wieder zunimmt. Das Ziel der getroffenen Maßnahmen sollte darin bestehen, dass die Mutter ihr Kind weiterhin stillt. Ist ein Gewichtsverlust von zehn Prozent erreicht oder sogar überschritten, ist eine kinderärztliche Vorstellung sowie das Zufüttern von abgepumpter Muttermilch und/oder Milchersatznahrung in der Regel zwingend notwendig.
Hier ein Beispiel: Wiegt das Kind 3600 Gramm bei der Geburt, darf es innerhalb der ersten Lebenstage 252 Gramm (also sieben Prozent) abnehmen, ohne dass medizinische Interventionen notwendig sind. Liegt der Gewichtsverlust über dieser Marke, müssen das Stillmanagement, die Ausscheidungen und Vitalität des Kindes und die generellen Umstände überprüft werden und bei Bedarf entsprechende geeignete Maßnahmen eingeleitet werden. Diese können ganz unterschiedlich aussehen und von häufigeren und längeren Stillmahlzeiten, einer Brustmassage vor dem

GUT ZU WISSEN

Wenn der Mutter während der Geburt Infusionen verabreicht werden, kann dies möglicherweise zu vorübergehenden Wassereinlagerungen beim Kind führen. Diese sind in der Regel nicht problematisch und werden normalerweise in den ersten Lebenstagen abgebaut. Sie können aber das Geburtsgewicht verfälschen. Die Wassereinlagerungen können dazu führen, dass der Gewichtsverlust des Neugeborenen nach der Geburt möglicherweise fehlerhaft (und als zu dramatisch) eingeschätzt wird. Aus diesem Grund haben viele Geburtskliniken inzwischen begonnen, das sogenannte »korrigierte« Geburtsgewicht nach 12 bis 24 Stunden zu ermitteln. Diese Maßnahme wird immer dann bei Neugeborenen angewendet, wenn eine potenzielle Wassereinlagerung aufgrund einer verabreichten Infusion während der Geburt vermutet wird. Dies ist zum Beispiel grundsätzlich nach einer Bauchgeburt (Kaiserschnitt) der Fall.

Stillen bis hin zu zusätzlichem ausgiebigem Haut-an-Haut-Kontakt von Mutter und Kind reichen. Häufiges Ziel dieser empfohlenen Maßnahmen ist es nicht nur, die Milchbildung zu fördern, sondern auch, schläfrige und müde Kinder wacher zu bekommen. Ab einem Gewichtsverlust von 360 Gramm (zehn Prozent) und mehr ist eine Therapie nicht mehr nur empfehlenswert, sondern in der Regel unbedingt erforderlich.

Das Geburtsgewicht sollte bis zum zehnten Tag nach der Geburt idealerweise wieder erreicht sein. Unter guter engmaschiger Kontrolle durch die Hebamme und/oder den Kinderarzt beziehungsweise die Kinderärztin kann mit günstigen Voraussetzungen auch einige Tage länger zugewartet werden. Wichtig ist hier zu betonen, dass diese Möglichkeit nur mit fachmännischer Begleitung möglich ist. Übrigens, wenn du keine Hebamme für die Betreuung gefunden hast, dann kann der Gewichtsverlauf entweder durch die Kinderarztpraxis oder auch von dir selbst kontrolliert werden. Für diesen Fall besteht die Möglichkeit, eine Babywaage in der Apotheke auszuleihen. Beachte aber bitte, dass du dich mit dem ständigen Wiegen deines Kindes nicht verrückt machst. Wichtig ist es, dein Kind immer ganzheitlich zu betrachten und nicht nur anhand einer Zahl zu beurteilen, die auf der Waage steht. Wenn du dir nicht sicher bist, ob die Gewichtsentwicklung deines Kindes in Ordnung ist, oder wenn du Auffälligkeiten bemerkst, solltest du diese immer kinderärztlich abklären lassen. Dabei kannst du dich individuell beraten lassen und mögliche Maßnahmen besprechen.

Wie entwickelt sich das Gewicht?

Die Gewichtsentwicklung ist sehr individuell und von verschiedenen Faktoren, wie zum Beispiel der Genetik abhängig. Dennoch gibt es einige Richtwerte, mit denen die Entwicklung im Blick behalten werden kann. In der

Regel verdoppelt sich das Geburtsgewicht nach drei bis fünf Monaten. Rund um den ersten Geburtstag hat es sich in etwa verdreifacht. Gute Vergleichswerte geben die Perzentilkurven für Jungen und Mädchen im ersten Lebensjahr. Diese befinden sich im Kinderuntersuchungsheft. Die Gewichtskontrolle gehört zu jeder U-Untersuchung, weswegen anhand des individuellen Kurvenverlaufs Abweichungen unterhalb der zehnten Perzentile und über der 90. Perzentile auf den ersten Blick erkannt werden können. Auch plötzliche Abweichungen sind sofort sichtbar.

HEBAMMEN WISSEN

Baue Nüsse als gesunde Zwischensnacks in deinen Ernährungsplan ein. Diese kannst du ganz unkompliziert auch während der Stillmahlzeit verzehren. Sie liefern Energie und versorgen dich mit vielen wichtigen Nährstoffen.

Wichtig für eine gute Gewichtsentwicklung ist, dass das Baby nach Bedarf und regelmäßig gestillt wird, also immer dann, wenn es nach der Brust verlangt. Als Richtwert gelten in den ersten Tagen und Wochen acht bis zwölf Stillmahlzeiten in 24 Stunden, aber auch häufigeres Stillen, das bedeutet mehrmals pro Stunde, ist vor allem in den Abend- und Nachtstunden nicht ungewöhnlich. Erst wenn das Baby älter wird, vergrößern sich die Abstände zwischen den Stillmahlzeiten und das Kind verlangt »nur noch« fünf- bis achtmal (aber auch häufiger) am Tag nach der Brust. Überprüfe, ob dein Kind eventuell zu selten an die Brust geht, wenn sein Gewicht sich nicht gut entwickelt. Auch die Dauer einer Stillmahlzeit spielt eine Rolle. Dein Kind sollte immer ausreichend lange angelegt werden und vor allem in den ersten Lebenswochen keine zusätzlichen Beruhigungsmethoden wie einen Schnuller als Alternative bekommen, um sein Saugbedürfnis zu stillen oder sich zu beruhigen.
Auch Körperkontakt ist hilfreich. Mach dafür den Oberkörper frei, zieh dein Kind aus und kuschle dich gemeinsam mit ihm gemütlich zusammen. Der direkte Hautkontakt fördert

GUT ZU WISSEN

Die Gewichtsentwicklung kann nicht nur durch das Wiegen des Kindes im Blick behalten werden. Es gibt weitere Parameter, wie die kindlichen Ausscheidungen, die darauf hindeuten, ob ein Kind gut gedeiht. Während es in den ersten zwei Tagen nach der Geburt noch völlig normal ist, dass die Menge an ausgeschiedenem Urin vergleichsweise gering ist, sollte diese von Tag zu Tag kontinuierlich mehr werden. Ein gut genährtes Kind produziert am Tag mindestens vier bis sechs nasse Einmalwindeln und sechs bis acht nasse Stoffwindeln. Die häufige Ausscheidung von Urin ist ein zusätzlicher Indikator dafür, dass das Kind genügend Nahrung zu sich nimmt.

die Ausschüttung von Stillhormonen und kann helfen, die Milchproduktion zu erhöhen. Außerdem wird deinem Kind so erleichtert, jederzeit selbstständig an die Brust zu gehen. Schau auch auf deine Ernährung. Ist diese ausreichend und vor allem ausgewogen? Nur eine gut genährte Mutter kann auch ihr Kind ausreichend gut ernähren!
Auch bei Kindern, die mit Muttermilchersatz gefüttert werden, kann es in seltenen Fällen zu Problemen bei der Gewichtsentwicklung kommen. Hier ist es zunächst wichtig, die tägliche Trinkmenge genau zu überprüfen. Zusätzlich sollte in diesem Fall unbedingt die Kinderarztpraxis zur Beratung kontaktiert werden, um gesundheitliche Gründe und/oder eine Unverträglichkeit der Nahrung auszuschließen.

Urin

Das Neugeborene sollte in den ersten 24 Lebensstunden erstmalig Urin ausscheiden, um sicherzugehen, dass der Urogenitaltrakt (Niere, Harnwege, Harnblase, Harnleiter) normal funktioniert. Da die Kinder aufgrund ihres kleinen Magens zu Beginn nur wenig Nahrung aufnehmen können, ist es völlig normal, dass in den ersten Lebenstagen auch nur kleine Mengen Urin ausgeschieden werden.
Je älter die Kinder werden, desto größer wird der Magen und somit der Inhalt, den dieser fassen kann. Daher kommt es auch, dass die Menge an Urin, die ausgeschieden wird, kontinuierlich zunimmt. Als Richtwert gelten hier vier bis sechs nasse Einmalwindeln und sechs bis acht nasse Stoffwindeln pro Tag.
Der kindliche Urin ist in der Regel farblos bis blassgelb und riecht nicht. Der typische Uringeruch entsteht nur dann, wenn eine Windel über viele Stunden nicht gewechselt wird.

Was, wenn der Urin verfärbt ist?

Eine harmlose Auffälligkeit, die in den ersten Lebenstagen vorkommen kann, ist der Ziegelmehlurin. Sie tritt auf, wenn feste Harnsäurekristalle – auch Urinsediment genannt –

Bei der Geburt ist der Magen eines Babys nur so groß wie ein Kirschkern. In den ersten Lebenstagen vergrößert sich das Volumen bis zur Größe eines Hühnereis.

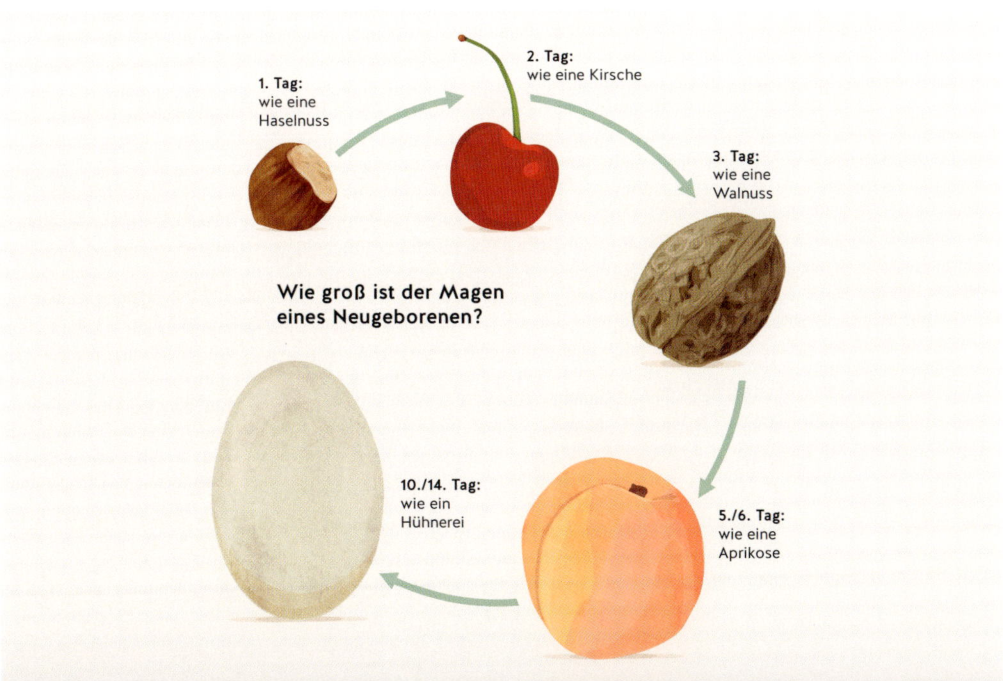
Wie groß ist der Magen eines Neugeborenen?
1. Tag: wie eine Haselnuss
2. Tag: wie eine Kirsche
3. Tag: wie eine Walnuss
5./6. Tag: wie eine Aprikose
10./14. Tag: wie ein Hühnerei

> **GUT ZU WISSEN**
>
> Bei vielen Einmalwindeln kann man ganz einfach erkennen, ob sich Urin in der Windel befindet oder nicht. Nämlich indem man den gelben Streifen außerhalb kontrolliert. Dieser verfärbt sich immer grün-bläulich, wenn Urin in der Windel landet.

ausgeschieden werden. Der Name kommt daher, dass der Windelinhalt so aussieht, als hätte jemand einen roten Dachziegel abgerieben und diesen Abrieb dann zum Teil in der Windel platziert. Für die Farbe ist übrigens der rote Farbstoff Uroerythrin verantwortlich. Der Ziegelmehlurin kommt vor allem in den ersten Lebenstagen vor und ist überhaupt nicht schlimm. Bei sehr vielen Neugeboren tritt er einmalig, seltener auch mehrmals auf.
Womit man Ziegelmehlurin allerdings auf keinen Fall verwechseln darf, ist blutiger Urin. Vorsicht ist immer geboten, wenn der Urin mehrmals hintereinander oder auch über 24 Stunden hinweg rötlich oder blutig erscheint. In diesem Fall und bei Unsicherheiten sollte umgehend eine kinderärztliche Abklärung erfolgen, außerdem immer dann, wenn das Kind allgemeine Infektionszeichen und/oder Fieber entwickelt.

Vaginaler Ausfluss

Vaginaler Ausfluss und Blutungen treten bei ein bis zwei Prozent aller neugeborenen Mädchen in den ersten ein bis zwei Lebenswochen nach der Geburt auf und sind in der Regel harmlos. Sie können aber viele Mädchen-Eltern beim Windelwechseln ganz schön erschrecken, wenn sich zwischen den Vulvalippen plötzlich ein zäher Schleim oder sogar eine rote Blutung befindet.
Man geht davon aus, dass diese auf den Einfluss der mütterlichen Hormone während der Schwangerschaft zurückzuführen sind. Diese Hormone, vor allem Östrogen, gelangen über die Plazenta in den kindlichen Blutkreislauf und bewirken, dass sich die Gebärmutterschleimhaut aufbaut. Nach der Geburt fallen die Hormone nach und nach mit der Folge ab, dass die Schleimhäute abgestoßen werden. Im Verlauf kann ein klarer bis milchiger Schleim bis hin zu einer menstruationsähnlichen Blutung aus der Vagina auftreten. Diese ist aber in der Regel nicht schmerzhaft und wird von keinen weiteren Symptomen begleitet. Während dieser Zeit ist es wichtig, den Intimbereich, das heißt die Vulva und die Vulvalippen vorsichtig mit klarem Wasser zu reinigen. Auf übermäßige Reibung und die Verwendung von speziellen Intimwaschlotionen sollte verzichtet werden.
Vaginaler Ausfluss hört meist innerhalb weniger Tage wieder ganz von allein auf. Manchmal kommt er auch nur einmalig vor. Eine ärztliche Abklärung muss immer nur dann erfolgen, wenn der Ausfluss übermäßig stark ist, über mehrere Wochen anhält und/oder zusätzliche Symptome wie starke Unruhe und/oder Fieber hinzukommen.

Stuhl

Der kindliche Stuhl verändert sich in den ersten Lebenstagen nach der Geburt sowohl farblich als auch von seiner Konsistenz sehr stark. Innerhalb von 24 bis 48 Stunden wird der erste Stuhlgang, das sogenannte Mekonium – umgangssprachlich auch als Kindspech bezeichnet, ausgeschieden. Er ist schwarz-grünlich und hat eine zähe bis sehr klebrige Konsistenz, wodurch er sich teilweise schwierig entfernen lässt. Mekonium besteht aus Schleim, abgeschilferten Hautzellen, ein-

gedickter Galle, Lanugohaaren und Fruchtwasser sowie weiteren Teilchen. Es wird insgesamt zwei- bis dreimal ausgeschieden.
Wenn das Mekonium beginnt, sich mit der aufgenommenen Nahrung zu mischen, wird in den nächsten zwei bis fünf Tagen Übergangsstuhl in der Windel sichtbar. Er hat eine braun-grün-gelbliche Farbe und eine klebrige bis cremig-weiche Konsistenz. Sobald keine Reste von Blut, Schleim und Fruchtwasser mehr im Darm vorhanden sind und ein Kind gestillt wird, beginnt es, Muttermilchstuhl auszuscheiden. Dieser kann seine Farbe von senfbraun bis hellgelb verändern. Außerdem kann er alle Formen und Konsistenzen haben. Das ist wichtig zu betonen, denn teilweise ist er so flüssig, dass viele Eltern Sorge haben, ihr Kind könnte unter Durchfall leiden.
Wird ein Kind durch Muttermilchersatznahrung ernährt, wird es nach dem Übergangsstuhl den sogenannten Kunstmilchstuhl produzieren. Die Farbe ähnelt sehr dem von Muttermilchstuhl, allerdings unterscheidet sich die Konsistenz in der Regel deutlich. Sie ist eher breiig bis pastenartig.

HEBAMMEN WISSEN

Mit einem neutralen Öl, zum Beispiel Mandelöl, lassen sich hartnäckig festsitzende Stuhlreste ganz einfach von der Babyhaut entfernen. Dafür das Öl direkt auf die betroffenen Stellen auftragen, einen Moment einwirken lassen und dann mit einem Waschlappen, Tuch oder Wattepad entfernen. Noch einfacher geht es mit Mandelöltüchern, welche man entweder selber herstellen oder alternativ auch fertig kaufen kann.

Wie häufig ist normal?

Als Faustregel gilt, dass ein Neugeborenes innerhalb der ersten 14 Lebenstage täglich Stuhl absetzen sollte. Hierbei ist wichtig zu erwähnen, dass von einmal am Tag bis hin zu mehrmals täglich alles im Normbereich liegt. Wird ein Kind durch Muttermilch ernährt, kann es danach von mehrmals am Tag bis hin zu einmal in zwei Wochen Muttermilchstuhl ausscheiden, ohne dass dies als bedenklich gilt. Wird das Kind durch Muttermilchersatznahrung ernährt, ist es ideal, wenn es täglich mindestens eine volle Windel produziert. Aber keine Panik: Auch hier gilt eine Zeitspanne von sechs bis acht Tagen als unbedenklich.

Was kann man tun, wenn das Kind längere Zeit keinen Stuhlgang hat?

Zu Beginn des Lebens ist das Absetzen von Stuhl gar nicht so einfach. Jedes Kind muss dies erst einmal üben. Sofort zu Hilfsmitteln zu greifen, ist deswegen nicht ratsam. Der oft noch kursierende Ratschlag, dass man in diesem Fall einfach »Fieber messen« solle, ist nicht empfehlenswert. Der häufige rektale Einsatz eines Fieberthermometers oder auch anderer im Handel erhältlicher Hilfsmittel wie Katheter, ist nicht nur unangenehm fürs Kind, er kann schlimmstenfalls auch zu Verletzungen im Enddarmbereich führen. Des Weiteren führt die ständige Manipulation dazu, dass der Darm sich an den Einsatz gewöhnt und das Kind dadurch noch größere Probleme bekommen kann, Stuhl abzusetzen. Geeignetere Alternativen sind eine Bauchmassage im Uhrzeigersinn, Beine kreisen sowie das An- und Abwinkeln der Beine. Außerdem kann das Tragen im Fliegergriff (siehe Seite 254) die Kinder beim Absetzen von Winden und dem Ausscheiden von Stuhl unterstützen.

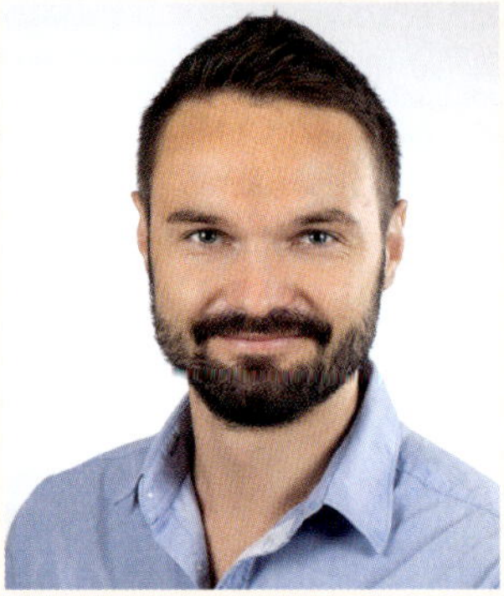

von Dr. med. Nikolai Holm-Hadulla
Niedergelassener Kinderarzt aus Heidelberg

U2- UND U3-VORSORGE-UNTERSUCHUNGEN

Endlich: Du hast die spannende und aufregende Zeit der Schwangerschaft und eine hoffentlich unkomplizierte Geburt hinter dir und hältst dein Kind glücklich und erschöpft in den Armen. Jetzt beginnt die erste Zeit mit deinem neugeborenen Kind und ihr werdet euch gemeinsam erholen, einleben und allmählich aneinander gewöhnen. Vermutlich willst du auch möglichst schnell nach Hause.

Doch bevor du mit deinem Kind aus dem Krankenhaus nach Hause entlassen wirst, sollte dein Kind noch mal ausführlich von einem Kinderarzt oder einer Kinderärztin angeschaut werden. Dies geschieht am dritten bis zehnten Lebenstag im Rahmen der gesetzlich vorgeschriebenen U2-Untersuchung, oft in Kombination mit dem Stoffwechselscreening. Aber Achtung: Das Stoffwechselscreening muss zwischen 36 und 72 Stunden nach der Geburt stattfinden. Wenn du ambulant entbunden hast und zu dieser Zeit bereits zu Hause bist, solltest du dich direkt nach der Geburt um einen Termin zur U2 bei deinem Kinderarzt kümmern. Je nachdem, in welchem Krankenhaus oder welcher Entbindungseinrichtung du dein Kind zur Welt bringst, wird es bei der U2 eventuell zum ersten Mal von einem Kinderarzt untersucht.

Das Hauptaugenmerk bei dieser Untersuchung liegt auf der »Entlassfähigkeit« des Kindes, das bedeutet, es geht darum, Probleme auszuschließen, die dein Kind gefährden könnten, da die nächste planmäßige ärztliche Untersuchung erst wieder zwischen der vierten und sechsten Lebenswoche stattfindet. Besonders wichtig ist es, zu überprüfen, ob das kindliche Herz die Umstellung von der intrauterinen (im Mutterleib) zur postnatalen Umgebung schafft. Das Kind muss nun selber atmen und das

kindliche Herz-Kreislauf-System stellt sich um. Daher wird dein Kind abgehört und es muss überprüft werden, ob die Sauerstoffsättigung am Füßchen ausreichend ist (sogenanntes »Pulsoxymetrie-Screening«). Wenn beides einen unauffälligen Befund ergibt, gilt ein relevanter Herzfehler als so gut wie ausgeschlossen.
Außerdem erfolgt eine ausführliche körperliche Untersuchung von Kopf bis Fuß: Unter anderem untersucht der Arzt dein Kind auf angeborene Fehlbildungen, zum Beispiel der Hände, Füße oder der Wirbelsäule, sowie auf Geburtsverletzungen. Auch der Muskeltonus, die Augen, das Genitale, die (Leisten-)Pulse, die Lunge und der Bauch werden beurteilt.
Wichtig ist auch die Haut des Kindes: Bei der Umstellung des kindlichen Blutes kommt es zu vermehrter Produktion des sogenannten Bilirubins. Wird ein bestimmter Wert überschritten, kann das bleibende Schäden verursachen. Um dies auszuschließen, wird mittlerweile standardmäßig bei jedem Neugeborenen der Bilirubinwert bestimmt. Dies kann entweder über eine Blutentnahme oder über ein sogenanntes »Bili-Blitz« erfolgen, hierbei kann das Bilirubin durch ein Gerät über die Haut gemessen werden.
Im Rahmen der U2 wird auch das Neugeborenen-Screening abgenommen. Hierbei handelt es sich um einen Test auf angeborene Stoffwechselerkrankungen, die zwar selten sind, aber bei Vorliegen ein Kind sehr krank machen können.
All diese Erkrankungen sind behandelbar, wenn man sie rechtzeitig erkennt. Wichtig ist, dass die Blutabnahme für den Stoffwechseltest nicht vor 36 Lebensstunden erfolgen darf (da ansonsten der kindliche Stoffwechsel noch nicht genügend Zeit hatte und der Test dann falsch negativ ausfallen könnte). Andererseits sollte die Blutabnahme aber auch nicht später als nach 72 Lebensstunden abgenommen werden, da ansonsten eventuell schon Schäden durch eine vorliegende Stoffwechselerkrankung auftreten können.
Bei der U2 wird deinem Kind dann zum zweiten Mal (nach der U1) das Vitamin K oral verabreicht, um Blutungen vorzubeugen (»Morbus haemorragicus neonatorum«). Zusätzlich wird dein Kind gewogen und der Arzt wird dir die Gabe von Vitamin D/Fluorid ab dem zehnten Lebenstag empfehlen, um einen Vitamin-D-Mangel und die daraus resultierende Vitamin-D-Mangelrachitis zu verhindern. Um die Hörfähigkeit deines Kindes zu überprüfen, werden die otoakustischen Emissionen (sogenannte »OAE«) mittels kleiner Stecker im Gehörgang kontrolliert.

Plötzlicher Kindstod (SIDS): Risiko und Prophylaxe

Im Gespräch wird dich der Arzt auch über ein sehr ernstes Thema aufklären, nämlich den plötzlichen Kindstod (sogenannte »SIDS-Prophylaxe«). Der plötzliche Kindstod kann im ersten Lebensjahr und hier vor allem zwischen dem dritten und fünften Lebensmonat auftreten. Glücklicherweise ist der plötzliche Kindstod sehr selten und das Risiko kann durch Beachtung bestimmter Faktoren nochmals deutlich gesenkt werden. Diese prophylaktischen Maßnahmen beinhalten, dass dein Kind nur auf dem Rücken schlafen sollte (Bauchlage gern im Wachzustand), am besten bei dir im Zimmer, damit du sein Atmen hörst, jedoch nicht im Elternbett, sondern bevorzugt im Beistellbett. Außerdem sollte eine Überwärmung verhindert werden. Wir wissen,

dass die optimale Schlafzimmertemperatur 16 °C bis 18 °C ist. Auf Nestchen, Kissen und Stofftiere im Kinderbett solltest du besser verzichten. Zudem sollte dein Kind mit einem Schlafsack schlafen, den es sich nicht über den Kopf ziehen kann, und keine Stofftiere, Kissen, Felle oder Ähnliches um sich herum liegen haben, da diese Gegenstände die Atemwege verlegen könnten.
Und natürlich sollte dein Kind keinem Zigarettenrauch ausgesetzt sein. Wenn jemand im Haushalt raucht, sollte dies außerhalb der Wohnung erfolgen und im Anschluss sollten nicht nur sehr gründlich die Hände gewaschen, sondern am besten auch die Kleidung gewechselt werden. Diese Risikofaktoren beziehen sich vor allem auf das erste Lebensjahr. Nach dem ersten Geburtstag nimmt das Risiko für den plötzlichen Kindstod deutlich ab.

Das wird bei der U3 gemacht

Vor Entlassung nach Hause wird dir noch das »gelbe Heft« (Vorsorgeheft) für dein Kind ausgehändigt. Am besten kümmerst du dich bereits direkt nach der U2 um einen Termin beim niedergelassenen Kinderarzt zur U3-Untersuchung. Diese findet zwar erst zwischen der vierten und sechsten Lebenswoche statt, aber wenn du zu spät bist, könnte es sein, dass du Schwierigkeiten hast, rechtzeitig einen Termin zu bekommen. Im Idealfall, also wenn keine medizinischen Probleme auftreten, ist die U3 dann die nächste Vorstellung beim Kinderarzt. Vergiss nicht, das gelbe Heft deines Kindes mitzubringen. Neben einem Anamnesegespräch, bei dem Probleme beim Stillen, beim Schlaf oder der Ausscheidung abgefragt werden, gehört zur U3 die Erhebung der Körpermaße (Gewicht, Körperlänge, Kopfumfang). Die Körpermaße werden im gelben Heft in die Perzentilenkurven eingetragen, um abschätzen zu können, ob dein Kind ausreichend zunimmt, und um Probleme frühzeitig erkennen zu können.
Ähnlich wie zur U2 gehört auch zur U3 eine ausführliche körperliche Untersuchung mit Abhören von Herz, Lunge und Abdomen, sowie Einschätzung des Muskeltonus (Neugeborenen- und Säuglingsreflexe) und des Gesamtzustandes. Bei der U3 wird dann zum dritten (und letzten) Mal Vitamin K verabreicht und es wird der Hüftultraschall zum Ausschluss einer Hüfterkrankung (sogenannte »Hüftdysplasie«) gemacht. Je nach Arzt wird dir eventuell auch ein Ultraschall der ableitenden Harnwege (Blase und Nieren) angeboten, um angeborene Fehlbildungen auszuschließen, welche wiederum das Risiko von Harnwegsinfekten erhöhen.
Im Rahmen der U3 wird dein Kinderarzt auf deine Fragen, Sorgen und Probleme eingehen und dich nochmals zu den Themen »plötzlicher Kindstod«, Vitamin-D-Prophylaxe und anstehende Impfungen aufklären. Diese stehen zwar erst ab der achten Lebenswoche an, damit du aber Zeit hast, dir darüber Gedanken zu machen, sollte bereits bei der U3 ein Aufklärungsgespräch erfolgen.

Das besondere Aussehen

Der erste Augenblick des Kennenlernens ist gekommen. Die Geburt ist überstanden, und das Neugeborene wird nun von allen Seiten bestaunt und betrachtet. Möglicherweise ist das Baby noch mit Käseschmiere bedeckt oder weist eine spezielle Behaarung namens Lanugobehaarung auf. Im folgenden Abschnitt möchten wir euch darüber informieren, welche Besonderheiten auftreten können, die alle vollkommen normal sind.

Lanugobehaarung

Die Lanugobehaarung ist ein feiner, weicher Haarflaum, welcher auch als Wollhaar bezeichnet wird. Es entsteht etwa zwischen der 13. und 16. Schwangerschaftswoche. Zu jedem Haar gehört eine Talgdrüse, welche während der Schwangerschaft die sogenannte Käseschmiere (das ist eine undurchlässige fettige Substanz) produziert. Das Lanugohaar sorgt außerdem dafür, dass diese am Körper haften bleibt. Etwa ab der 30. bis 32. Schwangerschaftswoche beginnen die Lanugohaare langsam auszufallen, wodurch automatisch auch ein großer Teil der Käseschmiere verschwindet. Bei vielen Neugeborenen kann das Lanugohaar aber auch nach der Geburt noch an Stellen wie dem Rücken oder an den Schultern zu finden sein. Ob und wie viel davon nach der Geburt noch vorhanden ist, ist aber von Kind zu Kind sehr unterschiedlich. Einige Zeit nach der Geburt fallen die verbliebenen Lanugohaare in der Regel von ganz allein aus.

Storchenbiss

Bei einem Storchenbiss (lateinisch: Nävus Unna) handelt es sich um eine harmlose und recht häufig auftretende Hautveränderung bei Neugeborenen. Am häufigsten sind die rosa bis rot gefärbten Flecken im Nacken-, Stirn und/oder Lidbereich zu finden. Sie haben häufig eine unregelmäßige Form und sind in der Regel auf Hautniveau. Sie können einzeln oder an mehreren Stellen auftreten.
Die genauen Ursachen, die zur Entstehung eines Storchenbisses führen, sind bis heute nicht vollständig geklärt. Was man aber weiß, ist, dass sie durch eine Erweiterung von unter der Haut liegenden kapillaren Blutgefäßen entstehen und direkt bei der Geburt sichtbar sind. Sie sind völlig unbedenklich und verursachen keine Schmerzen oder anderweitige Beschwerden. Es ist deswegen auch keine spezielle Behandlung beziehungsweise Therapie erforderlich. Die meisten Storchenbisse verblassen im Laufe der Zeit von ganz alleine, meistens bis zu einem Alter von zwei bis drei Jahren.

> **GUT ZU WISSEN**
>
> Wenn der Entbindungstermin näher rückt, wird die Menge an Käseschmiere auf der Haut zunehmend weniger. Sie ist deswegen ein wichtiger Parameter bei der Beurteilung des Reifegrades eines neugeborenen Kindes.

Käseschmiere

Die Käseschmiere, auch bekannt als Vernix caseosa, ist eine weißlich-gelbe, geruchlose, wachsartige und schmierige Substanz von wenigen Millimetern Dicke. Sie besteht zu etwa 80 Prozent aus Wasser, zu zehn Prozent aus Lipiden und weiteren zehn Prozent aus anderen Bestandteilen, wie abgestorbenen Hautschüppchen und Lanugohaar.
Sie entsteht etwa zwischen der 17. und 18. Schwangerschaftswoche in den Talgdrüsen des ungeborenen Kindes und hat eine wichti-

ge Schutzfunktion im Mutterleib. Dazu gehört der Schutz der Haut des Kindes vor dem Aufweichen durch Fruchtwasser, sowie das Abfedern von Stößen und Druck. Auch nach der Geburt hat sie noch wichtige Funktionen für die Haut, wie den Schutz vor Wärme- und Feuchtigkeitsverlust sowie vor Infektionen. Aus diesem Grund werden Neugeborene nach der Geburt nicht sofort gesäubert.
Die Käseschmiere kann noch 24 bis 48 Stunden in die Haut einziehen, bevor Reste entweder mit klarem Wasser oder mit einem neutralen Öl entfernt werden. Wenn man noch länger abwartet, kann es sein, dass noch vorhandene Käseschmiere anfängt, etwas unangenehm zu riechen.

Hämangiom

Bei Hämangiomen handelt es sich um gutartige Wucherungen von Blutgefäßen, die sich sowohl in der Haut aber auch in den Organen bilden können. Vielen sind diese besser unter dem umgangssprachlich geläufigen Namen Blutschwämmchen bekannt. Die genaue Ursache für die Entstehung von Hämangiomen ist unbekannt. Es wird jedoch angenommen, dass sowohl genetische als auch hormonelle Faktoren eine Rolle spielen können.
Sie sind zum Zeitpunkt der Geburt meistens noch sehr klein oder sogar überhaupt nicht sichtbar und werden erst in den ersten Lebenswochen oder -monaten größer. Hämangiome können überall am Körper, entweder

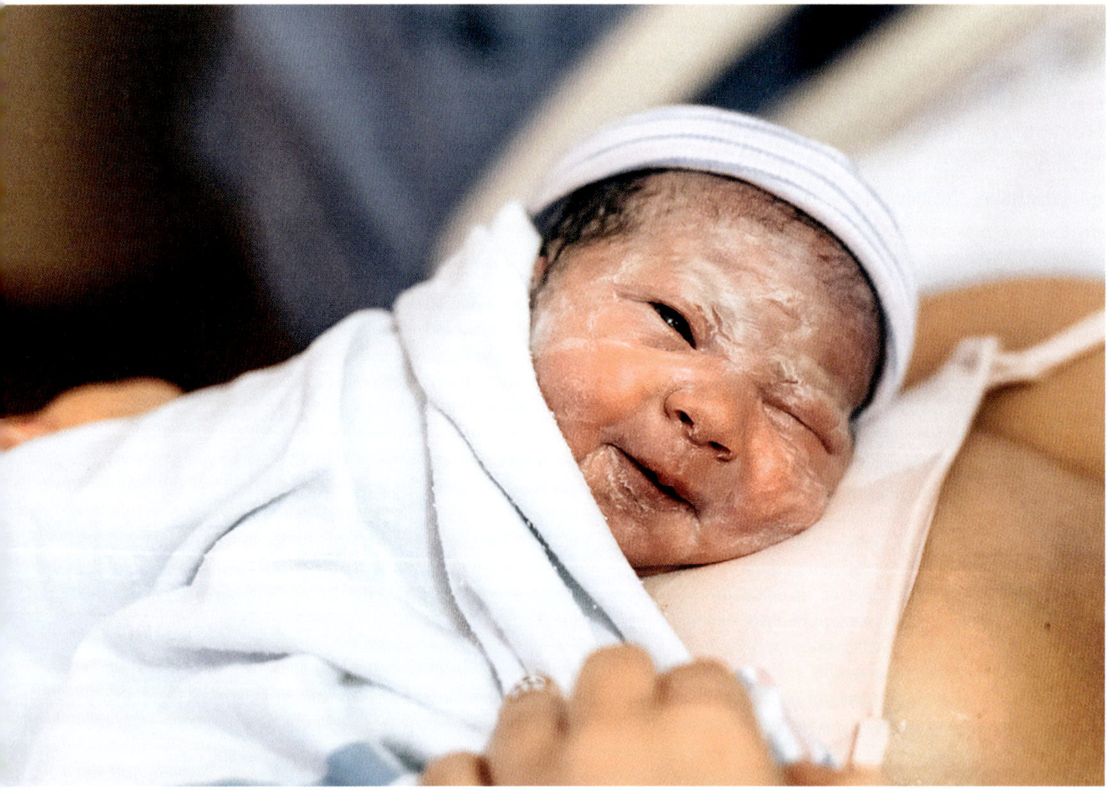

Käseschmiere erfüllt eine wichtige Schutzfunktion im Mutterleib.

einzeln oder auch an mehreren Stellen auftreten. Sie zeigen sich häufig als rote Flecken beziehungsweise erhabene Knoten oder auch als tiefer liegende bläuliche Beulen. Typischerweise haben Hämangiome eine Wachstumsphase, bei der sie rasch größer werden, und eine anschließende Rückbildungsphase, in der sie wieder kleiner werden. Während kleinere Hämangiome in der Regel keiner Therapie bedürfen, kann bei größeren oder schnell wachsenden und komplizierten Hämangiomen eine medizinische Behandlung notwendig sein. Betroffene Kinder sollten deswegen kinderchirurgisch vorgestellt werden. Dort kann das Hämangiom beurteilt und das weitere Vorgehen individuell besprochen werden.

GUT ZU WISSEN

Nicht erschrecken, manchmal kann aus den Brustwarzen des Kindes auch Milch austreten. Diese wird als »Hexenmilch« bezeichnet und ist auf den Einfluss der mütterlichen Hormone zurückzuführen. Bitte versuch nicht, sie auszudrücken! Dies kann zu einer schmerzhaften Reizung oder schlimmer sogar zu einer Infektion des Brustdrüsengewebes führen.

Kongenitale dermale Melanozytose

Dabei handelt es sich umgangssprachlich um den sogenannten »Mongolenfleck«. Dies ist eine Hautveränderung, welche sich als bläulich-grauer oder bläulich-brauner Fleck zeigt. Er ist bereits bei der Geburt im Gesäß- oder Kreuzbeinbereich zu erkennen und tritt am häufigsten bei Kindern mit asiatischer-, afrikanischer-, lateinamerikanischer oder indischer Herkunft auf. Er hat eine unregelmäßige, sich im Laufe der Zeit verändernde, nicht scharf begrenzte Form und befindet sich immer auf Hautniveau. Ein Mongolenfleck entsteht aufgrund einer Ansammlung von pigmentierten Zellen, den sogenannten Melanozyten, während der Embryonalperiode und ist nicht behandlungsbedürftig. Er verursacht beim Kind keinerlei Beschwerden und verblasst innerhalb der ersten Lebensjahre häufig von alleine. Es ist keine Behandlung erforderlich.

Geschwollene Brustdrüsen

Eine Schwellung der Brustdrüsen kommt bei Neugeborenen beiderlei Geschlechts vor. Es gibt zwei Vermutungen, woher diese kommen kann. Entweder als Reaktion infolge der Einwirkung der mütterlichen Hormone in der Schwangerschaft auf das ungeborene Kind oder dadurch, dass das Kind mit dem Wegfall der Plazenta selbst vermehrt Hormone ausschüttet, was dazu führt, dass die Hormonsituation übergangsweise ähnlich wie in der Pubertät sein kann. Welche Ursache letztendlich der Auslöser ist, ist bis zum heutigen Zeitpunkt nicht vollständig geklärt.

Eine Brustdrüsenschwellung kann kurz nach der Geburt oder seltener innerhalb der ersten Lebenswochen auftreten und sowohl einseitig als auch beidseitig sein. Sie ist in der Regel harmlos und kein Anzeichen für eine Erkrankung. Sie zeigt sich ganz charakteristisch durch ein geschwollenes und leicht verhärtetes Brustdrüsengewebe, welches man ganz vorsichtig fühlen kann, wenn man über die Mamille (Brustwarze) des Kindes tastet. Diese ist in etwa heidelbeer- bis maximal walnussgroß. Manchmal kann die umliegende Haut zusätzlich leicht gerötet sein. Ist die Brustdrüsenschwellung stärker ausgeprägt, ist sie häufig schon auf den ersten Blick ersichtlich.

Fontanelle, Kopfverformung und Geburtsgeschwulst

Die große und die kleine Fontanelle sind Schädellücken, die in den ersten beiden Lebensjahren eines Kindes von enormer Bedeutung sind. Das Wachstum des kindlichen Gehirns geht in dieser Zeit deutlich schneller vonstatten als das Knochenwachstum. Deshalb verschließt sich die kleine Fontanelle erst etwa zwei Monate nach der Geburt und die große erst nach circa zwei Jahren.
Aber nicht nur für die Entwicklung des kindlichen Gehirns spielen die Fontanellen eine bedeutende Rolle. Im Zusammenspiel mit den Schädelnähten tragen sie während der Geburt dazu bei, dass sich der Umfang des kindlichen Kopfes verringert. Das kann dazu führen, dass der Kopf des Neugeborenen nach der Geburt noch etwas asymmetrisch und verformt aussieht. Das ist nicht schlimm und bildet sich innerhalb weniger Tage von allein zurück.
Ein weiteres unbedenkliches Mitbringsel von der Geburt, das einige Neugeborene mit ins Wochenbett nehmen, ist die sogenannte Geburtsgeschwulst. Dabei handelt es sich um eine weiche, mäßig bis stark ausgeprägte Schwellung am kindlichen Köpfchen, die sich aufgrund der mechanischen Kräfte, die während der Geburt auf diesen einwirken, bilden kann. Sie ist völlig unbedenklich und verschwindet ebenfalls innerhalb der ersten Lebenstage.

Hautveränderungen bei Neugeborenen

Nach der Geburt kann sich die Haut des Neugeborenen verändern. Es können Pickelchen oder auch trockene Hautstellen auftreten. In den meisten Fällen ist dies völlig normal und erfordert kaum oder nur wenig Behandlung. Dennoch ist es wichtig, die Haut des Neugeborenen gut zu beobachten und bei Bedarf entsprechend zu pflegen.

Trockene Haut

Nach der Geburt kann die Haut des Neugeborenen etwas austrocknen, da es neun Monate lang im Fruchtwasser lag und sich nun an die neue, trockenere Umgebung gewöhnen muss. Es ist nicht ungewöhnlich, dass die Haut sich in den ersten Lebenswochen leicht schält.
Oft treten trockene Stellen an den Hand- und Fußgelenken auf und können manchmal sogar einreißen und/oder leicht bluten. Sollte dies der Fall sein, können diese Stellen mit einer Creme oder Lotion behandelt oder einem reichhaltigen Öl gepflegt werden. Auch am Oberkörper und an den Beinen kann sich die Haut schälen, da sich die oberste Hautschicht ablöst. Dies ist ein normaler Vorgang und erfordert in der Regel keine weitere Behandlung.

Milien

Milien entstehen nach der Geburt durch eine Überproduktion der Talgdrüsen. Dabei bilden sich kleine Talgzysten, die etwa stecknadelkopfgroß sind und gelblich-weißlich erscheinen. Am häufigsten treten sie an der Nase und am Kinn auf. Milien verschwinden in der Regel von selbst innerhalb von ein bis zwei Wochen und erfordern keine Behandlung. Wichtig ist es, nicht an ihnen herumzudrücken, da sich sonst Narben bilden können.

Babyakne

Die Babyakne, auch als Neugeborenen-Exanthem bezeichnet, äußert sich durch kleine Pickelchen, die gelblich sind und von einem roten Hof umgeben sein können. Diese Pickelchen treten häufig im Gesicht, am Oberkörper und Rücken auf. Es handelt sich um eine vorübergehende Hauterscheinung, die bei etwa der Hälfte der Neugeborenen auftreten kann und im Lauf der Zeit von selbst wieder verschwindet. Die Pickel fühlen sich fest und derb an, da sie mit Talg gefüllt sind. Obwohl es verlockend sein mag, sollten die Pickel nicht ausgedrückt werden, da dies zu Infektionen und einer

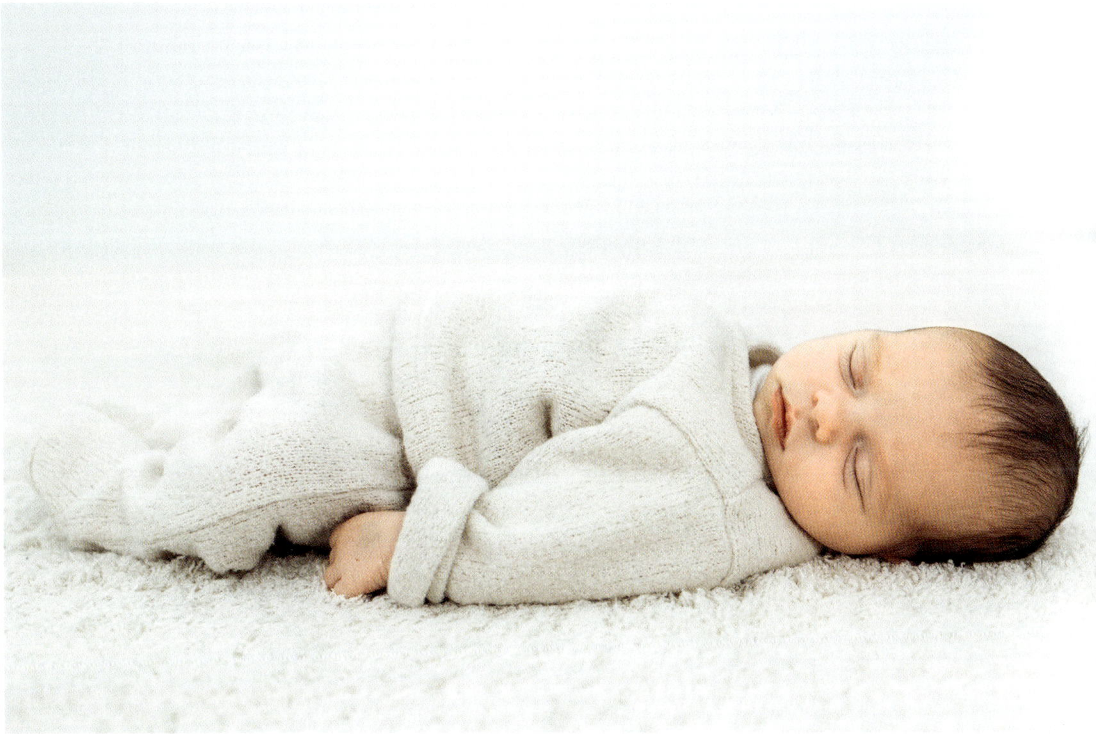

Die Regulation der Körpertemperatur ist für den kleinen Körper anfangs eine Herausforderung.

Narbenbildung führen kann. Tipp: Die Pickel mit Muttermilch zu beträufeln. Meist ist keine weitere Behandlung erforderlich.

Eiterpusteln

Falls die Pickelchen grün-gelblich schimmern, sind sie mit Eiter gefüllt und werden als Eiterpusteln bezeichnet. Wenn sie sich großflächig ausbreiten, empfiehlt es sich, die Kinderarztpraxis aufzusuchen. Dort können die Pusteln desinfiziert und gegebenenfalls mit einer Salbe behandelt werden.

Körpertemperatur

Die Körpertemperatur eines Kindes ist ein wichtiger Indikator zur Beurteilung seines Wohlbefindens und kann ein Hinweis dafür sein, ob eine Erkrankung vorliegt. Als Erstes ist es wichtig zu wissen, dass jedes Kind ein individuelles Wärmebedürfnis hat. Deswegen fällt es vielen Eltern zu Beginn manchmal gar nicht so leicht, herauszufinden, was das eigene Kind braucht und wie man es dementsprechend anzieht. Auch unterscheidet sich der Mechanismus, wie Neugeborene ihre Temperatur regeln, maßgeblich von dem eines Erwachsenen. Wenn wir frieren, fangen wir an zu zittern, das bedeutet, die Muskulatur unseres Körpers fängt an, sich zu bewegen. Dadurch entsteht Energie, die uns wärmt. Neugeborene haben diese Muskulatur noch nicht. Sie besitzen stattdessen braunes Fettgewebe, das für die Regelung der Körpertemperatur zuständig ist.

Ist ihnen zu kalt, verbrennen sie dieses braune Fettgewebe, wodurch Energie entsteht, mit der sie sich warm halten.

Die Temperatur richtig einschätzen

- Die **normale Körpertemperatur** liegt zwischen 36,5 und 37,5 °C.
- Von einer **erhöhten Temperatur** spricht man, wenn diese zwischen 37,6 und 38,5 °C liegt.
- **Fieber** liegt ab einer Temperatur von 38,5 bis 39,4 °C vor (in den ersten zwölf Lebenswochen, spricht man schon ab 38 °C von Fieber).
- Von sehr **hohem Fieber** spricht man ab 39,5 °C.

Auch wenn es vielleicht unmittelbar nach der Geburt noch nicht vorstellbar ist, kann man die Körpertemperatur seines Kindes nach einiger Zeit durch Fühlen, Beobachten und über das Aussehen ermitteln. Dies geht ganz beiläufig im Nacken oder zwischen den Schulterblättern. Fühlt sich dieser Bereich körperwarm an, ist alles in Ordnung. Wenn dieser eher zu kühl oder sogar kalt ist oder andererseits zu warm und vielleicht sogar etwas »klebrig-schwitzig«, deutet dies darauf hin, dass die Körpertemperatur nicht optimal ist.
Zusätzlich kann man den Kopf, die Arme und die Beine einmal kontrollieren, diese sollten ebenfalls warm sein. Anders sieht es aus bei den Händen und Füßchen, diese können durchaus mal kalt erscheinen, obwohl die Temperatur des Kindes in Ordnung ist. Das liegt daran, dass sie am weitesten vom Stamm des Körpers entfernt sind und die Durchblutung noch nicht so gut funktioniert wie bei einem Erwachsenen.
Wenn ein Kind auffällig unruhig ist und plötzlich viel weint, kann dies durchaus mit der Körpertemperatur zusammenhängen. Auch wenn das Neugeborene schlecht an der Brust trinkt und übermäßig müde erscheint, kann dies ein Anzeichen dafür sein, dass mit der Körpertemperatur etwas nicht stimmt. Eine blasse marmorierte oder vielleicht sogar bläuliche Haut deutet zum Beispiel darauf hin, dass dem Kind zu kalt ist. Ist die Haut und vor allem der Kopf eher rötlich, kann es sein, dass ihm zu warm ist.

GUT ZU WISSEN

Bei mangelnder Gewichtszunahme ist es wichtig, die Körpertemperatur des Kindes genau im Blick zu behalten. Wenn dem Kind zu kalt ist, verbraucht es unnötige Energie.

Temperatur messen

Wenn man sich zu Beginn ganz unsicher dabei ist, die Temperatur seines Kindes richtig einzuschätzen, sollte man diese zusätzlich zum Fühlen mit der Hand mit einem Fieberthermometer kontrollieren. Dafür gibt es neben dem »normalen« Thermometer inzwischen vielfältige weitere Möglichkeiten für Kinder wie zum Beispiel spezielle Ohr-, Stirn- und Schnullerthermometer.
Bis zum dritten Lebensjahr wird allerdings empfohlen, zur Bestimmung der exakten Körperkerntemperatur die Messung rektal durchzuführen. Diese Messmethode sollte allerdings ausschließlich dann angewendet werden, wenn das Kind krank ist und man genau wissen möchte, wie hoch die Körpertemperatur wirklich ist. Wenn es nur darum geht, ein allgemeines Gefühl dafür zu bekommen, sollte die Temperatur nicht rektal kontrolliert werden, da dies für das Kind unangenehm sein kann. In diesem Fall sollte die Kontrolle alternativ unter der Achsel oder mit den anderen zur Verfügung stehenden Varianten erfolgen.

Was mache ich, wenn mein Kind zu warm ist?

Zunächst kannst du überprüfen, wie die aktuellen Umgebungstemperaturen sind und ob dein Kind eventuell zu warm angezogen ist. Wenn ja, sollten die entsprechenden Kleidungsstücke ausgezogen und unterstützend auf atmungsaktive Materialien zurückgegriffen werden. Auch wenn ihr vorher viel gekuschelt habt, kann das dazu führen, dass die Körpertemperatur deines Kindes erhöht ist. Generell kann auch der Einsatz von Tüchern oder Decken zu einer Überwärmung führen. Diese sollten also unbedingt entfernt werden, wenn deinem Kind zu warm ist. Außerdem solltest du versuchen, die Umgebungstemperatur zu senken. Dies geht zum Beispiel durch Lüften, wenn nicht gerade Hochsommer ist. Zugluft sollte dabei aber auf jeden Fall vermieden werden. Unterstützend kannst du deinem Kind Flüssigkeit in Form von Muttermilch oder Muttermilchersatznahrung anbieten.

GUT ZU WISSEN

Neugeborene und Säuglinge brauchen erst ab der Einführung der dritten Beikostmahlzeit zusätzlich Wasser. Vorher wird der Flüssigkeitsbedarf in den ersten sechs Lebensmonaten vollständig durch Muttermilch beziehungsweise Muttermilchersatznahrung gedeckt – auch im Sommer (siehe Seite 134).

Was mache ich, wenn mein Kind zu kalt ist?

Gerade in der ersten Zeit nach der Geburt passiert es schnell, dass die Neugeborenen auskühlen, denn die Umgebungstemperatur liegt ja häufig unter der Körpertemperatur. Hier gilt, je kleiner ein Kind ist, desto schneller kühlt es aus. Deswegen sollte man vor allem in den ersten Lebensstunden und -tagen immer auf eine temperaturstabile Umgebung achten. Gerade beim Wickeln und wenn man am Anfang noch nicht so geschickt und schnell ist, macht es immer Sinn, eine Wärmelampe zu verwenden, auch im Sommer, damit es die Kinder schön warm haben.

Wenn du feststellst, dass dein Kind zu kalt ist, solltest du zunächst prüfen, ob die Kleidung der Umgebungstemperatur entspricht. Im Zweifelsfall ziehst du deinem Kind eine weitere Lage an. Auch ein zweites Paar Söckchen kann helfen. Ebenso wärmt enger Körperkontakt das Baby, denn Körperwärme ist die beste Wärmflasche der Welt. Apropos Wärmflasche. Obwohl eine externe Wärmequelle bei zu kalten Kindern eine gute Idee ist, sollte diese immer nur in Form eines Kernkissens (zum Beispiel Kirschkerne oder Weintrauben) oder Warmpacks und niemals in Form einer Wärmflasche gewählt werden.

Wärmflaschen, die mit zu heißem Wasser gefüllt werden und/oder unkontrolliert auslaufen, können zu schwersten Verbrennungen führen. Aber auch bei Kernkissen und Warmpacks ist es wichtig, die Anwendungshinweise der Hersteller zur Erwärmung zu beachten und die Kissen niemals auf die nackte Haut zu legen, sondern immer nur über eine Lage Kleidung. Generell gilt: Egal, ob die Körpertemperatur eines Kindes zu hoch oder zu niedrig ist, sollte diese immer innerhalb von 30 bis 60 Minuten erneut kontrolliert werden, um zu schauen, ob die getroffenen Maßnahmen geholfen haben. Liegt diese weiterhin außerhalb des Normbereiches, sollte in den ersten sechs Lebensmonaten zeitnah eine kinderärztliche Abklärung erfolgen. Außerhalb der Sprechzeiten sollte in diesem Fall immer eine kinderärztliche Ambulanz aufgesucht werden.

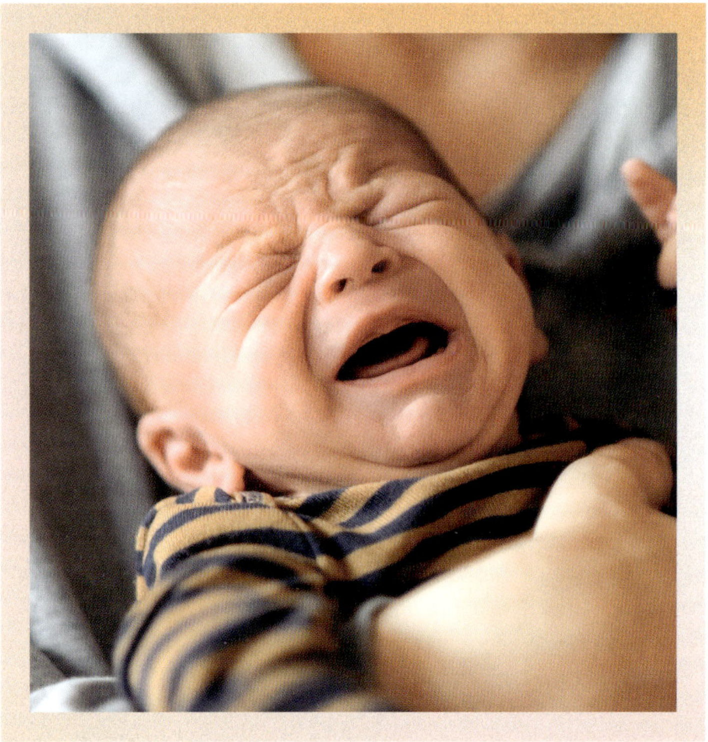

KLEINE SORGEN UND WEHWEHCHEN

In den ersten Wochen nach der Geburt können Eltern eine enorme Bandbreite an Emotionen erleben. Von intensiver Freude bis zu plötzlichen Sorgen um das Baby ist alles dabei. Eine wahre Achterbahn der Gefühle! Inmitten der Momente des Glücks können unvermutet kleine Probleme und einige Wehwehchen beim Baby auftauchen – sei es ein verklebtes Auge, Blähungen oder auch eine schuppige Kopfhaut. Der verständliche Wunsch, alles perfekt machen zu wollen und alle Wehwehchen zu erkennen und zu behandeln, setzt manche Eltern ganz schön unter Druck.
Im folgenden Kapitel möchten wir einige der kleinen Sorgen und Wehwehchen ansprechen, die in unserem Hebammenalltag am häufigsten vorkommen. Wir hoffen, dass wir euch mit unserem Wissen dabei unterstützen können, die aufregende Zeit des Wochenbetts in vollen Zügen zu genießen und mit mehr Selbstvertrauen auf die Bedürfnisse eures kleinen Babys einzugehen.

Auge

Viele Eltern stellen fest, dass es manchmal zu einem sogenannten »Schmierauge« kommen kann. Dies tritt vor allem in den ersten Lebenswochen auf und äußert sich dadurch, dass das Auge leicht verklebt ist und durchsichtiges, leicht gelblich-weißes Sekret austritt. Ein verklebtes Auge kann durch Verunreinigung oder Zugluft entstehen. Aber auch ein verstopfter oder verschlossener Tränenkanal kann dahinterstecken. Diese Kanäle sind nach der Geburt sehr klein, weshalb die Tränenflüssigkeit möglicherweise nicht abfließen kann. Weil Hygiene eine entscheidende Rolle spielt, ist es wichtig, vor der Behandlung gründlich die Hände zu waschen. Anschließend kannst du das Auge mit einem fusselfreien Wattepad und Kochsalzlösung reinigen. Dabei immer von außen nach innen wischen. Die Behandlung täglich ein- bis dreimal durchführen.

Tränenkanalmassage

Normalerweise fließen Tränen durch den Tränenkanal ab. Es kann jedoch vorkommen, dass dieser Kanal verstopft ist oder sich eine kleine Haut darüber gebildet hat. Diese zweite Variante ist jedoch sehr selten. Falls das verklebte Auge aufgrund eines verstopften Tränenkanals entsteht, kann man eine Massage mit dem kleinen Finger am inneren Augenwinkel in Richtung Nase durchführen. Wichtig ist, dass der Fingernagel kurz geschnitten oder gefeilt ist, um Verletzungen wie Kratzer zu vermeiden.

Allerdings sollte man aufmerksam sein, wenn das Weiße der Augen sich rötlich verfärbt, das Auge anschwillt oder verklebt oder das Sekret gelb und/oder grünlich wird. In solchen Fällen sollte unbedingt die Kinderarztpraxis aufgesucht werden, da es sich um eine Entzündung handeln könnte, die eine medikamentöse Behandlung erfordert.

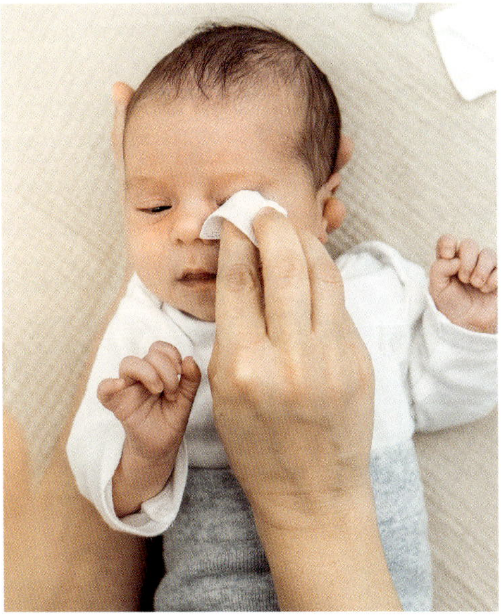

Beim Säubern leicht verklebter Augen ist vor und bei der Durchführung Hygiene wichtig!

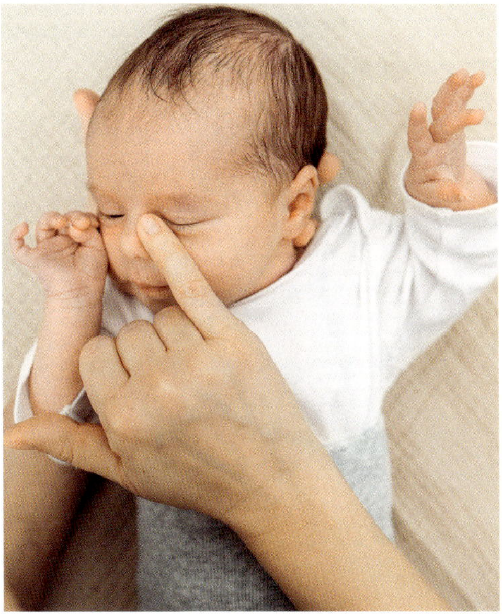

Mit dem kleinen Finger kann vom inneren Augenwinkel zur Nase hin massiert werden.

Bauchweh und Blähungen

Wenn Kinder in den ersten Lebenswochen sehr unruhig sind oder viel weinen, wird häufig von einer »Dreimonatskolik« gesprochen. In unserer Gesellschaft scheint der Glaube tief verwurzelt zu sein, dass der Bauch an allem »schuld« ist. Fakt ist aber, dass es Dreimonatskoliken in der Form gar nicht gibt und deswegen auch der Begriff nicht passt.

Haben Babys also keine Blähungen?

Es stimmt zwar, dass Babys mitunter zu viel Luft im Bauch haben und sich damit ganz schön quälen können. Anhaltendes Schreien kann aber viele weitere Ursachen haben. Wichtig ist es, zu überprüfen, ob das Kind die entsprechenden Symptome zeigt. Ein eindeutiger Hinweis auf Blähungen ist ein stark aufgeblähter Bauch, der ähnlich aussieht wie ein aufgeblasener Luftballon. Aber auch wenn das Kind sich viel überstreckt, windet und seine Hände dabei zu Fäustchen ballt, können dies Anzeichen sein. Zusätzlich zu den genannten Symptomen können je nach Ausprägung auch anhaltende Schreiphasen hinzukommen.

Luft im Bauch

Ein Zuviel an Luft im Bauch kann immer dann vorkommen, wenn diese über den Darm nicht richtig entweichen kann. Dies kann zum Beispiel dann passieren, wenn Luft während der Nahrungsaufnahme, egal, ob beim Stillen oder dem Trinken von Muttermilchersatznahrung, verschluckt wird. Die aufgenommene Luft vermischt sich mit der Milch zu einem stabilen Milchschaum, der den Darm aufblähen und Schmerzen verursachen kann.

Um das übermäßige Verschlucken von Luft zu vermeiden, kannst du während der Mahlzeit auf einige Dinge achten. Beim Stillen ist vor allem eine korrekte Anlegetechnik wichtig und dass die Brustwarze und der Warzenvorhof richtig im Mund des Kindes liegen. Wenn das Kind mit dem Fläschchen und Muttermilchersatznahrung ernährt wird, sollte die Milch bei der Zubereitung idealerweise angerührt und nicht geschüttelt werden. Außerdem kannst du die Flasche noch für ein bis zwei Minuten stehen lassen, damit die gebildeten Milchbläschen sich auflösen, bevor du sie verfütterst. Dasselbe gilt, wenn Muttermilch über ein Fläschchen gefüttert wird. Hier sollte beim

GUT ZU WISSEN

Auch ältere Kinder, die Probleme im Alltag haben, sprechen häufig von Bauchweh oder Bauschmerzen und das teilweise bis zum Grundschulalter. Das kann zum Beispiel der Fall sein, weil es Streit gibt oder auch wenn sie sich unwohl fühlen, weil sie vielleicht krank werden. Wichtig ist es deswegen, bei diesem Thema etwas über den Tellerrand hinauszuschauen. Es kann – muss aber nicht zwangsläufig – alles mit dem Bauch zusammenhängen. Wenn ein Baby übermäßig viel weint und schreit, können auch andere Gründe wie Anpassungs- oder Regulationsstörungen dahinterstecken.

Erwärmen darauf geachtet werden, die Milch nur vorsichtig zu schwenken und nicht zu schütteln, um eine gleichmäßige Temperatur zu erreichen.
Du kannst auch darauf achten, dass sowohl die Windel als auch die Kleidung am Bauch schön locker sitzen. Wenn du die Windel zumachst, schau, dass zwischen Windel und Bauch ein bis zwei Querfinger Platz bleiben. Als Eltern will man seinem Kind natürlich dabei helfen, die überschüssigen Winde schnell loszuwerden. Leider gibt es nicht den einen Geheimtipp, der immer bei allen gleich gut hilft. Manchmal muss man etwas herumprobieren und schauen, was dem eigenen Kind guttut. Behalte auch im Hinterkopf, dass »viel« nicht automatisch immer »viel« hilft.

Das kann helfen

- **Wärme:** Ein Kirschkernkissen oder ein warmes Bad können dabei helfen, dass sich der Babybauch entspannt.
- **Tragen** vor allem im Fliegergriff (siehe Seite 254): Durch diese Position kann es dem Kind leichter fallen, überschüssige Luft abzusetzen.
- **Ruhe und Nähe:** Körperkontakt wirkt beruhigend, auch auf den Blähbauch.
- **Entschäumende Suspensionen**: Wenn nichts anderes hilft, können diese Hilfsmittel aus der Apotheke angewendet werden – bitte nur nach Rücksprache mit der Hebamme und/oder dem Kinderarzt.

Bauchmassage

Eine Bauchmassage kann für Erleichterung sorgen. Eine Anleitung findest du auf Seite 228. Es ist eine sanfte Technik, bei der mit verschiedenen Bewegungen und leichtem Druck der Bauch des Babys massiert wird. Sie kann dabei helfen, die Verdauung zu fördern und überschüssige Luft im Bauch loszuwerden. Der Raum sollte schön warm sein. Alternativ kann eine Wärmelampe für eine angenehme Umgebung sorgen. Damit die Streichbewegungen auf der Haut nicht unangenehm sind, verwendest du am besten ein für Babys geeignetes Massageöl, dass du in deinen Händen verteilst. Leg dein Kind auf eine abwischbare Unterlage oder ein Handtuch, da während der Massage etwas Öl danebengehen kann. Achte darauf, dass dein Kind entspannt und bequem auf dem Rücken liegt, bevor du mit der Massage beginnst. Wenn dein Baby weint, ist der Zeitpunkt ungünstig. Warte dann zunächst ab, bis dein Kind sich beruhigt hat. Es gibt verschiedene Massagegriffe, die individuell kombiniert werden können. Die Bauchmassage kann bis zu dreimal täglich für fünf bis zehn Minuten durchgeführt werden, je nachdem, wie lange das Kind diese toleriert. Wenn es den Bauch anspannt oder kurz weint, sollte der Druck minimiert beziehungsweise die Massage unterbrochen werden.

HEBAMMEN WISSEN

Kinder, die mit Milchersatznahrung ernährt werden, sollten im Anschluss an die Mahlzeit immer zu einem Bäuerchen hochgenommen werden. Das gilt vor allem, wenn du hörst, dass dein Kind beim Trinken viel Luft geschluckt hat. Generell ist es so, dass durch das Anrühren des Milchpulvers und durch das Füttern mit der Flasche immer automatisch etwas Luft mitaufgenommen wird. Bei Stillkindern ist ein Bäuerchen nicht immer unbedingt notwendig. Du kannst je nach Situation entscheiden, zum Beispiel, wenn die Stillposition nicht optimal war und/oder dein Kind während der Stillmahlzeit sehr unruhig war.

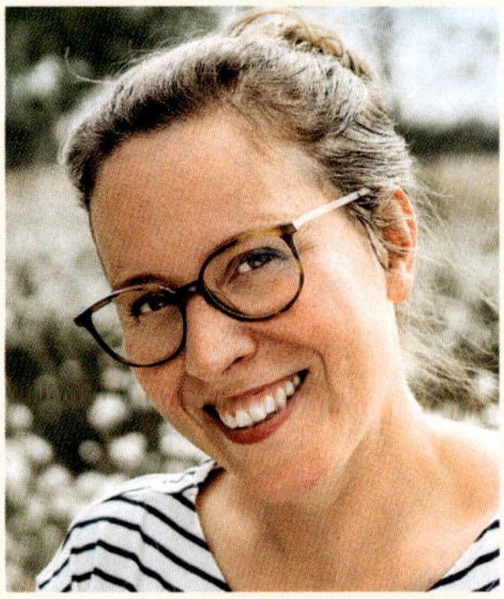

von Marei Theunert
Dipl. Pädagogin, Systemische Therapeutin, Heilpraktikerin für Psychotherapie, Mama von drei Kindern

SELBSTFÜRSORGE FÜR ELTERN

Babys weinen und brauchen viel Nähe – das wissen alle werdenden Eltern und bereiten sich, so gut es geht, seelisch und moralisch darauf vor. Ist das Kind dann da, wird ihnen gesagt, dass es normal ist, wenn die Babys in den ersten Wochen besonders viel weinen, weil sie sich erst mal an die neue Umgebung gewöhnen müssen. Danach rechnen die Eltern aber damit, dass das Weinen auch mal pausiert, wenn das Baby gestillt, gewickelt und ausgeschlafen ist.

Jedes achte bis zehnte Baby scheint diesem Schema jedoch nicht zu folgen und weint viel intensiver und häufiger, als sich die Eltern das vorgestellt haben. Ihr Kind kommt einfach nicht zur Ruhe, lässt sich kaum ablegen und hat Schwierigkeiten einzuschlafen. Oft wird in solchen Fällen noch von Dreimonatskoliken und Schreibabys gesprochen. Eine bedürfnisorientiertere und liebevollere Perspektive nimmt dagegen der durch den Kinderarzt Dr. William Sears und seine Frau geprägte Begriff »high need Baby« ein. Auch die Begriffe »Regulationsstörung« und »hochsensibel« sind inzwischen allgemein etwas verbreiteter.

All diese Definitionen beschreiben ein Baby, das irgendwie unruhig und getrieben wirkt und Gefühle sehr stark wahrnimmt. Es ist aber wichtig, zu verstehen, dass dies keine Diagnosen sind. Es ist viel eher eine Zusammenfassung von Charaktereigenschaften. Aber egal, ob Diagnose oder nicht – die Lautstärke und Intensität und vor allem das Andauern ihres Weinens bringt Eltern schnell an ihre Grenzen. Das Gefühl, nichts (richtig) machen zu können, der Schlafmangel, das viele Tragen, fehlende Auszeiten und eventuell noch zusätzlicher Druck von außen … Das alles wirkt sich in nachvollziehbarer Weise stark auf die Belastbarkeit eines Menschen aus. Dabei passiert es sehr schnell, dass der Fokus so stark auf dem Kind liegt, dass die eigenen Bedürfnisse aus den Augen verloren werden. Irgendwann fällt es auch den Eltern schwer, zur Ruhe zu kommen, sich Pausen zu gönnen und abzuschalten. Ebenso bereitet es ihnen Schwierigkeiten, mit ihrem Baby in Verbindung zu kommen. Im Ernstfall können psychische Erkrankungen wie Depressionen und Ängste entstehen. Dies zeigt, wie wichtig es ist, dass Eltern – besonders mit sensiblen Babys – regelmäßig gut für sich sorgen.

Was können Eltern in dieser Situation tun?

- **Selbstbeobachtung:** Wenn wir gestresst sind, wird unser Atem flach, unsere Zähne beißen aufeinander und die Muskeln spannen sich an. Beobachte über den Tag hinweg immer mal wieder, wie dein Atem fließt und wie sich deine Muskulatur anfühlt.
- **Achtsame Körperübung:** Wenn du diese Veränderungen in deinem Körper wahrnimmst, darfst du hineinspüren: Was könnte dir helfen? Ein bewusstes Atmen in den Bauch, den Kiefer locker lassen oder die Schultern kreisen.
- **Zartes Lächeln:** Unser Gehirn unterscheidet nicht zwischen Realität und Fiktion. Auch wenn dir gerade nicht danach ist, zieh deine Mundwinkel leicht nach oben zu einem Lächeln und spür nach, was das mit dir macht.
- **Fokus setzen:** Sammle Glücksmomente. Oft fühlt sich der Alltag an, als wäre alles immer nur anstrengend. Sicher gibt es zwischendurch Augenblicke, die schön und wohltuend sind. Richte deine Aufmerksamkeit regelmäßig auf diese Momente.

Es mag sein, dass Entspannungsmomente in dem ein oder anderen Elternteil erst einmal Unruhe auslösen. Das ist ganz normal, wenn das Nervensystem eine Zeit lang auf Daueranspannung war. Es braucht Zeit, um wieder zur Ruhe zu finden. Aber es lohnt sich.

HEBAMMEN WISSEN

Es können Situationen entstehen, die dich an deine absoluten Grenzen bringen, dich frustrieren und erschöpfen. Eine Kurzschlussreaktion durch Überforderung kann zu dem Impuls führen, das Baby zu schütteln. Tu das niemals! Es gibt alternative Wege, mit Emotionen umzugehen. In Überforderungsmomenten ist es das Wichtigste, das Baby an einem sicheren Ort abzulegen, kurz den Raum zu verlassen und durchzuatmen. Zusätzlich ist es wichtig, Hilfe zu suchen und diese anzunehmen. Denk immer daran, dass das Schütteln deines Babys schwerwiegende irreparable Folgen haben kann, einschließlich lebensbedrohlicher Verletzungen.

BAUCHMASSAGE

Massage mit dem Daumen

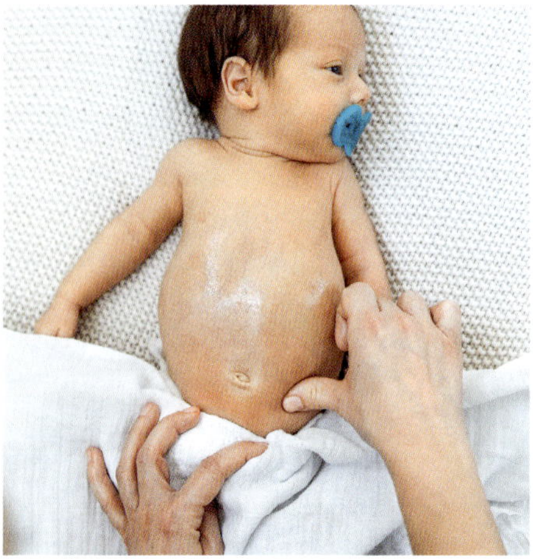

Beginne die Massage mit langsamen, kleinen kreisenden Bewegungen, die du mit dem Daumen im Uhrzeigersinn um den Nabel herum ausführst. Lass die Kreise nach und nach immer größer werden, bis der ganze Bauch bis an den Rand massiert ist. Lass die Kreise dann langsam wieder kleiner werden und massiere im Uhrzeigersinn zurück in Richtung Bauchnabel. Wiederhol diese Bewegung dreimal. (Dieser Massagegriff kann alternativ mit der flachen Hand ausgeführt werden.)

Das Wasserrad

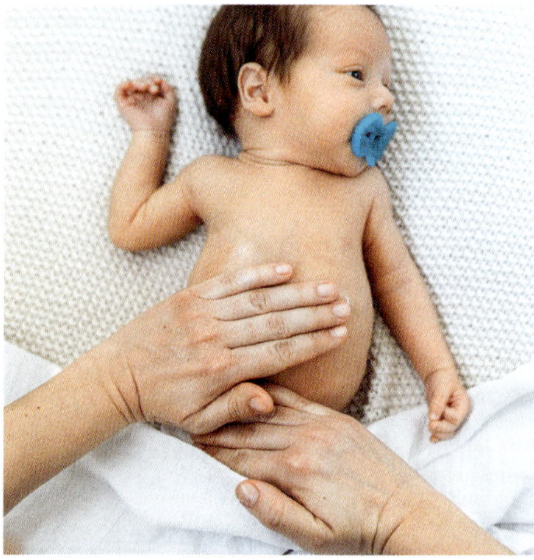

Leg deine rechte Hand an den rechten Rippenbogen deines Kindes und streiche langsam und mit sanftem Druck mit der flachen Hand bis zur Symphyse. Leg unmittelbar die linke Hand links an den Rippenbogen deines Kindes und wiederhole die Bewegung auf dieser Seite ebenfalls von oben nach unten, sodass eine fließende Bewegung entsteht. Diese Massagebewegung kannst du insgesamt sechsmal wiederholen.

Sonne und Mond

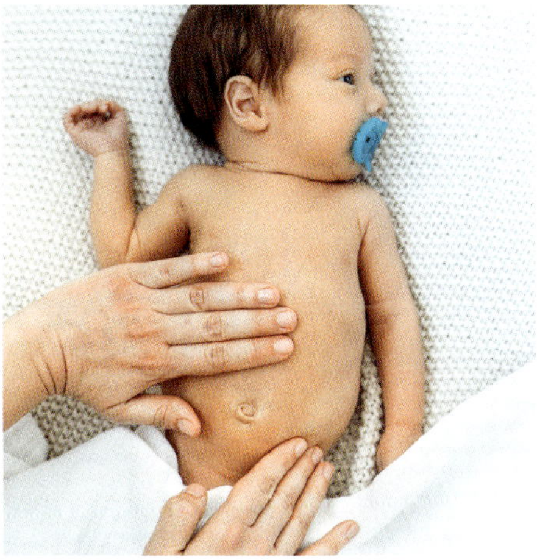

Während die rechte Hand im Uhrzeigersinn langsam und mit leichtem Druck dauerhaft um den Nabel herumkreist, beschreibt die linke Hand einen Halbkreis oberhalb des Nabels. Dafür wird diese auf etwa neun Uhr platziert und dann ebenfalls mit leichtem Druck, ein Stück weit unterhalb des Rippenbogens, bis auf die gegenüberliegende Seite geführt. Der Halbkreis wird sechsmal wiederholt, während die rechte Hand kontinuierlich weiter kreist.

Fahrrad fahren

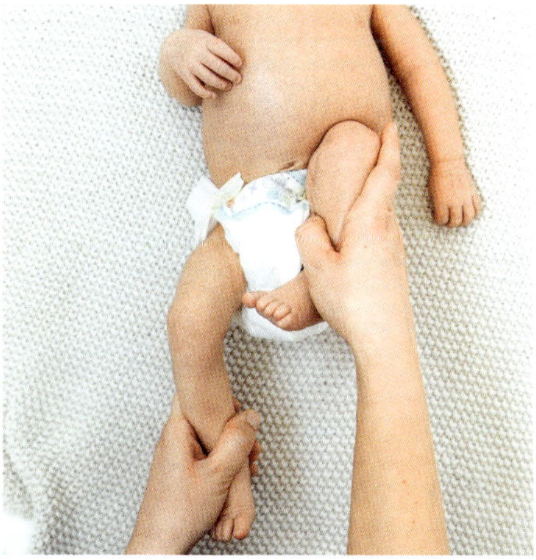

Fasse das linke und rechte Bein deines Kindes am Unterschenkel und bewege die Beine wie beim Fahrradfahren im Wechsel mit leichtem Gegendruck gegen die Bauchdecke. Das kann sechsmal wiederholt werden. (Diese Technik kann immer wieder zwischen den einzelnen Massagegriffen angewendet werden.)

Becken kreisen

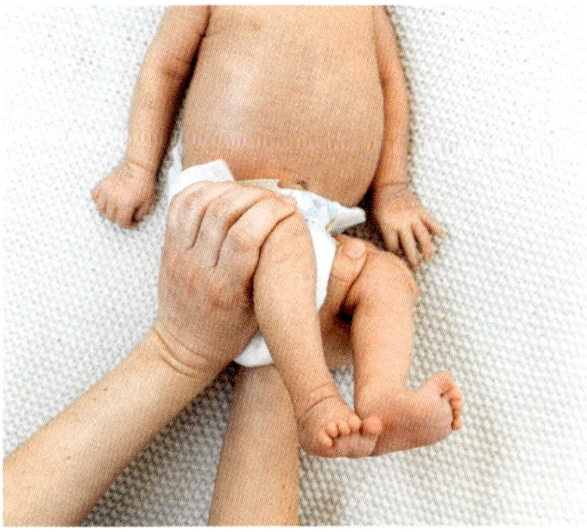

Greif beide Beine von unten am Oberschenkel und lass dann das Becken deines Kindes sechsmal hintereinander im Uhrzeigersinn kreisen.

Leichter Gegendruck gegen den Bauch

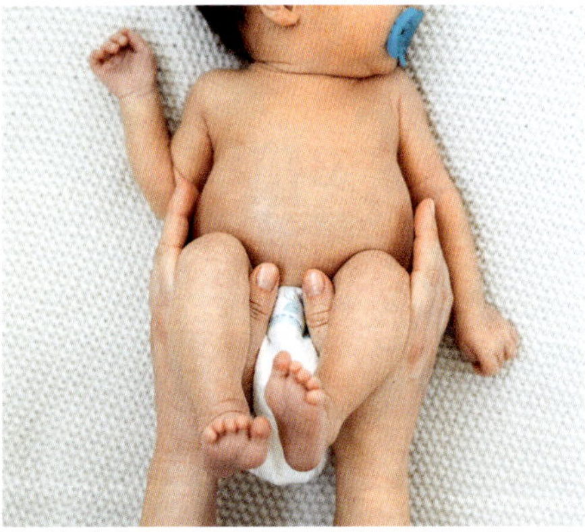

Beweg die Knie deines Kindes parallel in Richtung Bauch. Fasse dafür beide Oberschenkel von hinten und winkle diese in Richtung Bauchdecke an. Halte diese Position einige Sekunden und lass die Beine dann wieder einen Moment locker. Wiederhole dies zwei- bis dreimal.

Auslockern

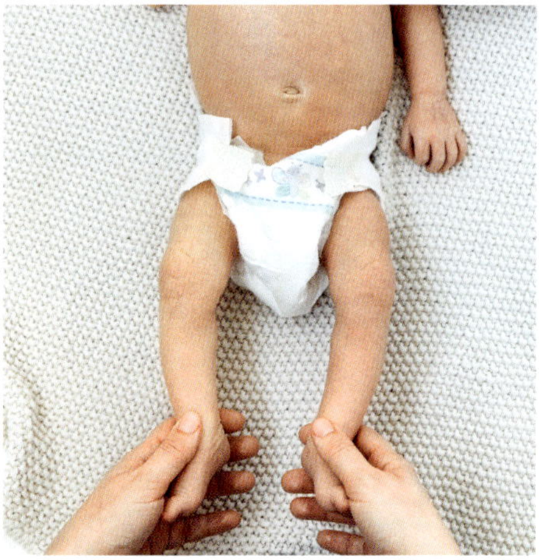

Dieser Handgriff wird immer zum Ende der Bauchmassage durchgeführt. Nimm dafür dein Kind locker an beiden Fußgelenken und lockere die gestreckten Beine mit zügigen Auf- und Abbewegungen aus.

Neugeborenengelbsucht

Ikterus, auch als Neugeborenengelbsucht bekannt, ist eine häufige Erscheinung bei Säuglingen, die durch eine gelbliche Verfärbung der Haut und der Augäpfel (Skleren) verursacht wird. Die Gelbfärbung entsteht durch eine Ansammlung des Abbauprodukts Bilirubin in Blut und Gewebe des Babys. In den meisten Fällen ist ein Ikterus bei Neugeborenen ein vorübergehender Zustand und normalerweise harmlos, aber es ist wichtig, ihn genau zu überwachen und gegebenenfalls auch zu behandeln.

Generell ist das Bilirubin nach der Geburt bei Neugeborenen in einer erhöhten Konzentration im Blut vorhanden. Das ist völlig normal und physiologisch. Doch der Ikterus, auch als Neugeborenengelbsucht bekannt, tritt auf, weil die Leber des Babys in den ersten Tagen nach der Geburt noch nicht vollständig ausgereift ist. Die unreife Leber kann Bilirubin nicht effizient abbauen und aus dem Körper ausscheiden. Dadurch steigt die Konzentration von Bilirubin im Blut und wird ins umliegende Gewebe ausgelagert. Dies führt zu der charakteristischen gelben Verfärbung der Haut und der Augen. Dieser physiologische Ikterus ist normalerweise nicht besorgniserregend und erreicht sein Maximum in der Regel am fünften bis sechsten Lebenstag.

Risikofaktoren

Bei einem gesunden Neugeborenen kann ein physiologischer Ikterus beobachtet werden, der in wenigen Tagen von selbst verschwindet. Allerdings gibt es verstärkte Risikofaktoren, die einen Ikterus begünstigen und gefährlich machen können. Dazu zählen unter anderem:

- Eine lange und anstrengende Geburt
- Kephalhämatome (Geburtsverletzungen nach vaginal-operativen Entbindungen)
- Unreife Kinder und eine Geburt vor der 38. Schwangerschaftswoche
- Wenn das Baby bestimmte Medikamente einnehmen muss
- Babys von Diabetikerinnen
- Mangelnde Ernährung

Je nach Ausprägung und Geschwindigkeit des Anstiegs des Bilirubins kann dies für Neugeborene gefährlich werden. Freies Bilirubin kann die Blut-Hirn-Schranke passieren und im schlimmsten Fall lebenslange schwere Beeinträchtigungen wie beispielsweise Schwerhörigkeit und geistige Einschränkungen hervorrufen.

Das Leitsymptom des Ikterus bei Neugeborenen ist die gelbe Färbung der Haut und der Augen, die in der Regel von oben nach unten fortschreitet. Die Gelbfärbung ist am deutlichsten an den Augen und im Gesicht erkennbar. In den meisten Fällen beeinträchtigt der Ikterus das Wohlbefinden des Babys nicht. Wenn jedoch die Gelbfärbung stark ausgeprägt ist, sollte kinderärztlich abgeklärt werden, ob ein behandlungsbedürftiger Ikterus vorliegt. In diesem Fall kommen zu der Verfärbung der Haut Symptome wie Saugschwäche, verringerte Ausscheidungen (Urin), schläfriges Verhalten des Babys und ein geringer Tonus hinzu. Auch sehr schrilles Schreien kann ein Alarmsignal sein.

Wie wird ein Ikterus behandelt?

Der physiologische Ikterus muss normalerweise nicht behandelt werden. In den meisten Fällen reicht es aus, das Neugeborene häufig zu stillen oder zu füttern, um den Abbau von Bilirubin zu fördern und den Ikterus zu reduzieren. Zusätzlich benötigen die Babys viel Energie, um ihre Körpertemperatur zu halten. Durch viel Kuscheln und Tragen können Eltern das Baby dabei unterstützen, diese aufrechtzuerhalten und gleichzeitig ausreichend Energie für den Leberstoffwechsel zu haben. Einfallendes Licht beeinflusst ebenfalls den Bilirubinspiegel. Bilirubin ist lichtempfindlich, daher kann ein Bad im Tageslicht helfen,

den Abbau zu fördern. Dabei sollte jedoch Vorsicht geboten sein, um ein Überhitzen oder Auskühlen des Babys zu vermeiden. Eine Möglichkeit kann darin bestehen, die Kuschelzeit mit einem Lichtbad zu verbinden. Dabei ist das Baby leicht bekleidet und liegt auf der nackten Brust von Mama oder Papa und kann so gemeinsam das Tageslicht genießen. Dabei kann die Temperatur gut reguliert werden, und die Eltern haben ihr Neugeborenes im Blick, um es zum Beispiel vor einem Sonnenbrand zu schützen.
In einigen Fällen kann jedoch eine Fototherapie erforderlich sein. Dabei wird das Baby speziellen, blauen Lichtern ausgesetzt, die helfen, das Bilirubin abzubauen und die Gelbfärbung zu reduzieren. In seltenen schweren Fällen können auch zusätzlich Bluttransfusionen notwendig sein.

Wann sollte man medizinischen Rat einholen?

Wenn du bei deinem Neugeborenen eine Gelbfärbung der Haut und Augen bemerkst, ist es wichtig, dass es von deiner Hebamme oder dem Kinderarzt gesehen wird, um den Zustand des Babys zu bewerten und festzustellen, ob es sich um einen physiologischen oder um einen pathologischen Ikterus handelt. Eine Neugeborenengelbsucht ist in den meisten Fällen eine physiologische und vorübergehende Erscheinung. Die Gelbfärbung der Haut verschwindet normalerweise von selbst, wenn die Leber des Babys ausreift und die Bilirubinverarbeitung besser wird.
Es ist trotzdem wichtig, den Zustand des Babys generell aufmerksam zu beobachten und bei Bedenken und Unsicherheit immer medizinisches Fachpersonal zurate zu ziehen. Durch angemessene Pflege und gegebenenfalls durch eine Fototherapie können die meisten Fälle von Ikterus problemlos behandelt werden, und das Baby wächst und gedeiht im weiteren Verlauf ganz normal.

Kopfgneis und Milchschorf

Milchschorf und Kopfgneis sind zwei verschiedene Hauterkrankungen. Im Volksmund wird oft nur der Begriff Milchschorf verwendet, obwohl es sich in den meisten Fällen um einen Kopfgneis handelt.

Kopfgneis

Kopfgneis, auch als seborrhoisches Ekzem bekannt, ist eine krustige Hauterscheinung am Kopf, die einen harmlosen Verlauf aufweist. Er tritt in der Regel einige Tage nach der Geburt auf und heilt innerhalb von drei Monaten ab. Dabei kann es zu einer Bildung von weichen und fetthaltigen Schuppen auf der Kopfhaut kommen, die eine gelblich-rötliche Färbung aufweisen können. Das seborrhoische Ekzem verursacht bei den meisten Neugeborenen keinen Juckreiz.
Die Ursache ist eine verstärkte Talgproduktion, die durch den Überschuss von bestimmten Hormonen im Körper des Neugeborenen ausgelöst wird. Kopfgneis muss nicht behandelt werden, wenn er bei deinem Bay keine Beschwerden verursacht. Da es sich um eine harmlose Hauterkrankung handelt, kannst du abwarten, bis dieser von allein verschwindet. Manche Eltern stören sich allerdings an dem Anblick und möchten diesen entfernen. Wenn es dir auch so geht, kannst du dafür etwas Öl und das Babybad nutzen.

So geht's

Reibe den Kopf des Babys mit etwas Öl ein (achte darauf, dass du ein gutes und neutrales Öl verwendest) und lass es circa 30 Minuten einwirken. Du kannst deinem Kind währenddessen ein Mützchen aufsetzen, damit das Öl auf Möbeln und Textilien keine Flecken hinterlässt. Beim anschließenden Babybad kannst du das Öl mit einem milden Shampoo abwaschen und anschließend mit einer weichen Bürste die Schuppen von der Kopfhaut und aus den Haaren kämmen. Geh dabei behutsam vor, damit du die Kopfhaut nicht zu sehr strapazierst und sie zu bluten anfängt.

Der Milchschorf

Ein Milchschorf bezeichnet ein atopisches Ekzem, das sich bei Säuglingen im Alter von drei bis sechs Monaten bilden kann und erst nach mehreren Monaten wieder abheilt. Es tritt hauptsächlich im Gesicht und am behaarten Kopf auf, wobei auch andere Körperstellen betroffen sein können. Das Ekzem kann im Rahmen einer Neurodermitis auftreten.
Es handelt sich dabei um harte Schuppen, die eine gelbliche Kruste hauptsächlich am Kopf bilden können. Für viele Säuglinge ist dies mit einem intensiven Juckreiz verbunden. Meist sind die Hautstellen gerötet und es bilden sich nässende Bläschen.
Die Ursachen für Milchschorf sind bis heute nicht abschließend geklärt. Man mutmaßt, dass genetische Dispositionen wie Neurodermitis und äußere Risikofaktoren wie Hautreizungen durch bestimmte Stoffe oder trockenes oder kaltes Klima Auslöser sein können beziehungsweise die Ausbildung begünstigen. Bei gestillten Babys entwickelt sich ein Milchschorf übrigens seltener als bei nicht gestillten. Somit kann Stillen als wirksame Prophylaxe gelten.
Wenn dein Kind von Milchschorf betroffen ist, kannst du die Stellen zunächst nur gut beobachten. Durch den Juckreiz beginnen allerdings viele Babys, sich zu kratzen. Dies sollte möglichst verhindert werden, damit die Stellen sich nicht entzünden und zu bluten beginnen. Es gibt verschiedene Salben, die verwendet werden können, um den Juckreiz abzumildern. Dazu solltest du dich in der Kinderarztpraxis beraten lassen, damit individuell die passende Salbe verschrieben werden kann.

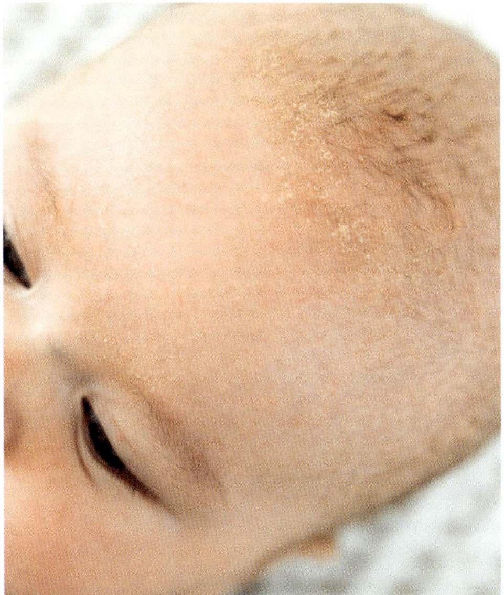

Kopfgneis ist eine harmlose Hauterscheinung, die sich meist von allein zurückbildet.

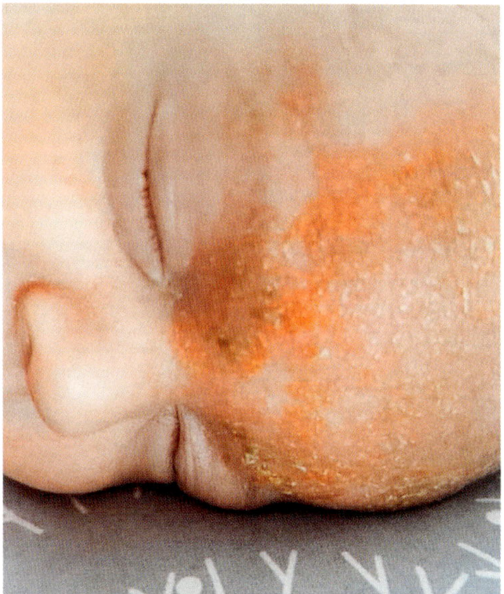

Hier sind die Krusten, die von Milchschorf verursacht werden, gut zu erkennen.

Mund- und Windelsoor

Ein Mundsoor ist eine Pilzinfektion im Mundraum, die durch den Hefepilz Candida albicans verursacht wird und vorrangig im Neugeborenen- und Säuglingsalter auftritt. Das liegt daran, dass Immunsystem und Hautbarriere in diesem Alter noch nicht fertig ausgereift sind. Dadurch können sich Pilzsporen schnell vermehren und eine Erkrankung auslösen. Je älter die Kinder werden, desto stärker werden die eigenen Abwehrkräfte und ein Mundsoor tritt deutlich seltener auf.

Es gibt ganz typische Anzeichen, die auf eine Pilzinfektion im Mundraum des Kindes hindeuten. Dies sind weißliche Beläge auf der Zunge, aber auch in den Wangentaschen. Schreitet die Erkrankung voran, können sich zusätzlich weißlich-cremige Flecken am Zahnfleisch, dem Gaumen bis hin zu den Mandeln zeigen. Charakteristisch ist, dass diese Beläge und/oder Flecken nicht nur nach den Mahlzeiten, sondern permanent sichtbar sind und sich nicht abwischen lassen.

Die Übertragung von Candida-albicans-Sporen kann bereits während der Geburt erfolgen. Wird das Kind vaginal geboren, können eventuell in der vaginalen Flora vorliegende Pilzsporen beim Passieren des Geburtskanals auf die kindlichen Schleimhäute übertragen werden.

Außerdem ist der Schnuller und/oder das Fläschchen ein sehr häufiger Weg der Übertragung. Es sollte deswegen gut darauf geachtet werden, dass diese nach jeder Verwendung gereinigt und gegebenenfalls zusätzlich sterilisiert werden, vor allem in den ersten Lebensmonaten. Zusätzlich sollten alle Dinge, die in den Mund genommen werden, also auch Spielzeuge, nicht mit anderen geteilt werden, da so eine Übertragung stattfinden kann.

Ein Mundsoor tritt häufig nicht isoliert auf, denn er ist sehr ansteckend. Er sollte deswegen immer zügig behandelt werden, um eine Ausbreitung über den Magen-Darm-Trakt auf den Windelbereich des Kindes zu vermeiden. Wenn Hefepilze über den Stuhlgang ausgeschieden werden, können diese sich schnell im feuchtwarmen Windelmilieu vermehren und zu einem sogenannten Windelsoor führen. Dieser zeigt sich häufig beginnend durch eine leichte Rötung direkt am After, welche sich nach und nach ausbreitet und stärker wird. Häufig ist diese ganz scharf begrenzt und es können sich zusätzlich auch im Windelbereich weißliche Pickelchen bzw. kleinere Beläge zeigen.

Ein Windelsoor kann auch allein vorkommen. Deswegen sollte bei jedem Verdacht auf eine Soorerkrankung des Kindes umgehend der Kinderarzt oder die Kinderärztin aufgesucht werden. Wenn sich der Verdacht bestätigt, wird die betroffene Stelle mit einem Antimykotikum behandelt. Das Medikament ist in Form von Gel und Salben in der Apotheke erhältlich und wird, wenn es ärztlich ver-

GUT ZU WISSEN

Vor allem bei Erwachsenen können Hefepilze auf der Mundschleimhaut vorkommen, ohne dass diese Symptome oder Beschwerden auslösen. Unbewusst können diese so auf das Kind übertragen werden, wenn zum Beispiel der Schnuller schnell mal abgeleckt wird, weil er auf den Boden gefallen ist. Dieser Übertragungsweg gilt übrigens nicht nur für die Hefepilze, sondern auch für Karies. Dieser wird nämlich ebenfalls häufig so auf die Kinder übertragen.

schrieben wurde, von der Krankenkasse übernommen. Die Anwendung sollte immer genau nach Rücksprache mit Arzt oder Apothekerin beziehungsweise nach der Packungsbeilage erfolgen und nicht vorzeitig abgebrochen werden. Während der Behandlung ist es wichtig, auf eine gute Hygiene zu achten.

HEBAMMEN WISSEN

Bei Stillkindern ist es wichtig, dass bei einem Mundsoor immer auch die Brust der Mutter mitbehandelt wird, um eine mögliche Infektion zu verhindern beziehungsweise zu heilen. Ein Brustwarzensoor äußert sich durch Juckreiz, schuppige, rissige, gerötete Haut, die außerdem geschwollen sein kann. Während einige Frauen diese Symptome deutlich spüren und Beschwerden haben, verläuft die Erkrankung bei anderen ganz unbemerkt. Aber auch bei diesem »stillen Verlauf« ist es wichtig, dass eine gleichzeitige Behandlung erfolgt, damit kein Pingpongeffekt entsteht. Denn es können sich vor allem bei der Frau auch unbemerkt Sporen von Hefepilzen angesammelt haben und diese dadurch zwischen Mutter und Kind permanent hin und her übertragen werden. Deswegen sollte immer eine gleichzeitige Therapie erfolgen.

Wichtig bei Windelsoor

Wickle dein Kind regelmäßig und wasch alle Textilien und Waschlappen, die du zum Wickeln und Saubermachen benutzt, bei 60 Grad, damit alle Pilzsporen abgetötet werden. Das gilt auch, wenn du mit Stoffwindeln wickelst. Du kannst auch auf Einmalprodukte wie Wattepads oder Feuchttücher zurückgreifen, solange die Behandlung dauert. Auch bei den verwendeten Wickelunterlagen sollte auf eine gute Hygiene geachtet und diese regelmäßig gewechselt werden.

Wichtig bei Mund- und Brustwarzensoor

Wechsle Spucktücher, Handtücher, Waschlappen und Still-BHs während der Behandlung regelmäßig und nach jeder Verwendung aus und wasch alles bei 60 Grad. Wenn du Stilleinlagen verwendest, solltest du jetzt auf Einmalprodukte zurückgreifen. Außerdem ist es wichtig, alle Gegenstände, die entweder mit der Brust und/oder dem kindlichen Mund in Kontakt gekommen sind, nach jeder Verwendung zu reinigen und/oder zu sterilisieren. Dazu gehören vor allem Stillhütchen, Milchpumpen, Fläschchen und Sauger.

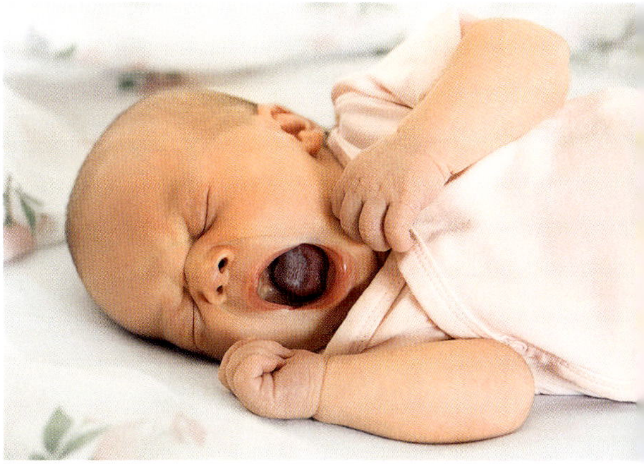

Mundsoor kannst du an den weißlichen, nicht abwischbaren Belägen auf der Zunge erkennen.

Nabelbruch

Ein Nabelbruch ist durch eine sichtbare Auswölbung im Bereich des Bauchnabels gekennzeichnet. Die Auswölbung ist weich und tritt in den meisten Fällen beim Weinen oder Pressen des Babys auf.
Ein physiologischer Nabelbruch entsteht in der sechsten bis zehnten Schwangerschaftswoche im Mutterleib. Dies ist normal und notwendig, damit der Darm ausreichend Platz zum Wachsen hat. In den meisten Fällen bildet der Nabelbruch sich ab der zehnten Schwangerschaftswoche von selbst zurück. Wenn das nicht geschieht, spricht man von einem angeborenen Nabelbruch oder in der Fachsprache von einer Omphalozele. Der erworbene Nabelbruch tritt nach der Geburt des Kindes auf. Normalerweise verschließt sich der Nabel durch die Bildung der Nabelplatte, die mit Haut überzogen ist. Bei einem erworbenen Nabelbruch geschieht dies nicht und es bleibt eine Lücke bestehen (Rektusdiastase).
Der Nabelbruch ist eine Ausbuchtung im Bereich des Nabels. Durch den Druck im Bauchraum, der durch Niesen, Husten oder durch das Pressen beim Stuhlgang erzeugt wird, kann sich der Bruchsack vorwölben.
Ein Nabelbruch lässt sich gut abtasten und in den meisten Fällen kann die Wölbung wieder zurückgedrückt werden. Um sicherzugehen, dass dieser nicht zu groß ist, wird in der Regel eine Ultraschalluntersuchung durchgeführt. Für die medizinische Beurteilung ist übrigens nicht das Aussehen des Nabelbruches entscheidend, auch wenn es viele Eltern erschreckt, sondern das damit verbundene Risiko, dass Darmschlingen im Bruch eingeklemmt werden, wenn dieser zu groß wird. Ein eingeklemmter Darm ist ein medizinischer Notfall und muss sofort behandelt werden.
In der Regel verursacht der Nabelbruch aber keine Schmerzen und ist für Neugeborene ungefährlich. Der Nabelbruch kann unterschiedliche Größen annehmen und ist somit von Neugeborenen zu Neugeborenen unterschiedlich. Auch wenn es nicht einfach ist, anhand der Größe zu sagen, ab wann eine Behandlung nötig wird, solltest du dich kinderärztlich beraten lassen, wenn der Nabelbruch die Größe einer Walnuss erreicht oder wenn eines der folgenden Symptome auftritt:

- Schreien
- Erbrechen
- Berührungsempfindlichkeit
- Die Wölbung geht auch mit einem leichten Druck nicht zurück

Ist der Nabelbruch direkt nach der Geburt schon ersichtlich, sollte direkt ein Kinderarzt oder eine Kinderärztin auf den Bruch am Nabel schauen. Sollte dies nicht der Fall sein und der Nabelbruch wird erst sichtbar, wenn der Nabelschnurrest abgefallen ist, kann man den Nabelbruch zunächst beobachten. Ein

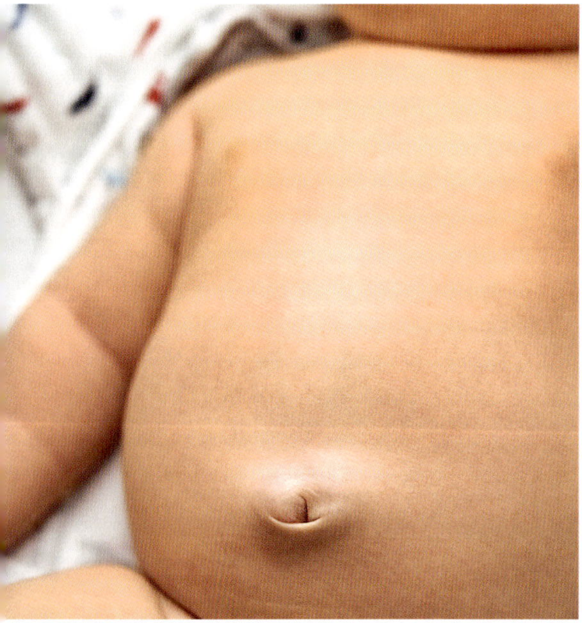

Ein Nabelbruch bildet sich im ersten Lebensjahr oft zurück, aber behalte ihn gut im Blick.

Nabelbruch bildet sich oft im ersten Lebensjahr von selbst zurück. In seltenen Fällen kann es jedoch dazu kommen, dass ein Nabelbruch auch operativ behandelt werden muss.

Nabelgranulom

Ein Nabelgranulom ist eine etwa heidelbeergroße, feucht glänzende Geschwulst, die nach Abfallen des Nabelschnurrestes am Nabelgrund sichtbar wird. Es ist die am häufigsten vorkommende Veränderung am Nabel eines Neugeborenen. Aber keine Panik, ein Nabelgranulom ist weder schlimm noch tut es dem Kind weh, denn es handelt sich dabei lediglich um sogenanntes »wildes Fleisch« ohne Nerven.
Die genauen Gründe für die Entstehung dieser Geschwulst sind bis heute nicht vollständig geklärt, man nimmt aber an, dass eine Verunreinigung das Nabels während der Heilungsphase eine mögliche Ursache sein kann. Deswegen wird empfohlen, während des Heilungsprozesses und wenn der Nabelschnurrest noch nicht abgefallen ist, bei der täglichen Pflege und beim Windeln wechseln auf eine gute Hygiene zu achten.
Das bedeutet:

- Bevor du dein Kind badest, wäschst, wickelst oder umkleidest, **wasch dir die Hände** immer gründlich für einige Zeit mit Seife. Das gilt besonders, bevor du den Nabelschnurrest berührst.
- Entscheide dich für eine **offene Nabelpflege**. Das bedeutet, dass die Windel nicht über dem Nabelschnurrest verschlossen wird. Diese Vorgehensweise scheint sich günstig auf den Heilungsprozess auszuwirken. Der Nabel sollte nicht mit Urin oder Stuhlgang in Berührung kommen. Wenn es doch einmal vorkommt, sollten der Nabelgrund und der Nabelschnurrest umgehend mit steriler Kochsalzlösung und Wunddesinfektionsmittel gründlich gereinigt werden.

In der Regel heilt ein Nabelgranulom nach sechs bis acht Wochen ganz von selbst ab. Wenn der Nabel also sonst keinerlei Probleme macht, das heißt weder gerötet, geschwollen, blutig und/oder entzündet erscheint, muss man deswegen nicht unbedingt sofort die Kinderarztpraxis aufsuchen.

HEBAMMEN WISSEN

Unterstützend kann man ein Nabelgranulom mit handelsüblichem Meersalz behandeln, um den Heilungsprozess etwas zu beschleunigen. Dafür wird der Nabel zunächst mit abgekochtem, körperwarmem Wasser (oder Kochsalzlösung) und einer sterilen Kompresse gründlich gereinigt. Dann wird direkt auf den Nabelgrund eine ausreichende Menge Meersalz aufgetragen, sodass das Nabelgranulom vollständig davon bedeckt ist, und die Windel darüber verschlossen. Unterstützend kann eine Kompresse auf den gesalzenen Nabel aufgelegt werden, die dort bis zum nächsten Wickeln oder länger verbleiben kann. Nach 24 Stunden wird der Nabelgrund erneut wie zu Beginn der Behandlung gereinigt. Im Anschluss wird ein weiteres Mal ausreichend Meersalz direkt auf den Nabelgrund aufgetragen und für mindestens 24 Stunden dort belassen. Die Therapie muss in der Regel nicht wiederholt werden.

Wann sollte ich zum Kinderarzt, zur Kinderärztin?

Wenn häufig Sekret beziehungsweise Blut aus dem Nabelgranulom austritt und das Kind zusätzlich Krankheitszeichen entwickelt, ist eine kinderärztliche Untersuchung notwendig. Auch wenn das Nabelgranulom nach sechs bis acht Wochen nur unzureichend abgeheilt ist, sollte das weitere Vorgehen mit einem Arzt besprochen werden. Nach einer individuellen Beurteilung des Nabelgranuloms kann unter Umständen eine Behandlung mit Silbernitrat notwendig werden. Das bedeutet, dass es verödet wird, austrocknet und nach einiger Zeit von allein abfällt. Bei dieser Behandlung besteht allerdings das Risiko, dass auch umliegendes Gewebe mitverätzt wird.

Nagel(bett-)entzündung

Eine Nagel(bett-)entzündung zeigt sich oft durch eine lokale Rötung, Schwellung und Überwärmung im Bereich der Finger oder Zehen. Sie tritt recht häufig im Neugeborenen- und Säuglingsalter auf. Das liegt daran, dass das kindliche Immunsystem noch nicht so stark ist. Dadurch können sich Viren, Bakterien und Pilze schnell vermehren, wenn sie über kleinste Verletzungen und Risse in die Haut im Nagelbereich gelangen. Die gute Nachricht ist, dass diese Entzündung in der Regel harmlos verläuft, wenn man sie frühzeitig entdeckt und sofort behandelt. Außerdem kann man einiges tun, um einer Entstehung vorzubeugen. Hier sind drei Tipps:

1. **Fingernägel** in den ersten vier bis sechs Wochen nicht schneiden. Der feine Nagel kann in diesem Zeitraum noch mit der Nagelhaut verwachsen sein. Durch das frühzeitige Schneiden kann die Entstehung von Mikroverletzungen im Nagelbereich begünstigt werden.
2. **Zehennägel** sollten immer erst geschnitten werden, wenn sie sich weißlich vom Nagelgrund abheben. Dies dauert in der Regel einige Zeit länger als bei den Fingernägeln.
3. Auch wenn dein Kind älter ist, achte darauf, dass die **Nägel rund und nicht eckig** geschnitten werden. Feine überstehende Kanten kannst du mit einer Nagelfeile kürzen.

Wenn du eine Rötung im Nagelbereich feststellst, ist es wichtig, umgehend zu handeln. Denn wenn eine Nagelbettentzündung nicht zeitnah behandelt wird, kann sie sich schnell verschlimmern. Das bedeutet, dass sich die Überwärmung, die Rötung und die Schwellung ausbreitet. Zusätzlich kann sich Eiter an der betroffenen Stelle ansammeln. Dies führt dazu, dass die Entzündung sich oft nicht mehr nur auf den Nagelbereich beschränkt, sondern sich auch bis zum ersten Gelenk der Finger oder Zehen ausbreiten kann. Wenn weiterhin keine Therapie erfolgt, kann sie auf tiefere Schichten wie Muskeln, Sehnen und Knochen übergehen.

Behandlung

Bei leichten Formen kannst du zunächst alternative Behandlungsmethoden einsetzen.

- **Calendulaessenz** kann zur Behandlung bei oberflächlichen Entzündungen als Hand-/Fußbad eingesetzt werden. Dafür einen halben Teelöffel auf 125 Milliliter abgekochtes kaltes Wasser geben. (Diese Menge kann für mehrere Hand- bzw. Fußbäder verwendet werden, wenn sie verschlossen und kühl aufbewahrt wird.) Zur Durchführung wird eine kleine Menge in ein geeignetes Gefäß gegeben (zum Beispiel ein kleines Schälchen) und die betroffene Hand/der betroffene Fuß für mindestens fünf Minuten darin gebadet. Wichtig ist dabei, dass der entzündete Finger/Zeh während der gesamten Zeit gut mit der Lösung bedeckt ist. Nach der Anwendungszeit sollte die betroffene Stelle mit klarem Wasser abgespült und gut abgetrocknet werden. Die Anwendung zwei- bis dreimal täglich wiederholen.

HEBAMMEN WISSEN

Anstelle eines Gefäßes kannst du eine kleine Frischhaltetüte verwenden. Damit kannst du ganz sicher gehen, dass die betroffene Stelle gut bedeckt ist. Gleichzeitig bist du flexibler in der Anwendung, weil du die Tüte gut am Hand-/Fußgelenk des Kindes festhalten kannst. Außerdem geht auch nichts daneben, wenn das Kind sich bewegt.

- **Muttermilch** hat entzündungshemmende Eigenschaften und enthält viele Abwehrstoffe. Sie kann deswegen wunderbar bei kleineren Problemen mit der Haut eingesetzt werden. Dies geht entweder als Hand- oder Fußbad. Dafür kann eine ausreichende Menge Muttermilch entweder in ein geeignetes Gefäß oder eine Frischhaltetüte gegeben und für fünf Minuten angewendet werden. Alternativ kann auch ein Tropfen Muttermilch direkt auf die betroffene Stelle aufgetragen werden. Der Vorteil besteht darin, dass Muttermilch im Anschluss nicht abgewaschen werden muss, sondern stattdessen für einen kurzen Moment eintrocknen kann – egal wie du sie anwendest. Die Anwendung kannst du dreimal täglich wiederholen.
- **Kochsalzlösung** wirkt reinigend und kann dabei helfen, die Entzündung einzudämmen. Sie kann, genau wie Muttermilch, als Hand- oder Fußbad oder alternativ direkt auf der Haut angewendet und muss im Anschluss nicht abgewaschen werden. Es sollte darauf geachtet werden, dass die Kochsalzlösung noch einen kurzen Moment an der betroffenen Stelle eintrocknet.
- **Quark** hat entzündungshemmende Eigenschaften, wirkt kühlend und gleichzeitig abschwellend. Er kann als kleiner Quarkwickel für fünf bis zehn Minuten angewendet werden. Dafür einfach eine kleine Menge Quark auf ein Wattepad geben und auf die betroffene Stelle auflegen. Den Finger oder die Zehe im Anschluss mit klarem Wasser abspülen und gründlich abtrocknen. Die Anwendung sollte zwei- bis dreimal täglich erfolgen.

Ist die Nagelbettentzündung beim ersten Feststellen bereits fortgeschritten und hat sich bereits bis zum ersten Gelenk oder sogar darüber hinaus ausgebreitet und/oder ist eine Eiteransammlung zu erkennen, sollte das Kind umgehend kinderärztlich vorgestellt werden. Das bedeutet, dass du außerhalb der Sprechzeiten den kinderärztlichen Notdienst kontaktierst. Dies gilt ebenfalls bei Unsicherheiten und außerdem, wenn trotz der regelmäßigen Anwendung von alternativen Maßnahmen innerhalb von 72 Stunden keine deutliche Besserung eintritt.

Nahrungsmittelunverträglichkeit

Nahrungsmittelunverträglichkeiten, wie zum Beispiel eine Laktoseintoleranz, können bereits im Neugeborenen- und Säuglingsalter vorkommen. Wie sie sich äußern, ist jedoch individuell und von Kind zu Kind sehr unterschiedlich. Während einige dazu neigen, Mahlzeiten schwallartig zu erbrechen, äußern sich diese bei anderen mit starken Blähungen und/oder Auffälligkeiten beim Stuhlgang. Auch eine Gedeihstörung, das bedeutet, dass sich das Gewicht nur unzureichend entwickelt oder das Kind sogar an Gewicht verliert, obwohl es ausreichend Nahrung zu sich nimmt, kann ein Warnsignal sein. Häufig zeigt sich auch eine vermehrte Unruhe. Es kann auch sein, dass das Kind beim oder unmittelbar

nach dem Füttern viel weint. Es ist wichtig, zu betonen, dass die genannten Symptome auch mit anderen Ursachen zusammenhängen können, was die Diagnosestellung häufig schwierig macht.
Wenn der Verdacht auf eine Nahrungsmittelunverträglichkeit besteht, sollten Eltern deswegen immer auf ihr Bauchgefühl hören. Damit der Verdacht zweifelsfrei bestätigt werden kann, ist es notwendig, dass eine kinderärztliche Abklärung erfolgt. In der Praxis können Tests durchgeführt und das weitere Vorgehen besprochen werden.

Säuglingsschnupfen

Manche Neugeborene niesen und schniefen nach der Geburt. Einige Eltern fragen sich, ob es sich dabei bereits um die erste Erkältung handelt. In den meisten Fällen ist dies jedoch nicht der Fall. Es ist wichtig, zu bedenken, dass das Baby neun Monate lang im Fruchtwasser geschwommen ist und daher immer gut befeuchtete Schleimhäute hatte. Daher ist es nicht ungewöhnlich, dass die Schleimhäute einige Zeit nach der Geburt etwas austrocknen und das Baby zu schniefen beginnt. Kurz nach der Geburt niesen und husten Neugeborene darüber hinaus das Fruchtwasser aus, wodurch anfangs schleimiges Sekret aus Nase und Mund fließen kann.
Nach ein paar Tagen kann die Nase verstopft klingen, da die Schleimhäute austrocknen. Dies tritt vor allem in klimatisierten oder geheizten Räumen auf, die eine niedrige Luftfeuchtigkeit haben. Da Neugeborene in den ersten Lebensmonaten fast ausschließlich durch die Nase atmen, können sich zudem einige Popel bilden, die die Nase verstopfen und zu Unruhe und einer Trinkschwäche führen können.

Was kann man dagegen tun?

- **Erhöhung der Luftfeuchtigkeit im Raum:** Durch eine höhere Luftfeuchtigkeit im Raum schwellen die Schleimhäute ab und die Atemwege sind wieder frei.
- **Kochsalzlösung:** Man kann jeweils einen Tropfen Kochsalzlösung (NaCl 0,9 Prozent) in jedes Nasenloch tropfen. Oftmals niesen die Neugeborenen daraufhin und stoßen somit die gebildeten Popel aus. Das befreit die Atemwege und die Schleimhäute werden befeuchtet.

GUT ZU WISSEN

Durch den falschen Einsatz von Nasensaugern für Neugeborene und Säuglinge kann es durch den Unterdruck zu einer Hämatombildung und weiterreichenden schweren Verletzungen an der Nasenscheidewand kommen, welche die Atmung des Kindes beeinträchtigen können. Dies kann zu einem akuten Notfall werden, der umgehend einer medizinischen Abklärung und gegebenenfalls auch Behandlung bedarf. Der Einsatz sollte deswegen genauestens abgewogen werden und immer nur nach Gebrauchsanweisung des Herstellers erfolgen.

Spucken

Die Aussage »Speikinder sind Gedeihkinder« hast bestimmt auch du schon mal gehört. Doch was ist an dieser überlieferten Volksweisheit eigentlich dran? Wissenschaftlich gibt es dafür keine fundierten Daten, dennoch beschäftigt das Thema »Spucken« viele Eltern. Insbesondere wenn größere Mengen Milch schwallartig erbrochen werden, kann dies anfangs beunruhigend sein.

Warum spucken manche Babys nach den Mahlzeiten?

Die Ursache dafür liegt darin, dass der Muskel am Mageneingang noch nicht vollständig ausgereift ist. Dadurch kann die Milch schneller in die Speiseröhre zurückfließen, und größere Mengen Milch kommen so wieder nach oben. Diesen Rückfluss bezeichnen wir als »Reflux«. Der Zeitpunkt, an dem dieses »Spucken« aufhört, ist immer individuell. Bei manchen Babys wird es ab dem vierten Lebensmonat besser, bei anderen erst nach der Einführung von Beikost oder wenn sie frei sitzen können und die Muskulatur zunehmend stärker wird. In den meisten Fällen verschwindet der Reflux mit der Zeit, aber es gibt auch Ausnahmen. Hinter vermehrtem Erbrechen kann auch eine Unverträglichkeit oder eine gastroösophageale Refluxkrankheit stecken. In solchen Fällen sollte eine kinderärztliche Abklärung erfolgen, um die Diagnose zu stellen und die geeigneten Schritte einzuleiten.

Behandlungsmöglichkeiten

Es gibt einige Maßnahmen, die du ausprobieren kannst. Beachte aber, dass nicht jede Maßnahme bei jedem Baby hilft. Es lohnt sich trotzdem, zu testen, was für euch passt.

- **Bäuerchen machen:** Während und nach dem Stillen oder Flasche geben kann es sinnvoll sein, ein Bäuerchen zu machen, damit die Luft aus dem Magen entweicht und die Milch weniger zurückfließt. Wie du dabei vorgehen kannst, erklären wir auf Seite 255.
- **Aufrechtere Position** bei der Nahrungsaufnahme und beim Schlafen: Durch eine aufrechtere Position beim Trinken, egal ob an der Brust oder aus der Flasche, fließt die Milch weniger schnell zurück.
- **Veränderung der Anlegeposition bei zu viel Muttermilch:** Verschiedene Anlegepositionen können dazu beitragen, dass die Milch nicht direkt zurückfließt. Hierzu kannst du dich ab Seite 173 informieren.
- **Tragen in einer Tragehilfe:** Durch die aufrechte Position am Körper spucken einige Kinder weniger.
- **Osteopathie:** Ein Besuch beim Osteopathen kann ebenfalls helfen, die Beschwerden zu lindern. In einigen Regionen gibt es Therapeutinnen, die sich auf Säuglinge spezialisiert haben. Es lohnt sich, in der Umgebung danach zu suchen.

HEBAMMEN WISSEN

Leg einen dünnen Schnellordner unter die Matratze deines Babys, damit es beim Schlafen leicht erhöht liegt. Dadurch wird der Rückfluss der Milch in die Speiseröhre reduziert.

Wunder Po und Windeldermatitis

Die meisten Babys haben irgendwann einmal einen wunden Po. Viele Eltern machen sich Vorwürfe und denken, sie haben etwas falsch gemacht. Die Ursache liegt aber häufig darin, dass durch die Ausscheidungen von Urin und Stuhlgang die Haut ständig mit Körperflüssigkeiten in Kontakt kommt. Zusätzlich schafft das warme und feuchte Klima in der Windel eine Umgebung, die die Haut aufweichen und somit Rötungen und Entzündungen begünstigen kann. Meistens handelt es sich um eine Entzündung der Haut im Windelbereich. Es können Rötungen um den After herum auftreten, die handtellergroß sein oder sich sogar im gesamten Windelbereich ausbreiten können. Manchmal bilden sich auch kleine Pusteln aufgrund der aufgeweichten Haut, und es können offene Stellen auftreten. Ein wunder Babypo wird auch als Windeldermatitis bezeichnet.

Behandlungsmöglichkeiten

- **Reinigung mit Wasser oder feuchten Tüchern:** Wie machst du dein Baby sauber, wenn es Stuhl oder Urin in der Windel hat? Einige Familien verwenden Feuchttücher, auf die Neugeborene mit Hautreizungen reagieren und die einen wunden Po begünstigen können. Es ist daher besser, zu Hause auf Wasser und Waschlappen oder Einmaltücher umzusteigen. Wenn ihr unterwegs seid, sind Feuchttücher natürlich praktisch. Jedoch gibt es verschiedene Möglichkeiten, wie du trotzdem darauf verzichten kannst.
- **Thermoskanne und Waschlappen:** Nimm eine Thermoskanne mit lauwarmem Wasser, Waschlappen oder Einmaltüchern mit. So gelingt es problemlos, das Neugeborene zu wickeln und unterwegs mit reinem Wasser den Intimbereich zu säubern. Wenn du einen Waschlappen verwendest, kann es sinnvoll sein, eine wasserdichte Tasche mitzunehmen, um die benutzten Lappen darin aufzubewahren und alles trocken und sauber zu halten.
- **Feuchttücher/Öltücher:** Unterwegs können auch Feuchttücher verwendet werden. Sie sind praktisch und vielseitig einsetzbar. Achte jedoch darauf, welche Feuchttücher du verwendest. Einige enthalten viele Zusatzstoffe, die einen wunden Babypo zusätzlich reizen können. Vor allem bei einem geröteten Babypo können Öltücher hilfreich sein. Sie entfernen auch hartnäckige Stuhlreste, ohne dass du stark reiben musst. Darüber hinaus wirken sie pflegend. Auch hier solltest du darauf achten, Öltücher ohne Zusatzstoffe zu verwenden, um den Babypo nicht zusätzlich zu reizen.

Windel regelmäßig wechseln

Die Windel sollte regelmäßig alle zwei Stunden gewechselt werden, damit die Haut immer wieder gut trocknen kann und nicht weiter aufweicht. Zusätzlich kannst du dein Baby nach dem Wickeln zwei bis drei Minuten ohne Windel strampeln lassen, damit der Po gut trocknen kann.

Luftbaden

Wenn die Zeit im Alltag reicht, kann dein Baby auch circa 30 Minuten lang ohne Windel auf dem Boden strampeln. Damit keine Ausscheidungen auf den Boden gelangen, kannst du eine Plastiktüte auf den Boden legen und ein Handtuch darauf ausbreiten. So kann dein Kind auf dem Boden strampeln, spielen und die Haut hat Zeit zum Trocknen und Heilen.

Pflege- und Wundschutzcreme

Weniger ist mehr. Pflegeprodukte wie Cremes sollten wirklich nur dann verwendet werden, wenn sie benötigt werden. Trotzdem hört man viele verschiedene Meinungen. Einige sagen, man solle prophylaktisch pflegen, während andere das Gegenteil behaupten. Es ist wichtig, individuell auf das Kind und seine Haut zu achten. Je nachdem, wie trocken die Haut ist, kann es sinnvoll sein, gelegentlich eine Creme zu verwenden. Aber auch nachts, wenn längere Zeit nicht gewickelt wird, ist es empfehlenswert, die Haut durch einen Wundschutz zu unterstützen.

Heilsalben

Heilsalben, wie zum Beispiel Zinksalben, enthalten Zinkoxid, das entzündungshemmend, austrocknend und wundheilungsfördernd wirkt. Die Salben sollten möglichst dünn auf die Haut aufgetragen werden, da sich darunter sonst Feuchtigkeit sammeln kann, was wiederum den wunden Po verschlimmern kann. Sinnvoll ist es, Salben, die Zinkoxid enthalten, nur kurzfristig zu verwenden, da die Haut von Neugeborenen sehr dünn und durchlässig ist. Wir wissen nicht, wie viel Zink und andere enthaltene Stoffe durch die Haut aufgenommen werden und wie diese Stoffe langfristig auf das Baby wirken. Verwende Heilsalben daher immer nur für wenige Tage.

Heilwolle

Heilwolle ist vielseitig einsetzbar und hilft sehr gut bei einem wunden Babypo. Heilwolle besteht aus gewaschener, aufbereiteter Schafwolle. Diese enthält entzündungshemmende Enzyme, die wunde Stellen oder Hautabschürfungen gut heilen lassen.
Leg dafür einfach ein Stück Heilwolle auf die gereizte Stelle und schließ die Windel. Du kannst die Heilwolle auch in Verbindung mit einer Pflegecreme verwenden. Wichtig ist nur, dass offene Stellen zuerst verschlossen sein sollten, damit sie nicht mit der Wolle verkleben. Achtung: Heilwolle ist ein Naturprodukt und kann Allergien auslösen. Wenn du dir bei der Verwendung unsicher bist, ist es am besten, deine Hebamme oder in der Kinderarztpraxis um Rat zu fragen.

GUT ZU WISSEN

Sollten diese Maßnahmen nicht helfen, kannst du ausprobieren, ob ein Wechsel der Windelmarke Abhilfe schafft. Einige Babys vertragen einfach bestimmte Produkte nicht. Der Wechsel zu einer anderen Marke kann also eine Lösung sein.

Muttermilch

Muttermilch wirkt entzündungshemmend und enthält viele Fette und Immunglobuline. Daher kann man einen wunden Babypo damit gut behandeln. Am besten tupfst du die Muttermilch nach einem Luftbad auf und lässt sie trocknen, bevor du die Windel wieder anlegst.

Sitzbäder

Eine weitere Möglichkeit zur Pflege eines wunden Babypos sind Sitzbäder mit Zusätzen. Man kann dazu Totes-Meer-Salz, Calendula-Essenz oder ein spezielles Kamille-Pflegebad verwenden. Das Baby kann für fünf bis zehn Minuten mit dem Po darin gebadet werden. Anschließend sollte der Po an der Luft trocknen. Bitte nicht trocken rubbeln!

WICHTIG

Wenn trotz aller genannten Maßnahmen keine deutliche Besserung eintritt, solltest du sicherheitshalber einen Kinderarzt oder eine Kinderärztin aufsuchen, um die genaue Ursache für die Entzündung zu klären.

Zahnen

Wenn ein Kind plötzlich sehr unruhig, anhänglich und infektanfällig ist und außerdem viel weint, wird dies ab einem gewissen Alter häufig mit dem Zahnen in Verbindung gebracht. Dabei lässt sich oft gar nicht genau sagen, ob die genannten Beschwerden wirklich darauf zurückzuführen sind.
Wann genau die ersten Zähnchen beginnen, im Kiefer zu drücken oder vielleicht gerade durchzubrechen, ist von Kind zu Kind sehr individuell. Die ersten Anzeichen fürs Zahnen können bei manchen Kindern durchaus schon in der achten bis zwölften Lebenswoche auftreten. Bei anderen hingegen dauert es deutlich länger. Und wieder andere Kinder haben mit dem Zahnen gar keine Probleme.
Typische Zahnungsbeschwerden können sich durch vermehrtes Sabbern, rotes und geschwollenes Zahnfleisch und durch eine gerötete und vielleicht sogar geschwollene Wange (manchmal auch nur einseitig) zeigen. Typischerweise beginnen auch viele Kinder damit, sich alles in den Mund zu stecken, um darauf herumkauen zu können und sich somit Erleichterung zu verschaffen. Was den Kindern zusätzlich zum Gegendruck hilft, welcher nicht nur durch das Kauen, sondern auch durch eine leichte Massage des Zahnfleisches erreicht werden kann, ist kühlen. Geeignet ist zum Beispiel ein kalter Waschlappen oder ein gekühlter Beißring. Aber Achtung: Bitte keine tiefgekühlten oder gefrorenen Gegenstände zum Kühlen anbieten! Auch mit vermehrtem Kuscheln und Tragen kannst du deinem Kind in dieser Phase beistehen. Denn viel Körperkontakt wirkt wie eine Art natürliches Schmerzmittel.

Verkürztes Zungenbändchen

Ein verkürztes Zungenband, auch genannt Ankyloglossie, beeinträchtigt die Beweglichkeit der Zunge und kann ein Risikofaktor für wunde Brustwarzen und Stillprobleme sein. Aktuell gibt es unterschiedliche Ansichten in der Literatur, daher sind genaue Leitlinien derzeit nicht leicht auszumachen. Etwa 2 bis 25 Prozent aller Neugeborenen haben ein verkürztes Zungenband. Typische Symptome, die bei einer Ankyloglossie auftreten können:

- Schmerzende Brustwarzen beim Stillen, die wund sind und Fissuren, Rhagaden und weitere Verletzungen zeigen können.

GUT ZU WISSEN

Es gibt Kinder, die werden bereits mit einem oder sogar mehreren Zähnen geboren. Die sogenannten Dentese connati oder umgangssprachlich Hexenzähnchen sind richtige Milchzähne, die einfach etwas zu früh dran sind. Sie kommen insgesamt nur selten vor und sind meist kein Grund zur Sorge. Solange sie weder beim Stillen noch in Form von Verletzungen, zum Beispiel indem sich das Kind häufig auf die Zunge beißt, Probleme bereiten, sollte man sie nicht entfernen.

GUT ZU WISSEN

Der erste Zahn ist der richtige Zeitpunkt für den ersten Besuch beim Zahnarzt! Denn seit Neuestem gibt es die FUs, das sind zahnärztlichen Früherkennungsuntersuchungen. Dort wirst du zur richtigen Zahnpflege beraten und bekommst Tipps für eine zahngesunde Ernährung und vieles mehr. Das Milchgebiss besteht insgesamt aus 20 Zähnen: in jedem Kiefer vier Schneidezähne, zwei Eckzähne und vier Backenzähne. Bis es vollständig ist, dauert es ungefähr zweieinhalb Jahre. Spätestens zu diesem Zeitpunkt sollten alle Lutschgewohnheiten wie Schnuller oder Daumenlutschen abgewöhnt sein, da sie das Kieferwachstum, das Schlucken und die Position der Zunge ungünstig beeinflussen können. Übrigens ist kauen, kauen, kauen das beste Training für das ganze Gebiss!

- Baby kaut oder beißt beim Trinken an der Brust und erfasst sie nur oberflächlich.
- Klickende schnalzende Geräusche und ein schwaches Saugvakuum beim Stillen.
- Schwierigkeiten, das Vakuum an der Brust aufrechtzuerhalten.
- Die Stillmahlzeiten dauern regelmäßig ungewöhnlich lang.
- Das Baby nimmt nicht ausreichend zu.

Es ist wichtig, zu beachten, dass die genannten Symptome auch bei anderen Problemen auftreten können, zum Beispiel bei zu viel oder zu wenig Milch, Saugverwirrungen und vielem mehr. Es müssen nicht alle Symptome auftreten und sie können von Baby zu Baby unterschiedlich sein. Ein zu kurzes Zungenband kann für verschiedene Probleme verantwortlich sein:

- zu viel Luft im Bauch
- Gastroösophagealer Reflux
- Schwierigkeiten beim Essen
- Kariesanfälligkeit
- Zahnfehlstellung
- Sprachartikulationsstörungen

Professionelle Hilfe ist wichtig

Eine genaue Diagnose zur Feststellung eines verkürzten Zungenbands ist wichtig. Je nach Ausprägung kann dies jedoch schwierig sein und sollte deswegen bei einem Verdacht immer durch Fachpersonal erfolgen. Da hinter den genannten Stillproblemen auch andere Ursachen stecken können, muss dies immer mitberücksichtigt werden. Oft treten auch mehrere Stillprobleme gleichzeitig auf. Eine kompetente Stillberatung durch eine Hebamme oder Stillberaterin ist hier sehr wichtig, um die Stillprobleme zu erkennen und zu behandeln. Wenn ein verkürztes Zungenband vorliegt, kann nach kinderärztlicher Beratung eine chirurgische Durchtrennung in Erwägung gezogen werden, am besten bei einem darauf spezialisierten Arzt. Eine enge interdisziplinäre Zusammenarbeit zwischen Hebamme, Stillberaterin und dem ärztlichen Team aus Zahn- und Kindermedizin sowie aus der Chirurgie ist wünschenswert, um Stillprobleme zu lösen und eine positive Stillbeziehung zwischen Mutter und Kind zu ermöglichen.

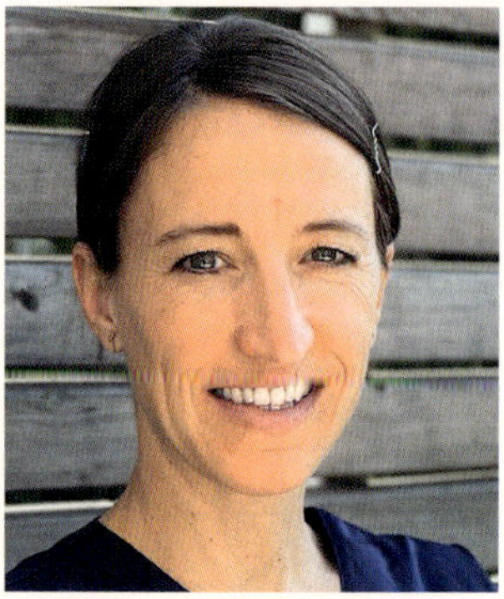

von Dr. Anne Pfefferle
Niedergelassene Zahnärztin in Heidelberg mit Schwerpunkt auf Kinder- und Jugendzahnheilkunde

HURRA, DER ERSTE ZAHN!

Der Durchbruch des ersten Milchzähnchens ist meist Anlass zu großer Freude und Aufregung, markiert er doch einen wahren Meilenstein in der Entwicklung deines Babys, da er sozusagen den Beginn der Ernährungsumstellung darstellt und einen Schritt in Richtung Selbstständigkeit bedeutet. Das klappt selbstverständlich nicht mit dem ersten Zahn, aber doch ist er Vorbote für die Fähigkeit, zu kauen und neue Nahrung und Lebensmittel kennenzulernen. Euer Baby entwickelt sich langsam vom Säugling zum Kleinkind.

Woran erkenne ich den bevorstehenden Zahndurchbruch?

Bereits ab dem vierten bis fünften Lebensmonat darfst du damit rechnen, dass sich im Mund deines Babys bald etwas tut. In der Regel bricht zuerst der untere mittlere Schneidezahn durch und das in der Regel mit etwa sechs Monaten. »In der Regel« heißt aber auch, der Zeitpunkt und die Reihenfolge des Zahndurchbruchs können individuell stark variieren. Also nicht verzagen, wenn der erste Zahn noch etwas langer auf sich warten lässt! Vergleich dein Kind nicht mit anderen, jeder hat sein eigenes Tempo. Ein guter Richtwert ist deine eigene Zahnentwicklung, denn der Zahndurchbruch ist erblich bedingt.

Habt ihr das gewusst?

In seltenen Fällen können Zähne bereits bei der Geburt zu sehen sein. Diese sind dann entweder Teil einer fehlerhaften Zahnentwicklung oder aber tatsächlich verfrüht durchgebrochene Milchzähne und sollten durch einen Zahnarzt begutachtet werden.
Aber ist der Zahndurchbruch wirklich immer ein Hurra? Oder nicht manchmal auch ein mühsamer Prozess? An sich ist das Zahnen

ein normaler, von der Natur gesteuerter Vorgang und bei vielen Kindern brechen die Zähne völlig symptomfrei in die Mundhöhle durch. Doch so unterschiedlich Zeitpunkt und Reihenfolge sein können, so individuell unterschiedlich sind auch die Begleiterscheinungen. Insbesondere der Durchbruch der Backenzähne kann unangenehme Beschwerden und schlaflose Nächte bereiten und wird häufig als anstrengende Phase empfunden.

Typische Anzeichen

Babys spüren das Einschießen der Zähnchen schon lange, bevor diese sichtbar werden. Gewissheit verschaffst du dir mit einem Blick in den Babymund: Häufig bildet sich zuerst eine kleine Wölbung und später ein kleiner Schlitz auf dem Kieferkamm und bald zeigt sich ein weißes Pünktchen, das sich rasch nach oben schiebt. Die Bezeichnung »Milchzahn« kommt übrigens tatsächlich von der weißen Farbe der Milch, da die Milchzähne besonders weiß sind im Vergleich zu den bleibenden Zähnen. Typische Anzeichen für den bevorstehenden Zahndurchbruch sind:

- Quengeln und Weinen, unruhiger Schlaf
- Trinkunlust und weniger Appetit
- vermehrter Speichelfluss und Sabbern
- wunde Haut, rundliche und gerötete Wangen
- vermehrtes Hand-in-den-Mund-Stecken, Dinge-in-den-Mund-Stecken und darauf Kauen

Während des Zahnens sind der Körper und das Immunsystem deines Babys geschwächt und es ist anfälliger für Infekte. Dies wird noch begünstigt, da in dieser Zeit die Kinder auch mobiler werden, auf dem Boden krabbeln, die Beikost eingeführt wird und das Stillen abnimmt. Auch ein leichter Temperaturanstieg ist normal und ermöglicht den Durchbruch durch das Zahnfleisch. Durch den verstärkten Speichelfluss kann es auch zu einer verstärkten Magentätigkeit und Verdauungsproblemen kommen. Hohes Fieber, Ohrenschmerzen, Koliken oder Durchfälle hingegen sollten nicht auf das Zahnen geschoben werden und auf jeden Fall vom Kinderarzt abgeklärt werden.

Was hilft beim Zahnen?

Auch wenn die Nächte mitunter zermürbend und anstrengend sein können, bleib geduldig und unterstütze dein Kind durch besonders viel Körpernähe, Tragen und Geborgenheit. Tipps für natürliche Hilfe beim Zahnen:

- körperliche Nähe und Zuneigung
- Massage und Ablenkung durch einen Spaziergang oder Spielen

Das Milchzahngebiss

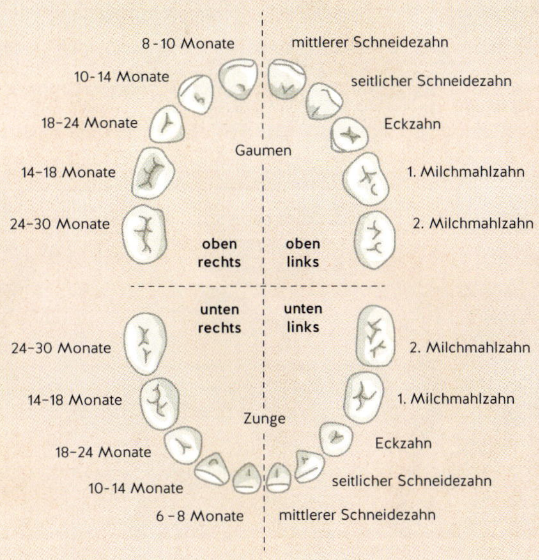

- Beißhilfen jeglicher Art, denn Kauen tut jetzt richtig gut, auch gekühlt (nur im Kühlschrank, nicht im Gefrierfach) und genoppt
- Naturheilmittel wie Schüßlersalze oder Bachblüten
- eine Tinktur aus abgekühltem Kamillen- oder Salbeitee wirkt entzündungshemmend; Waschlappen oder Wattestäbchen darin tränken und mit leichtem Druck den Kieferkamm massieren

Auf Cremes oder Zahnungsgele sollte nach Möglichkeit besser verzichtet werden, da sie bedenkliche Inhaltsstoffe enthalten können und vom Kind zum Großteil verschluckt werden, da die lokale Anwendung auf der feuchten Schleimhaut schwierig ist. Schmerzstillende Mittel in Form von Zäpfchen hingegen können in besonders schwierigen Nächten Erleichterung bringen.

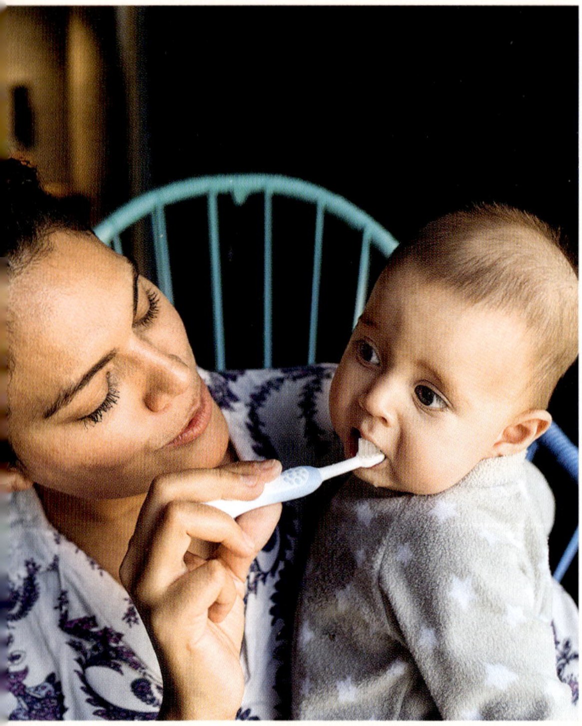

Gewöhn dein Kind von Anfang an daran, dass tägliche Mundpflege wichtig ist.

Zahnpflege von Anfang an

Vor Durchbruch der ersten Zähnchen kannst du die Zahnpflege schon anbahnen, indem du jeden Abend den Kieferkamm im Ober- und im Unterkiefer mit sanftem Druck massierst, einfach mit dem sauberen Zeigefinger oder einem Waschlappen oder Fingerling. Dadurch gewöhnt sich dein Baby an das Ritual der Mundpflege und an die Berührung im Mund. Sobald das erste Zähnchen durchgebrochen ist, sollte dieses bereits täglich geputzt werden, da sich von Anfang an Zahnbelag bildet, der den Zahnschmelz angreift und in der Folge Karies verursachen kann. Benutze dafür am Anfang eine weiche Babyzahnbürste mit kleinem Kopf und planem Borstenfeld und eine etwa reiskorngroße Menge Kinderzahnpasta. Geh behutsam vor und gewöhne dein Baby vorsichtig daran. Ein zusätzlicher wichtiger Schutz vor Karies ist Fluorid. Dieses sollte entweder in der Kinderzahnpasta enthalten sein, wodurch es lokal am Zahn und damit am effektivsten wirken kann, es kann aber auch alternativ bereits vor Zahndurchbruch in Tablettenform gegeben werden. Lass dich dazu zahnärztlich beraten.

Wichtig für die Sprachentwicklung

Ein gesundes Milchgebiss ist nicht nur wichtig für die Ernährung, sondern auch für die Sprachentwicklung und als Platzhalter für die später durchbrechenden bleibenden Zähne! Kinder mit einem gesunden, kariesfreien Milchgebiss haben eine viel höhere Chance auf gesunde bleibende Zähne und ein gesunder Mund bildet die Grundlage für eine gesunde Entwicklung, allgemeines Wohlbefinden und allgemeine Gesundheit! Sei also aufmerksam und fürsorglich mit den Zähnen deines Kindes und von Anfang an ein gutes Vorbild beim Zähneputzen!

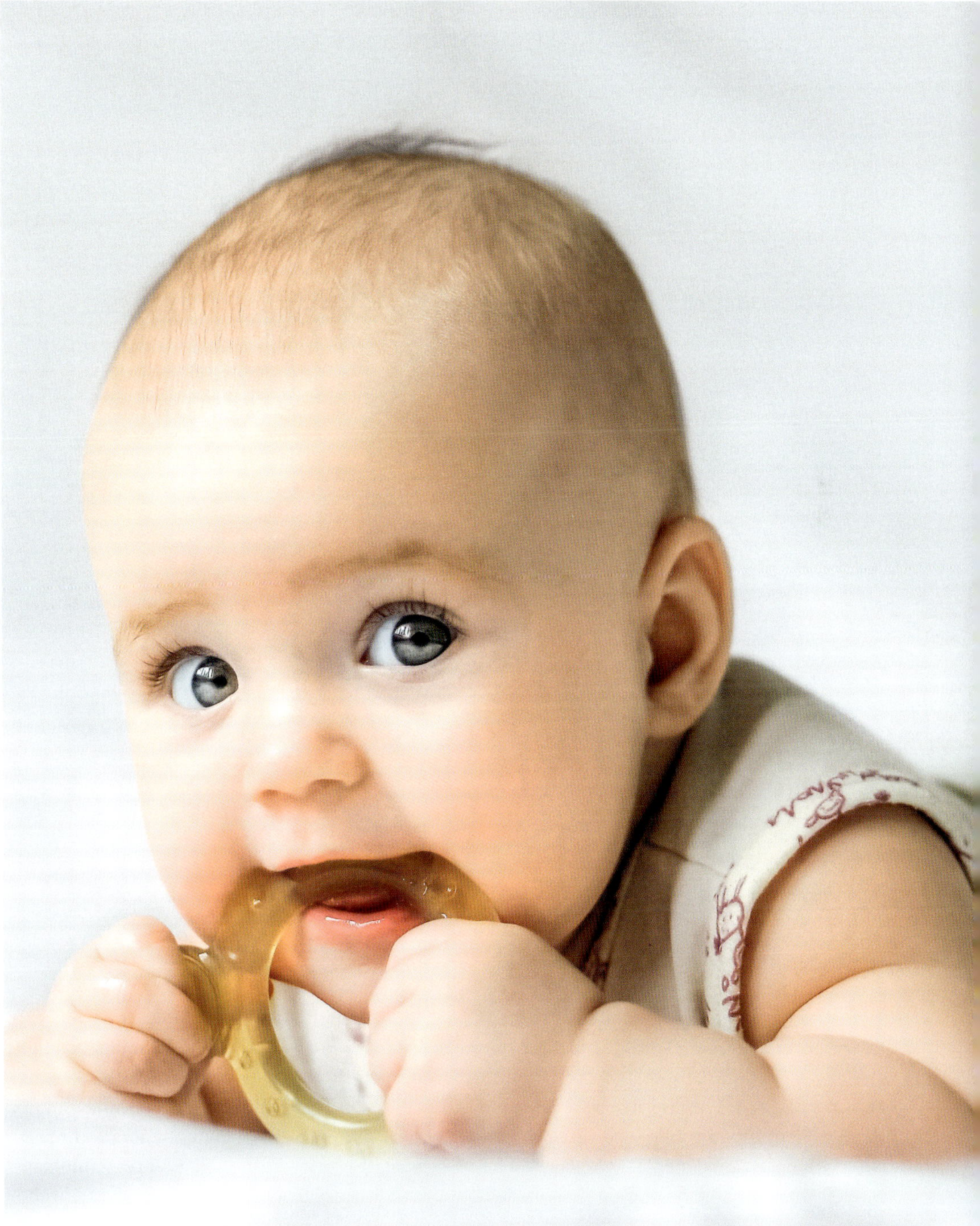

Ein genoppter Beißring, der auch noch gekühlt werden kann, kann das Zahnen erleichtern.

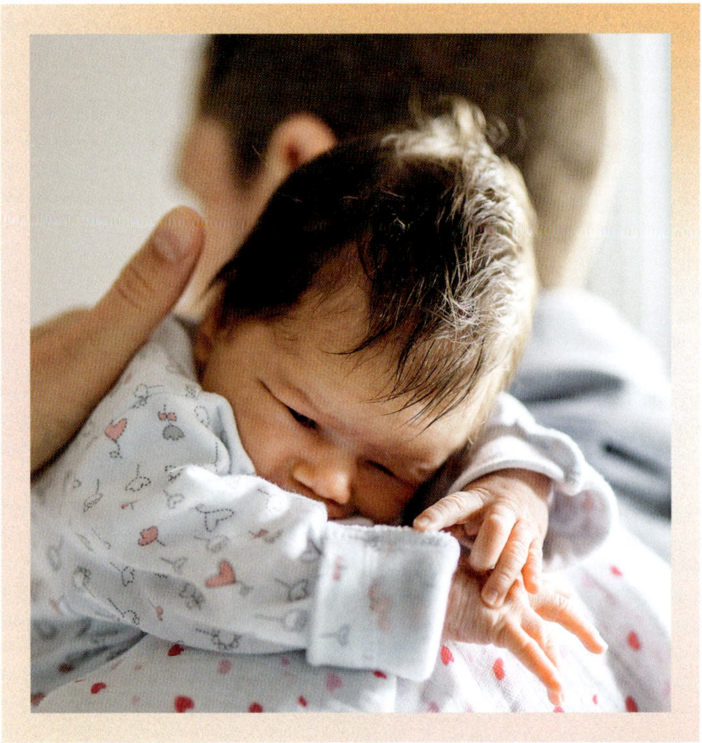

HANDLING UND PFLEGE

»Und welche Creme ist jetzt die richtige?«, »Ich schade meinem Kind doch nicht, wenn ich es falsch halte, oder?«, »Baby baden? Wie geht das eigentlich?« Diese und noch mehr Fragen stellen sich frisch gebackene Eltern häufig. Nicht genau zu wissen, wie es geht, sorgt gerade in den ersten Tagen und Wochen für viel Unsicherheit. Jedes Paar möchte das Beste für sein Neugeborenes und weiß oft nicht genau, worin es eigentlich besteht. Unsicherheiten werden immer größer und viele Fragen tauchen auf, wenn man keine Anlaufstelle hat, um diese zu besprechen. Um die Zeit im Wochenbett so sorglos wie möglich zu gestalten, bietet der folgende Abschnitt eine Fülle von Tipps und Tricks. Hier erfährst du nicht nur, wie es mit dem Thema Hautpflege aussieht oder wie man Babynägel schneidet, sondern auch, worauf man beim Baden achten soll. Ausgestattet mit unseren Tipps wirst du dich in deiner Rolle als Elternteil schnell sicherer und kompetenter fühlen.

Neugeborene hochnehmen und drehen

Vor allem bei dem ersten Kind kann das Handling in den ersten Lebenstagen eine echte Herausforderung sein. Wie hebe ich das Baby richtig jpcj und wie trage ich es am besten? Es gibt einige Handgriffe, die den Alltag erleichtern und dem Neugeborenen dabei helfen, mit Unruhe, Bauchweh oder Blähungen zurechtzukommen.

Hochnehmen aus der Rückenlage

Es gibt verschiedene Möglichkeiten, das Baby aus einer liegenden Position hochzunehmen. Wie du das Baby richtig hochnimmst und worauf du achten kannst, zeigen wir dir auf Seite 252.

Kopfhaltung des Babys

Manche Babys schauen gern immer in dieselbe Richtung und entwickeln auf diese Weise eine »Lieblingsseite«. Damit keine Kopfverformungen entstehen, ist es wichtig, dass dein Baby sein Köpfchen gleichmäßig auf beide Seiten dreht. Du kannst es unterstützen, indem du die Wiege, den Stubenwagen oder das Bettchen immer mal wieder umdrehst, damit dein Kind auf beide Seiten schauen kann.

Drehen vom Rücken auf den Bauch

Zum Wickeln, Abtrocknen oder Anziehen kann es praktisch sein, das Baby zur Seite oder auf den Bauch zu drehen. Auf Seite 253 zeigen wir dir, wie es ganz leicht geht.

Drehung vom Bauch auf den Rücken

Dein Baby liegt auf dem Bauch und du möchtest ihm dabei helfen, sich zurück in die Rückenlage zu drehen? Das geht einfacher, wenn du dabei darauf achtest, in welche Richtung es schaut. Auf Seite 253 zeigen wir dir, wie du am besten vorgehst.

Das Neugeborene tragen

Der Umgang mit einem Neugeborenen erfordert besondere Sorgfalt und Aufmerksamkeit, insbesondere bei der Wahl der richtigen Halte- und Tragepositionen. Empfehlenswert sind Folgende (siehe Seite 254):

Wiegehaltung

Im Wiegegriff kann der Blickkontakt gut gehalten werden. Und auch zum Stillen und Füttern ist diese Position gut geeignet.

Schulterhaltung

Die Schulterhaltung hat gleich mehrere positive Effekte: Neugierigen Babys wird ein ganz neuer Blick auf die Welt ermöglicht, die sie aufrecht an die Schulter eines Elternteils gelehnt und mit erhobenem Köpfchen erkunden können. Der sanfte Druck der Schulter gegen das Bäuchlein kann zusätzlich bei Bauchweh und Blähungen angenehm sein. Nicht selten löst sich auch ein Bäuerchen.

Fliegergriff

Der Fliegergriff eignet sich zum Beispiel, wenn dein Baby unruhig ist oder Bauchweh hat. In dieser Position können Winde leichter abgehen und viele Babys empfinden diese Position als angenehm.

Für alle Positionen gilt: Sie müssen für das Baby sicher und bequem sein. Kopf und Hals müssen immer gut gestützt sein. Achte darauf, dass nichts drückt oder einschnürt. Ein guter Körperkontakt, liebevolles Wiegen und eine ruhige Atmosphäre tragen dazu bei, dass sich das Baby geborgen fühlt. Jede Position hat ihre eigenen Vorzüge, und es kann hilfreich sein, verschiedene Techniken auszuprobieren, um herauszufinden, welche am besten zu dir und deinem Baby passt.

Der Umgang mit einem Neugeborenen erfordert ein wenig Übung und Geduld, aber mit der Zeit wird sich alles einspielen.

HOCHNEHMEN UND ABLEGEN

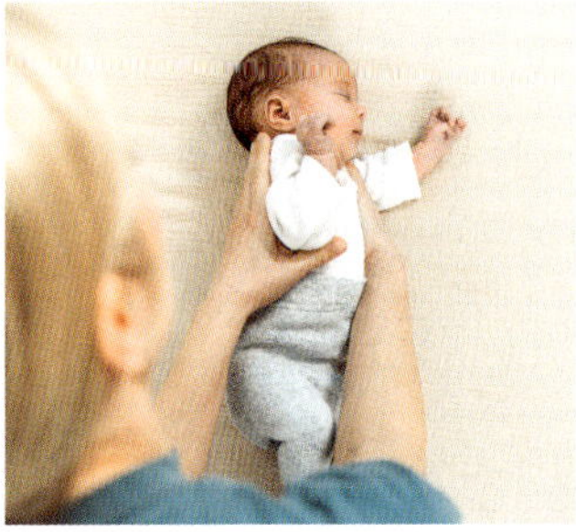

1 | Hochnehmen: Dreh dein Neugeborenes immer über die Seite, bevor du es hochnimmst. Gehe dazu mit deinen Händen unter beiden Armen durch und stabilisiere mit der flachen Hand die Schulterblätter und das Köpfchen deines Kindes, bevor du es langsam auf die Seite drehst.

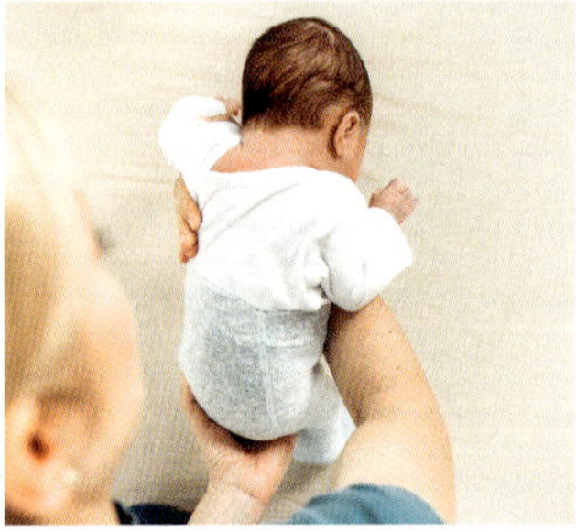

2 | Drehe dein Neugeborenes weiter über die Seite auf deinen Unterarm, bis es darauf mit dem Oberkörper zum liegen kommt. Hebe es dann langsam und leicht schräg von der Unterlage ab. Die Füße verlieren dabei als letztes den Kontakt zur Unterlage. Stabilisiere dein Kind dabei die ganze Zeit mit der frei gewordenen Hand am Po.

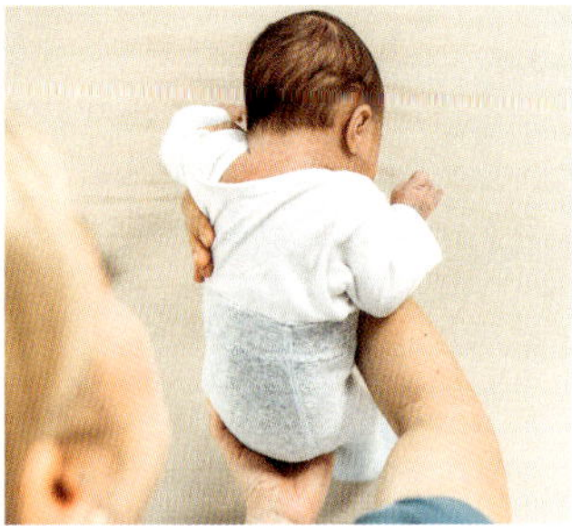

1 | Ablegen: Zuerst sollen die Füße die Unterlage berühren. Stabilisiere mit einer Hand den Po, bis auch die Hüfte ankommt.

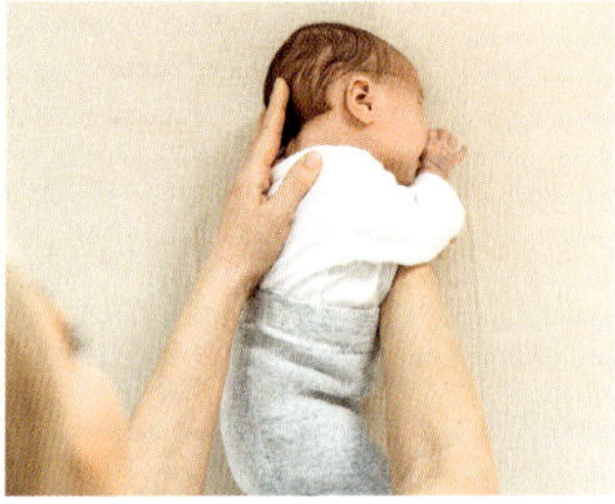

2 | Stabilisiere das Köpfchen mit der freien Hand, bevor du dein Kind über die Seite zurück auf den Rücken drehst.

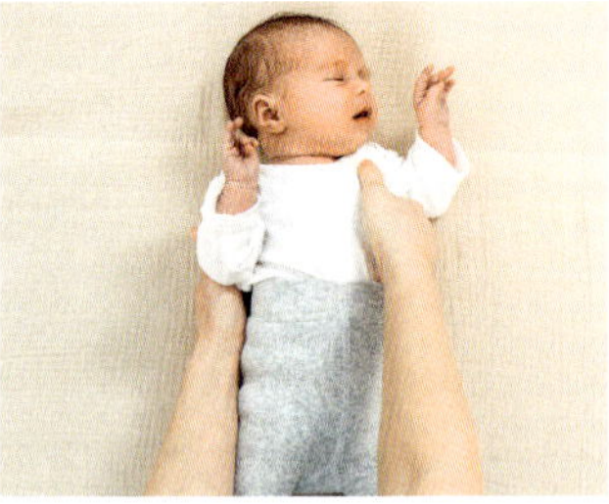

3 | Wenn dein Baby auf der Unterlage liegt, kannst du die Hände herausziehen.

DREHEN VON DER RÜCKEN- IN DIE BAUCHLAGE

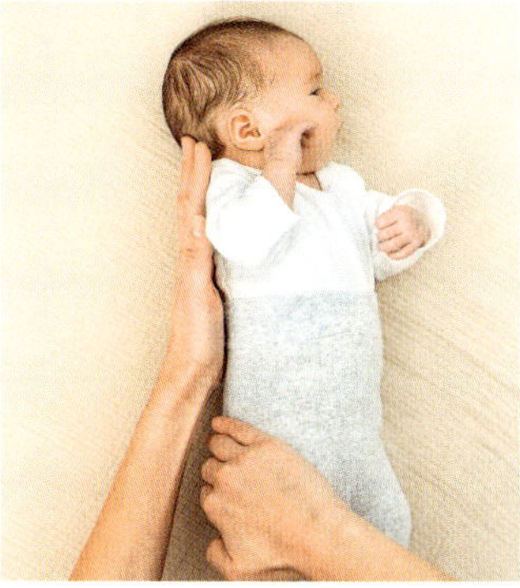

1 | Greif mit der flachen Hand an die Schulter und Hüfte deines Babys und schiebe es sanft in die Richtung, in die es sich drehen soll. Am leichtesten ist es, wenn das Baby sich in die Richtung dreht, in die es gerade schaut.

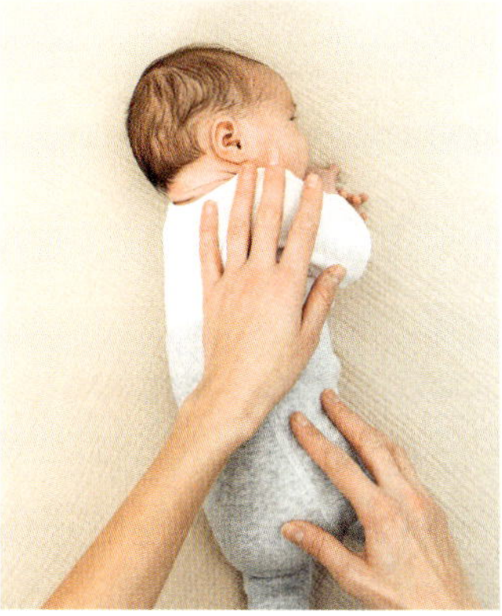

2 | Durch den leichten Druck dreht sich dein Kind auf den Bauch. Achte dabei darauf, dass die Arme bequem neben dem Oberkörper zum Liegen kommen und nicht etwa abgedrückt werden.

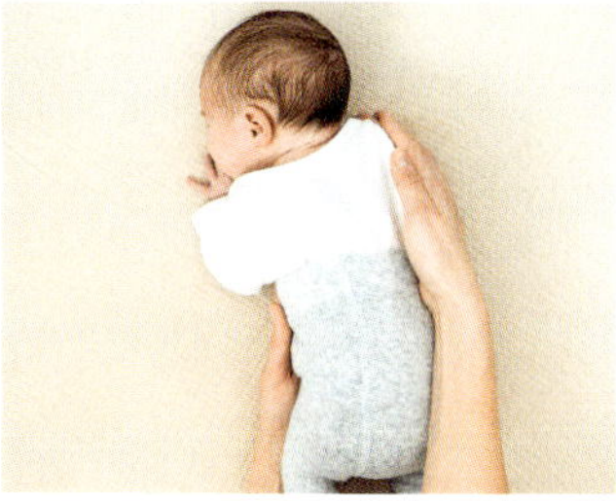

1 | Um dein Baby von der Bauch- in die Rückenlage zu drehen, greifst du mit der flachen Hand an seine Brust. Mit der anderen Hand stabilisierst du den Rücken.

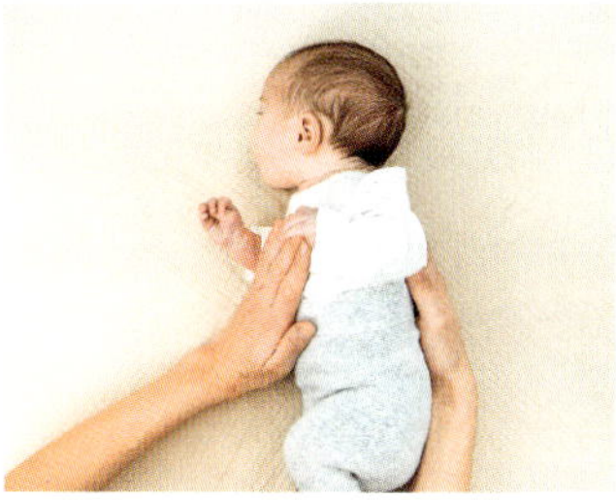

2 | Dreh dein Baby langsam über die Seite auf den Rücken.

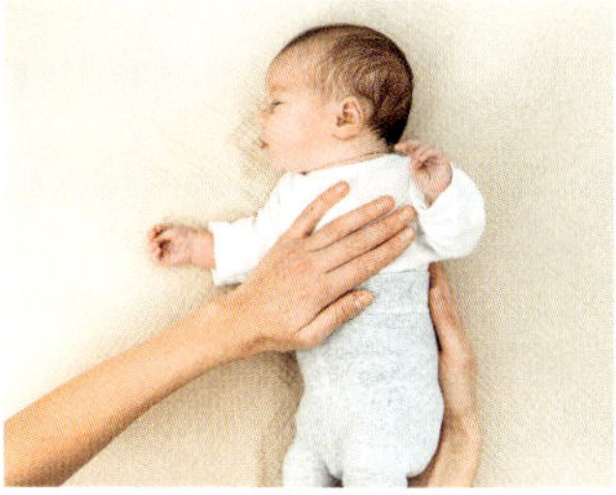

3 | Wenn es mit dem Rücken aufliegt, kannst du die Hand herausziehen.

DAS NEUGEBORENE TRAGEN

Wiegehaltung

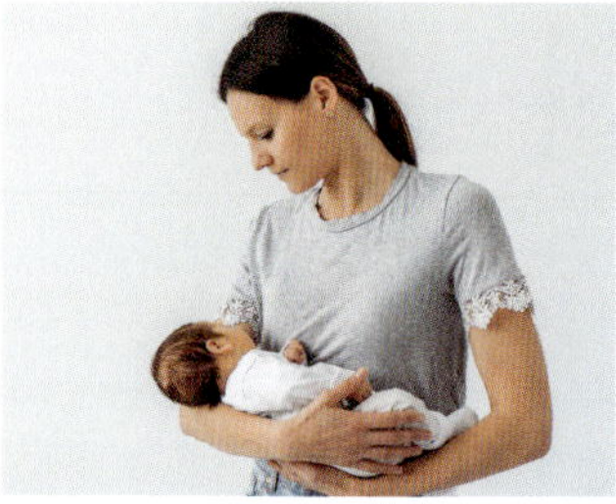

Dein Kind liegt mit dem Rücken auf deinem Unterarm. Das Köpfchen kommt dabei in der Armbeuge zu liegen, während die Hand den Po stabilisiert. Der andere Arm kann wahlweise an Rücken und Po unterstützen. Wichtig: Den innenliegenden Arm vor der Brust positionieren, um ihn nicht abzudrücken!

Schulterhaltung

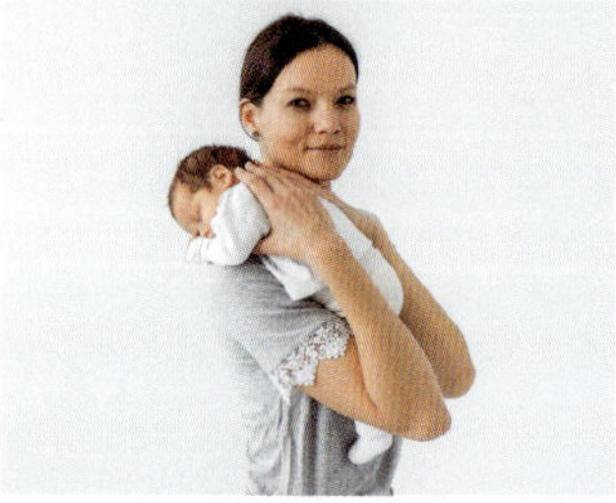

Dein Kind kommt dabei mit dem Oberkörper auf der linken oder rechten Schulter zum Liegen. Die linke und rechte Hand kann dabei den oberen Rücken, Nacken und das Köpfchen stabilisieren. Wenn dein Kind sicher liegt, kannst du eine Hand lösen und diese zur Stabilisierung an den Po legen.

Fliegergriff 1

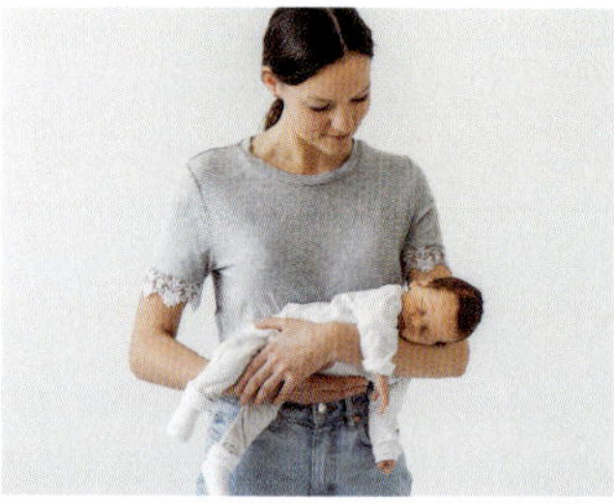

Dein Baby liegt mit seinem Bauch auf deinem Unterarm, wobei sein Kopf in deiner Armbeuge ruht. Mit der Hand kannst du den unteren Rücken und die Hüfte stabilisieren. Für mehr Stabilität kannst du deine andere Hand und den Unterarm ebenfalls einsetzen.

Fliegergriff 2

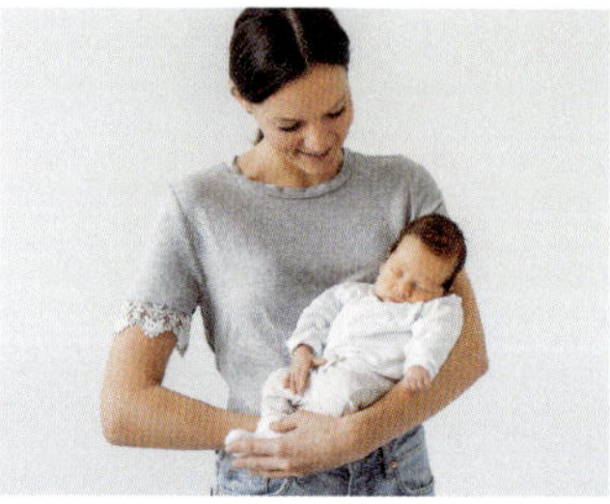

Dein Baby wird durch das Anliegen an deinen Oberkörper gestützt. Dein Arm greift unter dem äußeren Arm deines Kindes durch und greift dessen Füßchen, damit diese gestützt werden und dein Baby Halt verspürt. Die andere Hand hält den Po fest. Wichtig ist, dass dein Baby in einer Anhock-Spreiz-Haltung gehalten wird. So kann es Anspannung abgeben.

BÄUERCHEN MACHEN

Variante 1

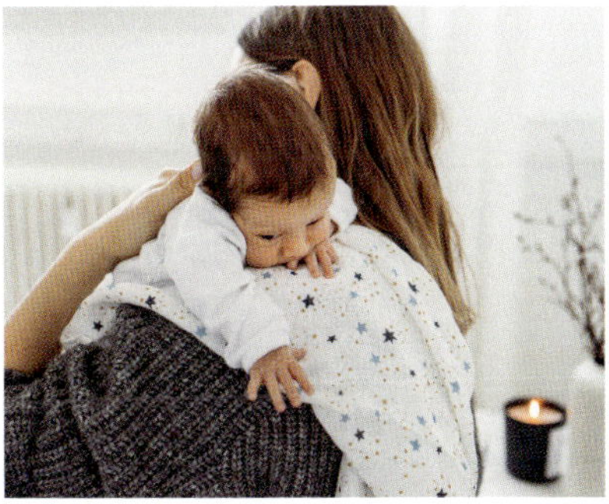

Leg dein Baby über deine Schulter und wiege es leicht hin und her. Durch den Gegendruck der Schulter auf den Bauch kann das Entweichen der Luft nach außen gefördert werden.

Variante 2

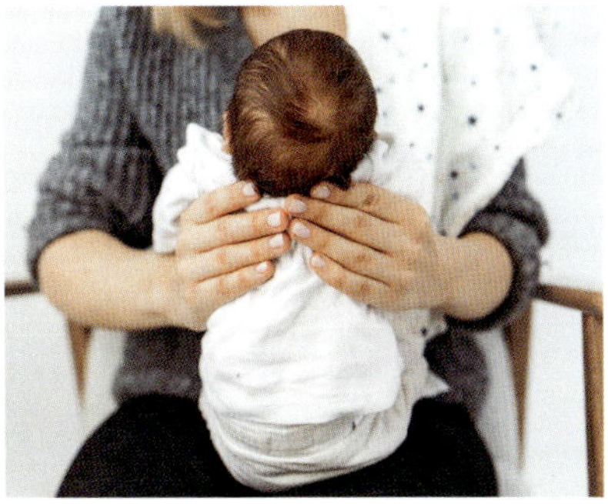

Halte dein Baby so auf dem Schoß, dass dessen Beine abgewinkelt sind. Kreise nun den Körper deines Kindes sanft im Uhrzeigersinn. Alternativ kannst du dein Baby an deinen Oberkörper anlehnen und die kreisende Bewegung im Uhrzeigersinn mit ausführen.

Variante 3

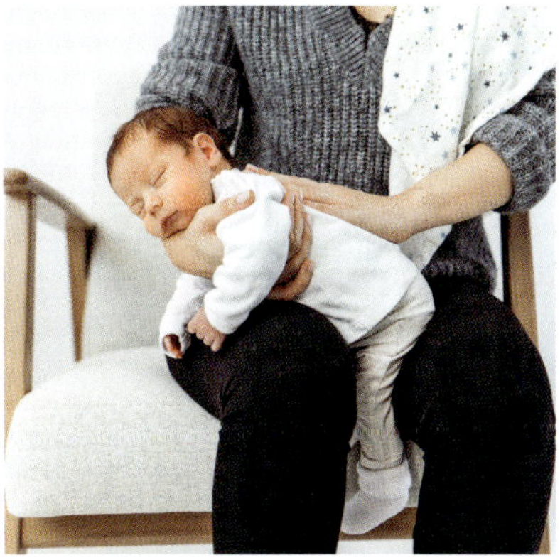

Platziere dein Baby auf deinem Schoß, sodass du es an Bauch und Oberkörper mit einer Hand und eventuell deinem Unterarm halten kannst. Neige es dann leicht nach vorne. Mit der noch freien Hand kannst du nun den Rücken sanft massieren oder vorsichtig klopfen.

Nicht jede Variante funktioniert bei jedem Baby gleich gut. Probier einfach aus und schau, welche Methode am besten zu deinem Baby passt. Mit etwas Geduld und Übung gelingt das Bäuerchen sicherlich problemlos.

Das Baby baden

Das erste Bad eines Neugeborenen ist häufig ein richtiges Familien-Highlight. Viele können es gar nicht erwarten, bis es endlich so weit ist. Generell kann das erste Bad zu jedem Zeitpunkt nach der Geburt stattfinden, vorausgesetzt, der Nabelschnurrest heilt ohne Komplikationen ab. Falls du keine Hebamme hast und du unsicher bist, ob der Heilungsprozess problemlos verläuft, empfehlen wir aber grundsätzlich mit dem ersten Bad zu warten, bis der Nabelschnurrest abgefallen und der Nabelgrund verschlossen ist.
Viele fragen sich, ob es zwingend notwendig ist, eine spezielle Babybadewanne oder einen Badeeimer zu besorgen. Diese Frage lässt sich leicht mit einem Nein beantworten. Ein Neugeborenes kann vor allem in den ersten Lebenstagen und -wochen in den verschiedensten Badegefäßen gebadet werden. Hier eignen sich neben speziellen Wannen und Eimern auch Haushaltsgegenstände wie Wäschekörbe oder die Spüle in der Küche beziehungsweise ein tieferes Waschbecken im Badezimmer. Darüber hinaus brauchst du ein bis zwei Waschlappen, ein Badehandtuch (es gibt spezielle Baby-Kapuzenhandtücher), ein Badethermometer und eventuell ein Spucktuch.

Badezusätze, ja oder nein?

Zu Beginn ist klares Wasser in der Regel völlig ausreichend. Wenn dein Kind trockene Hautstellen bekommt und du stillst, kannst du zur Pflege etwas Muttermilch zum Badewasser geben. Die Menge kannst du ganz individuell festlegen. Es können nur wenige Tropfen bis hin zu einer kleinen Tasse Muttermilch sein. Eben das, was du (und dein Baby) gerade entbehren kannst. Muttermilch als Badezusatz kann, muss aber nicht, frisch sein. Hier eignen sich zum Beispiel auch Reste, die eventuell nicht verfüttert wurden oder bei denen die Lagerungszeit abgelaufen ist. Überprüf vorab aber lieber die Konsistenz und den Geruch. Flockt die Milch aus und/oder riecht sie auffällig, verwirf sie lieber, statt sie ins Badewasser zu geben. Als Alternative zur Muttermilch eignet sich bei trockener Haut auch ein neutrales Öl (zum Beispiel Mandelöl in guter Qualität) als Badezusatz. Damit sich dies mit dem Badewasser mischt, kannst du auch hier etwas Muttermilch verwenden.
Der Einsatz von anderen Badezusätzen ist erst notwendig, wenn dein Kind anfängt, mobiler zu werden. Dieser Zeitpunkt ist von Kind zu Kind sehr individuell. Hier sollten Eltern immer ganz auf ihr Bauchgefühl hören.

HEBAMMEN WISSEN

Manche Neugeborenen fühlen sich vor allem am Anfang, wenn sie noch recht klein sind, etwas »verloren« im vergleichsweise großen Badegefäß. Das kann dazu führen, dass sie unruhig werden und vielleicht sogar weinen. Hier kann ein Spucktuch dabei helfen, eine Art Begrenzung zu schaffen. Dieses gibst du einfach mit ins Wasser und breitest es über dem Körper des Babys aus. Es ist aber nicht nur ein Hilfsmittel zur Beruhigung des Kindes, sondern auch praktisch für das badende Elternteil. Denn ein Spucktuch kann anstelle eines Waschlappens auch direkt zum Waschen verwendet werden. Da Spucktücher recht groß sind, hat man so vor allem am Anfang bei den ersten Badeversuchen nicht das Gefühl, dass man eigentlich noch ein paar Hände mehr gebrauchen könnte.

Eine Ausnahme stellt das Waschen der Haare mit einem Shampoo dar. Wenn Neugeborene schon mit recht langen Haaren das Licht der Welt erblicken, kann es sein, dass klares Wasser allein nicht ausreicht. Auch fettige Haare können schon in den ersten Lebenstagen und -wochen vorkommen. In diesen Fällen kannst du ein mildes Kindershampoo verwenden. Generell solltest du bei der Auswahl der Produkte aber darauf achten, dass diese speziell für die empfindliche Kinderhaut entwickelt wurden und zudem idealerweise keine Zusatzstoffe, Mikroplastik und darüber hinaus auch keine Duftstoffe enthalten.

Wie oft, wie lang, wie warm?

Die aktuelle Empfehlung lautet, dass Kinder in den ersten Lebenswochen und Monaten ein- bis zweimal pro Woche für fünf bis zehn Minuten gebadet werden. Bevor du damit beginnst, sollten alle benötigten Materialien bereitgelegt werden. Aber nicht nur das ist wichtig, sondern auch die Raumtemperatur kann maßgeblich darüber entscheiden, ob es dem Baby im Wasser gefällt oder nicht. Dafür sollten grundsätzlich alle Fenster und Türen geschlossen werden, damit keine Zugluft entsteht. Außerdem ist es optimal, wenn der Raum etwas vorgewärmt wird.

Beim Füllen des Badegefäßes sollte darauf geachtet werden, dass dieses mit ausreichend Wasser zu drei Vierteln gefüllt wird und dieses eine Temperatur von 36 bis 37 Grad hat. Ob die Wassertemperatur passt, kann ganz einfach mit dem Handgelenk oder dem Ellenbogen überprüft werden. Sollte es dir schwerfallen, ein Gefühl für die richtige Wassertemperatur zu entwickeln, kannst du bei den ersten Malen immer sicherheitshalber ein Badethermometer zur Überprüfung verwenden, damit dein Baby sich im Wasser auch wohlfühlt.

Bevor ein Badezusatz – Muttermilch ausgenommen – ins Bad gegeben wird, sollte zunächst ein Waschlappen mit ausreichend Wasser getränkt und an den Wannenrand gelegt werden. Der Waschlappen wird benötigt, um Augen und Gesicht zu waschen.

Das gemeinsame Bad

Manche Kinder fühlen sich trotz dieser Tipps allein nicht sonderlich wohl beim Baden und weinen viel. Hier kannst du testen, ob es etwas hilft, gemeinsam mit deinem Kind in die Wanne zu steigen. Das geht übrigens auch schon mit Neugeborenen. Beim ersten Mal ist es aber wichtig, dass beide Elternteile vor Ort sind. Das Vorgehen bleibt an sich gleich, nur dass dabei eben kein kleines Badegefäß, sondern die große Badewanne mit Wasser befüllt wird. Der badende Elternteil kann sich vorher ein T-Shirt überziehen. So kannst du dein Kind leichter festhalten, da es im Wasser ganz schön glitschig werden kann. Bis ihr eine gewissen Routine habt, ist es deswegen sehr sinnvoll, dass der andere Elternteil am Rand wartet. So kann er bei Bedarf unterstützen und außerdem das Kind nach dem Baden abnehmen und das Abtrocknen des Kindes direkt im Anschluss übernehmen. So könnt ihr das Unfallrisiko minimieren.

Noch ein letzter Hinweis, bevor es losgehen kann. Es ist wichtig, während der gesamten Zeit Ruhe auszustrahlen. Dein Kind weiß nicht, dass es auch für dich das erste Mal ist. Sprich also langsam und ruhig und versuch, keine hektischen Bewegungen zu machen. Wenn du selbst Unruhe ausstrahlst, kann sich das auf dein Kind übertragen. Mach dir bitte keine Sorgen, wenn es kurz mal ins Wasser rutscht. Alle Kinder haben in den ersten Lebenswochen den sogenannten Atemanhalt-Reflex, der Mund und Nase verschließt, sobald das Gesicht mit Wasser in Berührung kommt. Sie können trotzdem ganz schön erschrecken. Wichtig ist es in diesem Fall, sie zügig aus dem Wasser zu holen und dabei ganz viel Ruhe auszustrahlen, um sie zu beruhigen.

SPLISH, SPLASH … JETZT GEHT'S LOS!

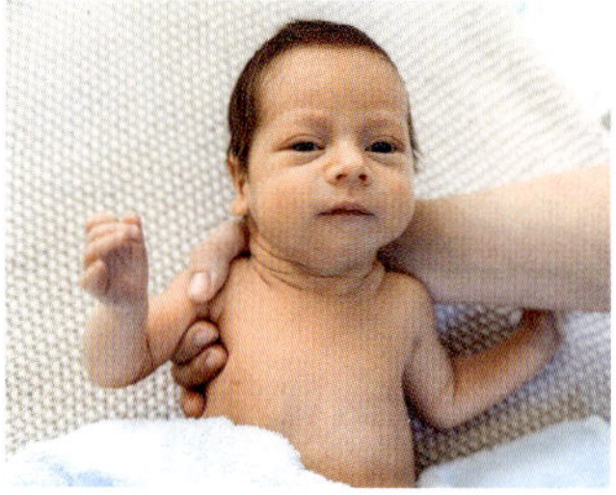

1 | Halte dein Kind sicher im Badegriff. Dein Daumen und Zeigefinger greifen dein Kind dabei an einer Schulter. Das Köpfchen kommt sicher auf deinem Unterarm zum Liegen und kann somit nicht nach hinten fallen. Die andere Hand stabilisiert den Po deines Kindes.

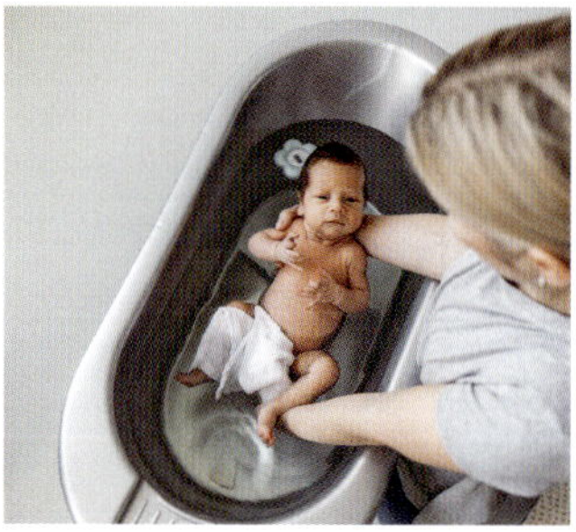

2 | Tauche zuerst die Füßchen deines Kindes ins Wasser und führe sie langsam an den Rand des Badegefäßes, während du nach und nach den restlichen Körper ins Badewasser gleiten lässt. Wenn dein Kind ganz im Wasser ist und die Füße den Rand berühren, kannst du deine Hand vom Po nehmen. Du kannst das Spucktuch mit der freien Hand über den Körper deines Babys legen.

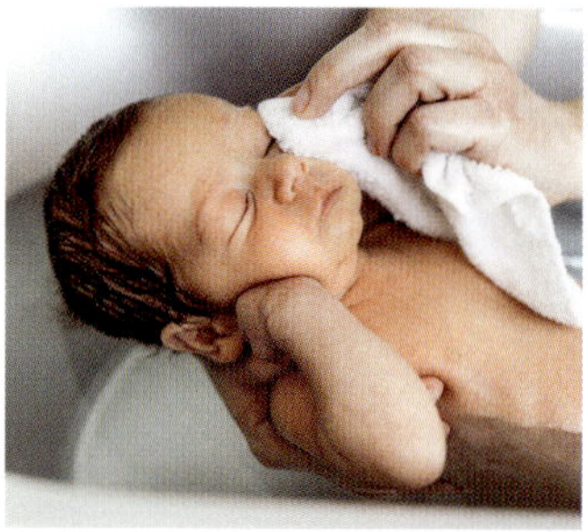

3 | Nimm den Waschlappen vom Wannenrand, wasch als Erstes die Augen (immer von außen nach innen) und im Anschluss das Gesicht und den Bereich hinter den Ohren. Das ist wichtig, weil die Kinder gern mal Urin oder Stuhl absetzen, wenn sie sich im Badewasser entspannen. Diese Ausscheidungen sollen nicht in Auge oder Gesicht gelangen. Spar die Haare noch aus, sie werden erst ganz zum Schluss gewaschen, um zu verhindern, dass dein Baby friert.

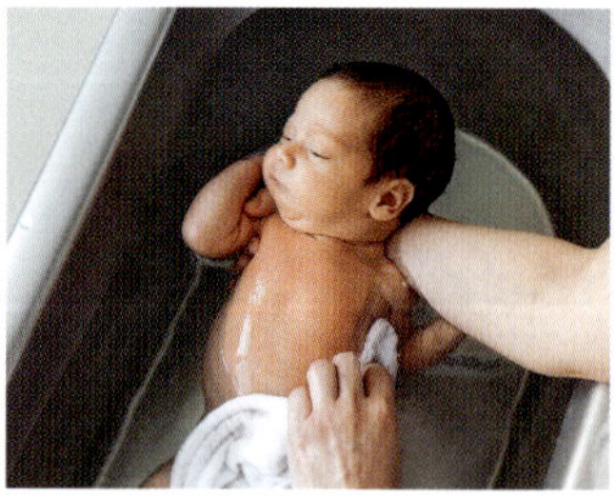

4 | Im Anschluss kannst du dein Kind weiter von oben nach unten waschen. Das bedeutet Hals, Achseln, Arme, Hände, Bauch, Beine und Füße. Intimbereich und Po sind als Letztes dran.

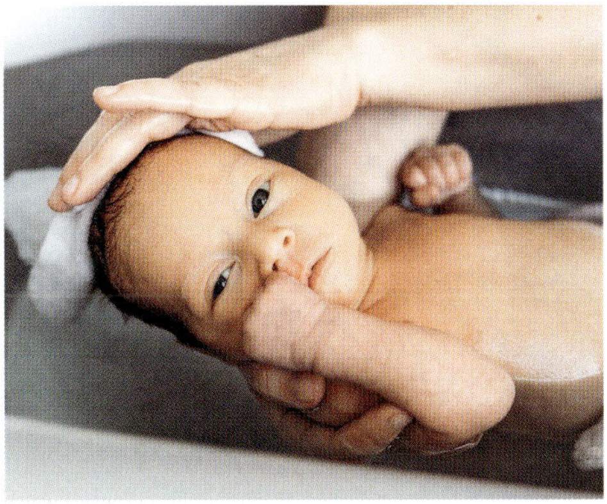

5 | Nun kannst du die Haare mit klarem Wasser oder mildem Shampoo waschen.

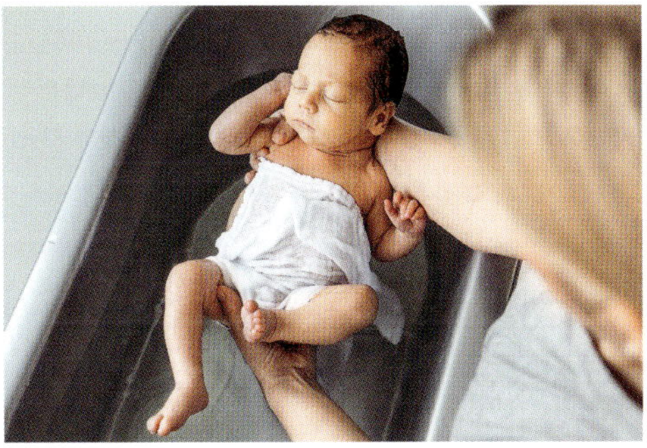

6 | Wenn dein Kind fertig gewaschen ist, legst du die freie Hand wieder zur Stabilisierung zurück unter den Po deines Kindes und hebst es mit dem Oberkörper beginnend hoch, sodass die Füße zuletzt aus dem Wasser kommen.

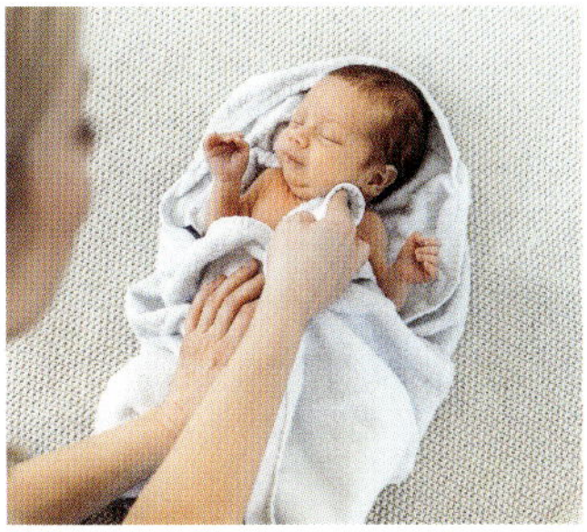

7 | Hülle dein Kind sofort in ein (angewärmtes) Handtuch und fang an, es abzutrocknen. Achte vor allem auf die Stellen hinter den Ohren, am Hals, an den Achseln, in den Leisten und zwischen allen Falten, damit du Hautirritationen frühzeitig erkennst. Vor allem bei den ersten Malen kann es für die Kinder angenehmer sein, wenn dafür das Handtuch und der Wickeltisch durch eine Wärmelampe etwas vorgewärmt sind. So ist der Unterschied zwischen Badewasser und Raumtemperatur nicht ganz so groß.

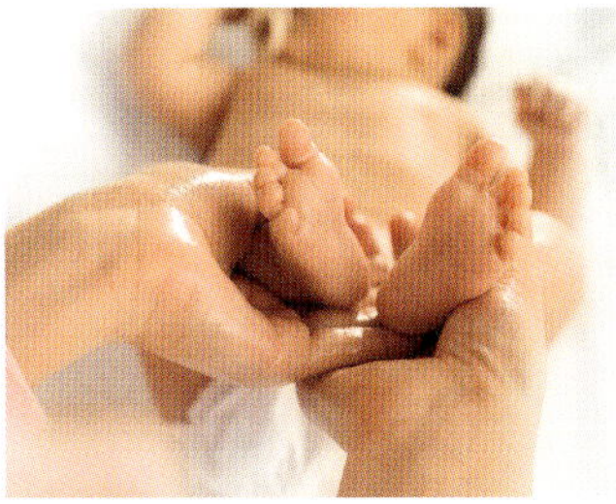

8 | Nimm dein Kind nach dem Abtrocknen zügig vom feuchten Handtuch, damit es nicht auskühlt. Als Abschlussritual kannst du etwas neutrales Öl auf seiner Haut verteilen und es dabei sanft massieren. Vor allem bei Kindern, die zu trockener Haut neigen, ist dies sehr zu empfehlen. Dann kannst du dein Kind wickeln und mit frischen, bereitgelegten Kleidungsstücken wieder anziehen.

Duschen und Waschen

Wenn das Baden einfach nicht klappt und das Kind jedes Mal weint, musst du weder dein Kind noch dich selbst ein- bis zweimal die Woche damit quälen. Es gibt noch zwei weitere Varianten, wie du das Waschen und Säubern gestalten kannst.

Duschen

Auch wenn es am Anfang etwas Übung erfordert, so kann es doch eine gute alternative Möglichkeit zum Baden sein. Ein guter Rat lautet auch hier: Lass dir vom zweiten Elternteil helfen, bis sich eine Routine eingespielt hat. Vor allem mit einem Neugeborenen kann es am Anfang einige Male dauern, bis es problemlos und sicher funktioniert. Zieh dir auf jeden Fall ein T-Shirt an, da das nasse Kind sehr schnell ganz rutschig werden kann. Zusätzlich kann es sinnvoll sein, sich hinzusetzen, wenn das Kind den Kopf noch nicht gut kontrollieren kann. Mit diesen beiden Tipps kannst du dein Kind gefahrlos duschen, bis du dich sicherer fühlst.

Wichtig ist es, den Duschkopf vor dem Beginn aus der Halterung herauszunehmen, damit das Wasser nicht gleich über den Kopf des Kindes und direkt in sein Gesicht läuft. Außerdem sollte der Wasserstrahl möglichst weich eingestellt werden. Auch beim Duschen beträgt die ideale Wassertemperatur 36 bis 37 °C. Sind diese Voraussetzungen erfüllt, kannst du das Kind vorsichtig von oben nach unten abbrausen und gegebenenfalls zusätzlich mit einem Waschlappen waschen. Die Haare sollten genau wie beim Baden erst zum Schluss gewaschen werden.Wenn du fertig bist, kann der zweite Elternteil das Baby direkt in Empfang nehmen, in ein Handtuch wickeln und abtrocknen. Bist du allein, breitest du vor dem Duschen ein Handtuch auf dem Boden aus, in das du dein Kind warm einhüllen kannst, bis du selbst geduscht und abgetrocknet bist. Denn du solltest dich immer erst waschen, wenn dein Neugeborenes nicht mehr in der Dusche ist und somit nicht mit deinem Duschgel und Shampoo in Berührung kommt.

Waschen

Dies ist nicht nur eine Alternative zum Duschen, sondern auch ein schönes Ritual für jeden Tag. Dafür eine kleine Schüssel mit klarem körperwarmem Wasser füllen und einen Waschlappen bereitlegen. Dann können ganz unkompliziert zuerst das Gesicht, dann Hände und Füße und zum Schluss der Intimbereich gewaschen werden. Auch eine Ganzkörperwäsche ist auf diesem Weg möglich, zum Beispiel, wenn es mit dem Baden und Duschen einfach nicht klappen will oder keine andere Möglichkeit zur Verfügung steht. Wenn der Nabelschnurrest länger zum Abfallen benötigt oder Probleme bei der Heilung macht, kann das Kind auf diesem Weg ebenfalls komplett gewaschen werden. Baut man dieses Ritual frühzeitig in die tägliche Routine ein, fällt es vielen Kindern später leichter, alltägliche Dinge wie das Zähneputzen anzunehmen. Auch schafft es den Eltern in der Neugeborenen- und Säuglingszeit eine gewisse Struktur, die den Beginn oder das Ende eines Tages einläuten kann.

Hautpflege

Die Kinder nehmen in den ersten Lebenswochen und -monaten in der Regel schnell an Gewicht zu. Das kann dazu führen, dass sie vor allem an den Armen und Beinen Hautfalten bekommen können. Diese »Speckfältchen« sind aber nicht nur niedlich, sie bergen leider auch die Gefahr, dass sie bei wärmeren Außentemperaturen wund werden und sich entzünden können.

Damit Hautirritationen frühzeitig erkannt und behandelt werden können, sollten vor allem in den Sommermonaten alle Hautfalten

einmal täglich inspiziert und außerdem gereinigt werden. Um sicherzustellen, dass kein Bereich vergessen wird, empfiehlt es sich, systematisch von oben nach unten vorzugehen. Beginn also idealerweise hinter den Ohren und arbeite dich dann über den Hals, die Achseln, beide Arme, die Leiste und schließlich beide Beine deines Kindes vor.
Für die Inspektion sollte die Hautfalte immer ein Stück weit mit dem Daumen und Zeigefinger auseinandergezogen werden. Denn Entzündungen treten häufig nicht oberflächlich, sondern meistens in der Tiefe auf. Die Reinigung geht am unkompliziertesten mit klarem Wasser und dem Zeigefinger. Diesen dafür mit ausreichend klarem Wasser benetzen und im Anschluss direkt durch die Hautfalte fahren. Alternativ kann auch ein mit klarem Wasser getränkter Q-tip verwendet werden. Außer der täglichen Reinigung gibt es einige zusätzliche Möglichkeiten, die man bei irritierten Hautfalten anwenden kann, um den Heilungsprozess zu unterstützen.

HEBAMMEN WISSEN

Ein nasser Waschlappen oder ein nasses Spucktuch sind für die Reinigung prinzipiell zwar ebenfalls geeignet, bergen aber die Gefahr, dass sie bereits irritierte Stellen zusätzlich reizen können. Vor allem, wenn sie einige Male gewaschen wurden und dadurch etwas rau sind. Wichtig ist es, die Hautfalten nach der Reinigung immer gut zu trocknen. Vor allem, wenn sie bereits eine Irritation zeigen. Dafür können diese zunächst mit einem fusselfreien Tuch abgetupft und im Anschluss einen Moment lang auseinandergehalten werden. Bitte unbedingt aufs Föhnen verzichten, da es schlecht für das Hautmikrobiom ist und im schlimmsten Fall zu Verbrennungen führen kann.

Heilwolle

Wenn der betroffene Bereich lediglich gerötet ist und keine wunden oder offenen Stellen aufweist, kann in die Hautfalte eingelegte Heilwolle eine wirksame Lösung sein.
Für die Verwendung ein etwa haselnussgroßes Stück Wolle abtrennen und einen Moment lang zwischen beiden Händen rollen, bis die Fasern eine längliche Form annehmen. Jetzt kannst du sie in der betroffenen Hautfalte platzieren. Heilwolle absorbiert die Feuchtigkeit und trägt außerdem aufgrund der enthaltenen entzündungshemmenden Enzyme dazu bei, dass die gereizte Haut sich beruhigt.
Unbedingt beachten: Heilwolle ist ein reines Naturprodukt und kann in seltenen Fällen Allergien auslösen. Zudem sollte diese niemals ohne Unterlage, zum Beispiel in Form einer Mullkompresse, auf offene Hautstellen aufgelegt werden, da Wollfasern sonst mit der Wunde verkleben können.

Muttermilch

Bei offenen und entzündeten Hautfalten kannst du auch Muttermilch als Hausmittel verwenden. Denn der Muttermilch werden nicht nur entzündungshemmende Eigenschaften zugeschrieben, sondern sie enthält auch zahlreiche Abwehrstoffe, die den Prozess der Wundheilung unterstützen. Verwende grundsätzlich frische Muttermilch. Diese kann entweder direkt aus der Brust in die betroffene Hautfalte gegeben werden, oder alternativ zunächst in einem Gefäß aufgefangen und anschließend mit dem Finger in der Hautfalte verteilt werden. Danach sollte diese noch einen kurzen Moment lang antrocknen, um ihre Wirkung optimal entfalten zu können.

Schwarztee

Ist ein tolles Hilfsmittel, wenn die Hautfalten wund oder schlimmstenfalls bereits blutig sind. Denn Schwarztee enthält Gerbstoffe, die nicht nur antibakteriell wirken, sondern der Haut auch bei der Regeneration helfen können. Dafür starken Schwarztee ohne Zusätze zubereiten und abkühlen lassen. Erst dann (!) die abgekühlte Flüssigkeit auf die entsprechende irritierte Hautfalte mit einem Finger auftupfen. Alternativ kannst du auch eine Kompresse mit Schwarztee tränken und für maximal zehn Minuten in der Hautfalte platzieren. Egal, wie du es machst, trockne die Haut im Anschluss immer gut ab!

Wundschutz-/Heilsalbe

Manche Falten wie die Halsfalte sind trotz aller Maßnahmen sehr schwer trocken zu halten. Tritt dann eine Hautirritation auf, ist es sinnvoll, die Nässe durch den Einsatz eines Pflegeproduktes fernzuhalten. Das geht am besten, wenn nach dem Reinigen und Trockentupfen der entsprechenden Stelle ein Wundschutz dünn aufgetragen wird. Wichtig ist es, diesen sparsam zu dosieren und nur leicht einzumassieren, damit die Haut nicht zusätzlich gereizt wird.
Wenn der Hautbereich in der Falte nicht nur gerötet, sondern bereits nässt, offen oder sogar blutig ist, dann sollte kein Wundschutz aufgetragen werden. In diesem Fall kannst du alternativ auf eine Wund- beziehungsweise Heilsalbe, die in der Apotheke erhältlich ist, zurückgreifen. Diese pflegt die betroffene Hautstelle intensiv und hilft dabei, den Heilungsprozess zu unterstützen.
Wenn du unsicher bist und trotz regelmäßiger Pflege nach einiger Zeit keine deutliche Besserung der entzündeten Hautfalte eintritt, wendest du dich zur weiteren Beratung am besten an deine Kinderarztpraxis.

Kann man etwas tun, wenn eine Hautfalte ständig gereizt oder wund ist?

Manche Kinder reagieren einfach empfindlicher als andere. Aber auch andere Faktoren, wie zum Beispiel ein übermäßiger Speichelfluss und/oder häufiges Spucken, kann vor allem im Halsbereich die Entstehung von wunden Stellen begünstigen. Wenn du dein Kind mehrmals am Tag auf den Bauch legst, kann das dazu beitragen, dass vor allem die schwer zugängliche Halsfalte gut gelüftet wird.

HEBAMMEN WISSEN

Wenn der Halsbereich immer wieder dazu neigt, wund zu werden, kann ein kleines Halstuch aus Baumwolle dabei helfen, die Feuchtigkeit schnell aufzusaugen. Hingegen sind Tücher oder Lätzchen, die Polyester oder Plastik enthalten, ungeeignet, da sie die Feuchtigkeit nicht optimal aufnehmen und somit eine Stauung der Feuchtigkeit begünstigen und die Hautreizung verschlimmern können.

Nabelpflege

Die Nabelpflege ist bei Neugeborenen ein wichtiger Teil der Hygiene. Der Bauchnabel benötigt Zeit, um abzuheilen, ebenso der Nabelschnurrest, der abfallen muss. Wenn das Kind geboren ist, wird nach einiger Zeit eine Nabelklemme in der Nähe des Nabelgrunds gesetzt, sodass es nicht aus den Gefäßen blutet. Das Durchtrennen der Nabelschnur im Anschluss, wird dann häufig durch den zweiten Elternteil, die Hebamme, ein anwesender Geburtshelfer oder die Frau selbst übernommen. Dadurch kommt es, dass ein kleiner Teil der Nabelschnur am Baby zurückbleibt. Bis dieser austrocknet und der Nabelgrund abheilt, dauert es einige gewisse Zeit. Erst danach wird der Bauchnabel sichtbar.

Verschiedene Methoden der Nabelpflege

- **Die natürliche Nabelpflege:** Bei dieser Methode trocknet der Nabelschnurrest von allein ein und fällt nach ein paar Tagen ohne weitere Maßnahmen ab. Es ist nicht erforderlich, den Nabel mit einem Tupfer oder Verband abzudecken oder zu desinfizieren. Lediglich Absonderungen, die während des natürlichen Mumifizierungsprozesses auftreten, können beim täglichen Waschen und Pflegen mit einem Wattetupfer und klarem Wasser entfernt werden.

GUT ZU WISSEN

Die Form des Bauchnabels hängt nicht damit zusammen, wie die Nabelschnur durchtrennt wurde. Dieses Gerücht hält sich hartnäckig, entspricht aber nicht der Wahrheit

- **Die abdeckende Nabelpflege:** Bei dieser Variante heilt der Rest der Nabelschnur unterhalb der Windel des Neugeborenen ab. Es ist ratsam, den härter werdenden Nabelschnurrest mit einer Kompresse oder einem Tupfer zu umwickeln und diesen mit einem Schlauchverband zu fixieren. Es ist wichtig, die Windel darüber nur locker zu verschließen, um einen übermäßigen Druck und somit auch mögliche Verletzungen zu vermeiden.
- **Die offene trockene Nabelpflege:** Bei dieser Methode heilt der Nabel über der Windel ab. Die Windel sollte hier am besten nach innen oder außen umgeschlagen werden, damit genug Luft herankommt. Auch hier kann der Nabelschnurrest mit einer Kompresse oder einem Tupfer umwickelt werden, um Druckstellen zu vermeiden.

Laut der aktuellen Leitlinie »Betreuung von Neugeborenen in der Geburtsklinik« wird die offene, trockene Nabelpflege empfohlen.

Entfernung der Klemme und Abfall des Nabelschnurrests

Die Nabelklemme kann ab dem zweiten Lebenstag, wenn der Nabelschnurrest gut eingetrocknet ist, von der Hebamme oder Kinderärztin entfernt werden. Da diese recht groß und beim Windelwechseln und Anziehen hinderlich sein kann, sind einige Eltern erleichtert, wenn sie entfernt wird. Dazu verwenden wir eine Schere oder einen Klipser, um die Nabelklemme behutsam zu entfernen. Dieses Vorgehen ist aber nicht zwingend notwendig. Falls du nicht von einer Hebamme betreut wirst, kann die Klemme auch so lange am Nabelschnurrest hängen, bis dieser abfällt. Der Zeitpunkt, an dem der Nabelschnurrest abfällt, kann völlig unterschiedlich sein. Bei einigen Neugeborenen fällt er bereits wenige Tage nach der Geburt ab, bei manch anderen kann es bis zu vier Wochen dauern. In der Regel dauert es fünf bis neun Tage, bis der Nabel-

GUT ZU WISSEN

Sollte dein Baby ein Antibiotikum nach der Geburt erhalten haben, kann der Nabelschnurrest eine deutlich längere Zeit benötigen, um abzufallen.

schnurrest von allein abfällt. Während dieser Zeit kann der Nabel etwas bluten oder auch schmierige Absonderungen aufweisen. Diese sind unbedenklich und entstehen, weil der Nabelgrund noch nicht vollständig verheilt ist. Es ist jedoch wichtig, darauf zu achten, dass keine Rötung oder Schwellung entsteht.

Was kann ich noch zur Pflege tun?

Achte unbedingt auf Hygiene und wasch dir gründlich die Hände, bevor du mit der Nabelpflege beginnst. Die Hände sollten gewaschen werden, damit keine Keime in den noch offenen Nabelgrund geraten. Viele Eltern haben Bedenken, den Nabelschnurrest oder die umliegende Region zu säubern, da sie befürchten, dem Neugeborenen Schmerzen zuzufügen. Wir verstehen diese Angst sehr gut, können an dieser Stelle aber beruhigen. Der Nabelschnurrest enthält keine Nerven und kann daher auch keine Schmerzen verursachen.
Es ist jedoch normal, dass Neugeborene bei der Berührung etwas zusammenzucken. Der Nabel kann dennoch empfindlich sein. Auch für manche Erwachsene ist der Bereich um den Nabel eine sensible Körperregion. Dennoch kann er bedenkenlos gereinigt werden. Je nachdem, für welche Methode der Nabelpflege du dich entscheidest, können verschiedene Maßnahmen ergriffen werden, um den Nabel zu reinigen und zu pflegen.

- **Kochsalzlösung 0,9 Prozent:** Mit der Kochsalzlösung kann der Nabel gesäubert werden, um Blut- und Sekretreste zu entfernen.
- **Wunddesinfektion:** Desinfektionsmittel reduziert die Keimbesiedlung und wirkt austrocknend. Hierbei wird ein Wattetupfer mit dem Mittel benetzt und der Nabel anschließend gereinigt.
- **Muttermilch:** Muttermilch kann man tröpfchenweise auf den Nabel geben, um die Heilung zu fördern.
- **Verband/sterile Kompresse:** Wenn der Nabelschnurrest sehr scharfkantig ist, kann dieser mit einer sterilen Kompresse oder einem speziellen Verband abgeklebt werden, um die umgebene Haut vor Beschädigungen oder Reizungen zu schützen.

Woran erkennt man eine Nabelinfektion?

Eine Nabelinfektion zeigt sich durch eine Entzündung am und um den Nabel herum. Es ist eine deutliche Rötung und Schwellung zu erkennen. Zusätzlich tritt ein unangenehmer Geruch auf, der an Stuhl erinnert. Auch Fieber oder Abgeschlagenheit können auftreten. Kontaktiere in diesem Fall unbedingt deine Kinderarztpraxis und stell dein Baby dort vor. In den meisten Fällen wird der Nabel mit einer antibiotischen Salbe behandelt.

Nagelpflege bei Neugeborenen

Die Pflege der Nägel bei Neugeborenen erfordert besondere Aufmerksamkeit, da die kleinen Nägel noch weich und empfindlich sind. In den ersten vier bis sechs Wochen sollten die Fingernägel des Babys nicht geschnitten werden, da sie noch sehr flexibel und mit der empfindlichen Nagelhaut verbunden sind. Wenn die Fingernägel zu früh geschnitten werden, kann es zu Verletzungen kommen. Das Schneiden der Nägel in den ersten Lebenswochen kann das Risiko von kleinen,

feinen Rissen erhöhen. Diese Risse wiederum können das Eindringen von Bakterien, Viren und Pilzen begünstigen und im schlimmsten Fall zu Infektionen im Nagelbereich führen. Es ist daher ratsam, das Schneiden der Nägel zu verschieben, bis sie etwas fester geworden sind. Wenn du mehr zum Thema Nagelbettentzündung erfahren möchtest, schau gern auf Seite 238 nach. In der Zwischenzeit gibt es jedoch praktische Lösungen.
Überstehende scharfe Ecken oder Kanten, mit denen sich das Baby und vielleicht auch die Eltern versehentlich kratzen und verletzen, können mit einer speziellen Babyfeile behutsam gekürzt und abgefeilt werden. Überstehende und gelöste Nagelkanten lassen sich abziehen. Es ist wichtig, dabei äußerst vorsichtig zu sein, um Verletzungen zu vermeiden. Oft reißen die Fingernägel von allein ein und lösen sich so ab. Sobald das Baby etwa vier bis sechs Wochen alt ist und die Nägel länger werden, kannst du eine spezielle Kindernagelschere oder einen Nagelknipser für Kinder verwenden.
Vor allem, wenn die Fingernägel das erste Mal gekürzt werden, kann es ratsam sein, dies zu zweit durchzuführen. So kann ein Elternteil sich auf die Nagelpflege konzentrieren und der zweite auf das Baby. Beim Schneiden der Nägel ist es wichtig, die richtige Technik anzuwenden. Die Nägel sollten immer rund geschnitten werden, um das Verletzungsrisiko zu verringern. Jedoch muss der Nagel nicht in »einem Rutsch« geschnitten werden, sondern du kannst den Nagel auch in verschiedenen Ansätzen schneiden. Dies erleichtert das Nägel schneiden zu Beginn. Im Anschluss kannst du eventuell verbliebene spitze Nagelkanten vorsichtig mit einer Babyfeile abfeilen. Dies hilft dabei, eine gleichmäßige Form zu erzielen. Eine regelmäßige Nagelpflege ist wichtig, damit die Nägel gepflegt sind und nicht zu lang werden. So kannst du das Einreißen und mögliche Entzündungen vermeiden. Achte darauf, dass die Utensilien, die zur Nagelpflege verwendet werden, sauber sind. Die Nagelpflege bei Neugeborenen erfordert Geduld, Vorsicht und einen ruhigen Umgang. Es benötigt Zeit, bis Routinen entwickelt sind, die für die Eltern, aber auch für die Babys gut sind. Jedes Baby ist individuell und toleriert vor allem zu Beginn das Kürzen der Nägel mal mehr und mal weniger.

GUT ZU WISSEN

Im Handel kann man spezielle Ohrenstäbchen für Säuglinge kaufen. Auf die Anwendung im Ohr sollte man auch damit definitiv verzichten, da diese das Trommelfell verletzen können.

Ohren säubern

Das Ohr reinigt sich von selbst, du musst hier also gar nichts tun. Lediglich die Ohrmuschel kann mit einem Tuch abgewischt werden. Insbesondere hinter dem Ohr können sich gelegentlich Fussel und Milchreste ansammeln, die natürlich entfernt werden sollten.

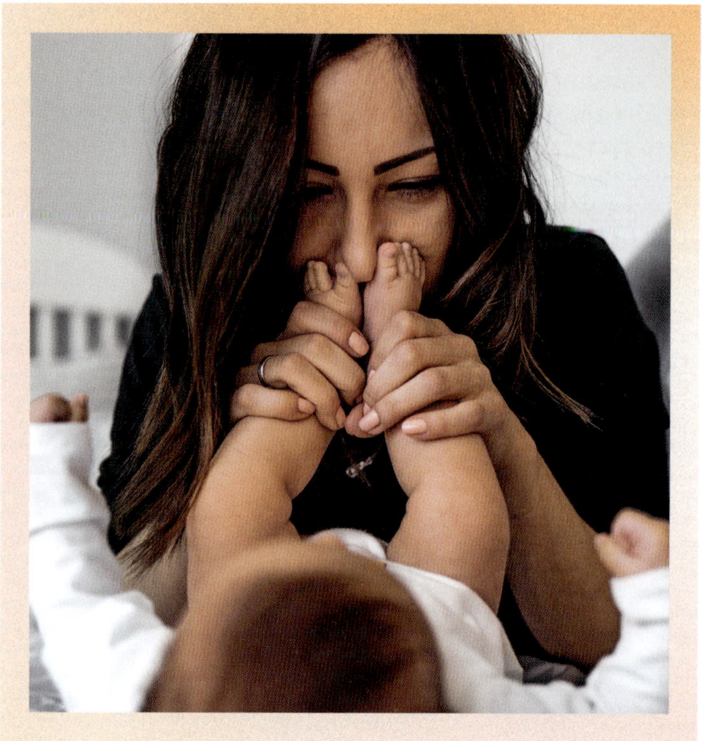

RICHTIG WICKELN

Das Wickeln von Neugeborenen kann zu Beginn eine Herausforderung für manche Eltern darstellen. Insbesondere das richtige Handling und die korrekte Wickeltechnik können etwas Zeit in Anspruch nehmen, bis sie gut etabliert sind. In den ersten Lebenswochen empfiehlt es sich, die Windel alle zwei bis drei Stunden zu wechseln. Die empfindliche Haut des Babys muss sich zunächst an das feuchte und warme Klima gewöhnen. Durch regelmäßiges Windelwechseln gelangt frische Luft an den Windelbereich, was dazu beiträgt, dass die Haut gut trocknen kann und einem wunden Babypo vorgebeugt wird. Übrigens – nachts gibt's keinen Wickelservice. Natürlich kann es bestimmte Situationen oder Probleme geben, die ein nächtliches Wickeln erfordern, wie beispielsweise ein wunder Babypo oder Stillprobleme. In solchen Fällen sollte individuell abgewogen werden. Dennoch gilt grundsätzlich, dass die Windel nachts nicht alle zwei bis drei Stunden gewechselt werden muss.

Wickeln mit Stoff- und Wegwerfwindeln

Es gibt zwei Möglichkeiten, das Baby zu wickeln. Zum einen mit Einmalwindeln und zum anderen mit Stoffwindeln. Beide Systeme haben Vorteile. Wir haben sie dir aufgelistet:

Vorteile von Wegwerfwindeln

- **Einfache Handhabung:** Wegwerfwindeln sind einfach und bequem in der Verwendung. Du musst sie weder waschen noch trocknen und kannst sie nach Gebrauch einfach entsorgen.
- **Zeitersparnis:** Da das Handling denkbar einfach ist und auch keine Wäsche anfällt, sparst du dir viel Zeit, wenn du mit Wegwerfwindeln wickelst.
- **Leistungsfähigkeit:** Moderne Wegwerfwindeln sind in der Lage, große Mengen Flüssigkeit aufzunehmen und das Baby über einen längeren Zeitraum trocken zu halten.
- **Passgenauigkeit:** Die Wegwerfwindeln passen direkt nach der Geburt, egal, mit welchem Geburtsgewicht und welcher Größe das Baby geboren wurde.
- **Reisen:** Wegwerfwindeln sind ideal für unterwegs und auf Reisen, da sie leicht mitgenommen und nach Gebrauch entsorgt werden können.

Vorteile von Stoffwindeln

- **Umweltfreundlichkeit:** Stoffwindeln sind wiederverwendbar und erzeugen daher viel weniger Abfall als Wegwerfwindeln. Durch die Verwendung von Stoffwindeln können Eltern einen Beitrag zur Reduzierung des Müllaufkommens leisten.
- **Kostenersparnis:** Obwohl die anfängliche Investition für Stoffwindeln höher sein kann, kannst du langfristig sparen, da die regelmäßig anfallenden Kosten für den Windelkauf ausbleiben.
- **Hautgesundheit:** Stoffwindeln bestehen aus atmungsaktiven Materialien wie Baumwolle oder Bambus, die dazu beitragen können, die Haut des Babys zu belüften und das Risiko von Hautreizungen und Windelausschlag zu verringern.
- **Wiederverwendbar:** Stoffwindeln können nicht nur von einem Kind, sondern auch von Geschwisterkindern getragen werden. Auch Secondhand kann man Stoffwindeln erwerben.
- **Babys werden schneller trocken:** Durch die Verwendung von Stoffwindeln können Babys das Gefühl von Nässe leichter erkennen und werden dadurch schneller trocken.

Es ist wichtig, dass jede Familie für sich abwägt, welche Wickelmethode für sie am besten in den Alltag zu integrieren ist. Es gibt kein Richtig oder Falsch und die gewählte Variante soll sich für jeden gut anfühlen und im Alltag praktikabel sein.

Praktische Tipps

Eine Hand bleibt beim Kind

Es ist ratsam, alle Materialien, die zum Wickeln benötigt werden, im Voraus bereitzulegen. Lass dein Baby niemals unbeaufsichtigt auf dem Wickeltisch liegen, um noch schnell etwas zu holen! Es sollte immer eine Hand am Baby sein, um einen möglichen Sturz zu verhindern. Dennoch gibt es manchmal Alltagssituationen, die uns dazu verleiten, dies zu vergessen. Deshalb gilt:

Wenn du den Wickeltisch verlässt, leg dein Kind kurz auf den Boden oder nimm es mit!

Es kommt nicht selten vor, dass genau in dem Moment, in dem du dein Kind umziehst oder wickelst, jemand an der Haustür klingelt.
In solchen Fällen ist man versucht, die Tür zu öffnen und sein Kind für einen Moment unbeaufsichtigt auf dem Wickeltisch zurückzulassen. Tu das nicht! Nimm es mit zur Tür oder leg es sicher auf den Boden ab, um zu vermeiden, dass es abstürzt.

Nachts gibt es keinen Wickelservice

Verzichte nachts möglichst darauf, dein Kind zu wickeln. Es sei denn, die Windel läuft aus oder es sind Probleme wie ein wunder Po aufgetreten. Wenn die Windel doch mal nachts gewechselt werden muss, ist es wichtig, auf einige Dinge zu achten, damit ihr beide nicht allzu wach werdet und schnell wieder einschlafen könnt.

- Wickle bei gedimmtem Licht oder verwende ein Nachtlicht.
- Leg dir ein Set zum Notfallwickeln für die Nacht auf deinen Nachttisch. Damit kannst du dein Baby im Bett wickeln und musst nicht erst zum Wickeltisch laufen.
- Fahre die Kommunikation während des Wickelns auf ein Minimum herunter und sprich nur mit gedämpfter Stimme.
- Auch wenn du müde bist, versuche dein Kind zügig zu wickeln und dabei trotzdem Ruhe auszustrahlen. Je schneller die Windel gewechselt ist, desto schneller könnt ihr beide wieder schlafen. Außerdem wird dadurch verhindert, dass dein Kind währenddessen auskühlt.
- Vorsicht: Hektik und ruckartige Bewegungen machen dein Kind vielleicht erst so richtig wach. Versuche also, auch in der Nacht mit dosierten Bewegungen zu wickeln.
- Schlafanzüge mit Druckknöpfen an beiden Beinen erleichtern nachts das Wickeln. Das gilt auch für Wickelbodys, die nicht über den Kopf gezogen werden müssen. Vor allem, wenn es mal zu einem großen Windelunfall kommt, sind sie praktisch, weil sie schnell an- und ausgezogen werden können. Viele Kinder mögen es nämlich gar nicht, wenn man ihnen etwas über den Kopf zieht, und werden dadurch erst so richtig wach.

Ablenkung ist alles

Je älter und mobiler dein Baby wird, desto schwieriger kann die Wickelprozedur ausfallen. Dann sind nicht nur flinke Hände, sondern auch einige Tipps gefragt, die dir helfen können.

- Häng ein Mobile über den Wickeltisch. Du kannst es regelmäßig wechseln, damit es interessant bleibt.
- Interessantes Spielzeug kann dem Kind die Zeit am Wickeltisch verkürzen. Das klappt am besten, wenn das Spielzeug nur während des Wickelns zur Verfügung steht. Denn so bleibt es länger interessant.
- Je älter die Kinder werden, desto mehr können sie in den Wickelvorgang einbezogen werden. Kommandos wie »Kannst du das bitte mal halten« oder »Gib mir doch bitte mal eine frische Windel« sorgen für Abwechslung.
- Wechsle dich mit deinem Partner oder deiner Partnerin ab. Wenn immer mal jemand anderes wickelt, entlastet ihr euch gegenseitig und der Vorgang bleibt auch für euer Kind spannend, denn jeder macht es ein bisschen anders.

Kommunikation am Wickeltisch

Das Wickeln kann gleichzeitig eine wunderbare Gelegenheit sein, um mit deinem Kind in Kontakt zu treten. Um das Wickeln sowohl für dein Baby als auch für dich angenehm und entspannt zu gestalten, ist es wichtig, miteinander zu kommunizieren und ihm zu erklären, was gerade passiert. Jeder Schritt kann von dir kommentiert und dem Baby mitgeteilt werden. Oft sind die Kinder dann ruhiger und erschrecken weniger, wenn der Windelwechsel passiert.

Wenn dein Tagesablauf es zulässt, nimmt dir für jedes Wickeln Zeit und sprich liebevoll mit deinem Kind. Auch durch Berührungen kannst du Kontakt mit ihm aufnehmen, was für euch beide beruhigend und schön sein kann. Falls ihr eine Wärmelampe zur Verfügung habt, kannst du sie einschalten. Besonders in den kälteren Jahreszeiten sorgt das für angenehme Wärme.

Vor allem Familien mit Mehrlingen können die Zeit am Wickeltisch nutzen, um einem Kind die ungeteilte Aufmerksamkeit zu schenken. Eltern bekommen so ein gutes Gefühl und auch die Babys genießen diese Zeit, in der ein Elternteil sich voll und ganz auf sie alleine konzentriert.

Intimpflege von Jungen und Mädchen

Die Intimpflege bei neugeborenen Mädchen und neugeborenen Jungen weist einige Unterschiede auf, die wichtig sind, um die empfindliche Haut der Babys zu schützen und zu pflegen.

Intimpflege bei einem neugeborenen Mädchen

Bei einem neugeborenen Mädchen ist es wichtig, den Genitalbereich immer von vorne nach hinten zu säubern, um eine Verbreitung von Bakterien aus dem Analbereich hin zur Vagina zu verhindern. Es reicht aus, den äußeren Bereich der Vulva zu säubern! Es ist nicht erforderlich, bei jedem Windelwechsel die inneren Vulvalippen und den Eingang der Vagina sauber zu machen.
Bei stärkeren Verunreinigungen können die Vulvalippen leicht gespreizt werden, um die Ausscheidungen zu entfernen. Hierbei ist jedoch darauf zu achten, nicht zu stark zu reiben und/oder fest zu drücken, sondern ganz sanft zu säubern. Zudem sollte die Reinigung auch in den Leistenfalten sowie unter dem Rücken vorgenommen werden, um eine gründliche Hygiene sicherzustellen.

Intimpflege bei einem neugeborenen Jungen

Im Fall eines neugeborenen Jungen ist es wichtig, besonders vorsichtig mit der Vorhaut umzugehen. 96 Prozent der männlichen Neugeborenen haben eine verklebte Vorhaut, die die Eichel schützt. Wenn die Vorhaut zu früh zurückgezogen wird, kann es zu Mikroverletzungen und/oder dauerhaften Problemen kommen. Es ist also besser, darauf zu verzichten. Im fünften Lebensjahr tritt die Verklebung nur noch bei fünf Prozent der Jungen auf. Die Kinder merken beim Saubermachen und Baden selbst, wie weit sie die Vorhaut zurückziehen können, um den Penis zu reinigen.
Bei Neugeborenen ist es wichtig, zwischen Penis und Hoden und unter dem Hodensack richtig zu säubern und Ausscheidungen zu entfernen. Ähnlich wie bei einem Mädchen ist auch hier die gründliche Reinigung der Leistenfalten und des unteren Rückenbereichs wichtig. Bevor die frische Windel verschlossen wird, kann der Penis nach unten geklappt werden, damit der Urin in der Windel bleibt und nicht an den Seiten oder nach oben aus der Windel herausläuft.
In beiden Fällen ist es wichtig, die Intimpflege mit Sorgfalt und Sanftheit durchzuführen, um die empfindliche Haut der neugeborenen Mädchen und Jungen zu schützen.

RICHTIG WICKELN, SO GELINGT ES

Mit dem Wickelgriff

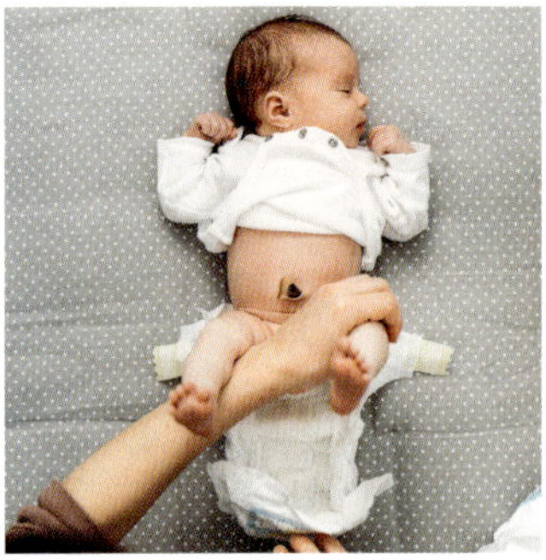

1 | Öffne die Windel und greif dann mit deinem linken oder rechten Arm unter einem Beinchen deines Kindes hindurch und fasse mit deiner Hand das andere Bein am Oberschenkel. Klappe die Vorderseite der Windel unter den Po.

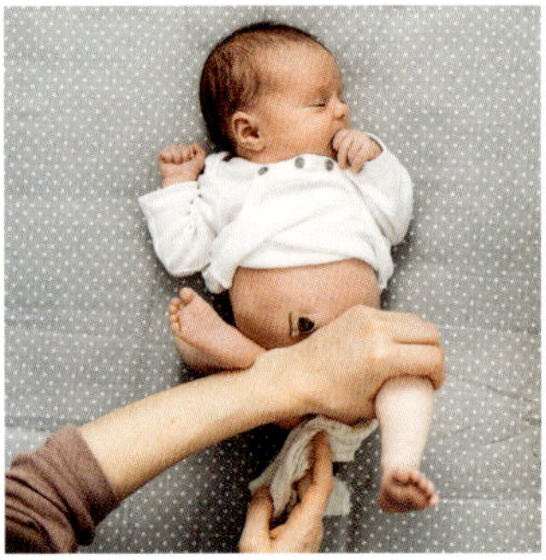

2 | Nun kannst du den Po ein kleines Stück von der Windel hochheben und ihn gründlich reinigen. Achte aber unbedingt darauf, dass du nicht anfängst, den ganzen Rücken abzuheben, denn dadurch würde zu viel Druck auf das kindliche Köpfchen entstehen.

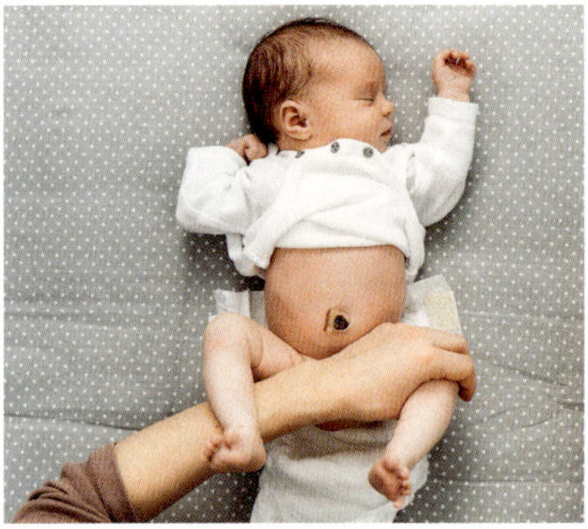

3 | Wenn der Intimbereich komplett gereinigt ist, entsorgst du die alte Windel und legst eine neue unter den Po des Kindes.

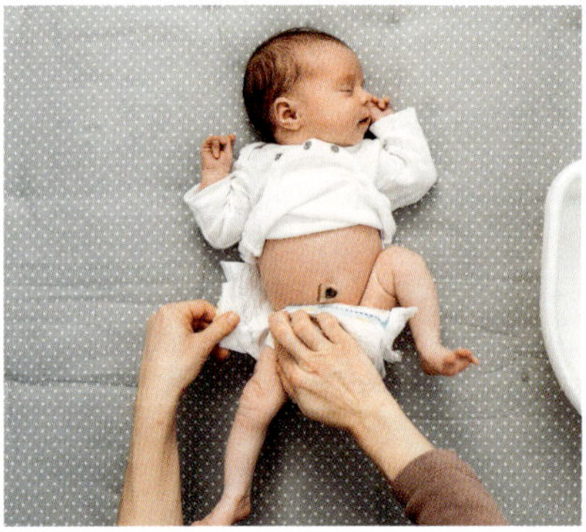

4 | Schlage sie dann vorne zu und verschließe sie auf beiden Seiten, sodass noch zwei Querfinger Platz zwischen Windel und Bauch deines Kindes passen. Fächere dann die Bündchen an den Beinen auf, damit sie nicht einschnüren und keine Ausscheidungen danebengehen.

Über die Seitenlage

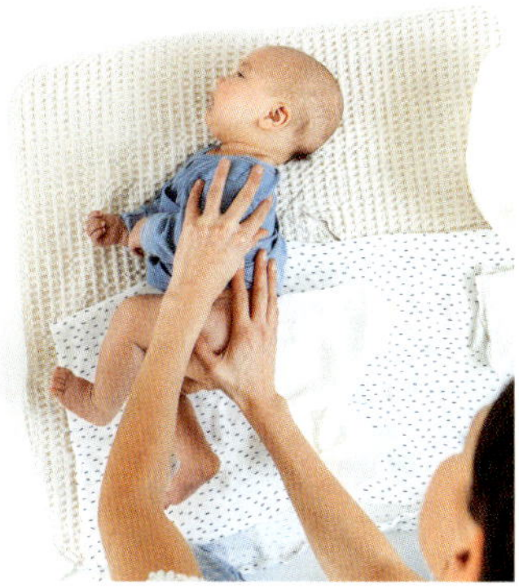

1 | Öffne die Windel. Dreh dein Baby dann zur Seite, indem du es mit deinen flachen Händen leicht an der Schulter und dem Hüftgelenk führst. Am besten geht es zu der Seite, zu der dein Kind gerade schaut. Klappe die Vorderseite der Windel ein.

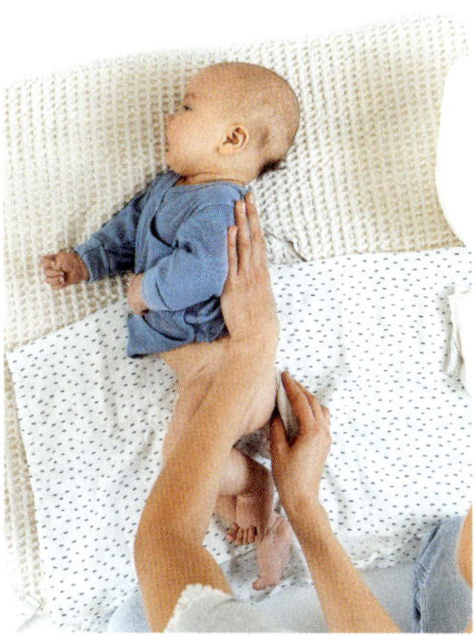

2 | Reinige nun den gesamten Intimbereich gründlich. Wenn es notwendig werden sollte, drehe dein Kind auch auf die andere Seite um alle Ausscheidungen entfernen zu können. Nimm vorher die alte Windel weg, bevor du dein Kind auf die andere Seite drehst.

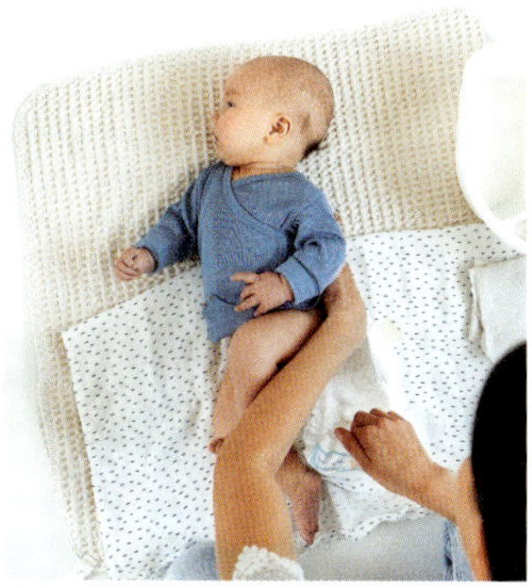

3 | Ist der Intimbereich komplett sauber, kannst du die neue Windel anlegen. Positioniere diese dafür geöffnet auf der Höhe des unteren Rückens.

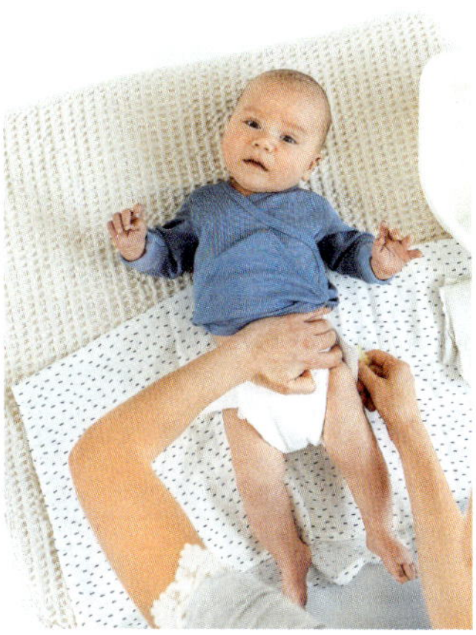

4 | Dreh dein Baby zurück auf den Rücken, schlage die Windel vorne zu und verschließe sie auf beiden Seiten, sodass noch zwei Querfinger Platz zwischen Windel und Bauch deines Kindes passen. Fächere die Bündchen an den Beinen auf, damit sie nicht einschnüren und keine Ausscheidungen daneben gehen.

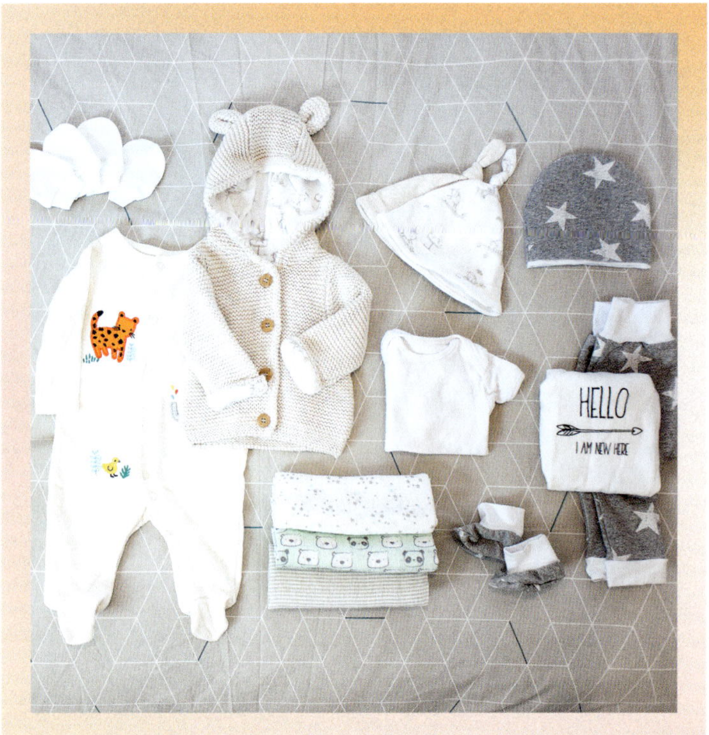

BABY-AUSSTATTUNG

Es gibt so viele verschiedene Produkte für Babys auf dem Markt, dass es manchmal schwierig sein kann, den Überblick zu behalten und zu entscheiden, was man wirklich braucht. Tatsächlich sind es nur ein paar Dinge, die unbedingt in die Grundausstattung gehören. Bei vielen Produkten kannst du ganz individuell schauen, ob du sie wirklich brauchst. Denk auch daran, dass einige Produkte eine längere Lieferzeit haben. Es reicht deswegen manchmal leider nicht aus, erst dann loszulegen, wenn der Nestbautrieb (ein Urinstinkt, der dafür sorgt, dass alles rechtzeitig fertig ist, wenn das Baby kommt) einsetzt. Um den Geldbeutel zu schonen, sind Kinderflohmärkte und Second-Hand-Plattformen eine gute Möglichkeit. Auch kannst du in der Familie und im Freundeskreis nachfragen, es muss nicht immer alles neu gekauft werden. Die meisten Sachen werden kaum benutzt, weil Kinder so schnell wachsen, und sind auch gebraucht in sehr guter Qualität zu haben.

Das brauchst du unbedingt

Zum Schlafen

- Kinderbett mit einer festen Matratze
- 2 Bettlaken
- 2 Babyschlafsäcke

Zum Anziehen

Da man nie genau vorhersagen kann, wie groß und schwer das Neugeborene tatsächlich sein wird, ist es empfehlenswert, die Kleidergrößen 50 bis 62 nach der Geburt vorrätig zu haben. In den ersten Lebenstagen darf die Kleidung ruhig etwas zu weit sein, sollte aber nicht so groß sein, dass sie verrutscht. Einzig beim Body ist eine gute Passform wichtig. Ist dieser (viel) zu groß, kann dein Baby auskühlen.

- 5 Langarmbodys
- 5 langärmelige Oberteile
- 5 Hosen mit breitem Bund
- 5 Strampler
- 2 bis 3 Jäckchen
- 2 bis 3 Schlafanzüge
- 4 dünne und dicke Söckchen
- 1 bis 2 Mützen (im Sommer dünn mit UV-Schutz, im Winter dick zum Wärmen)

Zum Wickeln

- Windeln (Gr. 0 bis 1)
- Waschlappen (alternativ auch Wattepads) zur Reinigung mit klarem Wasser
- kleine Schüssel oder Thermoskanne zur Wasseraufbewahrung
- Wickelauflage

Für die Pflege

- weiche Haarbürste
- Kindernagelschere, kleine Nagelfeile
- neutrales Öl (zum Beispiel Mandelöl)

Für Auffälligkeiten

- Fieberthermometer
- kleines Kernkissen (zum Beispiel Kirschkernkissen)

Fürs Stillen

- 5 bis 10 Spucktücher und Moltontücher

Wenn nicht gestillt wird

- 8 Flaschen
- 8 Sauger
- Milchpulver
- Flaschenbürste

Für unterwegs

- Babyschale fürs Auto
- Kinderwagen
- Tragetuch und/oder Tragehilfe

Diese Dinge können zusätzlich sinnvoll sein

Zum Schlafen

- Babyfon
- **wasserdichter Matratzenschutz:** Manche Kinder spucken viel und außerdem kann es immer mal passieren, dass die Windel ausläuft. Mit einem Matratzenschutz wird verhindert, dass diese feucht wird und mit der Zeit kaputt geht.

Zum Anziehen

- **je 5 kurzärmelige Bodys und Oberteile:** Auch für Sommerbabys können langärmelige Oberteile beziehungsweise alternativ langärmelige Bodys die bessere Wahl sein, wenn sie aus atmungsaktiven Materialien bestehen. Denn sie schützen automatisch zu einem gewissen Grad vor UV-Strahlung.

Zum Wickeln

- **Wickeltisch und Wickelauflage:** Natürlich muss es nicht immer der klassische Wickeltisch sein. Kinder können auch an anderen Orten wie auf der Couch oder auf der Waschmaschine gewickelt werden. Es muss auch nicht immer eine spezielle Wickelauflage sein, denn auch ein Handtuch kann hervorragend als Unterlage dienen. Hier

sollte man individuell schauen, wie die eigenen Gegebenheiten sind und welche Variante am praktikabelsten erscheint.
- **Ein Mülleimer für die Windeln:** Während einige Familien diese Variante bevorzugen, bringen andere die Einmalwindeln immer lieber gleich direkt nach draußen. Oder sie verwenden eine klassische kleine Mülltüte zum kurzfristigen Sammeln.
- **Wärmestrahler:** Kinder haben vor allem in den ersten Lebenstagen und Wochen ein erhöhtes Wärmebedürfnis und können leicht auskühlen. Wird es dem Kind zu kalt, wird es unruhig und kann zu weinen beginnen. Ein Wärmestrahler kann für eine angenehme, warme Atmosphäre auf dem Wickeltisch sorgen.

Zur Pflege

- **Badewanne oder Badeeimer:** Alternativ kann auch ein Wäschekorb als Wanne verwendet werden. Und in den ersten Lebenswochen reicht in der Regel auch die Spüle in der Küche.
- **spezielles Badetuch für Kinder:** Ein Badetuch mit Kapuze ist natürlich toll, aber kein zwingendes Must-have. Denn die Kinder können auch mit jedem anderen Handtuch abgetrocknet werden.
- **Badethermometer:** Die Wassertemperatur kann ganz einfach mit dem Handgelenk oder dem Ellenbogen kontrolliert werden. Aber Vorsicht, wenn es einem persönlich schwerfällt, die Temperatur richtig einzuschätzen, sollte unbedingt ein Badethermometer angeschafft werden.
- **Feuchttücher:** Der Intimbereich von Neugeborenen sollte beim Wickeln idealerweise mit einem Waschlappen und klarem Wasser gereinigt werden. Dies spart nicht nur Kosten, sondern schont auch die Umwelt. Wenn diese Variante aber nicht praktikabel erscheint, vor allem für unterwegs, kann die Reinigung alternativ mit Feuchttüchern auf Wasser- oder noch besser auf Ölbasis erfolgen. Aber möglichst Produkte bevorzugen, die nur ausgewählte Inhaltsstoffe enthalten, die die Haut nicht unnötig reizen.

Für Auffälligkeiten

- **Wundschutz:** Bei Pflegeprodukten gilt der Grundsatz »So wenig wie möglich, so viel wie nötig.« Für viele Kinder kann ein bei jedem Wickeln aufgetragener Wundschutz sinnvoll sein. Nämlich immer dann, wenn das Kind zu Hautrötungen beziehungsweise -irritiationen im Windelbereich neigt.
- **Heilwolle:** Ist ein echter Allrounder und kann vielfältig eingesetzt werden. Kann aber auch erst besorgt werden, wenn man diese wirklich benötigt, denn viele Hebammen haben in ihrem Hebammenkoffer Heilwolle für den Notfall dabei.

Wenn nicht gestillt wird

- **Sterilisator:** Wenn Fläschchen und Sauger nicht unmittelbar nach der Verwendung gereinigt werden und/oder verkrustet sind, sollten sie immer vor der erneuten Verwendung sterilisiert werden. Außerdem sollten einige Sauger (aus Latex) in regelmäßigen Abständen sterilisiert werden. Dies geht ganz klassisch in einem Topf mit kochendem Wasser, in den die Materialien für einige Minuten gelegt werden, oder komfortabler mit einem speziellen Sterilisator. Hier muss jeder individuell entscheiden, wie oft dieser im Gebrauch sein wird und welche Variante besser geeignet ist.

Für unterwegs

Wickeltasche

Viele Frauen verwenden ihre normale Handtasche beziehungsweise ihren Rucksack mit einem separaten Innentäschchen einfach weiter. Es muss also nicht unbedingt die klassische Wickeltasche sein.

Hier haben wir eine kleine Checkliste für dich zusammengestellt, damit du bei deinem ersten Ausflug nichts vergisst.
Basics, die immer dabei sein können:

- **Wickelunterlage:** Eine Wickelunterlage ist immer praktisch, da man an den unterschiedlichsten Orten wickeln muss. Ob im Kofferraum, auf einer Wiese oder auf einer Parkbank. Es gibt unterschiedliche Wickelunterlagen, einige sind aus Stoff, andere zur Einmalverwendung. Welche davon du wählst, ist ganz dir überlassen.
- **Windeln:** Pack ausreichend Windeln ein, damit ihr für Ausflüge gut ausgestattet seid. Manchmal dauert ein Ausflug länger als gedacht oder das Baby muss öfter gewickelt werden. So könnt ihr ganz entspannt bleiben.
- **Feuchttücher:** Diese sind sehr praktisch zum Mitnehmen und auch in kleinen Größen erhältlich. Achte darauf, Feuchttücher ohne Zusatzstoffe zu verwenden.
- **Waschlappen und Wasser:** Mit Wasser und Waschlappen oder Einmalwaschlappen kannst du dein Baby unterwegs reinigen.
- **Wundschutzcreme und Co.:** Falls du aktuell bestimmte Cremes für den Popo verwendest, solltest du diese mitnehmen.
- **Aufbewahrungsbox/Beutel:** Ein Aufbewahrungsbeutel mit Nässeschutz ist sehr praktisch, um feuchte Waschlappen, Stoffwindeln oder schmutzige, nasse Kleidung zu transportieren. So wird nichts zusätzlich nass oder dreckig.

TIPP

Fülle eine Thermoskanne mit lauwarmem Wasser. So hast du warmes Wasser dabei, um den Intimbereich zu reinigen.

- **Wickeltasche:** Eine kleine Wickeltasche, in der du Windeln, Feuchttücher oder Waschlappen, Cremes usw. verstauen kannst, sorgt für Ordnung und Übersicht.
- **Desinfektionstücher/Desinfektionsgel:** Desinfektionstücher können sinnvoll sein, um den Untergrund zunächst zu säubern. So kannst du zum Beispiel auf Autobahnraststätten kurz über die Unterlage wischen, bevor du das Baby darauflegst. Sollte kein Wasser in der Nähe sein, um die Hände zu waschen, kann ein kleines Desinfektionsgel für die Hände für die nötige Hygiene sorgen. Achte darauf, dass das Gel oder Spray gut einzieht und nicht auf die Babyhaut gelangt.

Wechselkleidung

Es ist immer gut, Wechselkleidung für das Baby dabeizuhaben. Denn genau dann passiert es, dass die Windel ausläuft und die Kleidung gewechselt werden muss!

- Body
- Pullover/Weste
- Oberteil
- Hose
- Socken/Stumpfhose
- Mütze/Hütchen

Der Hunger kommt auch unterwegs

- **Stillen:** Wenn du stillst, hast du alles Nötige bereits dabei und brauchst nichts zusätzlich. Ein Spucktuch kann jedoch sinnvoll sein, um das Baby gegebenenfalls von der Umgebung abzuschirmen oder auslaufende Milch aufzufangen oder wegzuwischen.
- **Ernährung mit der Flasche:** Wenn das Baby mit einer Flasche versorgt wird, benötigst du ein paar Utensilien. Natürlich zunächst eine Flasche mit Sauger. Das Milchpulver kann direkt in einem Vorportionierer mitgenommen werden. So hast du die richtige Menge direkt parat und kannst die Flasche anrühren. Zusätzlich benötigst du (abgekochtes) Wasser.

Für die Eltern

Oft packt man die Wickeltasche und denkt nur an das Baby und weniger an sich selbst. Je nachdem, zu welchem Zeitpunkt man unterwegs ist, können einige Dinge nützlich sein:

- Wochenbetteinlagen
- Stilleinlagen/Brustwarzensalbe
- Wechselkleidung
- Snacks und Getränke

Wie ziehe ich mein Baby an?

Der Zwiebellook ist im ganzen Jahr perfekt. So kann schnell auf mögliche Schwankungen der Außentemperatur reagiert werden. Die erste Schicht bildet der Body. Darüber kommt dann ein Oberteil und eine Hose oder ein Strampler. Außerdem können noch Söckchen über die Füße gezogen werden. Je nach Temperatur kannst du deinem Baby so schnell eine Schicht an- oder ausziehen. Achte bei der Wahl der Kleidungsstücke darauf, dass die verwendeten Materialien atmungsaktiv und bequem sind. Das bedeutet, dass keine engen Bündchen insbesondere an den Armen und Beinen das Kind einschnüren.

Auch im Bauchbereich sind breite Bündchen bequemer und sorgen dafür, dass Hosen und Strampler nicht drücken. Kratzende und störende Etiketten kannst du nach dem Kauf entfernen, vor allem, wenn sie direkt auf der Haut liegen. Übrigens können die Kleidungsstücke nach der Geburt ruhig noch etwas zu groß sein. Nur der Body sollte gut passen.

Im ersten Lebensjahr wird empfohlen, dass Babys draußen immer ein Mützchen tragen. Im Sommer dient es als Sonnenschutz, im Winter hält es das Köpfchen warm. In den Sommermonaten wird das Kind durch lange atmungsaktive Kleidung vor UV-Strahlung geschützt. Aber Vorsicht, nur spezielle UV-Kleidung bietet einen besonderen Schutz. Sie sollte unbedingt angezogen werden, wenn die Einstrahlung von direkter Sonne im ersten Lebensjahr unvermeidbar ist. Im Sommer ist es zusätzlich wichtig, nicht nur auf eine ausreichende Kopf-, sondern auch auf eine Nackenbedeckung zu achten. Das Kind sollte außerdem niemals der direkten Sonne ausgesetzt werden. Es empfiehlt sich deswegen, bei sehr heißen Temperaturen nach Möglichkeit erst zu den Randzeiten nach draußen zu gehen. In den Wintermonaten bieten Walkoveralls beziehungsweise Overalls aus Merinofleece eine temperaturstabile Umgebung. Sie sind nicht nur kuschelweich, sondern auch atmungsaktiv und temperaturausgleichend. Das bedeutet, bei Kälte halten sie warm und bei Wärme kühlen sie, damit das Kind nicht überwärmt.

Welche Kleidungsstücke sind nach der Geburt praktisch?

Viele frisch gebackene Eltern haben in den ersten Stunden und Tagen Angst, dem Kind beim Wickeln und Ankleiden wehzutun. Aber keine Sorge, je älter und größer es wird, desto routinierter wirst auch du. Aber gerade in den ersten Wochen kann das manchmal zu unnötigem Stress beim An- und Ausziehen führen. Damit das nicht passiert, sollte bei der Wahl von Kleidungsstücken darauf geachtet werden, dass sie funktional sind und nicht »nur« schön aussehen. Das heißt, Dinge wie ein unkompliziertes An- und Ausziehen sollten unbedingt im Vordergrund stehen. Das bedeutet, dass Kleidungsstücke, die über den Kopf gezogen werden müssen, idealerweise durch Knöpfe oder Schleifen am Halsausschnitt erweiterbar sein sollten.

Als Bodys eignen sich vor allem Wickelbodys, weil man diese nicht umständlich über den Kopf ziehen muss. Generell ist Wickelkleidung, wie zum Beispiel Wickelhemden oder Kleidungsstücke mit durchgängigen Schnelldruckknöpfen, vor allem nach der Geburt sehr praktisch, da sie dem Kind passgenau angezogen werden können. Bei Schlafanzügen kann man darauf achten, Designs mit durchgehender Druckknopfleiste an beiden Beinen zu wählen. Diese lassen sich im Gegensatz zu anderen Modellen deutlich leichter an- und ausziehen.

Ist mein Baby zu warm oder zu kalt angezogen?

Damit das Baby seine Körpertemperatur konstant halten kann, ist es wichtig, beim Kleiderkauf auf die Materialien zu achten. Wähle bevorzugt Stoffe aus, die einen guten Luft- und Feuchtigkeitsaustausch bieten. Dies ist vor allem bei Naturfasern wie Baumwolle, Merinowolle, Seide, Bambus, Kaschmir und Leinen der Fall. Kunstfasern wie Polyester und Polyamid besitzen diese Eigenschaft hingegen nicht. Um herauszufinden, welche Faser ein Kleidungsstück genau enthält, kann ein Blick auf das Etikett hilfreich sein. Wie man die kindliche Temperatur ganz einfach überprüfen kann, erfährst du auf Seite 122.

Was muss ich sonst noch beachten?

Es ist wichtig, dass alle neuen Kleidungsstücke vor dem ersten Tragen einmal gründlich gewaschen werden. Das liegt daran, dass die Haut der Neugeborenen noch äußerst empfindlich ist und auf mögliche Rückstände in der Kleidung wie Verschmutzungen und/oder eingesetzte Chemikalien empfindlich reagieren kann. Um Kleidungsstücke lange zu erhalten und sie auch eventuell über mehrere Generationen verwenden zu können, sollten beim Waschen immer die Herstellerangaben zur Pflege beachtet und außerdem die richtige Waschtemperatur gewählt werden. Bei der Wahl des Waschmittels kannst du darauf achten, dass es möglichst keine Duftstoffe, Phosphate oder andere mögliche hautreizende Inhaltsstoffe enthält. Zudem sollte es nach Herstellerangaben sparsam dosiert werden. Der Einsatz von Weichspüler sollte vermieden werden. Wenn dir die Wäsche dadurch zu rau ist, kannst du als Alternative Essig verwenden, um die Wäsche weicher zu machen.

Wie häufig muss ich mein Kind umziehen?

Kleidung muss, solange sie sauber ist, nicht jeden Tag gewechselt werden. Wie häufig man sein Kind neu ankleiden muss, ist sehr unterschiedlich. Manche werden in den ersten Lebenstagen und -wochen gefühlt nie dreckig. Hier kann es ein gutes Ritual sein, das Kind nach jedem Baden einmal komplett neu einzukleiden. Andere Kinder müssen mehrmals täglich umgezogen werden, weil die Windel ausläuft oder sie viel spucken. Allgemein kann man sich merken, dass die Kleidung mindestens einmal pro Woche komplett und außerdem immer dann zügig gewechselt werden sollte, wenn sie nass oder schmutzig ist.

Tragen

Dein Baby zu tragen, kann eine wunderbare Möglichkeit sein, ihm Nähe und Geborgenheit zu schenken. Manche Babys benötigen nach der Geburt besonders viel Nähe und suchen vermehrt Körperkontakt. Das Tragen im Tuch kann ihnen genau das bieten. Durch deine Körperwärme bleibt das Neugeborene stets gut gewärmt und kühlt nicht aus. Zusätzlich ist es vor der Umgebung geschützt und kann abgeschirmt werden, wenn die Reize der Umgebung zu viel werden. Das Tragen am Körper kann auch bei einigen Beschwerden wie zu viel Luft im Bauch oder vermehrtem Spucken helfen. Das Baby kann entweder im Tuch oder in einem Tragesystem getragen werden. Welche Variante du wählst, bleibt ganz dir überlassen. Wichtig ist, dass dein Kind immer sicher und gut gestützt in der Trage oder im Tuch sitzt. Falls du dabei unsicher bist oder Fragen hast, kannst du deine Hebamme um Rat fragen oder einen Termin zur Trageberatung vereinbaren.

Da viele Tragesysteme einfach anzulegen sind, möchten wir euch zwei verschiedene Bindetechniken mit einem Tuch zeigen. Zu Beginn kann es sein, dass das Baby weint, bis es richtig im Tuch sitzt. Das ist nicht weiter schlimm. Lass dich davon nicht aus der Ruhe bringen. Die meisten Kinder beruhigen sich schnell, sobald das Tuch korrekt angelegt ist und du zu laufen beginnst. Nachdem du das Tuch gewickelt und dein Neugeborenes sicher im Tuch platziert hast, solltest du immer folgende Punkte überprüfen:

- **Baby auf Kuss-Höhe:** Das Baby sollte sich so hoch im Tuch befinden, dass du es bequem auf den Kopf küssen kannst.
- **Beine in der »M»-Position:** Die Beine sollten angewinkelt und breit am Körper anliegen, sodass eine »M»-Form entsteht.
- **Atemwege:** Achte darauf, dass alle Atemwege frei sind und dein Baby ungehindert atmen kann.
- **Tuch festbinden:** Das Tuch ist fest genug gebunden und stützt den Rücken des Babys gut, um ihm Halt zu geben.

So kann das Tuch gebunden werden

Wir zeigen dir hier zwei verschiedene Bindetechniken:

Kreuzwickeltrage

- Suche die Mitte des Tuches und breite dann das Tuch vor deinem Oberköper aus. Führe nun die beiden Tuchenden hinter deinen Rücken.
- Kreuze die beiden Tuchbahnen hinter dem Rücken und ziehe sie anschließend über

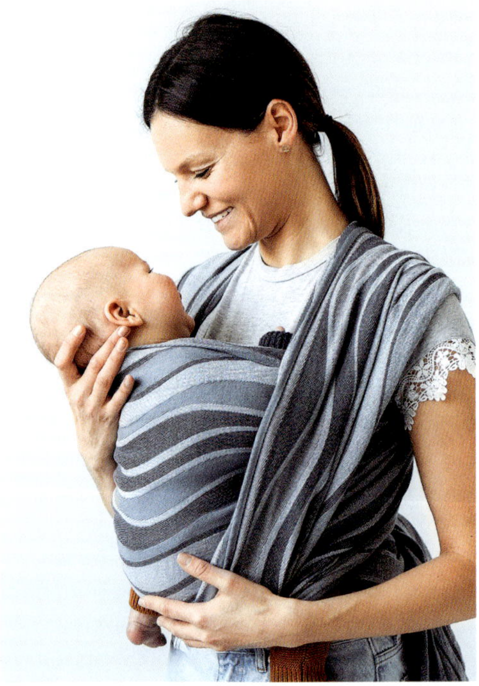

Mit der Kreuzwickel-Trage kannst du dein Baby auch direkt nach der Geburt sicher tragen.

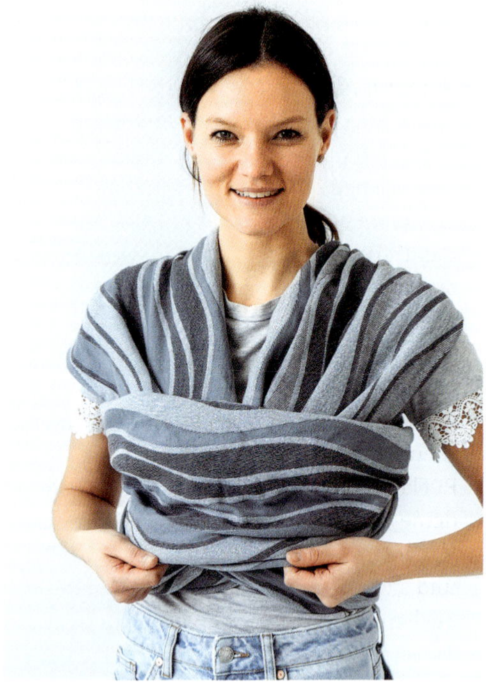

Ein Tragetuch kann im Voraus gebunden werden. Das erleichtert unterwegs das Tragen.

deine Schultern nach vorne. Überprüfe alle Tuchbahnen, damit keine verdreht ist.
- Nimm nun das Baby hoch und lass es von oben unter die quer verlaufende Tuchbahn rutschen. Halt es dabei gut fest! Die untere Stoffkante verläuft an den Kniekehlen des Kindes.
- Fächere nun die quer laufende Bahn nach oben auf, sodass die Oberkante im Nacken des Babys ist.
- Straffe anschließend die beiden Tuchbahnen über der Schulter.
- Nun führst du die beiden seitlichen Tuchbahnen am Kopf den Babys vorbei und kreuzt diese anschließend unter seinem Po.
- Danach führst du beide Enden hinter deinem Rücken und verknotest die Enden des Tuches.
- Als Letztes kannst du, je nachdem, welches Tuch du verwendest, die seitlichen Tuchbahnen über deinem Baby auffächern. Hier sollte das Tuch von Kniekehle zu Kniekehle reichen
- Überprüfe zuletzt, ob das Baby gut positioniert ist und das Tuch fest genug sitzt.
- Korrigiere wenn nötig.

Tragetuch vorbinden

- Das Tragetuch kannst du auch schon vorab binden, sodass du das Baby nur noch hineinsetzen musst. Und so geht's:
- Such die Mitte des Tuches und breite es vor deinem Oberköper aus. Führe nun die beiden Enden hinter deinen Rücken.
- Kreuze die beiden Tuchbahnen hinter dem Rücken und ziehe sie anschließend über deine Schultern nach vorne.
- Nun nimmst du die beiden Tuchbahnen und steckst diese durch die quer laufende Tuchbahn durch.
- Ziehe das Tuch schön fest, damit das Baby gleich fest und sicher im Tuch sitzt.
- Kreuze nun die beiden Tuchbahnen unter der Querbahn. Nun führst du die Tuchbahnen rechts und links hinter deinem Körper, kreuzt diese und führst sie wieder nach vorne. Nun kannst du einen festen Knoten machen.
- Führe nun die Hände von außen nach innen in die Mitte und stecke diese durch die überkreuzten Tuchbahnen durch. So entsteht Platz für dein Baby.
- Nun nimmst du dein Baby in die Mitte deines Oberkörpers hoch.
- Führe nun das rechte und linke Beinchen durch die Tuchstränge durch, sodass es in dem Tuchkreuz sitzt. Halte es gut fest.
- Als Nächstes breitest du die untere Tuchbahn über dem Popo aus und ziehst diese fest. Anschließend folgt die darüber liegende Tuchbahn. Fächer diese breit auf.
- Nun müssen beide Füßchen hinter dem quer laufenden Tuchstrang durchgeführt werden.
- Nun kannst du die quer laufende Bahn nach oben fächern. Achte darauf, dass nur die obere Kante nach oben gezogen wird und die Unterkante des Tuches unter dem Po bleibt.
- Kontrolliere, ob dein Kind richtig positioniert ist und das Tuch fest genug gebunden ist. Korrigiere wenn nötig.

GUT ZU WISSEN

Auch Zwillinge kannst du in der ersten Zeit gemeinsam in einem Tuch tragen. So sind beide Kinder ganz nah bei dir, spüren sich und du hast beide Hände frei. Um das Tuch richtig zu wickeln und die Babys richtig zu platzieren, kannst du dir Hilfe durch deine Hebamme oder auch durch eine Trageberaterin holen.

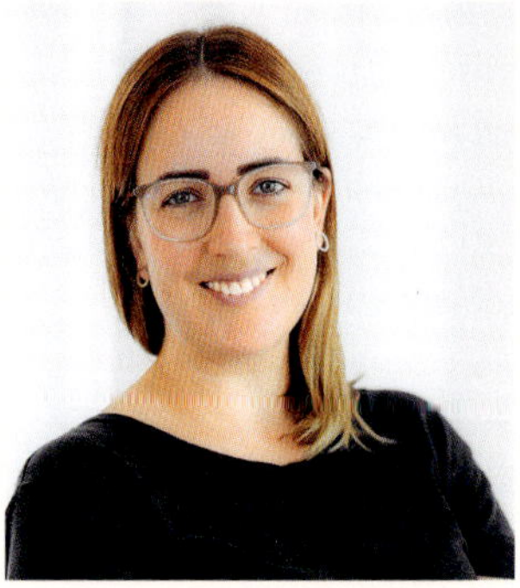

Von Lara Holldorf
Orthopädietechnikerin und zertifizierte Trageberaterin

AB WANN DARF MEIN BABY GETRAGEN WERDEN?

Tragen ist ab dem Zeitpunkt der Geburt möglich! Ohne medizinische Einwände darf dein Baby unmittelbar nach der Geburt in einem passgerechten Tragesystem (zum Beispiel elastisches oder gewebtes Tragetuch, Ringsling, Fullbuckle oder Halfbuckle) getragen werden. Ihr dürft kuscheln und Babys Grundbedürfnis nach Nähe stillen. Dein Baby darf bei dir schlafen, wann immer ihr möchtet. Und das alles ist niemals Verwöhnen.

Neugeborene sind Traglinge

Aber, und da sind wir Trageberater/innen und Hebammen uns einig, der gebärende Elternteil darf gerne, wenn möglich, Ruhe im Wochenbett einhalten. Der nicht gebärende Elternteil oder eine andere enge Bezugsperson darf das Tragen des neugeborenen Babys übernehmen. Es zeigt sich im Alltag junger Familien, dass Babys immer, auch vom gebärenden Elternteil im Wochenbett, getragen werden (wollen). Tragen in einem Tragesystem ist immer angenehmer für die Arme, die Schultern und den Rücken und deutlich schonender für den Beckenboden als das Tragen auf dem Arm, weil das Gewicht optimaler verteilt wird.

Tragen geht immer: Auch für Babys mit speziellen Bedürfnissen

Auch wenn du eine Bauchgeburt hattest, ist die Nutzung eines Tragesystems möglich, da Neugeborene viel weiter oben getragen werden, als deine Narbe verläuft. Bei dem Gefühl von Erschöpfung oder Schmerzen im Bereich deiner Narbe bitte eine Pause einlegen und den Sitz der Trage/des Tragetuchs von einer Fachkraft überprüfen lassen. Mehrlinge, Frühchen und Babys mit Behinderung/Special Needs (zum Beispiel Hüftbeugeschiene, Klumpfußgips/-orthesen) können ebenfalls ab Geburt getragen werden. Sogar mit Sonden und Monitoren ist es möglich, dein Baby zu tragen. Für besondere Fälle empfiehlt es sich, spezialisierte Fachleute zurate zu ziehen.

Tragen hat viele Vorteile

Babytragen hat sehr viele Vorteile, auch deswegen ist es so beliebt bei jungen Familien. Unter anderem wird die Bindung zu den Bezugspersonen gestärkt, Babys sind von Anfang an auf Augenhöhe im Familiengeschehen dabei und genießen dabei trotzdem die notwendige Ruhe und Sicherheit. Der Alltag kann besser bewältigt werden, zum Beispiel kann MaPa ein Brot essen, unvermeidliche Aktivitäten außer Haus, wie der Besuch beim Kinderarzt oder kleinere Erledigungen, sind leichter zu bewältigen. Tragende Eltern haben mehr Kapazitäten für größere Geschwister. Außerdem wirkt sich das Tragen positiv auf die Gesundheit deines Babys aus, es fördert die Hüftreifung, hilft bei Verdauungsbeschwerden und tröstet.

Sicheres Tragen

Damit Tragen gesund und sicher ist, gilt es, stets für freie Atemwege zu sorgen. Die Nase deines Babys ist immer sichtbar, der Kopf ist niemals komplett bedeckt, auch nicht zum Schlafen oder für mehr Privatsphäre. Es droht Lebensgefahr durch CO_2-Nester und Überhitzung. Die Trage oder das Tuch reicht nur bis in den Nacken deines Babys, sein Kinn fällt nicht auf seine Brust. Dein Baby wird durch ein ausreichend eng gebundenes Tragetuch oder eine ausreichend fest gezogene Trage rundum gut gestützt. Es nimmt idealerweise die M-Position (Anhock-Spreiz-Haltung) ein. Ein Neugeborenes (und später auch das Kleinkind) wird immer mit dem Bauch zur tragenden Person gerichtet getragen. Die Kopf-Kuss-Höhe dient der Orientierung für eine optimale Gewichtsverteilung und eine gute Stützung. Ungeeignet sind Tragesysteme mit sogenanntem »Neugeborenen-Einsatz«. Hier ist keine ausreichende Rundum-Stützung möglich und sehr viel Druck lastet auf dem Gesäß des Babys. Tragehilfen mit sehr schmalem oder nicht verstellbarem Steg sind nicht ergonomisch und deswegen ebenfalls ungeeignet.

Saison- und wetterunabhängig

Tragen ist im ganzen Jahr möglich. Schwitzen im Sommer ist nicht zu vermeiden. Aber: Dein Schweiß hilft, die Körpertemperatur deines Babys zu regulieren. Achtung vor Auskühlung durch feuchte Kleidung, wenn du dein Baby unterwegs aus dem Tragesystem nimmst. Mein Tipp: Packe deinem Baby einen extra Body zum Wechseln ein und vergiss auch nicht, ein trockenes Oberteil für dich selbst dabeizuhaben. Körperteile, die aus der Trage herausschauen (bei Neugeborenen sind das der Kopf und die Unterschenkel) müssen vor Sonnenstrahlung geschützt werden. Nutze hierfür einen Sonnenhut mit breiter Krempe und für die Beine zum Beispiel Stulpen. Im Winter profitiert dein Baby von deiner Körpertemperatur. Angezogen wie im Wohnzimmer sind Babys unter einem Jahr am besten unter der Jacke der Tragenden aufgehoben, zum Beispiel unter einer Tragejacke, mit Tragecover oder Jackenerweiterung.

Für welches Tragesystem entscheidest du dich?

Die Auswahl im Babyfachmarkt ist groß, die Vielzahl an Tragemöglichkeiten ist online nahezu unendlich. Dabei gibt es nicht die eine Trage, die allen passt. Für jedes Tragepaar gibt es (mindestens) eine passende Lösung. Trageberater/innen haben den Überblick über den Tragemarkt und sind dir bei der Auswahl behilflich. Tragesysteme sind wie Kleidungsstücke, nicht jedes passt jedem, sie fallen unterschiedlich aus und passen mal besser, mal schlechter zu den unterschiedlichen Proportionen. Ihr als Elternpaar könnt aufgrund unterschiedlicher Körperstaturen, Bedürfnisse und Empfindungen unterschiedliche Tragesysteme benötigen, damit Tragen für alle angenehm ist. Die beste Trage ist die, mit der du dein Baby gern und sicher trägst. Mit dem Wachstum deines Babys, der Veränderung deines Körpers in den Monaten nach der Schwangerschaft und euren sich ändernden Bedürfnissen kann es sein, dass irgendwann ein neues Tragesystem notwendig wird. Das ist vergleichbar mit dem Wechsel von Babyschale auf Reboarder beim Autositz oder von Babywanne auf Sportsitz oder Buggy beim Kinderwagen.

Zwei Life-Hacks

Du kannst dein Baby in der Trage oder im Tragetuch sogar stillen und mit der Flasche füttern. Das ist eine tolle Möglichkeit, die Bedürfnisse deines Babys zu erfüllen, ohne es dabei ausbinden zu müssen. Vor allem Stillen bedarf aber ein bisschen Übung. Deine Trageberaterin zeigt dir gerne, wie es geht. Auch deine eigenen Bedürfnisse dürfen natürlich nicht zu kurz kommen: Kuschelt dein Baby bei dir im Tragetuch oder in der Tragehilfe, kannst du es einfach mitnehmen, wenn du auf Toilette musst, ohne dass du es dafür wecken oder ausbinden musst.

Tragen ist kein Muss!

Ganz wichtig: Mach dir keinen Druck. Niemand muss sein Baby in einer Trage oder einem Tragetuch tragen, wenn er nicht möchte. Du bist immer die beste Mama/der beste Papa für dein Baby. Wenn du tragen möchtest, es aber nicht gleich von Anfang an klappt, ist das nicht schlimm. Es ist nie zu spät, (noch mal) damit anzufangen. Mach eine Pause und überprüfe, ob alle Bedürfnisse deines Babys gestillt sind. Hast du gerade die nötige Ruhe und Gelassenheit zum Erlernen und Üben einer neuen Fertigkeit? Für die tragende Person darf sich das Tragesystem niemals unangenehm anfühlen. Du solltest nicht das Gefühl haben, dass dein Baby sich nicht sicher oder wohl in der Trage fühlt oder dauerhaft unergonomisch sitzt. Eventuell ist euer Tragesystem nicht passend für euch, oder die Einstellungen können optimiert werden. Eine Trageberatung kann helfen, ein passendes Tragesystem für euch zu finden oder euer bereits vorhandenes zu »pimpen«. Ihr bekommt außerdem wertvolle Tipps für euren Tragestart. Dein Baby im Kinderwagen zu schieben oder es zu tragen, schließen sich übrigens nicht aus. Wenn es für euch passend ist, könnt ihr beides nutzen und in eurem Alltag so einsetzen, wie es für euch am angenehmsten ist.
Ich wünsche euch eine wundervolle Babyzeit und viele schöne Tragemomente!

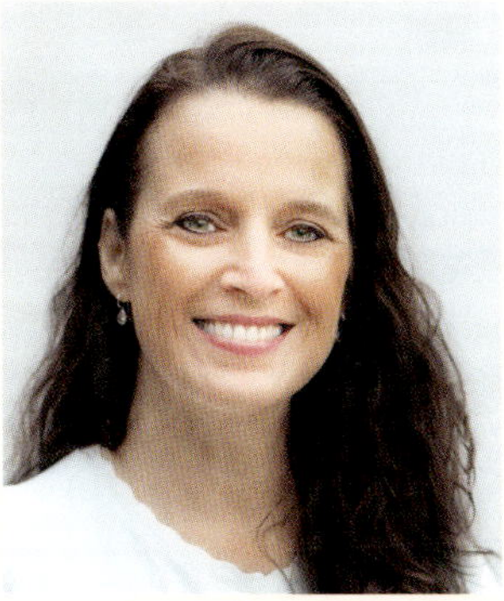

von Dr. med. Snježana-Maria Schütt
Fachärztin für Kinder- und Jugendmedizin und
Mama zweier fast erwachsener Kinder

UNFALLSCHWERPUNKTE IM ERSTEN LEBENSHALBJAHR

Im Kindesalter gibt es typische Unfallgefahren, die eng mit dem Lebensalter und dem Entwicklungsstand des Kindes verknüpft sind und die sich im Laufe des kindlichen Wachstums verändern. Mit dem Wissen zu den altersspezifischen Unfallschwerpunkten und den Maßnahmen zur Unfallprävention können Eltern und Betreuungspersonen einen wichtigen Beitrag zur Gesundheit ihres Kindes leisten. Denn leider stellen schwere Unfälle immer noch einen Hauptrisikofaktor für die Gesundheit und das Leben von Kindern dar.

Kindersicheres Umfeld

Mach deinen Haushalt frühzeitig kindersicher. Nutze dazu gern schon die Zeit, in der du dich auf die Ankunft deines Babys vorbereitest. Denn auch wenn es noch in weiter Ferne zu liegen scheint, ist es besser, du bist rechtzeitig gut vorbereitet, als dass du es in der aufregenden Zeit des Kennenlernens vergisst. Sichere Steckdosen ab und befestige Möbel so, dass dein Kind sich nicht an ihnen hochziehen kann. Beachte den Standort des Bettchens und der Wickelkommode, die beide nicht unmittelbar an einem Fenster stehen sollten.
Sichere Hobbyräume, Garage, Garten, Fenster und Außentüren, Herd, Glasflächen sowie Schränke mit Reinigungsmitteln und Medikamenten mit einer geeigneten Kindersicherung ab. Entsorge defekte Kabel und Geräte und statte euer Zuhause mit Rauchmeldern aus. Achte außerdem auf eine rauchfreie Umgebung.

Kindersichere Babyprodukte und Möbel

Achte beim Kauf von speziellen Produkten für dein Baby, wie zum Beispiel Kinderwagen, Babyschale, Kinderbettchen, Matratze, Kleidung,

Spielzeug und Elektrogeräte, auf eine gute Qualität, Sicherheit und die entsprechenden Prüfsiegel. Zwar können auch sie keinen umfassenden Schutz garantieren, allerdings lohnt es sich, ihre Bedeutung und die jeweiligen Prüfkriterien beziehungsweise Testberichte zu kennen.

Unfallschwerpunkte in den ersten Lebensmonaten

In den ersten Lebensmonaten sind Neugeborene und Säuglinge vor allem durch Sturzunfälle aus der Höhe gefährdet. Leider passieren sie immer wieder und können zu schwerwiegenden Verletzungen, vor allem im Bereich des kindlichen Schädels, führen. Typische Unfallorte sind zum Beispiel die Wickelkommode, das Bett oder das Sofa. Lasse dein Baby dort nicht unbeaufsichtigt oder ungesichert, wenn du zum Beispiel durch das Klingeln an der Tür abgelenkt wirst. Nimm dein Baby lieber mit zur Tür oder leg es sicher auf dem Fußboden ab. Verlass dich nicht auf die Tatsache, dass dein Baby sich noch nicht drehen oder wegstoßen kann. Denn irgendwann wird es den nächsten Entwicklungsschritt machen; im schlimmsten Fall genau dann, wenn es allein auf der Wickelkommode ist und du nicht in seiner Nähe bist.

Auch die Gefahr des plötzlichen Kindstodes und das Risiko für Erstickungs- und Strangulationsunfälle durch Kissen, Decken, Tüten, Halsketten und Kordeln ist in diesem Alter erhöht. Halte diese Gegenstände von deinem Baby fern und beachte die Empfehlungen der Fachgesellschaften zur sicheren Schlafumgebung und zur Prävention des plötzlichen Kindstodes

Auch Transportunfälle stellen einen typischen Unfallschwerpunkt in diesem Alter dar. Sichere dein Kind bei Fahrten im Kinderwagen, Auto und Fahrrad altersentsprechend ab. Beachte dabei unbedingt die Herstellerhinweise. Verbrühungen durch heiße Flüssigkeiten kommen ebenfalls häufig vor und können schwerwiegende und lebenslange Beeinträchtigungen nach sich ziehen. Achte beim Baden auf die richtige Wassertemperatur, stell den Temperaturregler auf Handwärme ein und lass dein Kind beim Baden nicht unbeaufsichtigt. Vermeide es, Heißgetränke und dein Baby gleichzeitig auf dem Arm zu halten, und stell heiße Flüssigkeiten stets sicher und außerhalb der Reichweite deines Kindes ab. Vermeide Tischdecken, an denen dein Baby ziehen und sich verbrühen könnte. Mit zunehmendem Alter und der Fähigkeit zur selbstständigen Fortbewegung kommen weitere Unfallgefahren hinzu.

Unfallschwerpunkte im zweiten Lebenshalbjahr

Neben Verbrennungen an der Herdplatte, dem Grill, Kamin oder der offenen Flamme stellen Vergiftungen und Verätzungen, Ertrinkungsunfälle sowie das Verschlucken gefährlicher Gegenstände und das versehentliche Einatmen eines Fremdkörpers (Aspiration) typische Unfallschwerpunkte im zweiten Lebenshalbjahr dar.

Lasse dein Kind zu keinem Zeitpunkt unbeaufsichtigt, wenn es in der Nähe eines Feuers, einer offenen Flamme oder eines Gewässers ist. Kinder ertrinken schnell und leise und schon eine geringe Wassertiefe kann für sie zu einer lebensbedrohlichen Gefahr werden. Sichere daher Wasserbehälter, Regentonnen, den Pool oder Gartenteich entsprechend ab. Auch Steckdosen im Innen- und Außenbereich sowie lose Kabel und Elektrogeräte sollten gesichert sein. Dreh beim Kochen die Griffe von Pfannen und Töpfen nach hinten, sodass dein Kind nicht danach greifen kann. Bewahre kleinteilige, spitze und magnetische Gegenstände sowie Knopfbatterien und brennbare Materialien stets sicher und unerreichbar für dein Kind auf. Auch giftige Substanzen, wie beispielsweise Haushaltsreiniger, Zigaretten, Alkohol, Duftöle und Medikamente sollten sicher verschlossen und außerhalb der Reichweite deines Kindes aufbewahrt werden. Diese Empfehlungen gelten natürlich auch für andere Haushalte, in denen dein Kind betreut wird. Entferne giftige Pflanzen im Innen- und Außenbereich.

Beikostreifezeichen beachten

Achte auf eine sichere Umgebung bei den Mahlzeiten und beachten die Reifezeichen vor Beginn der Beikosteinführung. Diese sind:

1. Dein Kind zeigt ganz bewusstes Interesse am Essen. Das kannst du daran erkennen, dass es dir das Essen aus der Hand nehmen möchte, aber nicht, um nur damit zu spielen, sondern, um es selbst zu essen.

2. Hand-Mund-Koordination: Das bedeutet, es ist nicht nur das Interesse bei deinem Kind vorhanden, es ist auch in der Lage, nach dem Essen zu greifen und es eigenständig zu seinem Mund zu führen.

3. Vollständige Kopfkontrolle: Das bedeutet, euer Kind kann seinen Kopf ohne jegliche Unterstützung selbstständig kontrollieren und halten.

4. Dein Kind kann mit ein wenig Unterstützung bereits aufrecht sitzen. Das bedeutet nicht, dass dein Kind komplett frei und selbstständig sitzen können muss, sondern dass es mit ein wenig Unterstützung deinerseits, zum Beispiel indem es auf deinem Schoß sitzt, dazu in der Lage ist.

5. Kein Zungenstoßreflex mehr: Bei diesem Reflex handelt es sich um einen Abwehrmechanismus, der Säuglinge vor dem Verschlucken von Gegenständen oder eben auch fester Nahrung schützt. Ist dieser noch aktiv, wird das Kind die Nahrung mit der Zunge wieder aus dem Mund schieben.

Erst wenn diese Reifezeichen erfüllt sind, kannst du allmählich mit der Einführung von Beikost beginnen. Wann genau dieser Zeitpunkt gekommen ist, ist von Kind zu Kind sehr unterschiedlich. Während einige Kinder schon sehr früh dran sind, dauert es bei anderen deutlich länger, denn jedes Kind entwickelt sich in seinem ganz eigenen Tempo. Einige Lebensmittel sind für Säuglinge ungeeignet, da sie versehentlich eingeatmet werden und die Atemwege blockieren können. Das Gleiche gilt für kleinteilige Gegenstände.

Erste-Hilfe-Kurs für Säuglinge und Kinder

Da sich die Hälfte aller Unfälle in den ersten Lebensjahren im häuslichen Umfeld von Kindern ereignen und ihr als Eltern, Großeltern oder Betreuungsperson in diesen Fällen die Ersthelferinnen vor Ort seid, solltest du einen Erste-Hilfe-Kurs für Säuglinge und Kinder besuchen. Damit kannst du – im hoffentlich nie eintretenden Notfall – effektiv Hilfe leisten und akute Erkrankungen sowie kleinere Verletzungen im Kindesalter richtig einschätzen.

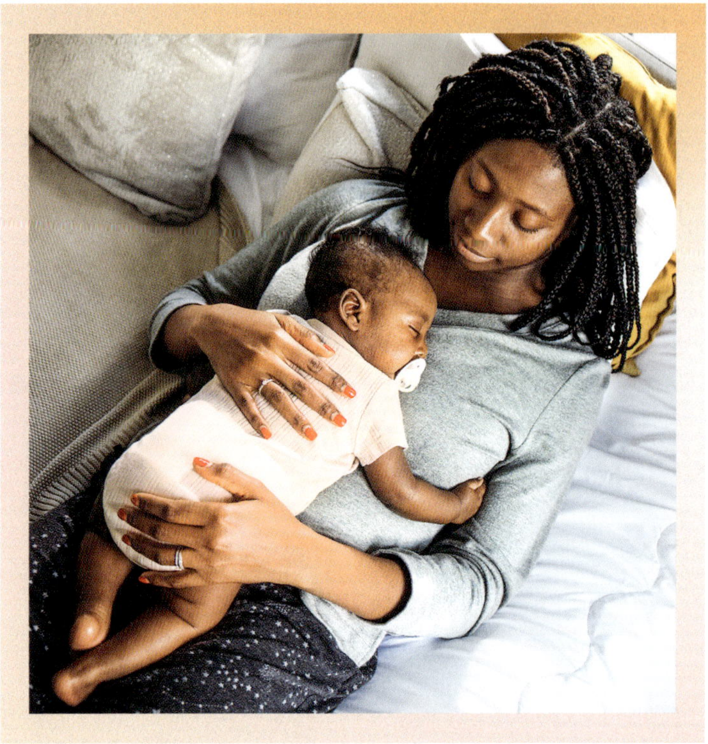

SCHLAFEN

Dass die Redewendung »Ich habe letzte Nacht geschlafen wie ein Baby« eigentlich eine völlig andere Bedeutung haben müsste, weißt du spätestens nachdem du die ersten Nächte mit eurem neugeborenen Kind verbracht hast. Die allerwenigsten Babys schlafen regelmäßig tief und fest und vor allen Dingen in den seltensten Fällen mehr als vier bis fünf Stunden am Stück.

Aber vielleicht kommt der Spruch ja auch daher, dass Neugeborene in den ersten Lebenswochen verhältnismäßig viel schlafen. Nämlich bis zu 18 Stunden pro Tag, aber davon eben nur eine bis höchstens fünf Stunden am Stück (wenn man Glück hat). Generell ist das Thema Schlaf bei Kindern eine sehr individuelle Angelegenheit und ein langwieriger Prozess, der einem häufigen Wechsel und Wandel in den ersten Lebenswochen und Jahren unterliegt. Und dieser kann für die Eltern vor allen Dingen eins sein: ganz schön kräftezehrend und anstrengend!

Sichere Schlafumgebung

Auf eine sichere Schlafumgebung zu achten, ist sehr wichtig. Auf vielen Bildern und auch auf Social-Media sieht man hübsch hergerichtete Kinderbettchen, in denen Stofftiere, Decken, Kissen und Co. platziert wurden. Dies entspricht aber leider nicht der Realität einer sicheren Schlafumgebung für Babys. Es gilt daher, folgende Punkte zu beachten, um unnötige Risiken von vornherein auszuschließen:

- Beistellbettchen und Stubenwägen können den Neugeborenen Sicherheit und Geborgenheit geben, da die Umgebung nicht zu groß ist. Dennoch sollte darauf geachtet werden, dass das Baby nicht durch Kissen, Decken, Bettschlangen oder Ähnliches eingeengt wird, da es sonst mit dem Gesicht einsinken und es zu einem Wärmestau kommen kann.
- Der Schlafplatz sollte ausreichend Platz und Luftzirkulation bieten.
- Im ersten Lebensjahr sollten Neugeborene im Elternschlafzimmer schlafen, um das Risiko für den plötzlichen Kindstod zu reduzieren. Es gibt heutzutage auch Bettchen, die sich an das elterliche Bett anschließen lassen, sodass das Neugeborene seinen eigenen Schlafplatz hat, aber trotzdem nah bei den Eltern ist.
- Im ersten Lebensjahr sollten keine Decken und Kissen verwendet werden, da Neugeborene sich diese über das Gesicht ziehen könnten, was zu Atemproblemen und Überwärmung führen kann.
- Stattdessen sollten zum Warmhalten während des Schlafens ausschließlich Schlafsäcke verwendet werden, die auch über das erste Lebensjahr hinaus getragen werden können. Zusätzlich ist es wichtig, dass der Schlafsack die richtige Größe für das Baby habt, damit es sich nicht darin verwickeln, hineinrutschen oder ihn sich unbemerkt über das Gesicht ziehen kann.
- Felle, Bettschlangen, Stofftiere, Schnullerketten und ähnliche Gegenstände haben im Bettchen nichts verloren, da sie auf das Köpfchen des Neugeborenen fallen könnten und/oder Atemproblemen und Überhitzung verursachen können. Auch Wärmflaschen und Heizdecken/Heizkissen sollten nicht verwendet werden.
- Die empfohlene Schlafposition ist die Rückenlage. Das Baby sollte nicht in Seitenlage schlafen. Tagsüber kann das Baby auch auf den Bauch gelegt werden, damit alle Muskelgruppen wie die Hals- und Rückenmuskulatur gut trainiert werden – aber immer unter Aufsicht.

Zusammenfassend und kurz gesagt: Alle überflüssigen Gegenstände sollten aus dem Babybettchen nach Möglichkeit entfernt werden. Zum Schlafen braucht ein Baby nach der aktuellen Empfehlung nur einen passenden Schlafsack, eine feste Matratze, ausreichend Platz – und sonst nichts.

Co-Sleeping

Laut den aktuellen Empfehlungen sollte das Baby separat in einem eigenen Bettchen im Elternschlafzimmer schlafen. Jedoch gibt es im Alltag immer wieder Situationen, in denen das Baby mit ins elterliche Bett genommen wird. Wenn Neugeborene im Bett der Eltern schlafen, sollten bestimmte Kriterien beachtet werden, um die Sicherheit des Babys zu gewährleisten:

- Kein Elternteil sollte rauchen.
- Das Baby sollte auf einer festen Matratze und in Rückenlage schlafen, daher sind Wasserbetten und Sofas ungeeignet.
- Das Baby sollte nicht allein im Erwachsenenbett schlafen, sondern besser im eigenen Bettchen.
- Es sollte nicht unter der Bettdecke liegen, sondern in einem Schlafsack neben den Eltern.

- Das Baby sollte nicht aus dem Bett fallen können oder in die mittlere Ritze einsinken.
- Wenn ältere Geschwisterkinder mit im Bett schlafen, sollte ein abgesicherter Bereich für das Neugeborene geschaffen werden, damit das ältere Kind sich nicht drauflegen kann. Am besten liegt ein Elternteil zwischen den Kindern.
- Im Bett sollten keine Haustiere schlafen.
- Eltern sollten nicht mit dem Neugeborenen in einem Bett schlafen, wenn sie Alkohol oder Drogen konsumiert haben oder bestimmte Medikamente eingenommen haben, die sehr müde machen.
- Auch wenn ein Familienmitglied sehr müde ist und die Reaktionsfähigkeit eingeschränkt ist, sollte es nicht mit dem Neugeborenen in einem Bett schlafen.

HEBAMMEN WISSEN

Mehrlinge schlafen in einigen Fällen ruhiger, wenn sie gemeinsam in einem Bettchen liegen. Sie sind die Bewegungen und die Nähe des anderen bereits aus der Schwangerschaft gewohnt. Beim Schlafen kann es deswegen manchmal hilfreich sein, wenn sie sich gegenseitig spüren und hören können. Dabei ist es wichtig, darauf zu achten, dass beide Babys genug Platz haben. In einem Kinderbett, das umfunktioniert auch als Beistellbett verwendet werden kann, ist es in den ersten Lebenswochen und -monaten möglich, sie nebeneinander oder Fuß an Fuß zu legen.

Pucken

Pucken ist eine Methode, bei der ein Neugeborenes in ein Tuch gewickelt wird, um ihm Halt, Begrenzung und Wärme zu geben. Dabei werden die Arme vor der Brust gekreuzt und fest in das Tuch gewickelt, während die Beine und die Hüfte die Freiheit haben, sich zu bewegen. Diese Technik eignet sich besonders gut für unruhige Babys, die oft durch ihre eigenen Bewegungen wie den Moro-Reflex hochschrecken. Das Wickeltuch kann dabei helfen, diesen Reflex zu unterdrücken, und kann die Babys auf diese Weise dabei unterstützen, zur Ruhe zu kommen.

Wenn man sich trotz der Gegenargumente fürs Pucken entscheidet, sollte es nicht rund um die Uhr durchgeführt werden und am besten nur in den ersten Tagen bis Lebenswochen des Babys – und unter Aufsicht. Spätestens nach einem halben Jahr, wenn die Babys sich drehen können und mehr bewegen, sollte auf das Pucken verzichtet werden. Es existiert eine aktualisierte »Leitlinie zur Prävention des plötzlichen Kindstodes«, die von der DGSM (Deutsche Gesellschaft für Schlafforschung und Schlafmedizin e. V.) in Zusammenarbeit mit der DGKJ (Deutsche Gesellschaft für Kinder- und Jugendmedizin e. V.) herausgegeben wurde. Diese Leitlinie wurde im Januar 2023 veröffentlicht und enthält die eindeutige Empfehlung, dass Säuglinge nicht mehr fest eingewickelt werden sollen. Das heißt, dass das Praktizieren des sogenannten Swaddling (Pucken) vermieden werden soll.

Das spricht gegen das Pucken

Besonders in der Nacht und bei längeren Schlafphasen ist es ratsam, auf das Pucken zu verzichten, da es mit einigen potenziellen Risiken in Verbindung gebracht wird wie zum Beispiel dem plötzlichen Kindstod. Darüber hinaus scheint es mit weiteren Problemen im Zusammenhang zu stehen:

- **Probleme mit der Atmung:** Das Pucken kann die Fähigkeit des Babys beeinträchtigen, frei zu atmen, insbesondere wenn das Tuch zu straff angelegt wird. Dies kann zu möglichen Atemproblemen führen.
- **Überhitzung:** Durch das Pucken kann die Körpertemperatur des Babys erhöht werden. Aus diesem Grund sollte unter dem Tuch nur eine Windel oder ein Body getragen werden, damit es nicht zu einer Überhitzung kommt. Besonders in den Sommermonaten, wenn es sehr heiß ist, sollte eher darauf verzichtet werden.
- **Motorische Entwicklung:** Das Pucken kann die natürliche Entwicklung der motorischen Fähigkeiten des Babys beeinträchtigen, da es weniger Raum für Bewegung und Entfaltung bietet. Babys müssen die Möglichkeit haben, ihre Arme und Beine zu strecken und ihre Muskulatur zu entwickeln.
- **Hüftfehlstellungen:** Das Pucken kann bei Babys, die anfällig für Hüftfehlstellungen sind, problematisch sein. Es ist wichtig, sicherzustellen, dass die Hüfte des Babys während des Wickelns ausreichend Platz hat und so keine Hüftfehlstellungen gefördert werden.
- **Flacher Hinterkopf:** Ein übermäßiges Pucken kann dazu führen, dass der Hinterkopf des Babys flacher wird (Plagiozephalie). Dies lässt sich vermeiden, indem das Baby abwechselnd auf beiden Seiten des Kopfes liegt und genug Gelegenheit zum freien Bewegen des Kopfes erhält.

Schnuller – ja oder nein?

Säuglinge haben ein natürliches Bedürfnis zu saugen. Das Saugbedürfnis kann in zwei verschiedene Kategorien unterteilt werden. Einmal in nutritives Saugen und non-nutritives Saugen. Doch was bedeutet das genau? Nutritives Saugen, auch als nährendes Saugen bekannt, dient der Nahrungsaufnahme. Das Saugen ist für Babys überlebenswichtig, um Nahrung aufzunehmen. Non-nutritives Saugen, auch als nicht-nährendes Saugen bezeichnet, befriedigt das Saugbedürfnis und hilft Säuglingen, sich zu beruhigen, wenn sie unruhig sind oder sich nicht wohlfühlen. Während einer Stillmahlzeit überwiegt zu Beginn das nutritive Saugen und wird gegen Ende vom non-nutritiven Saugen abgelösst. Dadurch werden beide Saugbedürfnisse befriedigt. Wie stark dieses Bedürfnis ausgeprägt ist, variiert von Säugling zu Säugling.

Verantwortungsbewusster Umgamg

Der Einsatz des Schnullers hängt zunächst davon ab, ob du stillen möchtest oder nicht. Wenn nicht gestillt wird, kann ein Schnuller immer dann verwendet werden, wenn er benötigt wird. Wenn du jedoch stillst, ist es ratsam, in den ersten drei bis sechs Lebenswochen auf einen Schnuller zu verzichten, um eine sogenannte Saugverwirrung beim Baby zu vermeiden. Das Neugeborene soll zunächst lernen, richtig an der Brust zu saugen, bevor es einen Schnuller bekommt. Das Saugen an der Brust erfordert eine völlig andere Saugbewegung als das Saugen an einem Schnuller oder an einer Flasche. Daher sollte das Stillen gut etabliert sein, bevor ein Schnuller zum Einsatz kommt. (Weitere Informationen zu den unterschiedlichen Saugbewegungen und der Saugverwirrung findest du auf Seite 146.) Wichtig ist, dass der Schnuller bewusst in bestimmten Situationen eingesetzt und nicht als »Stöpsel« verwendet wird.

Worauf soll ich achten?

Wenn du einen Schnuller verwenden möchtest, ist eine gute Regel, die wir gern den Familien mit auf den Weg geben, den Schnuller so wenig wie möglich und so viel wie nötig zu verwenden. Das non-nutritive Saugbedürfnis sorgt dafür, dass die Babys zur Ruhe kommen und sich selbst regulieren können. So ist ein Schnuller in einigen Situationen sehr hilfreich. Wenn der Schnuller zum Einsatz kommt, sollte das Baby so lange an diesem saugen dürfen, bis das Bedürfnis erfüllt ist, also es sich zum Beispiel beruhigt hat oder eingeschlafen ist. Der Schnuller kann dann bewusst weggelegt werden und sollte nach dem Einschlafen beim Herausfallen nicht mehr zurück in den Mund gesteckt werden. Auch sollte er nur gegeben werden, wenn das Baby ihn auch annimmt. Ein Schnuller sollte auf keinen Fall aufgezwungen oder als Nahrungsersatz verwendet werden. Mach dir klar, dass ein Schnuller weder Körperkontakt noch Trost, Nähe, Wärme und Zuwendung ersetzen kann. Der enge Kontakt zu seinen Eltern ist genauso wichtig, um die Bedürfnisse des Babys zu stillen und es in herausfordernden Situationen zu begleiten.

Welchen Schnuller soll ich verwenden?

Der Sauger sollte

- möglichst weich und anpassungsfähig sein.
- im Bereich von Zähnen und Lippen einen möglichst kleinen Durchmesser haben oder flach sein, um den Mundschluss und die Zahnentwicklung nicht zu beeinträchtigen.
- eine flache, symmetrische Form haben, die wenig Platz einnimmt.
- leicht sein (bis zu zehn Gramm), um den Druck auf den Unterkiefer zu minimieren.

Es gibt verschiedene Schnuller und auch das Material, an dem die Babys saugen, unterscheidet sich. So kann der Sauger aus Latex oder Silikon bestehen. Exemplare aus Latex sind weicher und elastischer, können sich aber etwas schneller abnutzen und porös werden. Sauger aus Silikon sind in der Regel etwas unempfindlicher und halten meist länger. Sie sind außerdem neutral in Geruch und Geschmack. Sobald die Kinder die ersten Zähne bekommen, sollte auf Latexsauger umgestiegen werden. Diese haben eine höhere Bissfestigkeit und sind aus disem Grund deutlich robuster als Sauger aus Silikon. Bei Silikonsaugern können kleine Stücke herausgebissen und verschluckt werden.

GUT ZU WISSEN

Verwende immer den kleinesten Sauger, der angeboten wird, unabhängig vom Alter des Kindes. Der Schnuller muss nicht mitwachsen, wie der Markt und viele Hersteller es vermitteln. Die Brustwarze einer Frau wächst auch nicht mit und befriedgt bei allen Kindern das Saugbedürfnis.

Reinigung

Zunächst ist es wichtig, den Schnuller vor der ersten Verwendung einmal auszukochen oder im Sterilisator zu sterilisieren. Wichtig: Es reicht nicht aus, den Schnuller mit heißem Wasser zu übergießen, da die Temperatur schnell abkühlt und so die Zeit zu kurz ist, um alle potenziell schädlichen Keime abzutöten. Generell sollten die Schnuller ungefähr bis zum sechsten bis neunten Lebensmonat sterilisiert werden.

Daumen oder Schnuller?

Kinder entscheiden oft selbst, ob sie den Daumen, den Schnuller oder keins von beidem bevorzugen. Trotzdem gehen die aktuellen Empfehlungen hin zum Schnuller. Aber warum ist das so? Die Kinder, die am Daumen lutschen, haben öfters Kieferfehlstellungen und Probleme mit den Zähnen beziehungsweise dem Gebiss. Auch ist der Daumen zu jeder Tag- und Nachtzeit vorhanden und sein Einsatz lässt sich kaum kontrollieren. Deshalb ist es schwieriger, das Daumenlutschen abzugewöhnen.

Helfer in der Not

In diesen Situationen hilft ein Schnuller:

1. **Kranke Kinder:** Bei kranken Babys kann es beruhigend sein, einen Schnuller zu verwenden. Auch bei unangenehmen Untersuchungen, die durchgeführt werden müssen, kann es sehr hilfreich für die Babys sein, einen Schnuller zu verwenden. Vor allem, wenn die Eltern nicht da sein können, um sie zu begleiten und Trost zu spenden.
2. **Frühgeborene:** Einige Studien konnten zeigen, dass Frühgeborene vom Saugen am Schnuller profitieren. Vor allem, wenn kein Haut- und Körperkontakt möglich ist oder das Stillen noch nicht etabliert ist.
3. **Zu viel Milch:** Sollte eine Frau sehr viel Milch bilden, kann es dazu kommen, dass das Baby auch nach der Stillmahlzeit sehr unruhig ist, obwohl es satt ist. Das kann passieren, wenn die Babys kaum non-nutritiv saugen können, da die Milch weiter stark fließt. In dieser Situation kann es hilfreich sein, einen Schnuller auszuprobieren.
4. **Herausfordernde Situationen:** Alle Eltern kennen Situationen, die einen zum Verzweifeln bringen. Dazu zählen abendliches Weinen, anhaltende Unzufriedenheit und lange Autofahrten. Manchmal reichen Körperkontakt und/oder Tragen nicht aus, um die Bedürfnisse der Babys zu stillen.

HEBAMMEN WISSEN

Falls du eine Schnullerkette verwendest, befestige sie so, dass sie nicht am Schnuller zieht. Zug sorgt dafür, dass zusätzliche Spannung auf den Lippen und auf den umliegenden Muskelgruppen ist, um den Schnuller festzuhalten. Dies sollte verhindert werden. Eine Schnullerkette wird heute nicht mehr empfohlen, da dieser so immer verfügbar ist.

Manchen Kindern hilft der Schnuller beim Einschlafen, sobald sie schlummern, rutscht er heraus.

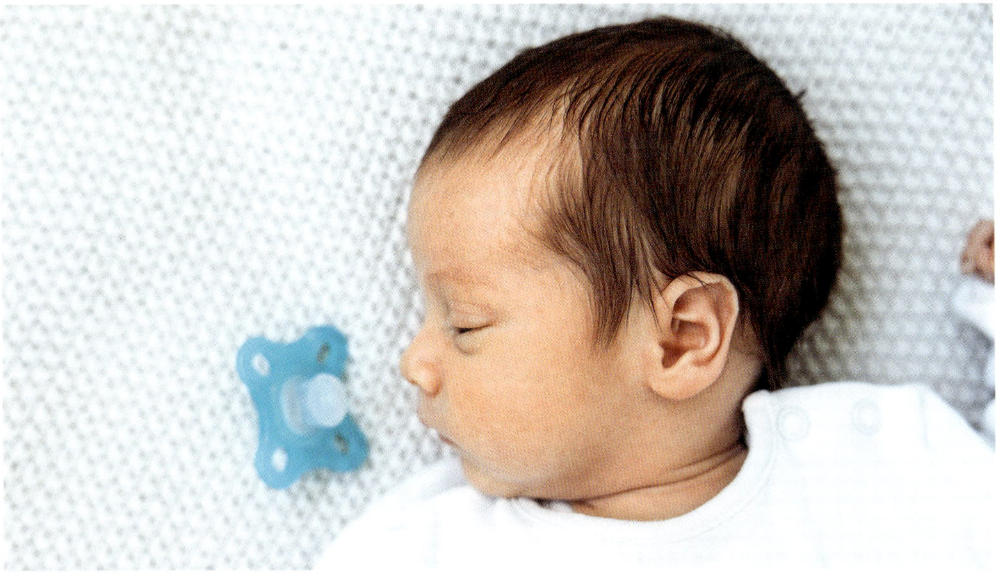

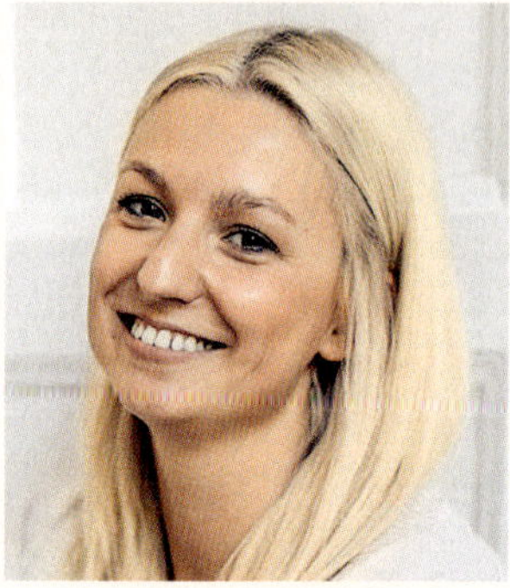

von Vanessa Engels
Psychologin und ganzheitliche Schlafberaterin für Säuglinge und Kleinkinder, Mama von zwei Kindern

HERAUSFORDERUNG BABYSCHLAF

Eine Vielzahl von Fragen kreisen in den Köpfen der Eltern nach Geburt des eigenen Kindes und dabei dominiert nach meiner Erfahrung ein Thema, und zwar das Thema Kinderschlaf. Das Internet und diverse Social-Media-Kanäle überfluten Eltern auf der Suche nach gut fundierten Informationen. Zusätzlich werden Eltern durch ungefragte, gut gemeinte Ratschläge aus dem sozialen Umfeld förmlich überschwemmt. Da kann das Schiff, welches sich gerade auf dem Weg in den sicheren Hafen befindet, schon mal schnell ins Wanken geraten. Seid selbstbewusst und sorgt in solchen Situationen gut für euch. Grenzt euch von Aussagen, die nicht eurer Intuition und euren Werten entsprechen, gut ab. Eine freundliche, aber durchaus bestimmende Rückmeldung kann hierbei hilfreich sein. Die Frage »Wann schläft mein Kind endlich durch?« ist total nachvollziehbar und verständlich, denn Schlafentzug ist nicht nur körperlich, sondern auch psychisch extrem herausfordernd und anstrengend und kann jeden von uns, neben all den anderen Veränderungen, die das Mama- oder Papa-Sein mit sich bringt, ganz schön herausfordern. Schnell entsteht also der Wunsch nach ruhigeren Nächten. Leider gibt es nicht das eine Patentrezept für ruhige Nächte. Das würde unseren kleinen Individuen auch einfach nicht gerecht werden. Wir haben schließlich keine Maschinen zur Welt gebracht, die wir nach einem bestimmten Vorgehen programmieren können.

Realistische Erwartungen

Deshalb ist mir die Vermittlung eines realistischen Bildes zum Thema Kinderschlaf umso

wichtiger. Wenn wir uns nicht gerade in einer Entwicklungsphase des Babys befinden, ist es vielleicht ein neuer Zahn, der erste Schnupfen oder aber der große Wunsch nach Geborgenheit und Sicherheit, welcher in der Nacht zum Ausdruck kommt.
Du und dein Baby habt euch gerade an einen Tagesrhythmus gewöhnt? Habt Routinen und grobe Zeiten für euch gut etabliert und plötzlich ist von heute auf morgen alles wieder anders? Liebe Eltern, ich kann euch beruhigen, das erste Lebensjahr eures Babys lehrt uns so vieles, vor allem aber liebevoll und flexibel zu sein, geduldig auf Veränderungen, auch im Hinblick auf Veränderungen des Schlafverhaltens und die damit verbundenen Veränderungen der Bedürfnisse einzugehen. Nicht immer einfach, weil der Mensch doch eigentlich ein Gewohnheitstier ist. Das Wichtigste ist: Du bist die Expertin für dein Kind. Vertraue deinen Beobachtungen und deinem Gefühl.

Folge dem Flow!

Nach Geburt ist es wichtig, einfach dem Flow zu folgen. Als oberste Priorität gilt vor allem: Bonding, Körperkontakt, Liebe, Sicherheit, Geborgenheit. Nehmt euch erst einmal Zeit, in der neuen Situation anzukommen, gewöhnt euch aneinander und spielt euch langsam ein. Lasst euch nicht durch gesellschaftliche Konventionen verunsichern: »Nimm dein Baby nicht direkt hoch oder ständig an die Brust«, »Leg dein Baby doch endlich mal ab!«
Wenn eure Kleinen anfangs nur auf euch oder mit Bewegung und Körperkontakt schlafen, dann ist das völlig in Ordnung, solange sich die Situation für dich als Mama oder Papa gut anfühlt. Solltest du im Verlauf das Gefühl haben, an deine Belastungsgrenze zu kommen, weil stündliches Stillen, Ein- und Weiterschlafen nur über Bewegung möglich ist und du/ihr keine Kraft mehr habt, dann habt ihr immer noch die Möglichkeit, Gewohnheiten liebevoll, bindungs- und bedürfnisorientiert durch andere, für euch passendere Gewohnheiten zu ersetzen. Aber eben nur dann, wenn die alten Gewohnheiten zur Belastung werden und ihr euch damit nicht mehr wohlfühlt. Bis dahin bleibt bei eurem Vorgehen und euren Routinen, bei denen ihr euch wohl und sicher fühlt. Vergleicht euch nicht mit Familien, bei denen es anders läuft.
Verlass dich also auf dein Gefühl und deine Intuition. Ein gutes Schlafverhalten hängt eben nicht von erzieherischen Methoden ab, sondern vielmehr von einem guten Zeitpunkt und dem Ziel, Übermüdung zu vermeiden, von der Umgebung und der Haltung von uns als Mama und Papa.

Einen ersten Rhythmus finden

Ab dem vierten Lebensmonat kristallisiert sich meist ein erster grober Rhythmus heraus. Sollte dies bei euch noch nicht der Fall sein, stresse dich bitte nicht. Die Entwicklung ist auch hier individuell. Um ein gutes Schlaffenster abzupassen, könnt ihr über eine Woche hinweg die Wachzeit eures Babys notieren. Es geht darum, ein Zeitfenster zu finden, bei dem dein Baby müde, aber noch nicht übermüdet ist. Das ist eines unserer Ziele: Übermüdung vermeiden. Denn bei bestehender Übermüdung schüttet der Körper die Stresshormone Kortisol und Adrenalin aus. Infolgedessen finden die Kleinen meist schlecht zur Ruhe und sind nicht gut gelaunt. Vor allem sensible Kinder schlafen nachts häufig schlechter, wenn sie tagsüber übermüdet sind oder zu wenig Schlaf bekommen haben. Wenn ihr eure groben Zeitfenster eruiert habt, könnt ihr Schritt für Schritt abendliche Routinen etablieren. Immer wiederkehrende Abläufe erleichtern das Zubettgehen enorm und schaffen eine höhere Kompromissbereitschaft nach einem anstrengenden Tag aufseiten deines Kindes. Eure Routinen können im Lauf der Zeit mitwachsen und an neu aufkommende Bedürfnisse angepasst werden.

Wichtig: ein gut gefüllter Bindungstank!

Füllt euren Bindungstank sowohl tagsüber als auch abends vor dem Zubettgehen. Nehmt euch vor dem Schlafengehen eurer Kleinen noch mal eine gewisse Zeit, um den Bindungstank eures Kindes zu füllen. Kuschelt, spielt, singt, tragt – steht mit eurem Kind körperlich und emotional in Verbindung. Somit gelingt es den Kleinen häufig besser, ruhig in den Schlaf zu finden.

Tagschlaf reduzieren

Die Umstellung von vier auf drei Tagesschläfchen, von drei auf zwei Schläfchen oder aber von zwei auf einen Tagesschlaf funktioniert nicht von heute auf morgen. Es ist ein schleichender Prozess. Nehmt euch Zeit, versucht den Übergang so flexibel wie möglich zu gestalten. Nur weil euer Baby drei Tage in Folge nur zwei Tagesschläfchen gemacht hat, heißt es nicht, dass der Umstellungsprozess von drei auf zwei Tagesschläfchen bereits abgeschlossen ist. Demnach ist es möglich, dass ihr am Folgetag doch noch ein drittes Schläfchen anbieten solltet, um eine mögliche Übermüdung zu vermeiden. Vielleicht stellt sich dir nun die Frage: Wie merke ich denn, dass mein Kind nun bereit ist, die Anzahl der Tagesschläfchen zu reduzieren?

- Die Einschlafzeitpunkte, die tagsüber bisher passend waren, passen inzwischen nicht mehr so gut. Dein Baby ist zu diesen Zeiten nicht ausreichend müde oder braucht sehr lange, um in den Schlaf zu finden.
- Plötzlich wacht dein Baby häufig vor sechs Uhr auf.
- Der letzte Schlaf am Tag findet immer später statt und kollidiert mit der Schlafenszeit am Abend.
- Die Tagesschläfchen fallen plötzlich deutlich kürzer aus als in den Wochen zuvor.

Die Umstellungsphase fühlt sich oft chaotisch und unplanbar an. An dieser Stelle möchte ich dich beruhigen. Diese Phase vergeht – so wie alle Phasen, die wir mit unseren Kindern im Lauf ihrer Entwicklung durchleben.

Der praktische Umgang mit Übergangsphasen

Im Folgenden möchte ich dir einige Tipps mitgeben, wie du die Umstellungsphase behutsam und Schritt für Schritt begleiten kannst:

1. Wenn du bemerkt hast, dass die bisherige Wachzeit nicht mehr ausreichend ist, kannst du die Wachzeit Schritt für Schritt vergrößern. Verlängere diese alle paar Tage um 10 bis 15 Minuten. Somit schaffst du einen sanften und behutsamen Übergang.
2. Um die verlängerten Wachzeiten gut zu überbrücken, sorge für ein abwechslungsreiches Programm. Schaffe kleine Ruheinseln, um deinem Baby die Möglichkeit zu geben, neue Kraft zu tanken und sorge danach für spannende Aktivitäten mit tollen Spielen, einem Spaziergang, frischer Luft.
3. Wundere dich nicht. Oftmals ist die Schlafenszeit am Abend in der Umstellungsphase deutlich früher (ca. 18:00/18:30 Uhr).
4. Ganz wichtig: Vermeide Übermüdung. Solltest du merken, dass dein Baby sehr müde ist, die abendliche Schlafenszeit jedoch noch eine Weile hin ist, so biete deinem Baby einen Powernap an und verschiebe die Schlafenszeit ein wenig nach hinten. An diesem Tag gibt es ein Schläfchen mehr.
5. Unsere Kinder sind keine Maschinen, also versuche so individuell und flexibel wie möglich auf den Prozess einzugehen.

Großen Entwicklungsschritten gehen oft unruhige Nächte voran

Diese stetigen Veränderungen sind völlig zeit- bzw. altersgerecht. Im Folgenden möchte ich dir erklären, warum Kinder in den ersten drei Lebensjahren häufig in der Nacht wach werden. Forscher sind sich sicher, dass die Entwicklung unserer Kleinen nicht stetig und nicht in einem großen Schub verläuft, sondern vielmehr in kleinen Entwicklungsschüben. Die kognitive und motorische Weiterentwicklung hat nun zur Folge, dass die Nächte zeitweise unruhiger werden können, da die erheblichen Fortschritte unter anderem in der Nacht verarbeitet werden.
Auch an dieser Stelle: Vergleiche dein Kind nicht mit anderen Kindern, bleib bei dir und deinem Kind und lasst euch vor allem nicht aus der Ruhe bringen. Deshalb bewerte die unruhigeren Nächte nicht als Rückschritt, sondern als Fortschritt der gesamten Entwicklung, denn nach einer unruhigeren nächtlichen Phase folgen häufig enorme kognitive und motorische Fortschritte deines Kindes.
Ein Verständnis für das Schlafverhalten bzw. die Schlafentwicklung deines Kindes hilft häufig im Umgang mit fordernden Phasen.
Was kannst du in unruhigeren nächtlichen Phasen tun? Bleib entspannt, versuch die Situation anzunehmen und vor allem zu verstehen, warum es gerade unruhig ist. Gib deinem Kind tagsüber möglichst viele Möglichkeiten, seine Fortschritte zu zeigen und zu üben. Schenke deinem Kind viel Geduld, Liebe und Nähe. Je geborgener und sicherer sich dein Kind fühlt, desto besser kann es die neuen Entwicklungsschritte meistern.
Die Tagesschläfchen können zeitweise kürzer ausfallen oder gar wegfallen. Lasse dich an dieser Stelle nicht täuschen, das bedeutet nicht, dass sich der Tagesschlafbedarf verringert bzw. ein Tagesschlaf wegfallen muss. Halte an deinen Routinen und Abläufen fest. Schaffe weiterhin ein Schlafangebot oder regelmäßige Ruheinseln, in denen dein Kind verschnaufen und runterkommen kann.

Warum Schlaftrainings mehr schaden als nützen

Abschließend möchte ich noch auf ein sehr sensibles Thema eingehen – das Thema Schlaftraining. Eine leider teilweise noch immer angewendete Methode, bei der die Kleinen wach in ihr Bett gelegt werden und die Eltern den Raum verlassen. Ziel ist es, dass die Kleinen lernen sollen, sich selbst zu beruhigen. Die Kleinen schlafen nach einer gewissen Zeit vor Erschöpfung ein und eben nicht, weil sie innerhalb dieser Situation eine neue Regulationsstrategie entwickelt haben, die sie dann beim Ein- und Durchschlafen anwenden können. An dieser Stelle hilft ein Perspektivwechsel. Stell dir vor, du bist in einer Ausnahmesituation und schreist nach Hilfe und niemand kommt. Du fühlst dich hilflos und ausgeliefert. Soll ein Kind wirklich über Angst, Bindungs- und Bedürfnisdistanz »lernen«, selber ein- und durchzuschlafen? Bitte, egal wie verzweifelt, müde und erschöpft ihr seid: Holt euch Hilfe, bevor ihr ein Schlaftraining anwendet! Das Urvertrauen und Sicherheitsgefühl werden durch eine Methode wie diese nicht gefördert, sondern eher geschädigt. Bleibt bei euren Werten und eurer Intuition!
Eine abschließende Notiz an dich, die dich in deiner Elternschaft begleiten soll: Lasse dich in Phasen der Veränderungen oder durch eine Umstellungsphase nicht aus der Ruhe bringen. Fühle dich nicht alleine, alle Eltern durchlaufen diese Phasen. Es heißt so oft: »Du brauchst ein Dorf, um ein Kind großzuziehen.« Nutze Unterstützungsmöglichkeiten, um für kurze Momente zu entspannen und neue Kraft zu tanken.

Register

T

U/V

W/Z

Rezepte fürs Wochenbett

UNSERE EXPERT:INNEN

Vanessa Engels ist Psychologin und Schlafberaterin und begleitete bereits mehrere hundert Familien in Sachen Kinderschlaf auf dem Weg zu einem bindungs- und bedürfnisorientierten Schlafverhalten, bei dem die Bedürfnisse des Kindes und die der Eltern berücksichtigt und einbezogen werden. Ihr ist es eine Herzensangelegenheit, Eltern ein realistisches Bild vom Baby- und Kleinkinderschlaf zu vermitteln und sie darin zu bestärken, ihrer eigenen Intuition zu folgen und gemeinsam als Familie den eigenen Weg zu finden. Mehr dazu findet ihr auf Vanessas Webseite www.schlafkindleinschlaf-koeln.de oder ihrem Instagram-Kanal @schlaf.kindlein.schlaf

Lara Holldorf ist zertifizierte Trageberaterin, Inhaberin von Trageberatung Weinheim, Mama und Orthopädietechnikerin und Expertin für alle Fragen rund ums Babytragen. Als ihre Tochter geboren wurde, wollte das Tragen anfangs einfach nicht klappen. Aber sie ließ nicht locker und mithilfe von erfahrenen Tragemamas klappte es dann schließlich. Aus dieser Erfahrung heraus wurde sie Trageberaterin, um anderen Eltern solchen Frust zu ersparen. Die Babyzeit ist so kurz und so besonders, da sollte so wenig Zeit und Energie wie möglich in Ärger verschwendet werden. Mehr von Lara erfahrt ihr auf ihrer Webseite www.trageberatung-weinheim.de oder über ihr Instagram-Profil @wrap_carry_go

Dr. med. Nikolai Holm-Hadulla ist niedergelassener Kinderarzt in Heidelberg. Nach dem Studium in Rostock, München und Padua absolvierte er seine Facharztausbildung in der Kinderklinik in Heidelberg mit Schwerpunkt Früh- und Neugeborenen-Medizin. Die entwicklungsneurologische Nachsorge von ehemaligen Frühgeborenen ist auch heute einer seiner Schwerpunkte. Dr. Nikolai Holm-Hadulla ist Vater von zwei Kindern.

Dr. hum. biol. Cécile Loetz, geboren 1987, ist Psychoanalytikerin und in eigener Praxis tätig. Gemeinsam mit **Jakob Müller** hat sie den Podcast »Rätsel des Unbewussten« gegründet, für den die beiden 2018 den Förderpreis der Deutschen Psychoanalytischen Vereinigung erhalten haben. Sie war über viele Jahre wissenschaftlich tätig in der Bindungsforschung und Palliativmedizin. Sie ist Buchautorin und hat gemeinsam mit Jakob Müller 2023 ihr erstes Buch veröffentlicht.

Dr. hum. biol. Jakob Johann Müller, geboren 1985, ist Psychoanalytiker in eigener Praxis und Wissenschaftlicher Mitarbeiter am Universitätsklinikum Heidelberg sowie am Psychiatrischen Zentrum Nordbaden, Station für Mutter-Kind-Behandlungen. Er war Habilitationsstipendiat der Deutschen Psychoanalytischen Vereinigung und forscht über die Bedeutung der Väter in der Postpartalzeit. Er ist Podcast- und Buchautor. Weitere Infos findet ihr auch auf der Webseite www.psy-cast.de oder auf dem dazu gehörenden Instagram-Account @raetseldesunbewussten

Anne Pfefferle ist niedergelassene Zahnärztin aus Heidelberg mit Schwerpunkt Kinder- und Jugendzahnheilkunde und Mama von drei Jungs. Seit nun schon 14 Jahren arbeitet sie fast ausschließlich mit Kindern und Jugendlichen. Anne ist außerdem als Patenzahnärztin in Kindertageseinrichtungen tätig und war bis vor Kurzem Lehrerin in der Berufsschule für zahnmedizinische Fachangestellte. Für weitere Infos schaut gerne auf Annes Webseite www.zahnaerzte-pfefferle.de oder ihrem Instagram-Kanal @anne.pfefferle vorbei.

Marielle und Mike Schäfer sind die Expert:innen für Finanzen in einer Beziehung auf Augenhöhe und haben seit 2010 als Paar bereits das durchlebt, was viele Paare noch vor sich haben: Zusammenziehen, Heiraten, Immobilienkauf und Familienplanung. Seit 2016 unterstützen sie als Beziehungsinvestor*innen Paare bei den finanziellen Meilensteinen ihrer Beziehung – mit Coachings, Gruppenprogrammen, Vorträgen, dem zugehörigen Blog, ihren beiden Büchern sowie ihrem gleichnamigen Podcast. Sie fokussieren sich in ihrer Arbeit besonders auf die Elternzeitplanung und Elterngeldoptimierung. Weitere Informationen findet ihr auf www.beziehungs-investoren.de oder auf ihrem Instagram-Kanal @ beziehungsinvestor_innen

Dr. med. Snježana-Maria Schütt ist Fachärztin für Kinder- und Jugendmedizin und Mama zweier fast erwachsener Kinder. Auf ihrem Blog www.die-kinderherztin.de und dem gleichnamigen Instragramkanal @die_kinderherztin teilt sie ihr Wissen und schreibt über kinderärztliche Themen. Zusammen mit ihrem Kollegen Olaf Conrad hat sie den Onlinekurs zur Ersten Hilfe am Säugling und Kind entwickelt (www.erste-hilfe-rettet-leben.de), mit dem sie bereits über 21.000 medizinische Laien erreichen und schulen konnten. Dieser Kurs zeigt, wie Laienhelfer:innen in einer Notfallsituation beim Säugling und Kind richtig handeln. Im Kurs wird auf die häufigsten Unfallschwerpunkte und Notfallsituationen im Säuglings- und Kindesalter eingegangen. Neben Tipps zur Unfallprävention erhalten die Eltern eine fachlich fundierte und ausführliche Anleitung zur Ersten Hilfe im Notfall. Außerdem wird die Versorgung kleinerer Wunden und Verletzungen sowie das Vorgehen bei den häufigsten akuten Erkrankungen im Kindesalter erklärt.

Anette Schurr-Einsiedel ist langjährige Mitarbeiterin bei profamilia Mannheim, einer unabhängigen Beratungsstelle für viele wichtige Themen rund um Paarbeziehungen, Sexualität, Schwangerschaft und Familie. Sie unterstützt schwangere Frauen und junge Eltern bei der Suche nach sozialen, psychosozialen und finanziellen Hilfsmöglichkeiten. Anette ist Mutter von drei erwachsenen Kindern und neben ihrer Tätigkeit als Sozialpädagogin und Systemische Familientherapeutin auch seit vielen Jahren PEKiP-Gruppenleiterin. Weitere Informationen über das Angebot von profamilia findet ihr unter www.profamilia.de

Anna Stamm praktiziert als Frauenärztin in der Berliner gynäkologischen Gemeinschaftspraxis Fera. Neben der Betreuung und Begleitung ihrer Patientinnen liegt ihr besonders die medizinische Aufklärung am Herzen. Unter dem Namen @frau_gyn teilt sie ihr Fachwissen über Frauenheilkunde auf Instagram und TikTok. Weitere Infos auf www.fraugyn.de

Dr. Martina Stotz hilft durch ihr Onlineunternehmen Eltern, Paaren und pädagogischen Fachkräften auf Drohen, Meckern und Schimpfen in der Erziehung zu verzichten und Kindern sowie in der Paarbeziehung bedingungslose Liebe zu schenken. In ihrer Bindungs-Akademie bietet sie eine Ausbildung zum zertifizierte*r bindungsorientierte*r Elternberater*in an. Zusätzlich unterstützt sie Eltern über ihr Instagram-Profil@dr_stotz_kinderpsychologie, ihrem Podcast »Leuchtturm sein – Der Podcast für eine geborgene Kindheit« sowie durch zahlreiche Onlinekurse zu den Themen Bindung, Geschwister und Erziehung. In ihrem Nala-Verlag, dem ersten bindungs- und bedürfnisorientierten Kinderbuchverlag, finden Eltern Bücher und Hörspiele für Kinder, die ihren Selbstwert stärken. Weitere Infos unter www.mein-erziehungsratgeber.de

Marei Theunert begleitet Familien dabei, wieder mehr Leichtigkeit in ihren Alltag zu bringen und bildet Familienbegleiter:innen aus. Ihr großes Herzensthema sind besonders sensible Kinder und ihre Eltern. Hilfreiche Impulse rund ums Thema Regulation und Verbindung findet man auf ihrem Instagram Account @marei.theunert, individuelle Hilfe auf www.elbfamilienglueck.de

DIE AUTORINNEN

Anja Stern wurde 1988 in Leipzig geboren und ist aufgewachsen in der Oberlausitz. Sie absolvierte nach ihrem Abitur eine dreijährige Hebammenausbildung in Karlsruhe, die sie mit dem Staatsexamen abschloss. Seitdem arbeitet sie als geburtsbegleitende Hebamme im Kreißsaal einer Klinik in Heidelberg und bietet zusätzlich als freiberufliche Hebamme Betreuungen im Wochenbett an. Sie ist verheiratet, Mutter einer Tochter und lebt mit ihrer Familie zusammen in Leimen bei Heidelberg.

Marie Kuon wurde 1994 in Mainz geboren. Begleitend zu ihrer Ausbildung zur Hebamme an der Hebammenschule in Heidelberg absolvierte sie den dualen Bachelorstudiengang Hebammenwesen in Ludwigshafen. Sie ist derzeit als Hebamme im Kreißsaal einer Klinik in Heidelberg tätig. Zusätzlich betreut sie freiberuflich Familien in der Schwangerschaft und im Wochenbett. Marie Kuon ist verheiratet und lebt mit ihrem Mann und ihrer Tochter im Herzen Heidelbergs.

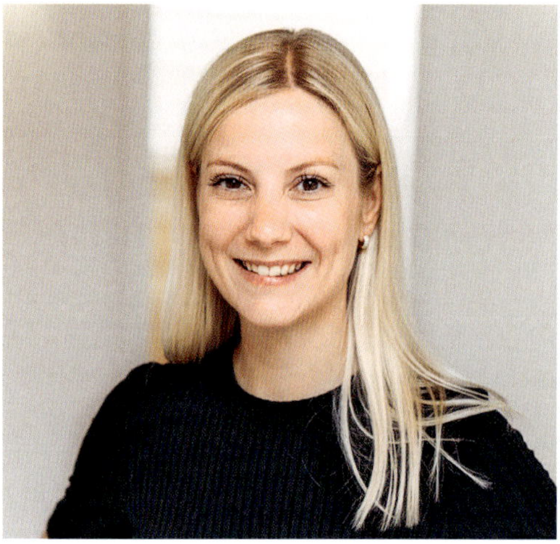

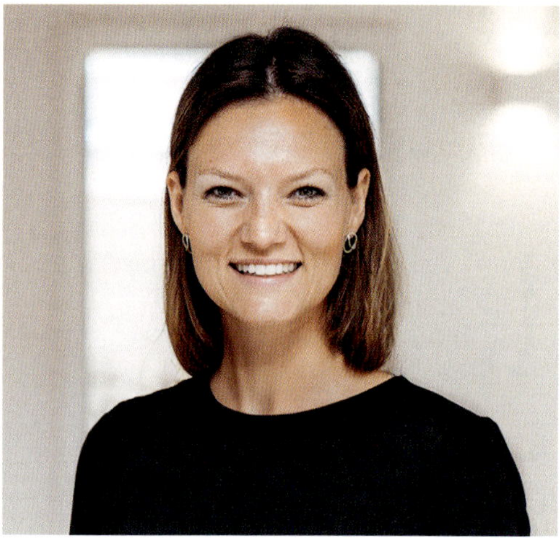

2019 riefen Marie Kuon und Anja Stern ihr gemeinsames Projekt »**hallohebamme**« ins Leben – auf Plattformen wie Instagram, YouTube, TikTok, ihrem gleichnamigen Blog und in ihrem Podcast geben sie fundiert, verständlich und praxisnah ihr Wissen und ihre Erfahrung als Hebammen an die junge Elterngeneration weiter.

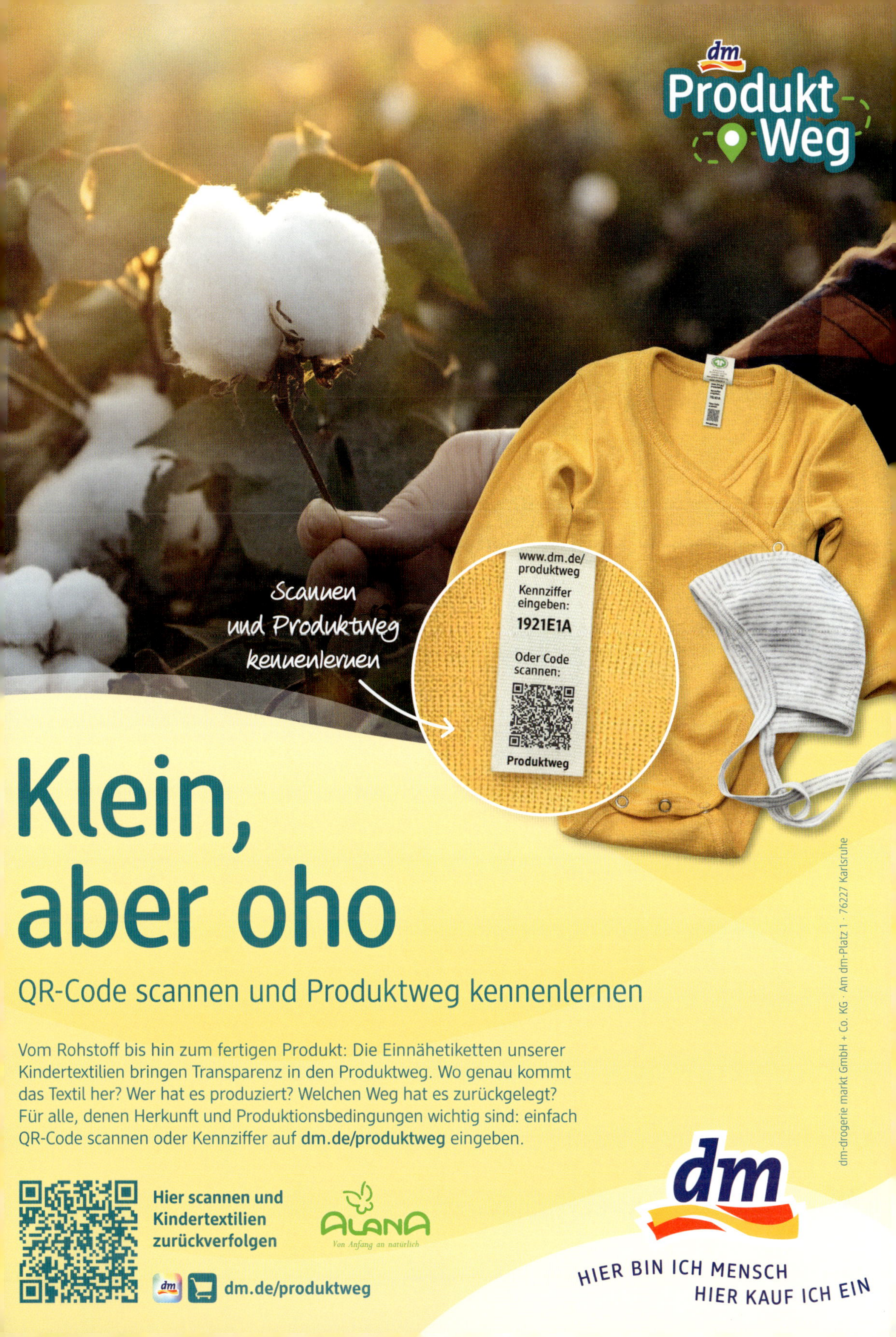

dm
Produkt Weg
Scannen und Produktweg kennenlernen
www.dm.de/ produktweg
Kennziffer eingeben:
1921E1A
Oder Code scannen:
Produktweg
Klein, aber oho
QR-Code scannen und Produktweg kennenlernen
Vom Rohstoff bis hin zum fertigen Produkt: Die Einnähetiketten unserer Kindertextilien bringen Transparenz in den Produktweg. Wo genau kommt das Textil her? Wer hat es produziert? Welchen Weg hat es zurückgelegt? Für alle, denen Herkunft und Produktionsbedingungen wichtig sind: einfach QR-Code scannen oder Kennziffer auf dm.de/produktweg eingeben.
Hier scannen und Kindertextilien zurückverfolgen
dm.de/produktweg
ALANA
Von Anfang an natürlich
dm
HIER BIN ICH MENSCH
HIER KAUF ICH EIN
dm-drogerie markt GmbH + Co. KG · Am dm-Platz 1 · 76227 Karlsruhe

LIEBE LESERINNEN UND LESER,

wir wollen Ihnen mit diesem Buch Informationen und Anregungen geben, um Ihnen das Leben zu erleichtern oder Sie zu inspirieren, Neues auszuprobieren. Wir achten bei der Erstellung unserer Bücher auf Aktualität und stellen höchste Ansprüche an Inhalt und Gestaltung. Alle Anleitungen und Rezepte werden von unseren Autoren, jeweils Experten auf ihren Gebieten, gewissenhaft erstellt und von unseren Redakteur*innen mit größter Sorgfalt ausgewählt und geprüft.

Haben wir Ihre Erwartungen erfüllt? Sind Sie mit diesem Buch und seinen Inhalten zufrieden? Wir freuen uns auf Ihre Rückmeldung. Und wir freuen uns, wenn Sie diesen Titel weiterempfehlen, in Ihrem Freundeskreis oder bei Ihrem Online-Kauf.

Sollten wir Ihre Erwartungen so gar nicht erfüllt haben, tauschen wir Ihnen Ihr Buch jederzeit gegen ein gleichwertiges zum gleichen oder ähnlichen Thema um.

KONTAKT ZUM LESERSERVICE

GRÄFE UND UNZER VERLAG
Grillparzerstraße 12
81675 München
www.gu.de

GRÄFE UND UNZER

Ein Unternehmen der GANSKE VERLAGSGRUPPE

Impressum

GU ist eine eingetragene Marke der GRÄFE UND UNZER VERLAG GmbH, www.gu.de

ISBN 978-3-8338-8825-0
1. Auflage 2024

Projektleitung: Nikola Teusianu
Lektorat: Margarethe Brunner
Bildredaktion: Simone Hoffmann, Nafsika Mylona
Umschlaggestaltung und Layout: ki36 Editorial Design, München, Sabine Skrobek und Petra Schmidt
Herstellung: Petra Roth
Satz: griesbeckdesign, Dorothee Griesbeck
Reproduktion: Longo AG, Bozen
Druck und Bindung: dimograf

Umwelthinweis:
Nachhaltigkeit ist uns sehr wichtig. Der Rohstoff Papier ist in der Buchproduktion hierfür von entscheidender Bedeutung. Daher ist dieses Buch auf PEFC-zertifiziertem Papier gedruckt. PEFC garantiert, dass ökologische, soziale und ökonomische Aspekte in der Verarbeitungskette unabhängig überwacht werden und lückenlos nachvollziehbar sind.

Bildnachweis:
Cover- und Fotoproduktion: GU/Simone Lobgesang
Rezeptshooting: GU/Stockfood Studios/Meike Bergmann
Illustrationen: GU/Claudia Lieb
Adobe Stock: S. 78, 121, 196, 197_1, 197_2, 250, 259_4; Kirsten Bruns: S. 283; Creative Market: S. 10; Getty Images: S. 56, 178, 200, 272; Julia Holland: S. 292; iStockphoto: S. 24, 50, 60_2, 64, 68, 74, 83, 87, 88, 100, 151, 152_2, 222, 235, 248, 249, 266, 286; Mauritius Images: S. 152_1; Anja Metzer Fotografie: S. 280; Anna Peisl: S. 140; Plainpicture: S. 92; Privat: S. 20, 26, 31, 60_1, 60_3 – 60_6, 96, 212, 246; Shutterstock: S. 236; Katharina Steca: S. 120; Stocksy: S. 8-9, 36, 95, 114, 119, 124, 129, 145, 162, 197_3, 202, 216; Sara Magdalena Walz: S. 226; Logo-Design »Hallo Hebamme«: happen.studio

Bildredaktion: Nafsika Mylona, Simone Hoffmann, Natascha Klebl

Syndication: Bildagentur Image Professionals GmbH, Tumblingerstr. 32, 80337 München www.imageprofessionals.com

Wichtiger Hinweis
Die Gedanken, Methoden und Anregungen in diesem Buch stellen die Meinung bzw. Erfahrung der Verfasserin dar. Sie wurden von der Autorin nach bestem Wissen erstellt und mit größtmöglicher Sorgfalt geprüft. Sie bieten jedoch keinen Ersatz für persönlichen kompetenten medizinischen Rat. Jede Leserin, jeder Leser ist für das eigene Tun und Lassen auch weiterhin selbst verantwortlich. Weder Autorin noch Verlag können für eventuelle Nachteile oder Schäden, die aus den im Buch gegebenen praktischen Hinweisen resultieren, eine Haftung übernehmen.